临床肿瘤治疗与病理诊断

主编 张 慧 王才磊 于 层 王 靖
吕春燕 刘 雪 曾洲红

黑龙江科学技术出版社
HEILONGJIANG SCIENCE AND TECHNOLOGY PRESS

图书在版编目（CIP）数据

临床肿瘤治疗与病理诊断 / 张慧等主编. -- 哈尔滨：
黑龙江科学技术出版社，2024.1
ISBN 978-7-5719-2226-9

Ⅰ．①临… Ⅱ．①张… Ⅲ．①肿瘤－治疗②肿瘤－病
理学－诊断 Ⅳ.①R73

中国国家版本馆CIP数据核字（2024）第034214号

临床肿瘤治疗与病理诊断
LINCHUANG ZHONGLIU ZHILIAO YU BINGLI ZHENDUAN

主　　编	张　慧　王才磊　于　层　王　靖　吕春燕　刘　雪　曾洲红
责任编辑	包金丹
封面设计	宗　宁
出　　版	黑龙江科学技术出版社
	地址：哈尔滨市南岗区公安街70-2号　邮编：150007
	电话：（0451）53642106　传真：（0451）53642143
	网址：www.lkcbs.cn
发　　行	全国新华书店
印　　刷	山东麦德森文化传媒有限公司
开　　本	787 mm×1092 mm　1/16
印　　张	19
字　　数	510千字
版　　次	2024年1月第1版
印　　次	2024年1月第1次印刷
书　　号	ISBN 978-7-5719-2226-9
定　　价	198.00元

编委会 · EDITORIAL COMMITTEE

主 编

张 慧　王才磊　于 层　王 靖

吕春燕　刘 雪　曾洲红

副主编

杨 姝　王文颖　王海燕　陈志彪

杨文青　张瑞召

编 委（按姓氏笔画排序）

于 层（青岛大学附属青岛市海慈医院/青岛市中医医院）

王 骁（河北省中医院）

王 靖（内蒙古自治区人民医院）

王才磊（高唐县中医院）

王文颖（聊城市人民医院）

王海燕（威海市妇幼保健院）

王梓华（中国人民解放军联勤保障部队第九八〇医院）

吕春燕（山东省滕州市工人医院）

刘 雪（曹县人民医院）

李中辉（枣庄市驿城区人民医院）

杨 姝（遵义医科大学第二附属医院）

杨文青（宁阳县第一人民医院）

张 慧（青岛市城阳区人民医院）

张瑞召（山东省菏泽海吉亚医院）

陈志彪（沂源县人民医院）

曾洲红（广东省高州市人民医院）

窦 敏（泰安市中医医院）

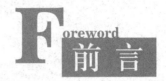

随着癌症筛查水平的提高和卫生保健制度的完善,更多的癌症患者在疾病早期就被发现,因此年轻患者,甚至儿童、青少年患者也日益增多。肿瘤诊疗的新理论、新知识、新技术不断涌现,使肿瘤的治疗从单一的手术治疗、放射治疗、化学治疗逐渐转变成综合治疗,提高了肿瘤的治愈率,同时在肿瘤治疗的过程中通过精确的定位,最大限度地降低了治疗时所带来的毒副作用,减轻了患者的痛苦,让患者对肿瘤不再惧怕。目前关于肿瘤诊疗的书籍相对较少且书中相关技术和方法已跟不上临床的发展,为了满足广大临床肿瘤科工作人员的需求,我们组织相关专家编写了《临床肿瘤治疗与病理诊断》一书。

本书涵盖了近年来肿瘤研究的成果,内容讲述贴近临床实际。首先简要介绍了肿瘤的基础知识,使读者在学习各系统肿瘤时有一个总体的概念和轮廓;然后介绍了肿瘤病理诊断的相关内容;之后详细阐述了多种常见肿瘤的发生、发展,以及临床诊断、治疗的具体方法,使读者可以更准确、完整地认识肿瘤的本质并掌握肿瘤临床诊治的重点、难点,对提高广大肿瘤科医务工作者的工作能力有一定的帮助作用。本书内容丰富、条理清晰、框架结构完整、力求通俗易懂,以实用性为原则,以综合治疗为主线。本书适用于肿瘤科临床医师和在校医学生参考使用。

本书在编写过程中,虽然参考了大量的相关专业书籍、学术期刊及学术论文汇编,但由于编写人员的编写水平有限,在编写过程中难免出现疏漏或错误,请广大读者和同道给予批评与指正,以便再版时修改完善。

《临床肿瘤治疗与病理诊断》编委会

2023 年 7 月

Contents 目 录

第一章　绪　论

第一节　肿瘤的一般形态学特征

一、肿瘤的大体形态

除白血病外,绝大多数实体瘤都以形成肿块为特点。肿瘤的形状、大小和数目、颜色、结构和质地、包膜和蒂等形态特点多种多样,但也有规律可循,并在一定程度上可反映肿瘤的良、恶性。

(一)形状

实体瘤可呈圆球形、椭圆形、扁球形、长梭形、结节状、哑铃状、葫芦状、分叶状、息肉状、蕈伞状、乳头状、斑块状或溃疡状。膨胀性生长的肿瘤边缘整齐或有包膜。浸润性生长的肿瘤边缘不规则,伸入周围正常组织,呈犬牙交错状、蟹足状或放射状。

(二)大小和数目

肿瘤大小不一。原位癌、微小癌或隐匿癌的体积小,直径<1 cm。心脏间皮瘤可能是人类最小的肿瘤,仅数毫米。位于体表或重要脏器(如脑和脊髓)的肿瘤以及高度恶性肿瘤通常体积较小。良性或低度恶性肿瘤生长在非要害部位时体积巨大,如卵巢囊腺瘤、脂肪肉瘤,直径可>50 cm,重量>1 000 g。

肿瘤常为单个,有时可多发。常见的多发性肿瘤有家族性大肠腺瘤病、神经纤维瘤病、子宫平滑肌瘤、骨软骨瘤和骨髓瘤等。复发的肿瘤可在局部形成数个病灶,转移性肿瘤也可形成多个转移灶,但非多发。

(三)颜色

肿瘤的颜色常与其相应正常组织的颜色相似。多数肿瘤的颜色呈白色或灰白色,如纤维肉瘤、神经纤维肉瘤、乳腺癌等;脂肪瘤、神经鞘瘤呈黄色;血管瘤、内分泌肿瘤呈红色或红褐色;恶性黑色素瘤呈灰黑色或黑色。此外,软骨性肿瘤多呈浅蓝灰色,粒细胞肉瘤在新鲜标本上可呈淡绿色。

(四)结构和质地

实体瘤由实质和间质组成。肿瘤实质是肿瘤的主要成分,肿瘤间质则包括支持和营养实质细胞的结缔组织、血管和神经等。肿瘤的结构和质地取决于肿瘤实质和间质的成分和数量。

海绵状血管瘤、囊性畸胎瘤、囊腺瘤和囊腺癌的结构呈囊状。叶状囊肉瘤、管内乳头状瘤呈裂隙状。平滑肌瘤、纤维瘤病呈漩涡状。高度恶性的肉瘤如淋巴瘤或未分化肉瘤的切面均匀一致。

癌的质地一般硬而脆,但实质细胞多的癌如乳腺髓样癌则较软。各种腺瘤、脂肪瘤、血管瘤的质地较柔软。纤维瘤病、平滑肌瘤常较坚韧。钙化上皮瘤、骨瘤和软骨瘤质地坚硬。高度恶性的肉瘤则软而嫩,似鱼肉状。

(五)包膜

包膜一般是良性肿瘤(脂肪瘤、神经鞘瘤、各种腺瘤和囊腺瘤)的特征,但良性肿瘤未必都有包膜,如乳头状瘤、平滑肌瘤、血管瘤、内生性软骨瘤等。凡有包膜的肿瘤,如肿瘤侵犯并穿透包膜,往往意味着是恶性肿瘤。如甲状腺滤泡状肿瘤包膜完整时为滤泡状腺瘤,瘤细胞穿破包膜则为滤泡状癌。恶性肿瘤通常无包膜。或仅有不完整的包膜或假包膜。所谓假包膜是指大体上似有包膜,但镜下为增生的纤维组织,在这种"包膜"上或"包膜"外已有瘤细胞浸润。有些恶性肿瘤初起时可有包膜(如小肝癌),后期包膜被突破,瘤细胞浸润至包膜外。

(六)蒂

发生于真皮、皮下、黏膜下或浆膜下等部位的肿瘤有时有细长或粗短的蒂,如软纤维瘤、乳头状瘤、胃肠道息肉状腺瘤、骨软骨瘤等。带蒂的肿瘤大多为良性,恶性肿瘤很少有蒂。食管癌肉瘤可有蒂,位于肝表面的肝癌偶也可有蒂。

二、肿瘤的组织形态

良性肿瘤的组织结构与其相应的组织近似,恶性肿瘤的组织结构则与其相应的组织偏离较远。无论良性还是恶性肿瘤,上皮性或间叶性肿瘤均由实质和间质两部分组成。

(一)实质

实质是肿瘤的主质,由肿瘤细胞组成。肿瘤细胞的排列方式与其分化程度及异型程度有密切关系。由上皮细胞组成的肿瘤可出现下列结构形式:腺管状、腺泡状、乳头状、栅状、小梁状、巢状、筛状、圆柱状和囊状等。由结缔组织、肌肉组织以及神经组织等成分组成的肿瘤,可出现下列排列方式:漩涡状、编织状、轮辐状、栅状、裂隙状、菊形团、假菊形团、洋葱皮样、花冠状和波纹状等。由淋巴造血组织组成的肿瘤多呈弥漫性排列。上皮性肿瘤通常有一层基膜将瘤细胞与间质分开,但这层基膜常不完整,尤其在肿瘤浸润处。

(二)间质

肿瘤的间质由肿瘤细胞诱导产生,常介于瘤细胞和正常细胞之间,对肿瘤的生长起重要作用。肿瘤间质由结缔组织、血管和神经等构成。结缔组织含细胞、纤维及基质。肿瘤中的血管可为被侵犯组织的残留血管,也可为被肿瘤刺激诱发的新生血管。肿瘤中神经多为原有的,偶有再生的神经纤维。

肿瘤间质中结缔组织的固有细胞是纤维细胞和成纤维细胞,此外还有未分化细胞和巨噬细胞等。未分化的间充质细胞多分布在血管周围,具有多向分化的潜能,可分化为(肌)成纤维细胞、脂肪细胞、软骨细胞、骨细胞、组织细胞和肥大细胞等。结缔组织的纤维成分包括胶原纤维、弹力纤维和网状纤维。结缔组织的基质由黏多糖和蛋白质等组成。肿瘤间质中还可有炎症细胞浸润,包括淋巴细胞、浆细胞、中性粒细胞和嗜酸性粒细胞等。结缔组织在肉瘤和分化差的癌中较少,在分化较好的肿瘤中较多。某些恶性肿瘤如乳腺硬癌、胆管癌、结缔组织增生性恶性肿瘤中含有丰富的胶原纤维,硬癌中还有较多弹性纤维。网状纤维则多存在于间叶来源的肿瘤中,而在上皮性肿瘤中网状纤维仅围绕在细胞巢周围。

肿瘤间质中血管可多可少。良性肿瘤血管一般较少。原位癌中无血管进入肿瘤组织,某些类型癌如乳腺硬癌和肺瘢痕癌中血管也很少。内分泌肿瘤、肝细胞癌、腺泡状软组织肉瘤、副神经瘤中常有丰富的血管或血窦。

三、良性肿瘤与恶性肿瘤的区别

根据肿瘤对人体危害程度不同,可分为良性肿瘤和恶性肿瘤。良性与恶性肿瘤的区别主要依据肿瘤的分化。此外,复发和转移也是重要依据,但这些区别均具有相对性。有时良性肿瘤与恶性肿瘤之间的界限并非截然可分,故要判断肿瘤的良、恶性绝非易事,需要长期工作的经验积累才能胜任。

(一)良性肿瘤

良性肿瘤通常生长缓慢,呈膨胀性扩展,边界清楚,常有包膜。肿瘤分化好,色泽和质地接近相应的正常组织,组织和细胞形态变异较小,核分裂象不易见到。肿瘤完整切除后几乎都能治愈,一般不复发,也不转移,预后良好。即使肿瘤未完全切除而复发时,也是以非破坏性方式生长。外科病理诊断实践中发现在极其罕见的情况下(<1/50 000 病例),形态学良性的肿瘤发生远处转移,如皮肤良性纤维组织细胞瘤、涎腺多形性腺瘤,依据目前常规组织学检查完全无法预测其生物学行为。位于重要解剖部位(如心脏和颅脑)或者分泌过多激素(如去甲肾上腺素)的良性肿瘤,可产生严重后果,甚至危及生命。

(二)恶性肿瘤

恶性肿瘤通常生长迅速,呈浸润性扩展,破坏周围组织,无包膜或仅有假包膜。肿瘤分化差,组织和细胞形态与相应的正常组织相差甚远,显示异型性,排列紊乱或极性丧失,细胞核不规则,深染或空淡,核仁显著,核分裂象增多,且可出现病理性核分裂象。肿瘤浸润广泛,手术切除后常复发,容易转移,危及生命。

(三)交界性肿瘤

生物学行为介于良性和恶性肿瘤之间的肿瘤称为交界性肿瘤或中间性肿瘤,也有学者将主观上难以区别良、恶性的肿瘤称为交界性肿瘤。属于交界性肿瘤的有卵巢交界性浆液性或黏液性囊腺瘤、膀胱尿路上皮乳头状瘤、甲状腺非典型滤泡状腺瘤、非典型纤维黄色瘤、非典型脂肪瘤、血管内皮瘤、侵袭性骨母细胞瘤等。

最近,软组织肿瘤WHO分类工作小组将介于良性和恶性之间的中间性肿瘤分为两类:局部侵袭性和罕有转移性。①局部侵袭性中间性肿瘤:常局部复发,伴有浸润性和局部破坏性生长方式,但无转移潜能。为了确保局部控制,需行广泛切除手术,切缘为正常组织。这类肿瘤如韧带样瘤型纤维瘤病、非典型脂肪瘤性肿瘤/分化良好脂肪肉瘤和Kaposi样血管内皮瘤等。②罕有转移性中间性肿瘤:常局部复发,此外,还偶可发生远处转移,通常转移到淋巴结和肺。这种转移的概率<2%,且依据组织形态学表现无可靠的预测标准。这类肿瘤如孤立性纤维瘤、婴儿性纤维肉瘤、丛状纤维组织细胞瘤和Kaposi肉瘤等。

仔细的形态学观察和随访研究对肿瘤的生物学行为有了更深入的了解。某些交界性肿瘤的诊断标准也随之发生一些改变。例如,间质浸润一直被视为上皮性恶性肿瘤的形态特征,但WHO最新分类将卵巢肿瘤中那些乳头"脱落"或"飘浮"在间质中的非破坏性浸润的浆液性肿瘤和宫颈管型黏液性肿瘤归为交界性肿瘤,只有那些破坏性间质浸润的肿瘤才诊断为浆液性癌和黏液性癌。又如,限于结直肠黏膜层内,形态学呈恶性特征的腺体(包括黏膜内浸润)现诊断为高级别上皮肉瘤变,而不诊断为黏膜内癌,只有恶性腺体突破黏膜肌层侵犯到黏膜下层才能明确诊断为结直肠癌。

（王才磊）

第二节　肿瘤的定义、命名与分类

一、肿瘤的定义

Willis曾将肿瘤定义为一个不正常的组织块,呈过度而不协调的生长,其诱发的刺激因素停止后,仍然继续过度的生长。给肿瘤一个简单的定义是比较困难的,现在趋向认为肿瘤是机体局部组织的细胞在各种内在和外界的致瘤因素长期作用下,逐渐发生的过度而不协调生长所形成的异常新生物;它是由正常细胞获得了新的生物学遗传特性转化而来,并伴有分化和调控的异常;当诱发的刺激因素消除后,仍继续与机体不相协调地过度生长。

二、肿瘤的命名

肿瘤的命名可分为普通命名法和特殊命名法两种。普通命名法是根据肿瘤的发生部位、组织来源及良恶性征象而命名。良性肿瘤的命名方式,一般由组织来源加瘤命名,如纤维瘤、脂肪瘤等。恶性肿瘤的命名方式,如果来自上皮组织称为癌,即此组织来源加癌,如鳞状细胞癌、腺癌等;如果来自间叶组织,即组织来源加肉瘤,如纤维肉瘤、平滑肌肉瘤等。特殊命名法无一定规律,有来自传统习惯或特殊情况的约定俗成。以人名命名,如 Ewing 瘤、Kaposi 肉瘤;以细胞形态命名,如燕麦细胞癌、印戒细胞癌等;以分泌激素或功能命名,如胰岛素瘤、胃泌素瘤、APUD瘤等;含多种组织成分的肿瘤用复合性命名,如血管脂肪瘤、纤维腺瘤、骨软骨瘤等;以细胞嗜色特性命名,如嗜银细胞瘤、嗜铬细胞瘤等。

三、肿瘤的分类

目前仍以形态学为基础,综合肿瘤的组织来源和性质两方面来分类。

(一)上皮组织来源的肿瘤

上皮组织可来自外胚层(如皮肤)、中胚层(如泌尿、生殖系)及内胚层(如胃肠)。良性肿瘤有乳头状瘤、腺瘤等;恶性肿瘤有鳞状细胞癌、腺癌等。

(二)间叶组织来源的肿瘤

间叶组织包括纤维组织、脂肪组织、脉管组织、肌细胞、骨及软组织等。良性肿瘤有纤维瘤、脂肪瘤、软骨瘤、骨瘤等;恶性肿瘤称为肉瘤,如纤维肉瘤、脂肪肉瘤、横纹肌肉瘤等。

(三)淋巴造血组织来源的肿瘤

淋巴造血组织来源于中胚层,由它发生的肿瘤包括淋巴组织肿瘤、骨髓原始造血组织肿瘤等,多为恶性肿瘤,如非霍奇金淋巴瘤、多发性骨髓瘤等。

(四)神经组织来源的肿瘤

神经组织来源于神经外胚叶,包括神经纤维、神经鞘膜、神经节、神经母细胞及神经胶质细胞等,常见的肿瘤有神经胶质瘤、神经纤维瘤等。

(五)胚胎残余组织来源的肿瘤

胚胎残余组织可见于很多脏器及组织,如肺母细胞瘤、肝母细胞瘤、肾母细胞瘤、脊索瘤等。

(六)组织来源尚未完全肯定的肿瘤

如腺泡状软组织肉瘤、颗粒细胞肌母细胞瘤、上皮样肉瘤、透明细胞肉瘤等。

肿瘤是机体与环境致瘤因素以协同或序贯的方式,使一些组织的细胞在基因水平上失去对其生长的正常调控,呈现过度而不协调的克隆性增殖所形成的新生物。肿瘤的发生是一个长期的、多阶段的、多基因改变累积的过程,具有多基因控制和多因素调节的复杂性。因此,加强肿瘤生物学基础的研究,对进一步认识肿瘤的本质、发展以及推动肿瘤的防治均有重要的理论意义和实践价值。

(王才磊)

第三节　恶性肿瘤的分级和分期

一、恶性肿瘤的病理分级

根据恶性肿瘤的病理形态对肿瘤进行分级,可表明肿瘤的恶性程度,为临床治疗和预后判断提供依据。病理分级依据肿瘤细胞分化程度、异型性、核分裂象、肿瘤的类型等来判断。由于肿瘤形态的复杂性,目前尚无统一的方法进行病理分级。国际上普遍采用的是3级分级法,有些肿瘤采用4级、2级或不做进一步分级。有时也将良性肿瘤与恶性肿瘤放在一起进行分级。

Broders(1922)将鳞状细胞癌分成4级,代表由低到高逐步递增的恶性程度。①Ⅰ级:未分化间变细胞在25%以下。②Ⅱ级:未分化间变细胞在25%~50%。③Ⅲ级:未分化间变细胞在50%~75%。④Ⅳ级:未分化间变细胞在75%以上。

这种分级法曾被广泛应用于其他肿瘤,由于4级法较烦琐,现已普遍采用3级法。以皮肤鳞状细胞癌为例。①Ⅰ级:癌细胞排列仍显示皮肤各层细胞的相似形态,可见到基底细胞、棘细胞和角化细胞,并有细胞间桥和角化珠。②Ⅱ级:细胞分化较差,各层细胞区别不明显,仍可见到角化不良细胞。③Ⅲ级:无棘细胞,无细胞间桥,无角化珠,少数细胞略具鳞状细胞的形态。

三级法既可用"Ⅰ""Ⅱ""Ⅲ"级表示,也可用"高分化""中分化"和"低分化"表示。各种腺癌也可根据其腺管结构和细胞形态分为3级。Ⅰ级的瘤细胞相似于正常腺上皮,异型性小,且有明显腺管形成;Ⅱ级的瘤细胞异型性中等,有少量腺管形成;Ⅲ级的瘤细胞异型性大,且无明显腺管形成,呈巢状或条索状生长。膀胱尿路上皮癌既可分为4级,也可分为3级。现不再使用分级法而改为浸润性和非浸润性尿路上皮癌,后者再分为尿路上皮原位癌,低级别和高级别非浸润性乳头状尿路上皮癌和低度恶性潜能非浸润性乳头状肿瘤。

神经胶质瘤(星形细胞瘤、少突胶质瘤、室管膜瘤)分为4级,Ⅰ级为良性,Ⅱ、Ⅲ、Ⅳ级分别为低度、中度和高度恶性。实性畸胎瘤也分为4级。①0级:全部组织分化成熟。②Ⅰ级:有小灶性的胚胎性或未成熟组织。③Ⅱ级:中等量胚胎性或未成熟组织,可见到核分裂象。④Ⅲ级:大量胚胎性或未成熟组织,核分裂象多。

美国国立癌症研究所根据软组织肉瘤的类型再将其恶性程度分为 3 级。①Ⅰ级:分化好的脂肪肉瘤、黏液脂肪肉瘤、隆凸性皮肤纤维肉瘤。②Ⅰ~Ⅱ级:平滑肌肉瘤、软骨肉瘤、恶性周围神经鞘膜瘤、血管外皮瘤。③Ⅱ~Ⅲ级:圆形细胞脂肪肉瘤、恶性纤维组织细胞瘤、透明细胞肉瘤、血管肉瘤、上皮样肉瘤、恶性颗粒细胞瘤、纤维肉瘤。④Ⅲ级:Ewing 肉瘤、横纹肌肉瘤、骨肉瘤、腺泡状软组织肉瘤、滑膜肉瘤。上述软组织肉瘤中Ⅱ级无或仅有少量坏死(<15%),Ⅲ级有中度或显著坏死(>15%)。

由于不同肿瘤分级的标准不完全相同,不同的病理医师在分级时都会带有主观性,故有时重复性差。肿瘤具有异质性,即使同一类型肿瘤,甚至同一肿瘤不同的区域,其分化程度和核分裂数不同,在分级时可受取样误差的影响,由于预后与肿瘤分化最差的区域相关,所以在分级时,必须有足够的肿瘤组织,以保证存在分化最差的区域,作出正确分级。有时,组织学表现与生物学行为之间存在不一致性。例如,前列腺癌的 Gleason 分级系统根据低倍镜下的腺体结构而分为 5 级,这一分级系统更能反映肿瘤的生物学行为;乳腺浸润性导管癌依据核的异型程度、腺管形成多少和核分裂象 3 个指标分级对预后的判断更为可靠。

二、恶性肿瘤的病理分期

国际抗癌联盟(UICC)建立了一套国际上能普遍接受的分期标准,即 TNM 系统。该系统的目的:①帮助临床医师制订治疗计划。②在一定程度上提供预后指标。③协助评价治疗结果。④在肿瘤学家之间易于交流信息。分期系统必须对所有不同部位的肿瘤都适用,且在手术后取得病理报告可予以补充。为此,针对每个部位均设立两种分期方法:临床分期(治疗前临床分期),又称为 TNM(或 cTNM)分期;病理分期(手术后病理分期),又称为 pTNM 分期。

pTNM 分期是在治疗前获得的证据再加上手术和病理学检查获得新的证据予以补充和更正而成的分期。pT 能更准确地确定原发性肿瘤的范围、浸润深度和局部播散情况;pN 能更准确地确定切除的淋巴结有无转移,以及淋巴结转移的数目和范围;pM 可在显微镜下确定有无远处转移。病理分期和临床分期对恶性肿瘤预后判断常比肿瘤的组织学分型和分级更有价值。

全身各个部位病理分期总的定义如下。

pT——原发性肿瘤。

pT_x:组织学上无法评价原发性肿瘤。

pT_0:组织学上无原发性肿瘤的依据。

pT_{is}:原位癌。

pT_1、pT_2、pT_3、pT_4:组织学上原发性肿瘤体积增大和/或局部范围扩大。

pN——区域淋巴结。

pN_x:组织学上无法评价区域淋巴结。

pN_0:组织学上无区域淋巴结转移。

pN_1、pN_2、pN_3:组织学上区淋巴结累及增多。

注:原发性肿瘤直接侵犯到淋巴结,归入淋巴结转移;淋巴引流区域的结缔组织中肿瘤结节直径>3 mm 而无残留淋巴结的组织学证据时,归入 pN 作为区域淋巴结转移;肿瘤结节≤3 mm 则归入 pT,即为不延续的浸润。

当肿瘤转移的大小作为 pN 分级中的一个标准,如在乳腺癌中,应测量转移灶的大小,而不是整个淋巴结的大小。

pM——远处转移。

pM$_x$:镜下无法评价远处转移。

pM$_0$:镜下无远处转移。

pM$_1$:镜下有远处转移。

(在许多部位应记录有关原发性肿瘤组织学分级的信息)

G——组织学分级。

G$_x$:无法评价分化程度。

G$_1$:分化好。

G$_2$:中度分化。

G$_3$:分化差。

G$_4$:未分化。

注:G$_3$ 和 G$_4$ 有时可放在一起为 G$_{3\sim4}$,分化差或未分化。

（杨文青）

第二章　肿瘤的流行病学

第一节　肿瘤的流行病学研究方法

肿瘤流行病学是将流行病学的研究方法应用于探索肿瘤病因、制定和评价肿瘤预防对策与措施的一门流行病学分支学科。按照研究设计类型,肿瘤流行病学可分为描述流行病学、分析流行病学、实验流行病学及理论流行病学,每种类型又包括多种研究设计。描述流行病学主要是以整个社会或群体资料为基础进行的,如人群中肿瘤的分布等,起到揭示现象、提供线索的作用,即提出假设。分析流行病学包括病例-对照研究和队列研究,用于检验或验证假设。实验流行病学包括临床试验和干预试验,用于证实或确证假设。理论流行病学通过数学公式反映病因、宿主和环境之间关系以阐明流行病学规律。各种流行病学研究方法无绝对界限,是相互联系的。

一、恶性肿瘤的测量指标

描述恶性肿瘤在人群、地区、时间上的分布特征是肿瘤流行病学研究的起点。人群中某种恶性肿瘤发生和死亡频率的测量指标主要包括发病频率的指标、患病频率的指标、死亡频率的指标以及肿瘤相关的生命质量的评价指标。

(一)恶性肿瘤发病频率的指标

恶性肿瘤发病率指在一定时期内(一般为一年),一定人群中新发恶性肿瘤病例出现的频率。

$$发病率 = \frac{一定时期内某人群恶性肿瘤新发病例数}{同时期该人群人口数} \times 100\ 000/10\ 万$$

恶性肿瘤的发病率是用来衡量某时期一个地区人群中发生某种恶性肿瘤的危险性大小的指标。其准确性取决于肿瘤报告登记制度及诊断的准确性,常用于描述恶性肿瘤的分布、探索病因及评价预防措施的效果等。

根据计算分母的不同,可计算累积发病率。累积发病率是当观察人群比较稳定时,整个观察期内新发患者数除以开始观察时的人口数,即该观察时期内的累积发病率,表示在一定时间内新发的病例数占该固定人群的比例,取值在0~1。

另外,发病率可按不同特征(如年龄、性别、职业、地区、种族等)分别计算,即发病专率。由于发病率受很多因素的影响,所以在对比不同来源的发病率资料时,应考虑年龄、性别等的人口构成,进行发病率的标准化,即选定某统一标准构成的人群,按照对比组各自的发生水平,计算得到理论的或预期的发生率后再作比较。通过比较不同特征人群恶性肿瘤的发病率,可进行病因学的探讨和防治措施的评价。

(二)恶性肿瘤患病频率的指标

恶性肿瘤患病率也称现患率或流行率。是指某特定时间内一定人群中恶性肿瘤新旧病例所占比例,是用来衡量某一时点(或时期)人群中某种恶性肿瘤存在多少的指标。

患病率可按观察时间的不同分为时点患病率和期间患病率,时点患病率一般不超过一个月,期间患病率通常超过一个月。

$$时点患病率 = \frac{某一时点一定人口中现患恶性肿瘤新旧病例数}{该时点人口数} \times 100\ 000/10\ 万$$

$$期间患病率 = \frac{某观察期间一定人口中现患恶性肿瘤新旧病例数}{同期平均人口数} \times 100\ 000/10\ 万$$

患病率是横断面研究常用的指标,通常用来反映恶性肿瘤的流行情况及对人群健康的影响程度。患病率可为医疗设施的规划、卫生人力的需要量、医疗费用的投入等提供科学的依据。需要注意的是患病率的高低受发病率和病程两个因素的影响,患病率升高或降低的实际意义应具体分析,如肿瘤患病率的升高不一定意味着其发病率升高,因为可以因疗效的改进和患者的寿命延长而使患病率增加。

(三)恶性肿瘤死亡频率的指标

1.恶性肿瘤死亡率

恶性肿瘤死亡率表示在一定期间内,一定人群中死于恶性肿瘤的频率,是测量人群中恶性肿瘤死亡危险最常用的指标。

$$死亡率 = \frac{某期间内恶性肿瘤死亡总数}{同期平均人口数} \times 100\ 000/10\ 万$$

死亡率也可按不同特征(如年龄、性别、种族等)分别计算。对不同地区死亡率进行比较时,需将死亡率进行标化后才可进行比较。对于病死率高的恶性肿瘤,死亡率与发病率十分接近,而且死亡率准确性高于发病率,因此常用作病因探讨的指标。

2.恶性肿瘤生存率

恶性肿瘤生存率又称存活率,是指接受某种治疗的恶性肿瘤患者,经过若干年(通常为1、3、5年)后,尚存活的患者数所占的比例。

$$生存率 = \frac{随访满\ n\ 年尚存活的病例数}{开始随访的病例数} \times 100\%$$

生存率反映了恶性肿瘤对生命的危害程度,也可用于评价某种治疗的远期疗效。5年生存率是临床评价肿瘤预后的重要指标。

二、肿瘤流行病学研究设计

根据是否对研究对象实施干预,流行病学研究方法分为观察性研究和实验性研究两大类。观察性研究是在不实施人为干预的情况下,即不改变研究对象目前的暴露和疾病状态,在人群中开展流行病学研究。根据是否设立对照及是否分析暴露与结局的关系,观察性流行病学研究又可分为描述流行病学和分析流行病学。实验性研究根据研究目的、研究对象和干预措施的不同又分为现场试验、社区干预试验和临床试验。

(一)描述流行病学

描述流行病学是描述恶性肿瘤在人群、时间和空间(地区)的频率分布,是开展肿瘤流行病学研究首先采用的方法。资料通常来自肿瘤监测资料或通过专门调查获得的数据资料。描述流行病学是流行病学研究工作的起点，也是其他流行病学研究方法的基础。

1.现况研究

现况研究又称现况调查，或横断面研究，是描述性研究的主要研究类型。通过系统地收集特定时间和特定范围人群中恶性肿瘤的发病、死亡及人口学资料，描述恶性肿瘤以及相关因素在人群中的分布，提供病因线索和病因学假说，作为深入开展病因研究的初步依据。现况研究在研究开始时一般不设对照组，而且时间越集中越好。现况研究仅为确立因果联系提供线索，不能据此作出因果推断。

现况研究的类型包括普查和抽样调查。普查即全面调查，是指在特定时期、特定范围内的全部人群均为研究对象的调查，如阶段性全人口死因调查及特定人群中妇女宫颈癌的普查等。抽样调查，是相对于普查的一种比较常用的现况研究方法，指通过抽样的方法，对特定时点、特定范围内人群的一个代表性样本进行调查，即通过对样本中研究对象的调查来推断其所在总体的情况。

2.生态学研究

生态学研究又称相关性研究，或对比研究。它是在群体的水平上研究某种恶性肿瘤与暴露因素之间的关系，即以群体为观察、分析单位，通过描述不同人群中某因素的暴露与恶性肿瘤频率，分析该暴露因素与肿瘤之间的关系。根据对人群中恶性肿瘤的频率与某因素的暴露情况的比较和分析，产生病因学假设，或对已知的某种病因学假设予以验证；同时，通过对人群中干预措施的实施情况及恶性肿瘤发病或死亡频率的比较分析，可以对该干预措施的效果予以评价。

生态学研究的类型可分为生态比较研究和生态趋势研究。生态比较研究是比较不同人群或地区某种疾病与某因素的分布差异，探索该差异产生的原因，如描述胃癌在全国各地区的分布，比较胃癌高发地区与低发地区在环境因素（如饮食结构等）上的差异，提出某些环境因素可能是胃癌的危险因素。生态趋势研究是连续地观察人群中某暴露因素的变化与某恶性肿瘤的发病率或死亡率的变化情况，或者比较暴露因素变化前后恶性肿瘤的变化情况，通过比较它们的变化趋势来探索二者的联系，如注射乙肝疫苗方案的实施与人群中肝癌的发病率变化的相关关系研究。

(二)分析流行病学

分析流行病学是在描述流行病学提供初步病因假说的基础上，采用周密设计，检验或验证描述流行病学研究提出的病因假设。分析流行病学通常包括病例-对照研究和队列研究。

1.病例-对照研究

病例-对照研究是分析流行病学方法中最基本、最常用的研究类型之一。病例-对照研究是以确诊的患有某种疾病（如恶性肿瘤或癌前病变）的患者作为病例，以不患有该病但具有可比性的个体作为对照，通过调查、实验室检查等，比较病例组与对照组各种危险因素的暴露情况，推断出某些暴露因素是否是该疾病的危险因素。病例-对照研究是一种回顾性的、由结果探索病因的研究方法，因此也称为回顾性研究。由于病例来源不同，病例-对照研究又分为以人群为基础的和以医院为基础的病例-对照研究，前者的代表性优于后者。

(1)主要设计类型：包括病例与对照匹配及病例与对照不匹配两种。

匹配：即要求对照在某些因素或特征上与病例保持一致，目的是对两组进行比较时排除混杂因素的干扰。如以年龄作为匹配因素，在分析比较两组资料时，可避免由于两组年龄构成的差别对肿瘤和病因因素关系的影响。匹配分为频数匹配和个体匹配。①频数匹配：匹配因素在对照组中的分布与在病例组中的分布一致。频数匹配不一定要求病例和对照的绝对数相等，重要的是比例相同。频数匹配首先应当知道或估计出匹配变量每一层的病例数,然后从备选对照中选择对照。②个体匹配:以病例和对照个体为单位进行匹配称为个体匹配。1∶1匹配又称配对,1∶2、1∶3等匹配时直接称为匹配。

在病例-对照研究中匹配的目的是提高研究效率和控制混杂因素。一旦某种因素作了匹配,将不能再分析该因素与肿瘤的关系,也不能分析它与其他因素的交互作用。在匹配时要注意匹配指标范围宽泛会导致较大的残余混杂,难以达到研究目的。将不必要的因素列入匹配会造成匹配过头,从而增加工作难度,降低研究效率。

不匹配:在设计所规定的病例和对照人群中,分别抽取一定量的研究对象,一般对照数目应等于或多于病例人数。对照选择时没有特殊规定。

(2)病例-对照研究的衍生设计:衍生的病例-对照研究包括巢式病例-对照研究、病例队列研究、单纯病例研究等,其中巢式病例-对照研究是肿瘤流行病学研究中经常采用的一种研究方法。

巢式病例-对照研究:是将传统的病例-对照研究和队列研究进行组合后形成的一种研究方法,即对一个事先确定好的队列进行一段预定时间的随访观察,以队列中随访观察期内发生的研究疾病的全部病例作为病例组,再根据发病时间,在研究队列的非病例中进行危险集抽样,为病例选择对照,然后抽取已经收集到的病例组和对照组的相关信息和生物标本进行统计分析。

巢式病例-对照研究是在某特定队列中进行的,根据队列确定的时间可以分为前瞻性和回顾性的巢式病例-对照研究;根据对照选择方法的不同又可分为匹配和不匹配的巢式病例-对照研究。巢式病例-对照研究特点是兼顾了病例-对照研究和队列研究的优点。

(3)统计分析方法:传统的病例-对照研究由于不能计算发病率,所以也不能计算相对危险度。病例-对照研究中表示疾病与暴露之间关联强度的指标为比值比(odds ratio,OR)。OR的含义与相对危险度相同,表示暴露组发病或死亡的危险是非暴露组的多少倍。OR>1说明暴露与疾病之间为"正"关联,OR<1说明暴露与疾病之间为"负"关联。当然,关联是否有统计学意义要经过统计学检验后下结论。

不匹配的病例-对照研究:资料整理及OR的计算方法见表2-1。这是病例-对照研究资料分析的基本形式。

表2-1 不匹配的病例-对照研究资料整理及统计方法

项目	病例	对照
暴露	a	b
非暴露	c	d

$$比值(OR) = \frac{ad}{bc}$$

1∶1匹配的病例-对照研究:资料整理及OR的计算方法见表2-2。

表2-2 1∶1匹配的病例-对照研究资料整理及统计方法

对照	病例	
	暴露	非暴露
暴露	a	b
非暴露	c	d

$$比值比(OR) = \frac{c}{b}(b \neq 0)$$

2.队列研究

队列研究也称前瞻性研究及随访研究,是分析流行病学研究中的重要方法之一。它通过收集研究特定人群中与肿瘤发病有关因素的资料,随访观察并比较危险因素暴露状况不同的人群的结局,如发病率及死亡率等,探讨危险因素与所观察结局的关系,从而验证病因假说。队列研究与病例-对照研究相比,其检验病因假设的效能优于病例-对照研究,因此,队列研究在肿瘤流行病学病因研究中应用广泛。

(1)队列研究的主要研究类型:队列研究是在一个特定人群中选择所需的研究对象,根据待研究的危险因素将研究对象分为暴露组和非暴露组,随访观察一段时间后,比较各组肿瘤发病率或死亡率。队列研究依据研究对象进入队列时间及终止观察的时间不同,分为前瞻性队列研究、历史性队列研究和双向性队列研究。

前瞻性队列研究:前瞻性队列研究是队列研究的基本形式。研究对象的分组是根据研究对象现时的暴露状况而定的,此时研究的暴露因素对肿瘤发生的影响结局还没有出现,需要前瞻观察一段时间才能得到。前瞻性队列研究的优点是可以直接获取关于暴露与结局的第一手资料,避免了回顾性偏差和研究者的主观偏差,结果可信。其缺点是所需观察的人群样本大、观察时间长、花费大,因而影响其可行性。

历史性队列研究:研究对象的分组是根据研究开始时研究者已掌握的有关研究对象在过去某个时点的暴露状况的历史资料作出的,研究开始时研究的结局已经出现。

历史性队列研究尽管收集资料的方法是回顾性的,但其性质仍属前瞻性观察,因此,该方法是一种广受欢迎的快速的队列研究方法,具有省时、省力的特点。其缺点是因资料累积时未受研究者的控制,所以未必符合要求。

双向性队列研究:双向性队列研究也称混合型队列研究,即在历史性队列研究的基础上,继续前瞻性观察一段时间,它是将前瞻性队列研究与历史性队列研究结合起来的一种设计模式,因此可以弥补各自的不足。

(2)统计分析方法(见表2-3):前瞻性队列研究的最大优点是可以直接计算出研究对象中恶性肿瘤的发病率,因此可以直接计算相对危险度(relative risk,RR)。RR表示暴露组发病或死亡的危险是非暴露组的多少倍。RR值越大,表明暴露与肿瘤的关联强度越大,关联是否有统计学意义要经过统计学检验后下结论。

表2-3 基于累积发病率的前瞻性队列研究资料整理及统计方法

项目	病例	对照	累积发病率
暴露	a	b	$a/(a+b)$
非暴露	C	d	$c/(c+d)$

$$相对危险度(RR) = \frac{a}{a+b} \div \frac{c}{c+d}$$

(三)实验流行病学

实验流行病学是指在人群中进行随机分组的试验,是流行病学研究的主要方法之一。由于在研究中施加了人为的干预因素,因此也常被称为干预性研究。

目前关于实验流行病学研究的类型,尚没有统一的分类标准。根据不同研究目的和研究对象,可把实验性研究分为临床试验、现场试验和社区试验。也可以根据干预单位分为临床试验和社区试验,前者是以个体为干预单位,后者是以群体为干预单位。肿瘤流行病学根据研究的特点,通常将实验性研究分为临床试验及现场和社区干预试验,前者是指以患者为研究对象的试验,后者是指对一般人群开展的试验。

1.临床试验

临床试验是以患者为研究对象的实验研究。临床试验是肿瘤流行病学研究中常用的方法,常用于评价抗肿瘤治疗方案,为肿瘤治疗和预防提供科学依据。

(1)临床试验遵循的原则:临床试验必须是前瞻性的,并在严格的质量控制条件下进行。临床试验设计应遵循以下原则。①随机化:在分配研究对象时应遵循随机化原则,使两个试验组间对影响治疗效果和测量结果的背景资料尽可能相似。②设立对照:临床试验中常采用标准疗法做对照,即以常规或现行的最好疗法做对照。③盲法:采用盲法以避免研究者和研究对象的主观因素对研究效果的影响。④多中心研究:是指有多名研究者按同一试验方案在不同地点和单位采用相同的方法同步进行的临床试验。多中心临床试验可避免单一研究机构可能存在的局限性。⑤符合伦理道德:符合伦理道德是临床试验的基本前提。

(2)临床试验设计类型:根据设计方案,可把临床试验分为随机对照临床试验、非随机对照临床试验和非对照试验三大类。

随机对照临床试验(randomized clinical trial,RCT):是指随机分组的临床试验。又可以根据不同的设计方案将 RCT 分为平行设计、交叉设计、析因设计和序贯设计等。①平行设计:研究对象被随机分配到两组(或多组),分别接受不同的处理,两组(或多组)同时开始进行研究,同时分析和比较研究结果。平行设计的双盲随机对照临床试验被认为是临床试验的金标准。②交叉设计:对两组研究对象使用不同的处理措施,然后互相交换处理措施,从而将结果进行对比分析的设计方法。这种设计的优点是所需样本量小,但缺点是试验周期可能较长,而且第一阶段的干预效应可能对第二阶段有影响,即产生遗留效应或交互效应。③析因设计:是指将处理因素交叉形成不同的处理组合,并对它们进行同时评价,可以评价不同处理的单独作用和联合应用的交互效应。其优点是可以分析联合作用,不足是设计和分析较复杂。④序贯设计:是指在试验前不规定样本量,患者按进入的先后用随机化方法分配入实验组和对照组,并随时对结果进行分析,一旦可以判定结果时,即可停止试验。其优点是符合临床患者陆续就医的实际,节省研究样本数。缺点是不适用于慢性病、病程长的随访研究。

非随机对照试验:指研究对象不是随机分组的临床试验。由于在实际操作过程中的困难和医学伦理上的问题,无法实施随机对照临床试验,因此,只能采用非随机对照设计。

非对照试验:是指不设立对照组,观察比较研究对象应用干预措施前后的变化,也称为自身前后对照的临床试验。由于缺少真正意义上的对照组,试验结果的真实性可能会受到影响。

(3)临床试验的 4 个阶段。①Ⅰ期临床试验:目的是确定一个合适的剂量供Ⅱ期临床试验使用。Ⅰ期临床试验是起始的小规模试验,主要是观察药物的安全性,确定用于临床的安全有效剂量,因此主要进行的是临床药代动力学研究,包括患者对药物的最大耐受剂量(MTD)、剂量限制性毒性(DLT)等。研究对象一般为10~30人。由于Ⅰ期临床试验的研究重点不是抗肿瘤作用,一般选择对常规治疗不再有效、经确诊的晚期癌症患者,但需要一般状况良好,肝、肾、心脏等脏器有正常的功能,以便客观评价药物的毒副作用。②Ⅱ期临床试验:目的是找出对该药有效的肿瘤类型,并初步评价药物的疗效,注意观察疗效与剂量及给药方案的关系,进一步评价药物的安全性。研究对象一般 100~300 人。Ⅱ期临床试验应该首先在最可能产生疗效的患者中试用,而这些患者通常无其他有效的治疗方案可采用。③Ⅲ期临床试验：一般也称为随机对照临床试验（RCT）。其目的是在较大的范围内进一步评价新药的疗效、适应证、不良反应，以及药物相互作用等，为药政部门批准新药从试生产转为正式生产提供科学依据。研究对象一般为 1 000～3 000 人。Ⅲ期临床试验应采用多中心，入选的患者标准也应具有普遍性，以便推广应用。④Ⅳ期临床试验：是新药上市后开展的进一步研究，通常是开放试验或者队列研究，其目的是监测不同人群的用药效果、药物的新的适应证、药物的相互作用疗效以及远期的或罕见的不良反应等。

2.干预试验

干预试验主要包括现场和社区的干预试验，两者均以自然人群作为研究对象，研究样本大，观察时间长。与临床试验相似，干预试验也是前瞻性研究，也需遵循随机、对照及双盲的原则。

（1）人群的选择：干预试验的研究人群应该在试验前确定，要首先确定符合要求的入组和排除标准，才能确定研究人群。研究人群应具有代表性，并能满足研究所需要的样本量，即在一定时期内能产生足够数量的结果使试验组和对照组之间具有统计学差异。

（2）干预终点的选择：针对肿瘤进行的干预研究一般均以某种肿瘤的发病率和死亡率作为研究终点，但也可选择替代性研究终点（中间结局变量），如癌前病变的转变等。选择替代性研究终点可以使观察期限缩短，并可以减少所需的样本量。

（3）随机化和双盲法：通过随机化分组，使每个研究对象都有同等的机会被分配到各组，以平衡实验组和对照组的混杂因素，提高两组的可比性。另外，为避免研究对象和研究者主观因素的影响，干预试验一般采用双盲法，即研究者和研究对象均不了解试验分组。

（4）研究对象的随访和质量控制：研究对象是否有较好的依从性，对干预试验具有重要影响，良好的依从性是保证获得真实效应的重要条件之一。同时，严格的质量控制也是成功的关键，质量控制主要包括干预药物、受试人群及实验室检测等方面。

三、肿瘤流行病学研究中的偏倚

任何流行病学研究总是期望对暴露和结局之间的关系作出客观、可靠以及真实的评价。但是在实际研究过程中，研究结果会受到各种误差的影响而偏离真实情况。统计学上，误差是指实测值与真实值之差。根据误差产生原因分为随机误差和系统误差，后者也称为偏倚。统计学处理的是随机误差，而流行病学则更关心偏倚。

（一）偏倚的概念

偏倚是指研究设计、实施、分析和推断过程中存在的各种对暴露因素与结局关系之间的错误估计，系统地歪曲了暴露因素与结局之间的真实联系，所得结果系统地偏离了真实值，从而得出错误的结果和结论。

在流行病学研究中，偏倚是影响研究结果真实性的重要因素，因此在研究中必须充分认识偏倚的来源及其产生的原因，最大限度地控制偏倚的发生，以保证研究的真实性。

（二）偏倚的分类及其控制

偏倚的种类很多，一般按照其性质和产生的阶段分为三大类，即选择偏倚、信息偏倚和混杂偏倚。

1.选择偏倚

选择偏倚是指研究纳入的研究对象与未纳入者的特征上的差异所造成的系统误差。选择偏倚在各类流行病学研究设计中均可发生，以在病例-对照研究和现况研究中最为常见，如入院率偏倚、现患-新发病例偏倚、检出症候偏倚、无应答偏倚等。

了解选择偏倚有两个目的:一是在研究设计时就要充分考虑到研究中可能出现哪些偏倚,如何加以控制;二是在分析与下结论时要慎重。选择偏倚一旦发生,很难消除或校正其对结果的影响,因此,为控制选择偏倚的发生,应采用科学的研究设计、严格研究对象的入选与排除标准、提高研究对象的应答率、采用多种对照等方法。

2.信息偏倚

信息偏倚又称观察偏倚,是指在研究实施过程中,从研究对象获取研究信息时所产生的系统误差。信息偏倚在各类流行病学研究中均可发生,可来自研究对象、研究者、研究使用的测量工具等,如回忆偏倚、报告偏倚、测量偏倚、错分偏倚等。

在流行病学研究过程中,为控制信息偏倚应使用统一的标准收集资料、盲法收集资料、使用客观的研究指标、适当采用一些调查技巧等。

3.混杂偏倚

混杂偏倚是指在流行病学研究中,由于一个或多个潜在的混杂因素的影响,掩盖或夸大了研究因素与结局之间的联系,从而使两者之间的真实联系被扭曲的系统误差。混杂偏倚在各类流行病学研究中均可发生,以在分析性流行病学中常见。

在流行病学研究中,混杂偏倚的发生是由于存在一个或多个混杂因素,即是与研究因素和结局事件均有关,而且在各比较组人群中分布不均,可以扭曲研究因素与结局事件真实联系的因素。在研究中,应首先识别某因素是不是混杂因素,然后是如何控制混杂因素的作用。

混杂因素必须具备3个基本特征:①与所研究结局有关,是该结局的一个危险因素之一;②与所研究因素有关,两者存在统计学上的联系;③不是研究因素与结局因果链上的中间环节。如果一个因素满足上述3个特征,就可判定为混杂因素。但是存在混杂因素不一定产生混杂偏倚,只有当混杂因素在各比较组人群中分布不均时,才可导致混杂偏倚的发生。如关于吸烟与肺癌的病例-对照研究中,年龄具备上述混杂因素的3个基本特征,如果年龄在病例组和对照组分布不均衡,即可产生混杂偏倚,导致对吸烟与肺癌关系的错误估计。

混杂偏倚可通过以下措施予以控制:在研究的设计阶段,可以限制研究对象的选择标准、匹配某些潜在的混杂因素、对研究对象的选择通过随机抽样并进行随机分组;在统计分析阶段,可通过一定的统计学处理,如标准化、分层分析、多因素分析等。

(王　靖)

第二节　肿瘤的分子流行病学

肿瘤分子流行病学属肿瘤流行病学的一个分支,其产生和发展得益于分子生物学理论和方法的迅速发展和不同学科间的相互渗透。肿瘤分子流行病学把群体研究与微观研究有机地结合起来,为肿瘤流行病学研究开辟了一个崭新的领域,同时,肿瘤分子流行病学的发展也给肿瘤流行病学研究带来了生机。

一、概述

肿瘤分子流行病学是采用流行病学研究方法,结合肿瘤分子生物学的理论和技术,在有代表性人群中用定性或定量方法研究致癌物在体内暴露引起的生物学作用及癌变发生机制。

随着分子生物学技术的发展和进步,肿瘤分子流行病学研究的内容和方法也得到了迅速发展,肿瘤分子流行病学主要研究内容包括:测量环境及内源性致癌物在体内暴露的剂量;了解致癌物在体内代谢过程的个体差异;确定致癌物与靶器官作用的生物有效剂量及对 DNA 造成的损伤;评价个体对肿瘤的易感性;在分子水平上评价干预效果等。

在肿瘤发生、发展的多阶段演变过程中,贯穿着一系列分子事件的发生,包括癌基因激活、抑癌基因失活等。此外,个体的遗传易感性在肿瘤的发生、发展中也起重要作用。近年来,随着流行病学研究的不断深入和分子生物学技术的发展,对一些肿瘤的发病机制更加明确,例如宫颈癌病因研究取得了重大突破,目前已确证宫颈癌与 HPV 感染密切相关,HPV 感染是造成宫颈癌的必要条件。除宫颈癌外,其他肿瘤的发生机制并不完全清楚,致癌的环境因素如何启动癌变过程,如何引起癌基因或抑癌基因的改变,个体的遗传因素在致癌物的代谢、激活、与大分子结合、对 DNA 损伤修复能力等方面的作用尚不十分明确,需要用肿瘤分子流行病学方法去探索、研究。

二、致癌物暴露的检测

人类对致癌物的暴露状况可通过各种方式进行检测。分析流行病学可通过调查癌症患者和对照有关因素的暴露史或直接测定外环境中某些可疑致癌物获得信息。如在研究肝癌的致病因素时,除乙肝病毒感染外,黄曲霉毒素也是人们高度怀疑的致病因素,通过在高发区对肝癌患者食用发霉食品进行调查,间接测定对黄曲霉毒素的可能暴露剂量。另外,在肿瘤分子流行病学研究中越来越多地采用已成熟的技术直接测定人体内致癌物——DNA 加合物及致癌物代谢产物,即通过对体液如尿液、血清,以及组织细胞中 DNA 加合物及致癌物代谢产物的直接定量测定,来评价致癌物在体内暴露的水平,如在研究肝癌危险因素时可应用免疫亲和纯化联用高效液相色谱测定尿液中黄曲霉毒素 B_1 的鸟嘌呤加合物,从而获得暴露信息。

由于致癌物在体内暴露的剂量低,因此要采用敏感性高、特异性强,且可重复性的检测方法。比较常用的检测方法包括:免疫法、荧光法、^{32}P-后标记法等。荧光法中的色谱/质谱法灵敏度可达 $0.1\sim1$ 个加合物/10^8 核苷酸,但每次分析需要 DNA 的量高;而 ^{32}P-后标记法灵敏度可达 1 个加合物/$10^{8\sim10}$ 核苷酸,每次分析所需的 DNA 量仅为 $5\sim10$ μg,因此被广泛应用。

(一) ^{32}P-后标记法

^{32}P-后标记法是 1981 年由 Randerath 和 Gupta 等首先建立的一种 DNA 加合物检测分析方法,目前已成为灵敏度最高、应用最为广泛的 DNA 加合物检测方法。该方法的基本步骤:将完整的 DNA 降解为脱氧 3′-单核苷酸;在 T4 多聚核苷酸激酶的作用下,将 ^{32}P 标记到单核苷酸的5′端,使之形成 3′,5′-二磷酸核苷;经过多向薄层层析(TLC)分离出 ^{32}P 标记的加合物;通过放射活性测定加合物的含量。^{32}P-后标记分析测试 DNA 加合物可以对所测试的加合物进行定量,并且重现性好,但缺点是不安全,且有污染性。

^{32}P-后标记法可以检测亚硝基化合物、多环芳烃、烷化剂等与 DNA 形成的加合物。

(二)色谱法

高效液相色谱(HPLC)是目前许多实验室普遍拥有的设备,操作简单,分离效果好,其附带的紫外检测器和荧光检测器能够有效检测出具有紫外特定波长吸收特征和荧光特性的物质。如应用高效液相色谱法可以检测苯并(a)芘与 DNA 形成的加合物,此外,应用液相色谱-电化学法可以检测丙烯醛与 DNA 形成的加合物 8-羟基脱氧鸟苷(8-OHdG)。

(三)免疫法

免疫法测定 DNA 加合物是基于抗原-抗体特异性反应形成免疫复合体的原理,其灵敏度一般为 1 个加合物/$10^{7\sim8}$核苷酸。1977 年 Poirier 等人率先报道用竞争性放射免疫法(RIA)测定 DNA 加合物,这种方法利用同位素标记物质与核苷酸结合后,与无同位素标记的核苷酸竞争结合特异性加合物受体,根据所生成免疫复合物的放射性强度对 DNA 加合物进行定量。此后,逐渐发展了酶联免疫吸附法(ELISA)、放射免疫吸附法(RIST)等。如采用 ELISA 方法可检测 8-甲氧基补骨脂素(8-MOP)与 DNA 形成的加合物。

总之,DNA 加合物的形成被认为是致肿瘤过程的一个重要阶段。近年来,对 DNA 加合物的检测已成为肿瘤流行病学研究的热点,具有重要意义。

三、分子标志物的筛选

肿瘤分子流行病学研究中很重要的一部分内容是分子标志物的筛选。在环境致癌物的暴露到肿瘤的发生、发展过程中,可以从以下几个方面考虑筛选分子标志物:如环境致癌物在体内暴露的指示物、致癌物代谢的中间产物、致癌物与体内大分子形成的加合物、致癌物造成的 DNA 损伤、遗传易感性因素等。根据研究目的和研究类型不同,筛选不同的标志物。

虽然研究者不断探索和尝试用分子标志物去评价人类对致癌物的暴露及其生物作用,但由于人类对肿瘤的病因及发病机制尚不完全明确,研究范围有限,同时受到样本量、检测方法、混杂因素等限制,分子标志物的研究尚有待深入。

分子标志物的研究需注意以下两个方面:①实验研究方法需完善,寻找更加敏感、特异且重复性好的检测方法;②应考虑个体在代谢致癌物能力上的差异,因此,需发展新的手段,在评价体内暴露剂量高低的同时区别个体危险性的大小。

在研究分子标志物时通常采用的方法包括横断面研究、病例-对照研究、前瞻性研究和干预研究。横断面研究用来了解分子标志物的检出率,建立外环境暴露与体内暴露的联系和剂量反应关系。病例-对照研究用来评价分子标志物与肿瘤发生发展的关系。在进行病例-对照研究时,病例和对照的选择应具有代表性。前瞻性研究是通过对一特定人群的生物标记进行追踪,以了解过去暴露、新的暴露以及影响生物标记的因素。干预研究是肿瘤预防的重要手段,生物标志物的检测为客观评价干预试验的效果提供了重要手段。

四、肿瘤遗传易感性研究

肿瘤的发生是多因素参与的多阶段过程,是环境因素与遗传因素共同作用的结果。宿主的遗传差异是造成个体对肿瘤易感性不同的主要因素。如何区别和明确不同个体的遗传差异,确定高危个体,有针对性地进行个体化治疗,仍然是肿瘤研究领域面临的重要科学问题。

事实上遗传性肿瘤只占极少部分,大多数常见肿瘤是散发性的而不是家族性的,散发性肿瘤的遗传易感性因素尚没有被完全阐明。近年来,国内外学者对肿瘤易感基因进行了大量研究,发现一些易感基因多态与常见的一些散发性肿瘤的发病风险密切相关。

基因多态性在本质上是染色体 DNA 中核苷酸排列顺序的差异性,在人群中出现的频率不低于 1%。其中单核苷酸多态(single nucleotide polymorphisms,SNPs)是最主要的多态形式,是决定个体之间遗传差异的重要物质基础,占所有已知多态性的 90% 以上。SNP 在人类基因组中广泛存在,平均每500~1 000 个碱基对中就有 1 个,估计其总数可达 300 万个甚至更多。大量存在的 SNP 位点可以用于高危个体的发现及疾病相关基因的鉴定等。

目前研究较多的肿瘤易感基因包括:代谢酶基因,免疫反应相关基因,DNA 损伤修复基因,细胞生长、增殖相关的癌基因、抑癌基因等。

(一)代谢酶基因多态

环境致癌物大多数是前致癌物,没有直接的致癌作用,前致癌物需经过体内代谢活化形成终致癌物。使前致癌物激活的酶为 I 相酶,如细胞色素 P450(CYP)酶系统。使致癌物降解失去致癌活性的酶被称为 II 相酶,如谷胱甘肽转移酶(GST)。代谢酶基因多态可以影响酶的活性,因此,研究代谢酶基因多态性对于评价个体对环境致癌因素危险性具有重要意义。

(二)免疫反应相关基因

许多肿瘤的发生与生物致病因素有关,如胃癌的发生与幽门螺杆菌感染密切相关。免疫反应相关基因多态可能影响个体对生物致病因素引起的炎症反应的强度以及对肿瘤的易感性,目前研究较多的有白细胞介素-1(IL-1)、IL-8、IL-10 和肿瘤坏死因子-α(TNF-α)等基因多态与肿瘤的遗传易感性。

(三)DNA 损伤修复基因

人类细胞具有一系列 DNA 修复系统,以保护基因组的稳定和完整性,在极其复杂的 DNA 损伤修复体系中,已发现某些基因存在多态性,目前研究比较多的有 5,10-亚甲基四氢叶酸还原酶(MTHFR),碱基切除修复系统重要基因 XRCC1、XPD,^{6}O-甲基鸟嘌呤-DNA 甲基转移酶(MGMT),8-羟基鸟嘌呤-DNA 糖基化酶(OGG)等,这些基因多态将造成个体对 DNA 损伤修复能力形成差异。

(四)癌基因、抑癌基因

肿瘤发生过程中涉及众多癌基因的激活和抑癌基因的失活,肿瘤相关基因的多态性如果影响到基因表达调控或其产物的功能,就必然会影响到个体对肿瘤的易感性。p53 抑癌基因在细胞周期调控和凋亡中都有重要作用,是与肿瘤发生相关性最高的抑癌基因之一。研究发现,p53 基因第 72 位密码子基因多态与许多肿瘤的易感性有关,另外研究较多的还有 p21、L-myc 基因多态与肿瘤的发病风险。

上述根据基因功能选择基因的单个或者几个 SNPs 进行关联研究的策略是候选基因策略,这种策略具有一定的局限性,因为肿瘤是多基因参与的复杂性疾病,候选基因策略无法观察到因实际上存在的多因素间相互作用的结果。近年来,随着高通量技术的迅速发展,全基因组关联研究(genome-wide association study,GWAS)应运而生。GWAS 是基于连锁不平衡原理同时选择全基因组范围内数百万个 SNPs,应用高通量基因分型平台进行检测,以寻找与疾病或性状关联的基因及遗传变异。GWAS 一般所采用的研究样本量非常大,并要进行多个独立验证,因此既能比较全面地观察全基因组遗传变异,又能有效避免候选基因策略的局限性。例如采用 Affymetrix 芯片,在全基因组水平上同时检测几百万个 SNPs 并加以分析,通过 SNPs 与性状的关联来寻找易感基因,因此,GWAS 是研究肿瘤相关基因的一项创新性研究方法,它不事先根据生物功能提出假设,是无偏倚的全面筛查。目前各国科学家运用 GWAS 在人类肿瘤研究中取得了一系列重要研究成果,例如中国科学家运用 GWAS 对多种肿瘤如肝癌、胃癌、肺癌、食管癌、胰腺癌、前列腺癌等进行研究,发现了多个肿瘤易感基因,为肿瘤病因的研究提供了新的思路和方法。

（曾洲红）

第三节　肿瘤的预防

一、肿瘤的一级预防

肿瘤的一级预防即病因学预防。主要措施为改善人群的生活方式,减少环境中致癌物的暴露,从而减少发生肿瘤的危险。

(一)控制吸烟

据统计,在引起癌症的各种危险因素中,吸烟占 30%～32%。吸烟者比不吸烟者患癌的死亡率高3～4倍。吸烟与肺癌的关系人尽皆知。吸烟还可增加患唇癌、口腔癌、鼻咽癌、喉癌和食管癌的危险。吸烟与胰腺癌、膀胱癌、肾癌的发生也有关。控制吸烟的策略主要有鼓励不吸烟和营造不吸烟的环境。

(二)健康饮食

人们每天通过摄取食物来获取营养,但不健康的饮食习惯,对健康产生不良影响,甚至导致恶性肿瘤的发生。据统计,30%～35%恶性肿瘤的发生与饮食有关。因此要教育人们注意饮食的危险因素,纠正不良的饮食习惯,建立合理的饮食结构。注意食物多样化,维持适宜的体重。

(三)避免或减少职业和环境致癌物的暴露

环境致癌物可引发恶性肿瘤已得到证实。预防策略:对新化学品进行安全性评价;建立职业保护相关法律;设立国家安全允许浓度标准;加强技术改造,寻找安全的新化学物代替致癌物;加强个人防护。

(四)避免日光过度照射

受日光紫外线的过度照射,可引起皮肤癌,因此在强烈的日光下应予以遮挡。

(五)生殖健康的教育

宫颈癌的发生与多种因素有关,包括早婚、早育、多产、性生活混乱。如人类乳头状瘤病毒、疱疹病毒是宫颈癌的危险因素之一。因此,要从学校开始对年轻人进行性与生殖行为教育,强调安全性行为的重要性和安全套的价值。

(六)减少药物患癌的危险

现已证实,有些药物虽然可以治疗某种疾病,但可引发其他疾病甚至导致癌症的发生。因此,应尽量避免使用不必要的药物,如必需使用,应在医师指导下使用。

(七)接种乙型肝炎病毒疫苗

乙型肝炎病毒感染是肝癌发生的危险因素。必须强化乙型肝炎疫苗的接种工作。

二、肿瘤的二级预防

肿瘤的二级预防又称发病学预防。主要措施包括早期信号和症状的识别、肿瘤普查、治疗癌前病变等。

(一)早期信号和症状的识别

恶性肿瘤如能早期发现和诊断,多数患者可治愈。因此,应做好健康宣教,让人们了解恶性肿瘤的早期征象,学会自我发现。恶性肿瘤常见的 10 个早期征象:①身体任何部位的肿块,尤其是逐渐增大的;②身体任何部位的溃疡,尤其是久治不愈的;③进食时胸骨后不适感,或进行性加重的吞咽梗阻;④持续性咳嗽,痰中带血;⑤耳鸣、听力减退、鼻出血、鼻咽分泌物带血;⑥中年以上的妇女不规则阴道出血或流液;⑦大便习惯改变,或有便血;⑧长期消化不良,进行性食欲减退,消瘦,又未找出明确原因者;⑨黑痣突然增大、出血、脱毛、痒、破溃等现象;⑩无痛性血尿。

(二)对无症状人群的普查和高危人群的筛查

肿瘤普查是指在无症状的人群中发现肿瘤。目前主张在较小范围、高危险人群或高发区对某种或几种肿瘤进行筛查,例如在育龄妇女中普查宫颈癌并治疗宫颈糜烂,降低宫颈癌发病率;肝癌高发区甲胎蛋白免疫测定(AFP)进行筛查,辅以 B 超检查,以早期发现肝癌。

(三)治疗癌前病变

癌前病变是恶性肿瘤发生的一个阶段,易演变为癌。虽然并非所有癌前病变都会发展为癌,但及时发现和治疗癌前病变,对癌症的预防有重要意义。常见癌前病变有黏膜白斑、宫颈糜烂、纤维囊性乳腺病、结肠息肉、直肠息肉、萎缩性胃炎及胃溃疡、皮肤慢性溃疡、老年日光性角化病、乙型病毒性肝炎、肝硬化。

(四)加强对易感人群的监测

对遗传因素或家族性肿瘤,除积极采取一级预防措施外,尚需加强对其家族的调查了解,掌握其发病倾向。

(五)肿瘤自检

对身体暴露部位如皮肤、乳腺、睾丸、外阴等,可通过自我检查,早期发现肿瘤或癌前病变。

三、肿瘤的三级预防

肿瘤的三级预防即合理治疗与康复,以提高疗效,延长生存期,提高生活质量。

(一)积极治疗已发生的癌症

对已确诊的患者,即使较晚也应采取及时合理的治疗。当前,肿瘤的治疗手段有手术治疗、放射治疗(简称放疗)、化学治疗(简称化疗)、免疫治疗和中医中药治疗等,应根据患者的具体情况进行综合治疗。

(二)肿瘤康复

康复的主要目的是提高肿瘤患者的生活质量。传统上认为康复是治疗后的一个阶段,但是从预防的角度,康复应贯穿于治疗的全过程,即从患者确诊开始,由医师、护士、心理治疗师、营养师、物理治疗师、社会服务等专业人员共同研究制订康复计划,包括预防、重建、支持和姑息,尽可能减少疾病及治疗对患者造成的影响,重建或代偿已失去的活动能力和功能,使其达到生活自理,重返社会的目的。对已失去治愈机会的患者要减轻疼痛,控制症状,提高生活质量。对终末期的患者要实施临终关怀,为患者提供一个安静舒适的环境,精心护理,使其无痛苦地度过生命的最后时刻,也是肿瘤康复的一个组成部分。

(杨　姝)

第三章　肿瘤的放射治疗

第一节　近距离放射治疗

从广义的角度说,近距离就是放射源与治疗靶区的距离为 5 mm 至 5 cm 以内的放疗,是指将密封的放射源通过人体的天然腔道(如食管、气管),或经插针置入、经模板敷贴于瘤体内或临近瘤体表面进行的照射,指腔内照射、管内照射、组织间照射、术中置管术后照射和模具或敷贴器治疗。其基本特征是放射源可以最大限度地贴近肿瘤组织,使肿瘤组织得到有效的杀伤剂量,而周围正常组织受量较低。近距离放疗是放疗的重要方法之一,由早期的镭针插植、施源器、氡籽植入演变至目前常用的后装治疗,是一个不断发展的过程。它随社会科技进步而不断进行演变、改进以适应临床的需要。在电子计算机发展迅速的年代,剂量测量准确度明显提高,由计算机控制的遥控和治疗计划系统可使靶区剂量分布更理想、疗效更明显,因此近距离放疗在放疗学中占据了不可替代的地位。

近距离放射治疗(简称放疗)至今已有很长历史。1898 年居里夫人发现镭,1905 年即进行了第一例镭针插植治疗。1930 年 Paterson 及 Parker 建立了曼彻斯特(Manchester)系统,即建立了镭模制作、插植的规则及剂量计算方法。1935 年小居里夫妇发现了人工放射性同位素。20 世纪 50 年代,外照射发展很快,^{60}Co 远距离治疗机及后来迅速发展的电子直线加速器,它们的防护性能好,深度剂量高,因而近距离放射治疗的发展受到一定限制。1965 年 Pierquin 及 Dutrex 建立了巴黎系统,20 世纪 80 年代中期现代近距离放射治疗迅速发展起来。它安全、可靠、防护好,灵活性高,因而近年来发展很快,取代了传统的近距离放射治疗。

一、近距离放疗的特点

与远距离放疗相比较,近距离放疗的特点见表 3-1,主要有以下几方面。

表 3-1　近距离放射与远距离放射的区别

比较项目	近距离放疗	远距离放疗
放射源强度	小(10 Ci)	大
治疗距离	短(5 mm 至 5 cm)	长
组织吸收的能量	多	少
到达肿瘤的途径	直接	经皮肤及正常组织
区靶剂量分布	不均匀	均匀

(1)近距离放疗的放射源活度小（一般不大于 10 Ci）、治疗距离短（在 0.5 mm 至 5 cm）。

(2)近距离放疗的辐射能量大部分被组织吸收,而远距离治疗,其放射线的能量大部分被准直器、限束器等屏蔽,只有少部分能达到组织。

(3)远距离放疗因必须经过皮肤和正常组织才可到达病变,为防止正常组织超过耐受量,必须选择不同能量的射线和多野或旋转照射等复杂技术,而近距离照射则不一样。

(4)吸收剂量分布特点:外照射治疗计划要求靶区内剂量变化保持在肿瘤量的±10％以内,而精度误差(即周边-中心量差)控制在±5％以内。近距离照射时施源器的表面剂量最高,随离源距离的增加而剂量迅速减小,故近距离治疗是在不均匀递减剂量(率)模式下进行(图 3-1)。靶区剂量分布的均匀性远比远距离照射的差,应注意靶区部分组织剂量过高或部分组织剂量过低的情况发生。再则在内外组合照射时,其射线的生物效应与剂量率、治疗分次及分次剂量等参数密切相关,故显示其内外合照时应采用线性二次方程 L-Q 公式换算成等效生物剂量(BED)表示,用叠成物理剂量方式处理没有意义。

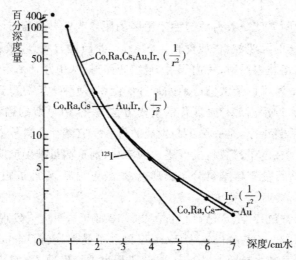

图 3-1　不同核素在水中的剂量递减变化与距离反平方曲线的比较

(5)近距离治疗放射物理概念:与远距离照射互为相通,原理一致,基本物理效应相同,但某些范畴上有差异。例如,远距离照射靶区指接受特定吸收剂量和剂量-时间模式照射的区域,不仅包括显在的瘤体,还包括潜在的、可能受肿瘤侵犯的组织(靶区可能不止一个),靶区的确定与剂量分布无关。近距离照射的靶区主要指显见的瘤体,应给出物理尺寸,以便进行体积-剂量(率)的计算。近距离和外照射合用时,应对各自的靶区分别描述。

(6)远距离照射的治疗区由特定的等剂量面即以靶区剂量的最小值形成的等值面来描述。而近距离治疗时,只能由医师指定的剂量等值面来确定治疗区。通常采用绝对吸收剂量(率)值,不用百分相对剂量(率)来确定,因放射源周围剂量梯度变化大,加上肿瘤位置、形状和大小的千差万别,很难选择普遍认可的归一点。近代腔管内治疗,宫颈癌仍以传统的 A 点为剂量参考点,食管、气管癌的剂量参考点,一般设在距源轴 10 mm 处,直肠、阴道癌设在黏膜下,即施源器表面外 5 mm 处。

(7)远距离照射的照射区比治疗区范围广,它接受的剂量用于评价组织耐受性,通常用靶区剂量的50％所定的区域。近距离照射的照射区与外照射类同,但照射区的范围实际上是全身照射。

（8）参考体积：近距离照射时应确定参考区的大小，参考体积即是由参考剂量值包括的范围，参考剂量是为了便于各放疗部门之间相互比较而约定的剂量值，治疗区的治疗处方剂量值与参考剂量值可相等也可不等。而外照射则不用参考体积的概念。

近距离照射靶区内剂量不均匀，因此只有靶区剂量最小值和参考点剂量才有实际意义，越邻近放射源剂量越高。

（9）危及器官：指邻近及位于靶区内的敏感器官，它们的放射耐受量直接影响治疗方案及放射量的选定，腔内照射范围的定义与外照射相同，例如宫颈癌腔内放疗（简称放疗），主要危及的器官有直肠、膀胱，应考虑直肠、膀胱的受量。

二、近距离照射技术分类

（一）模具或敷贴器治疗

将放射源置于按病种需要制成的模具（一般用牙模塑胶）或敷贴器内进行治疗，多用于表浅病变或容易接近的腔内（如硬腭）。为降低靶区剂量变化梯度，需避免直接将塑管贴敷于皮肤表面，可用组织等效材料、蜡块或凡士林纱布隔开。辐射源和病变间的距离通常为 0.5～1 cm。近年来已为浅层 X 射线或电子束治疗所替代。

（二）组织间插植治疗

组织间插植治疗是通过一定的方法将放射源直接植入人体治疗部位，对肿瘤组织（瘤床）进行高剂量照射的一种近距离治疗方法。根据放射源的排列方式，可将其分为单平面插植、双平面或多平面插植，以及直接用插植的几何形状，如圆柱形。具体的植入方式可分为以下几种：①模板插植；②B 超或 CT 引导下插植；③立体定向插植；④借助各种内镜辅助插植；⑤术中直接插植（手术中在瘤体范围预置数根软性塑管，术后行高剂量率后装分次照射）。

组织间植入治疗可分为暂时性插植和永久性插植两种。暂时性插植现多采用高剂量率后装分次照射，先将空心针管植入组织内或瘤体内，再导入步进源进行照射。永久性插植需用特殊的施源器将放射性粒子种植到组织内或瘤体内，粒子可长期留存在体内，最常用的有 ^{125}I、^{103}Pd、^{198}Au（具体在放射性粒子植入治疗中介绍）。随着后装放疗技术的迅速发展和普及，组织间的照射应用很广泛，如脑瘤、头颈部肿瘤、乳腺癌、前列腺癌、软组织肿瘤等。单纯使用组织间插植根治性治疗时，必须是病变小、局限、放射敏感性中等或较好并且无淋巴结转移的病变。最常用于外照射后和手术中插植。如果肿瘤过大，易造成坏死；在肿瘤边界不清时，如肿瘤侵犯骨组织，则治愈机会很小，造成骨坏死概率却较大；如肿瘤体积难确定，容易造成某一部位低剂量或超量，以上情况都不适合组织间插植治疗。

（三）腔内治疗或管内治疗

先将不带放射源的施源器或导管置放于人体自然体腔或管道内，固定后再用放射源输送管将施源器或导管与放射源贮源罐连接，遥控操作后装机导入步进源进行照射。适用于宫颈、宫体、阴道、鼻咽、气管、支气管、肝管、胆管、直肠、肛管等癌肿的治疗。传统的腔内放疗需带源操作，防护性差，现已弃之不用。

（四）放射粒子植入治疗

粒子种植治疗属于近距离治疗的范畴，但是又有别于传统的后装近距离治疗。包括短暂种植治疗和永久种植治疗两种。短暂种植治疗需要后装机将放射性粒子传输到肿瘤组织间，根据计划进行治疗,达到规定时间后粒子自动回到后装机内;永久种植治疗是通过术中或在 CT、B 超引导下,根据三维立体种植治疗计划,利用特殊的设备直接将放射性粒子种植到肿瘤靶区,放射性粒子永久留在体内。它一般需 3 个基本条件:①放射性粒子。②粒子种植三维治疗计划系统和质量验证系统。③粒子种植治疗所需要辅助设备。

1.放射性粒子

放射性粒子的选择取决于肿瘤种植治疗的种类、放射性粒子的供应情况和医师对其特性的了解。短暂种植治疗核素包括^{192}Ir、^{60}Co 和 ^{125}I;永久种植治疗核素包括 ^{198}Au 和 ^{125}I 等。^{125}I 是既可作为短暂治疗,又可作为永久治疗的放射性粒子。短暂粒子种植治疗的放射性核素穿透力较强,不宜防护,因此临床应用受到很大限制。而永久粒子种植治疗的放射性核素穿透力较弱、临床操作易于防护、对患者和医护人员损伤小,尤其是 ^{103}Pd 和 ^{125}I 两种粒子,近年来临床应用发展非常迅猛。

2.三维治疗计划系统和质量验证系统

粒子种植治疗有三种治疗方式:①模板种植。②B 超和 CT 引导下种植。③术中种植。由于粒子种植是在三维空间上进行,而每种放射性粒子的物理特征又不相同,因此每一种核素均需要一种特殊的三维治疗计划系统。

这一系统的原理是根据 B 超和 CT 扫描获得的靶区图像,计算机模拟出粒子种植的空间分布,同时决定粒子种植个数和了解靶区及周围危及器官的剂量分布,指导临床粒子种植治疗。

3.粒子种植治疗的辅助设备

根据肿瘤部位不同,选择粒子种植治疗的辅助设备,如脑瘤可利用 Leksell 头架辅助三维立体定向种植粒子。头颈和胸腹部肿瘤可利用粒子种植枪或粒子种植针进行术中种植。盆腔肿瘤可在 B 超或 CT 引导下利用模板引导种植粒子。其他的一些辅助设备包括粒子储存、消毒和运输装置等,用以确保放射性粒子的防护安全。

粒子治疗后由于人体活动和器官的相对运动,需要通过平片和/或 CT 扫描来验证粒子种植的质量,分析种植后的粒子空间分布是否与种植前的治疗计划相吻合,剂量分布是否有变异和种植的粒子是否发生移位。

放射性粒子种植治疗肿瘤是一种非常有效的局部治疗手段,它的生物学优势是:①放射性粒子种植可以提高靶区局部与正常组织剂量分配比。②永久种植时放射性粒子留在体内,肿瘤的再增殖由于受到射线持续的照射而明显减少。③连续低剂量的照射抑制肿瘤细胞的有丝分裂。④近距离放射治疗时,乏氧细胞放射抗拒力降低,同时在持续低剂量照射的条件下乏氧细胞再氧合,提高了其对射线的敏感性。

放射性粒子种植治疗已应用于临床,如脑胶质瘤及脑转移瘤、鼻咽癌、口腔癌、肺癌、胰腺癌、直肠癌和前列腺癌等。对于术后复发的肿瘤,尤其是外科和放疗后复发的肿瘤,粒子种植治疗无疑是更合理、更有效的治疗途径。由于其创伤小、靶区剂量分布均匀和对周围正常组织损伤小等特点,粒子种植治疗肿瘤已显示了广泛的应用前景。

三、现代近距离放射治疗常用的放射性核素

表 3-2 列出了现代近距离放射治疗常用的放射性核素。其中铯-137 已少用,因为它的活度低,体积大。作为暂时性插植,腔内及管内照射主要用钴-60,而铱-192 更合适更常用,这是因为其能量低,便于防护,作为永久性插植则用碘-125 及钯-103。

表 3-2 现代近距离放射治疗常用的放射性核素

核素	符号	半衰期	能量/MeV		
			α	β	γ
铯-137	^{137}Cs	30.0 年	−	+	0.66
钴-60	^{60}Co	5.26 年	−	+	1.17~1.33
铱-192	^{192}Ir	74.2 天	−	+	0.03~0.40
碘-125	^{125}I	59.4 天	−	+	0.280~0.035
金-198	^{198}Au	2.7 天	−	+	0.41
钯-103	^{103}Pd	16.79 天	−	+	0.020~0.023

注:+/−表示是否产生 α/β 射线。

四、近距离放射治疗剂量率的划分

ICRU 第 38 号出版物(ICRU,1985 年)将剂量率按以下标准进行分类:0.4~2.0 Gy/h 为低剂量率(LDR),2.0~12.0 Gy/h 为中剂量率(MDR),超过 12.0 Gy/h 为高剂量率(HDR)。长期以来采用镭针、镭模(低剂量率照射)治疗宫颈癌、舌癌、阴道癌、皮肤癌等已积累了大量的经验,取得了较好的效果,且有一整套完整的布源规范和剂量计算法则可借鉴。有人认为低剂量率在一定范围内存在一个生物学的等效效应平台区。近期高剂量率技术的应用有发展,但应用时间较短,对它们的短时间高剂量照射的生物效应仍不十分清楚,临床也缺乏长期观察对比结果。然而它减少了医护人员工作量,缩短了患者治疗时间;方便患者,减少痛苦,受到患者的欢迎。高剂量率后期反应的问题应引起重视,采用增加分割次数、减少每次剂量的方法,类似于体外照射常规分割方法来消除远期不良反应,也是近来行之有效的方法,它与体外常规分割有类似之处。相反,次数减少,每次剂量增大则近期、远期反应都重。

五、现代近距离放射治疗的特点

(1)后装技术:早期近距离放射治疗基本是手工操作。具体操作步骤:首先由主管医师根据治疗部位的形状和体积,以及解剖结构的特点,按照特定剂量学系统的规则设计放射源的几何分布;然后主管医师在护理人员协助下,用手工方法直接将放射源植入治疗部位,即可实施治疗;待治疗结束后,医护人员再将放射源取出,放置在贮源器中。不难看出,这一操作方法,医护人员一般只能采取简单的防护手段,不可避免地会受到放射源的辐照。后装技术正是为克服上述方法的不足而发展起来的。

后装技术,顾名思义,是主管医师首先通过手术方法或直接在患者的治疗部位放置不带放射源的治疗容器,包括能与放射源传导管连接的空的装源管、针和相应的辅助器材(又称施源器,可为单个或多个容器),使用"假源"通过 X 射线影像技术,检验施源器位置准确无误后,再由医护人员在安全防护条件下或用遥控装置,用手工或机械驱动方式在隔室将放射源通过放射源导管送至已安放在患者体腔内空的管道内,进行放疗。由于放射源是后来才装进去的,故称为"后装式"。这种技术在手工操作或机械传动时都大大地减少或较好地防止了医护人员在放疗中的职业性放射,在解决防护问题上向前跨进了大大的一步。这种机器的面世,使传统的腔内治疗产生了根本的变革,起了革命性的改造,成为先进近距离放疗发展的重要基础。

现代近距离放疗实际上是远距离(控制)高剂量率(HDR)近距离治疗。应用高强度的微型源(以 ^{192}Ir为最多),直径 0.5 mm×0.5 mm 或 1.1 mm×6 mm,在程控步进电机驱动下,可通过任何角度到达身体各部位肿瘤之中,并由电脑控制,得到任意的潴留位置及潴留时间,实现适应临床治疗要求的各种剂量分布(调强近距离治疗)(图 3-2)。而且治疗时限短,仅需数分钟(一般为 1~12 分钟),再加上良好施源器的使用,使得治疗过程可在门诊完成,不必占床位。通常不需要麻醉,治疗过程中施源器移动的风险很低,器官运动幅度也很小,可精确控制给予肿瘤和周围正常组织的剂量,并可减少患者的不适感,因此颇受患者和医护人员的欢迎。

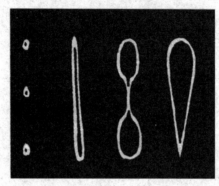

图 3-2 现代程控步进电机驱动的铱源在空间的剂量分布可灵活调剂

(2)治疗方式方法多元化,在临床更能适合体腔及组织或器官治疗所需的条件,因而补充了外放疗的不足,在单独根治或辅助性治疗或综合治疗等方面,已成为放疗中必不可少的方法之一。

(3)计算机优化、测算、控制、贮存治疗计划,使治疗更为合理、精细、准确、方便。

六、后装放疗的基本操作步骤

近距离治疗和远距离治疗一样也需要一组专业人员,包括放疗医师、护士、技术员及物理师等,治疗时要职责分明,配合默契,有条不紊。基本流程见图 3-3。

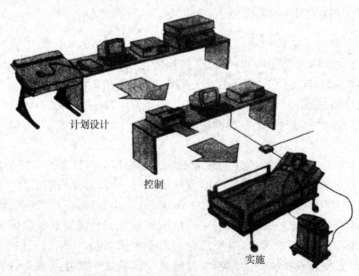

计划设计

控制

实施

图 3-3 近距离后装治疗机计划设计至治疗实施示意图

(一)疗前准备、施源器置放及护理措施

适合做近距离放疗的肿瘤患者需按照治疗病种及技术充分做好疗前准备；准备工作主要由近距离治疗室的护士负责，他们除了要了解肿瘤患者的基础护理知识外，还需掌握近距离放疗中腔内、管内、组织间插植、术中置管及模板敷贴等各具特点的技术操作。

(二)确定治疗靶区体积

通过详细的体格检查、各种特殊检查(包括内镜、B超、X线、CT、MRI等)以及手术记录等材料，明确肿瘤的大小、侵及范围以及和周围组织、器官的关系，确定靶区和治疗范围，设置剂量参考点和参考剂量。低剂量率的治疗类似于传统镭疗，治疗时间长达数十小时。高剂量率后装治疗为分钟级，其生物效应比低剂量率者高，故应注意高低剂量率的转换(转换系数多为0.60～0.65)以避免正常组织的损伤。

(三)放置施源器和定位缆

施源器的置放可通过手术或非手术的方法，组织间插植一般需要手术方法，而腔内治疗一般可通过正常解剖腔道放入施源器，再通过施源器放置定位缆，在它上面按一定距离镶嵌着金属颗粒，可在X光片上显影，然后确切固定施源器和定位缆。

(四)拍摄定位片

一般要求等中心正交或成角两张平片；在模拟机或X射线机下拍摄2张不同的X线片。摄片首先确定中心点，再确定通过此点的中心轴，此点可作为三维空间坐标重建的原点。摄片定位的方法有正交法、等中心法、半正交法、变角法及空间平移法等。其中以正交法及等中心法为最常用。

1.正交法(图3-4)

该方法适用于同中心回转模拟定位机或附加影像增强器、重建装置的X射线机，拍摄正侧位片各一张，2片线束中轴线垂直通过中心点，类似拍正侧位诊断片，但要求2片严格垂直。

2.等中心法(图3-5)

该方法适用于回转式模拟定位机或回转式X射线诊断机。先确定靶点到中心点的垂直距离，然后左、右摆动相同角度，拍摄2张X线片。图中FID为焦点到等中心的距离，IFD为等中心与X线片的距离，α为摆动角度。

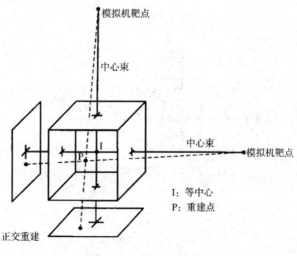

图 3-4　正交法示意图

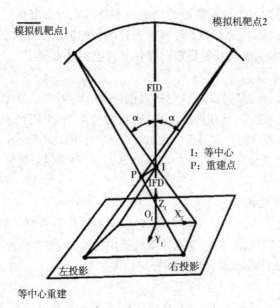

图 3-5　等中心法示意图

3.半正交法(图 3-6)

似正交法,但在某些特殊情况下,拍摄正交片存在困难(如手术床上多针插植,患者不易挪动),可采取半正交法。本方法不要求严格的同中心正交,但经计算机相关的数学处理后,仍可获得准确的重建数据。

4.变角法(图 3-7)

变角法类似于等中心法,但左右 2 片的角度可不相等,焦点到等中心的距离也可不同。

5.平移法(图 3-8)

平移法为拍摄患者在同一平面的 2 张 X 线片,可将 X 射线机球管与所要拍摄的平面平行移动一定距离摄片,但本方法不够精确,故不常用。

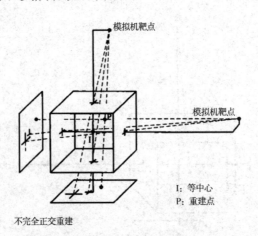

图 3-6　半正交法示意图

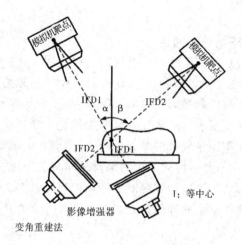

图 3-7　变角法示意图

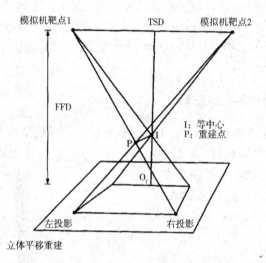

图 3-8　平移法示意图

(五)放射源空间位置重建

重建的概念是从两组不同视角拍摄的投影定位片,经数学处理后获取施源器、放射源或解剖结构的三维空间位置坐标的过程。完成这一操作的是近距离后装治疗机的计划系统,它实际是一套计算机系统,主要有三部分功能。首先是获取患者的解剖图像和放射源信息;其次是剂量计算和优化处理剂量分布的显示和治疗计划的评估;最后生成步进源的驱动文件。首先在计算机计划系统中找"重建"菜单,重建项目中有关的子项(如正交法、等中心法等),输入计算机内,并逐步回答计算机提出的问题。如等中心法应回答以下问题:①焦点至中心距离。②中心至 X 线片距离。③对称角度。④所用管道数。⑤步数(国内后装机常按放射源移动 2.5 mm 为 1 步,5 mm 为 2 步,依此类推)。⑥起始点(可为驻留点开始处,亦可为管道顶点)。⑦终止点(指与起始点相对应的驻留点)。回答完毕后,先将左侧等中心 X 线片置于图像数字化处理仪的发光板上,定出坐标原点及 X 轴,然后将 X 线片显示的定位金属标志点输入计算机内,再同法将右侧等中心 X 线片中显示的定位金属标志点输入计算机内,至此重建完成,计算机可显示三维空间的不同平面(如 XY、YZ、XZ 平面)中放射源的位置。现多使用三维计划系统,可接收 CT/MRI/PET

29

等影像信息,自动完成重建。

(六)治疗计划、优化处理及计划的执行

放射源空间位置重建完成后,即着手设计具体的治疗计划。首先确定参照点的位置,对于子宫癌,参照点 A 点、F 点均在源旁 2 cm 的轴上,其他则依肿瘤具体情况及部位决定。如选择肿瘤表面、中心、基底、周围正常组织黏膜面及黏膜下层等,一般均离源 2 cm 以内。输入参照点,再将参照点的剂量输入计算机,然后进行剂量计算及剂量优化。所谓优化是利用计算机进行复杂的数学运算,根据临床对靶体积剂量分布的要求,设计和调整放射源配量[位置和/或强度,即放射源在驻留点停留不同的时间],使得照射形成的剂量分布最大限度符合临床剂量学原则要求。近距离治疗剂量优化是对布源方式,包括施源器的使用数目和排列,放射源的位置和强度等,做个体化处理,以使得近距离照射形成的等剂量分布在三维方向能更好地覆盖患者的靶体积,同时周边的正常组织中剂量跌落更快。

根据计划系统显示的剂量分布图,以及一些计划评估工具,如剂量-体积图等,由主管医师确定治疗计划是否可以接受,并可适当调整剂量限制条件,重新计算和优化处理。待计划通过后,计划系统生成相应的后装治疗机步进源驱动文件。这一文件包括治疗所使用的放射源通道数,每一通道内放射源不同的驻留位置及相对驻留时间,和总治疗时间及参考总剂量。将驱动文件输入后装治疗机后即可实施治疗。

七、现代近距离放射治疗的发展

我国人口众多,癌症患者相应也多,近年来恶性肿瘤死亡率已攀升至我国死因的第 1 位。社会的迫切要求和临床实践的需要,促使我国现代近距离放疗取得突飞猛进的发展。为了取得更好的疗效,新的近距离放疗法在不断探求中。

(一)"吻合式放射疗法"(或称适形放疗)

其目的是利用 3D(三维)图像及 CT 或磁共振所确定的肿瘤大小,在组织间插植治疗时,从多角度多针插植给予剂量,以便加大对肿瘤的放射剂量,同时避免伤害周围正常组织,这样就改善了对局部的控制而不增加并发症的发生率。

(二)放射性同位素永久插入法

对某些局限化的肿瘤(如前列腺癌 B 期)近年开发了一种新的治疗选择,即永久插入 ^{125}I(碘)种子形小管。种子形小管是在经直肠超声波的指引下用针插入的,这种治疗的 5 年控制率与根治性前列腺切除或根治性外放疗疗效相同。而且它有一个好处,就是不会引起旧疗法中常见的阳痿的并发症,所以颇受患者的欢迎。

(三)对良性疾病的探索性治疗

随着现代近距离放疗的广泛临床应用,治疗方法的改进,使用 ^{192}Ir 同位素为放射源进行治疗,在剂量学及放射生物学方面已有更深刻的认识。临床学家们注意到高剂量率后装治疗剂量学的特点是靶区局部剂量极高,剂量下降梯度显著和射程短,符合对良性疾病治疗的要求:低剂量、高局控率、短时治疗、无严重并发症等,所以为良性疾病提供了新的治疗方法。目前临床已有报道的有血管瘤、男女生殖器性病中乳头状瘤包括尖锐湿疣等。

(四)中子后装治疗机

它是现代近距离放射治疗的新生儿,经过半个世纪的努力,以当前治疗的规范,现代遥控后装治疗机的机型和品种已基本定形,根本变革的机会不大。20 世纪 90 年代早期,寻求新型放射

源机械的发展有了新的动向。应用中子治疗癌症始于 20 世纪 30 年代,初期主要采用加速器中子源进行治疗,属于远距离放疗技术,直至近年来,属于近距离放疗技术的中子后装技术才得到较大的发展。欧、美、日等国在这方面取得较大的进展。目前经临床治疗实验已确认疗效显著的有子宫颈癌、子宫体癌、阴道癌、食管癌及皮肤黑色素细胞瘤等。^{252}Cf(锎)放射同位素在放射生物学领域中有一定的独特优势,从理论上讲大多数恶性肿瘤中存在乏氧细胞,而少许乏氧细胞的存在,将使肿瘤抗辐射能力加强,对低 LET 辐射(光子、电子)具有抗性[OER(增氧比)≈3]。相比之下,中子的 OER 值约为 1.6,RBE(相对生物效应)一般在 2~10。可见,中子治疗癌症的优势是明显的。

^{252}Cf 中子后装机是新一代的现代近距离治疗机械,由于还在研制阶段,其临床评价还不能定论,但造价十分昂贵,还不能商品化,相信在今后的发展中会在 γ 射线后装机中突围而出,成为近距离放疗的新式武器。

20 多年来,近距离放疗随着放射肿瘤学的发展也在高速前进。进入 20 世纪 90 年代,由于高科技电子技术的快速发展,生物工程技术的开拓,在基础研究和理论验证的配合下,大大促进了新技术、新方法应用于临床,扩大了近距离治疗的适应证,产生了许多新理论。近距离放疗配合外照射,取得了明显的治疗效果,一些早期肿瘤,单纯放疗也获得治愈。

八、近距离放射治疗技术员职责

(1)检查施源器和其他辅助设备。
(2)对治疗设备进行日检。
(3)在插植过程中辅助医师(或护士)。
(4)拍摄定位片。
(5)在物理师监督下执行治疗计划。
(6)实施治疗。
(7)在控制台监测治疗过程。
(8)在相关档案中记录治疗过程。

九、近距离放疗病历报告的内容

完整的病历报告和记录有助于正确设计后续治疗的剂量,并为预后结果提供分析、总结的依据。报告和记录所需参数。

(一)对各区域的阐述最低限度
其应包括 GTV、CTV 和 TV。

(二)对源的描述包括
(1)核素及滤过壳层结构。
(2)源类型:如丝源、子粒源、塑封串源、发针型源及针状源。
(3)源的几何尺寸。
(4)源的参考空气比释动能率。
(5)源强分布(均匀分布或非均匀分布)。

(三)对治疗技术和源布局
若源布局是遵从某标准剂量学系统,则需明确指出,否则应按前面段落要求描述。与此同时还需记录以下数据。

(1)源的数量。

(2)线源间距和层间距。

(3)中心平面的源布局几何形状(如三角形、正方形等)。

(4)插植表面的形状(平面或曲面)。

(5)线源是否有交叉,交叉形式如何。

(6)施源管的材料、性质(柔性或刚性)、源位置是否采用模板确定。

(7)若采用遥控后装技术需指明类型。

(四)时间模式

对时间模式的叙述应包括与辐照方式有关的数据如剂量等,目的是计算瞬时和平均剂量率。

(1)连续照射:记录全程治疗时间。

(2)非连续照射:记录全程治疗时间和总照射时间以及治疗间隔时间。

(3)分次和超分次照射:记录每次照射时间和脉冲宽度、分次间隔时间和脉冲间隔。

(4)当不同源的照射时间不相同时需分别记录。

(5)对移动源、步进源,应记录步长、驻留时间。

通过改变步进源的驻留时间可改变剂量分布。若采用了剂量优化处理需指出所用的类型(参考点优化还是几何优化)。

对脉冲照射需指出脉冲平均剂量率,即脉冲剂量与脉宽(时间)之比,另外还应指明距源1 cm处的最大局部剂量率。

振荡源:记录源向量在不同位置的速度。

(五)总参考空气比释动能

总照射时间内的参考空气比释动能(TRAK)应予记录。

(六)剂量分布的描述

以下剂量参数应予记录。

(1)处方剂量(prescribed dose):若处方剂量不是按最小靶剂量(minimum target dose,MTD)或平均中心剂量(mean central dose,MCD)概念定义的需另外指明;若因临床和技术原因,接受的剂量与处方不同时需加以说明。

(2)MTD 和 MCD。

(3)应记录高剂量区 HDV 的大小、任何低剂量区的尺寸、剂量均度数据等。

(刘 雪)

第二节 远距离放射治疗

远距离放射治疗(简称放疗)是放疗最主要的方式,通常提及放疗时多指远距离放疗。远距离放疗亦称外射束治疗(简称外照射),是指辐射源位于体外一定距离处(一般指至皮肤距离大于50 cm),照射人体某一部位。远距离放疗的特点除了治疗距离外,主要采用辐射束形式进行治疗。外照射时射线需经过人体正常组织及邻近器官照射肿瘤。

一、远距离放疗的临床用途

(一)深部放疗
深部放疗是对位于人体内部并可能为健康组织包围的靶区所进行的放疗。

(二)表浅放疗
表浅放疗是对人体表浅组织(通常不超过 1 cm 深度)所进行的放疗。

(三)全身放疗
全身放疗是对人体全身所进行的放疗,主要用于骨髓移植或外周血干细胞移植前的预处理。

(四)全身皮肤电子束治疗
全身皮肤电子束治疗是用低能(4~6 MeV)电子束对全身皮肤病变进行的放疗。

(五)术中放疗
术中放疗是指在经外科手术切除肿瘤后或暴露不能切除的肿瘤,对术后瘤床、残存灶淋巴引流区或原发灶,在直视下避开正常组织和重要器官,一次给予大剂量电子束照射的放疗。术中放疗必须配备不同尺寸和形状的术中限束器。

二、远距离放疗对辐射性能的要求

辐射不是单个的粒子,而是粒子的集合。不是所有的电离辐射都适合用于放疗,放疗对电离辐射的性能有一定的要求。

(一)对电离辐射类型的要求
辐射类型是表征辐射或粒子性质的方式之一,不同类型具有不同的性能。放疗常关心辐射的放射生物学性能和放射物理学性能。对于所使用的每一种类型的电离辐射,希望这种类型电离辐射不要掺杂其他类型的电离辐射。

1.放射生物学性能

从放射生物学角度,辐射的生物学效应除依赖于吸收剂量外,还依赖于吸收剂量的分次给予、吸收剂量率和电离辐射在微观体积内局部授予的能量,即传能线密度(linear energy transfer,LET)。常用的 X 辐射、γ 辐射和电子辐射都属低 LET 射线,相对生物效应为1,它们对细胞分裂周期时相及氧的依赖性较大,所以对 G_0 期、S 期和乏氧细胞的作用较小。中子辐射、重离子辐射(^{4}He、^{12}C、^{14}N、^{16}O等)属高 LET 射线,相对生物效应远大于1,它们对细胞分裂周期时相及氧的依赖性较小,所以对处于 G_0 期、S 期和乏氧细胞的作用仍较大。对普通 X 射线、γ 射线不敏感的肿瘤,采用这类射线可能获得较好的治疗效果。

虽然理论上高 LET 辐射的生物效应优于低 LET 辐射,但高 LET 辐射的装置复杂庞大,价格很高,因此实际使用的主要是低 LET 辐射。

2.放射物理学性能

从放射物理学角度,辐射射入人体后的剂量分布影响它们的效果。从深度剂量分布,可分为有射程(带电粒子如电子、β 粒子、质子、α 粒子等)和无明显射程(电磁辐射如 X、γ、中性粒子如中子等)两大类。电磁辐射虽没有明显的射程,但具有剂量建成现象。重带电粒子辐射(电子除外)入射与出射剂量低于中心靶区剂量,相对于电磁辐射及中性粒子辐射具有物理特性方面的优越性。

（二）对电离辐射能量方面的要求

一般而言，1～50 MeV 都是放疗的适用能量范围。临床应用的最佳能量范围必须具体分析。总的需要考虑的因素有：在靶区有均匀而比较高的辐射剂量，周围正常组织的辐射剂量尽可能低，皮肤入射、出射的剂量尽可能低，侧散射少，骨吸收少，体剂量比大。

$^{60}_{27}Co$ 辐射源，在衰变过程中放出电子（β 射线）、γ 射线，最后变成稳定的元素镍（$^{60}_{28}Ni$）。β 射线能被钴源外壳吸收，故可将 ^{60}Co 源看成单纯的 γ 射线源，它的两种 γ 射线能量比较接近，分别为 1.17 MeV 和 1.33 MeV，平均能量为 1.25 MeV，可认为是单能射线，其深度量相当于峰值3～4 MeV 的高能 X 射线；对于提供 X 辐射及电子辐射的医用电子加速器，电子辐射和 X 辐射的能量均取决于电子加速能量，加速器输出的电子束能量不可能完全是单一的，而是具有一定的能谱分布范围，故放疗希望加速器输出的电子束有尽可能窄的能谱。

在远距离放疗中电子辐射主要用于表浅放疗及术中放疗、全身放疗等。能量在2～20 MeV 范围，电子辐射在人体中的最大射程约为标称能量数值乘以 0.5。50% 剂量深度（cm）约为标称能量数值的 0.4。能量超过 25 MeV 时逐渐失去电子辐射射程特征。综合考虑，电子辐射能量一般选在 4～25 MeV 范围。

（三）对电离辐射强度的要求

远距离放疗最常用的辐射为 X 辐射及电子辐射。由于辐射强度即发射量率直接与吸收剂量率有关，而吸收剂量率又直接与每次治疗时间有关，故常用吸收剂量率表征辐射强度。

1. 对 X 辐射强度的要求

对于大多数肿瘤，放疗要求在肿瘤靶区给予 50～70 Gy 的剂量。放射生物学要求采用分次疗法。常规放疗 1 个疗程一般分为 25～35 次，每次给予 1.8～2.0 Gy。以每次治疗时间 1 分钟计，吸收剂量率在 2～3 Gy/min 范围即可。在全身放疗时，一般要求用低剂量率，在 SSD＝（350～400 cm）处，吸收剂量率以低于 0.05 Gy/min 为佳。

精确放疗往往采用低分次疗法，每次要求给予较高剂量，故希望有较高的剂量率，要求剂量率在 5～8 Gy/min。

2. 对电子辐射强度的要求

常规放疗电子辐射剂量率在 2～4 Gy/min 范围，过高的剂量率有不安全的隐患，最大剂量率常限制在 10 Gy/min 以下。采用全身电子束放疗，因为治疗距离往往要延长到350～400 cm，要求有高剂量率。

（四）对辐射野轮廓的要求

远距离放疗所用辐射野形状分为规则辐射野和适形辐射野两大类。

1. X 辐射

（1）规则辐射野：常规放疗常用可调矩形辐射野，必要时加挡块，立体定向放射外科治疗常用圆形辐射野。

（2）适形辐射野：三维适形放疗及调强适形放疗需要采用适形辐射野，可以通过不规则形状挡块或多叶准直器来产生。

2. 电子辐射

采用不同尺寸的矩形及圆形限束器获得矩形或圆形辐射野，必要时加挡块。

（五）对辐射野强度分布的要求

远距离放疗所用 X 辐射强度分布有 3 种方式。

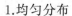

1.均匀分布

均匀分布指在辐射野内,最高与最低吸收剂量之比不超过一定范围的分布,均匀分布是基本方式,用于常规放疗、三维适形放疗。

2.楔形分布

用于常规放疗,配合均匀分布的辐射野使用。

3.调强分布

不规则的、变化的强度分布,由逆向放疗计划求得,用于调强放疗。

远距离放疗对电子辐射强度分布要求是均匀分布。

三、远距离放疗装置

根据辐射来源可划分为以下类型。

(一)放射性核素远距离放疗机

临床最常用的是 ^{60}Co 远距离治疗机,其次有 ^{137}Cs 远距离治疗机。

(二)医用加速器

临床最常用的是医用电子直线加速器,另外还有医用质子加速器、医用重离子加速器、医用中子发生器。

四、远距离放疗技术

远距离放疗技术正逐渐由常规放疗(传统的二维放疗)向精确放疗发展,所谓精确放疗是指采用精确定位/精确计划/精确照射的放疗。

(一)常规放疗

常规放疗(conventional radiotherapy)的照射区(irradiation volume,IV)(50％等剂量面包围的区域)是由 2～3 个共面的直角锥形束相交而成的照射体积,往往还会加上铅挡块,能将肿瘤全部包围住。由于大多数肿瘤形状是不规则的,所以不可能与靶区形状大小一致,特别是当肿瘤附近有要害器官时,不易躲开,照射区与靶区差别更大。正常组织及要害器官的耐受剂量往往限制了靶区内治疗剂量的提高,影响局部控制率。因此,随着放疗技术的发展,有逐渐被淘汰的趋势,仅用于姑息治疗和/或患者经济条件不能承担更先进放疗技术的情况。但常规放疗每次照射所需时间短(1～2 分钟),摆位操作简单,是我国目前最常用的治疗方法。通常所说的放疗就是指常规放疗。

1.常规放疗的特点

(1)常用 ^{60}Co 远距离治疗机发出的 γ 射线及医用电子直线加速器产生的高能 X 射线治疗深部肿瘤,有时采用电子辐射治疗浅表肿瘤,亦可采用低能 X 射线治疗浅表肿瘤。

(2)采用均匀分布辐射野,在 X 辐射时用均整过滤器,在电子辐射时用散射过滤器。IEC 规定了允许的 X 辐射与电子辐射均整度。

(3)采用规则形状辐射野:X 辐射野轮廓是由上下两对矩形准直器产生,最大辐射野的面积 40 cm×40 cm,辐射束为锥形束,截面为可调矩形,有时附加挡块以保护重要器官;电子辐射野则由不同形状和尺寸的矩形或圆形限束器来获得矩形或圆形辐射野,最大辐射野面积的直径在 20 cm 左右,附加低熔点合金块以保护正常组织。

(4)采用楔形过滤器,在 X 辐射时有时补充采用由楔形过滤器产生深部剂量的楔形分布和用补偿过滤器来补偿由于被照组织表面形状不规则而引起的辐射分布不均匀。

（5）采用放疗模拟机进行治疗前的模拟定位工作。

（6）治疗计划设计采用手工或计算机辅助二维治疗计划系统进行，主要计算剖面内的剂量分布。

2.常规放疗技术

常规放疗通常用三种方法：源皮距（SSD）放疗技术、等中心定角放疗（SAD）技术和旋转放疗技术（ROT）。无论采用哪种治疗技术，放疗的疗效与治疗的定位、摆位都有着十分重要的关系。

（1）源皮距放疗技术：放射源到患者皮肤的距离是固定的，而不论机头处于何种角度。治疗时将机架的旋转中心轴放在患者皮肤上的 A 点，肿瘤或靶区中心 T 放在放射源 S 和皮肤入射点 A 的连线的延长线上（图 3-9A）。

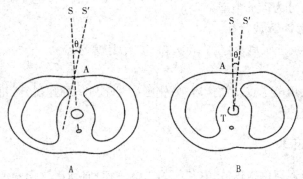

图 3-9　SSD 照射技术与 SAD 照射技术示意图

A.SSD 照射技术；B.SAD 照射技术

摆位要点：机架的转角一定要准确，同时要注意患者体位的重复性，否则肿瘤中心会偏离射野中心轴，甚至在射野之外。由此，SSD 技术在大的肿瘤中心只在姑息治疗和非标称源皮距治疗时才使用。

源皮距垂直照射摆位程序表现如下。①体位：根据治疗要求，借助解剖标志，安置与固定好患者体位，并使照射野中心垂线垂直于床面，如需特殊固定，可应用头、颈和体部固定装置。②机架角和床转角都调整为 0°。③确定源皮距：打开距离指示灯，将灯光野中心"＋"字线对准体表照射野中心"＋"，升降机头或将床升降到医嘱要求的照射距离。一般源皮距为 60 cm、80 cm 或 100 cm。④照射野，打开照射野指示灯，调节照射野开关，将灯光野开到体表照射野大小，必要时调整小机头转方位角使灯光野与体表照射野完全重合。⑤挡野：根据治疗情况把照射野范围内需要保护的部分用铅块遮挡。应正确使用挡野铅块，将照射野挡至所需的形状。一般 5 个半价层厚度的铅块可遮挡 95％ 的射线。⑥填充物：按医嘱要求，放置改变照射剂量的蜡块或其他等效物质。⑦摆好位回到操作室，不要急于开机治疗，要认真核实医嘱准确无误后，方可治疗。

照射摆位工作要求医务工作者要有高度责任心，要严格按操作规范做，养成良好的科学作风，摆位治疗就会有条不紊，就能做到摆位既迅速又准确。

源皮距照射技术，在摆位时只注重照射野与体表中心相一致是远远不够的，因为每照射一野时都可能要改变患者体位。例如，食管癌用前一垂直野和后两成角野时，就需分别取仰卧位和俯卧位；对较肥胖或软组织松弛患者，按皮肤标记摆位误差更大。因此，源皮距摆位多用于姑息性放疗和简单照射野的放疗，如脊髓转移瘤的姑息照射、锁骨上或腹股沟淋巴区的照射等。

(2)等中心定角放疗技术(等中心照射技术):等中心(lsocenter)是准直器旋转轴(假定为照射野中心)和机架旋转轴的相交点,与机房中所有激光灯出射平面的焦点相重合。此点到放射源的距离称源轴距(source axis distance,SAD)。

等中心定角放疗,亦称固定源瘤距治疗,即放射源到肿瘤或靶区中心 T 的距离是固定的。其特点是只要将机器旋转中心放在肿瘤或靶区中心 T 上,即使机器转角准确性稍有误差或患者体位稍有偏差,都能保证射野中心轴能通过肿瘤或靶区中心(图 3-9B)。但是该技术要求升床距离必须准确。SAD 技术摆位方便、准确,故此技术应用广泛。这项技术实际上是一个完整的工艺,包括肿瘤定位、摆位、剂量处理等一系列过程。

坐标系统与面:要执行放疗,必须明确患者、组织、器官、靶区等与射线的关系,这就需要定义坐标系统。坐标系统由原点和三个相互垂直的轴构成。ICRU 62 号报告指出应定义三种坐标系统,即患者的坐标系统、影像设备的坐标系统、治疗机的坐标系统。

放疗中常用的人体坐标系统如图 3-10A 所示:X 轴代表左右的方向,正方向为观察者面对患者时原点的右边(通常是患者的左边);Y 轴为头脚方向,正方向为原点向头的方向;Z 轴为前后方向,正方向指向前方。患者的坐标系统是对真实人体的抽象,通常是在模拟的时候确定的。在这个过程中,患者躺在舒适而可重复的位置,称为治疗位置。典型的情况是患者左右、前后水平的平面床上,无论是仰卧还是俯卧,都不应观察到有明显的扭曲和旋转。一般来说将患者坐标系统的原点放置在治疗靶区的中心上,并用体表的标志点来标志,这种方法比较方便,但不是必要的。患者的坐标系统也不总是要将标志点放在患者的皮肤上,也可根据一些明显的体内标志。有时,为了准确,也可使患者的坐标原点离开靶区的中心,而将其标在皮肤比较固定、平坦的地方,这样可避免由于皮肤的移位而造成的摆位误差。但总的来说,标记点应该离靶中心越近越好,而且体内标记比体外标记引起的误差要小得多。

人体三个面的确定如下:横断面为平行于 X 轴与 Z 轴确定的平面的面,将人体分为上下两部分。矢状面为平行于 Y 轴与 Z 轴确定的平面的面,纵向地由前向后将人体分为左右两部分。冠状面为平行于 X 轴与 Y 轴确定的平面的面,将人体分为前后两部分。

影像设备的坐标系统如图 3-10B 所示,治疗机的坐标系统如图 3-10C 所示,坐标系统的原点定义在治疗机的等中心点上。X 轴为水平轴,Y 轴与治疗机的臂架旋转轴重合,Z 轴为垂直方向轴。如果患者仰卧在治疗床上,患者 Y 轴与治疗床纵轴平行,床的旋转角度为 0 的话,患者的坐标系统就与治疗机的坐标系统一致。

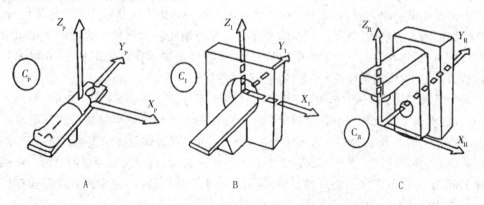

图 3-10　ICRU62 号报告定义的三种坐标系统

A.患者的坐标系统;B.影像设备的坐标系统;C.治疗机的坐标系统

激光定位灯：现代放疗模拟机、治疗机机房一般都配备激光定位灯。激光定位灯是摆位的主要工具，激光定位灯安装是否准确直接影响到摆位的精确性。

激光定位灯目前种类品牌很多，有安装在治疗机机头上的，有安装在治疗室墙壁上的。有三个一组或四个一组的，也有按不同要求多个组合的。激光灯的光束有点状、十字点状，有纵轴线、横轴线或相交成十字线，还有随人体曲面投影激光线。其颜色有红色和绿色两种。

3个一组壁挂式是最常用的普通型组合。在机架对面中央上方墙壁上安装一个人体曲面纵轴激光束激光灯，其作用是校正人体纵轴矢状面是否成直线，人体纵轴和人体中线要相重叠，见图3-11。在机架左、右两侧壁上安装一个具有双窗口双功能，有纵轴线和横轴线的双线激光灯，其纵轴线和横轴线相交成十字线，两侧纵轴线和横轴线在同一平面，十字线需相交重叠。它们的交点也正是旋转中心，即等中心治疗的靶区中心。在体表纵轴线可以校正人体横断面是否在一平面，横轴线可以校正人体冠状面是否在一平面，见图3-12。

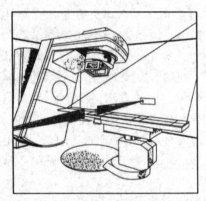

图3-11　三个一组壁挂式激光定位灯的组合

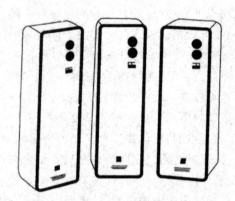

图3-12　双窗口十字线激光定位灯

激光定位灯在放疗、模拟定位及放疗摆位照射中都具有一定的意义。它可以使患者定位时的体位较好地在治疗机床上得到复原，可以保证每次治疗时的重复性。在照射时可以提供射线的入射点及入射方向，并可提示射线出射点及出射方向。在等中心照射时可提示靶区中心的体表位置，因此对一些照射技术要求严格的，如照射野偏小、体位易移动且重复性差、周围重要器官比较多的照射野，最好都使用激光定位灯。

中央人体曲面纵轴激光束：它与治疗机机架在零度时的射野中心相重叠。在摆体位时，一般中央激光线都定到人体中线，它可以随人体曲面将人体中轴线表示出来。这就要求模拟定位机和治疗机中央激光体位线在定位、治疗时保持一致，才能保证患者体位躺正不变，并可弥补单凭视觉摆体位的不足，达到摆位简捷、方便、精确、重复性好的效果。

左右两侧纵横双线激光束：纵轴激光束在人体横断面与射野中心线相交，它可以保证人体左右在一个平面，横轴激光束与等中心照射的靶区中心在一水平面。它可以提示出肿瘤中心在体表的位置，使用左、右激光十字线定两侧野照射野中心，可以保证体位要求正确，达到水平照射野在同一照射中心，并可保证左右两侧的射野中心入射角的正确，达到水平照射的目的。如两侧野照射面积相同，剂量比也相同。SSD和SAD用激光灯水平照射摆位，这样两对穿野会得到一个较理想的剂量均匀分布。

激光灯的要求：性能精确、稳定，激光线清晰、可见度好，在较强光环境下仍清楚可见，射线要精细,在3 m距离激光束不得宽于1.5 mm。要准确可靠,在1.5 m距离时误差不得>0.2 mm,同时要定期校正。

等中心治疗技术的定位方法:①在模拟机下对好SSD,一般直线加速器为100 cm。②找出肿瘤病变中心,打角。③升床,使病变中心置于旋转中心上。④机器复位,计算升床高度,即肿瘤深度,然后可进行等中心照射。

等中心治疗技术的摆位方法:摆位的最终目标是实现射线束与人体的相互关系。人体的空间位置与形状的确定,只是这个过程中的一个环节,要实现这个最终目标,放疗机、模拟机与空间坐标关系也应严格确定。实施等中心治疗技术,放疗设备必须是"等中心型"的机器,该机器必须有三个转轴和一个等中心点(图3-13)。①准直器必须能沿射野中心轴旋转,该轴通过等中心点。②机器臂架必须能绕一固定的水平轴旋转,该轴也通过等中心点。③治疗床身沿铅直线旋转,此轴同样通过等中心点。此三轴交于一点是等中心治疗机的必要条件,治疗机的灯光野投射一个光学的十字叉丝,可精确地表明射野中心轴的位置(图3-14)。根据治疗机的质量保证要求,治疗机的床也要经过精确的校准,其运动轴必须为水平或者垂直的。通常,计划设计时将靶区的中心放在机器的等中心点上,然后从各个不同的臂架方向照射靶区。

那么,怎样才能把靶区中心放在机器的等中心点上,这里可以先做一个简化,将患者简化成一个刚性的物体,他的背部是平直的,而且肿瘤体积与周围正常器官的位置相对固定,对这样一个患者的摆位是很容易实现的。如图3-15所示,治疗机臂架取0度(垂直向下),由于患者背部是平直的,让他仰卧在平整的水平床面上,在该平面内左右、前后移动床面,使射野中心轴的十字叉丝与患者前表面的标志点重合,再垂直升高或降低床面。一般来说,治疗机都有一个简单的工具(光距尺)可以读出源到皮肤表面的距离(源皮距SSD),它可以帮助精确地确定床面的高度。由于治疗机的源轴距SAD是确定的,根据患者肿瘤中心距体表的深度d,源轴距减去深度就可知道0位源皮距。这样,就可将患者的靶区中心放在治疗机的等中心点上。也就是说,对这样一个简单的患者,一个患者前表面的标志点和一个深度似乎就足以确定等中心。

但实际的摆位是一个复杂的过程,即使对以上假设的刚性患者,上述的摆位过程也不足以充分地确定患者位置。假定已将靶区中心放在机器的等中心点上,然而,患者可旋转、滚动、倾斜,这样即使靶区中心受到了正确的照射,但整个靶体积及周围的正常组织却可能受到不正确的照射。因为,除中心点的坐标外,要描述一个刚性患者的位置还应有三种情况:左右滚动、上下倾斜及围绕垂直轴的旋转。如果一个刚性患者的背部是平坦的,仰卧在一个平板床上,就可限制他的左右滚动、上下倾斜。但围绕垂直轴的旋转问题依然没有解决(图3-16)。

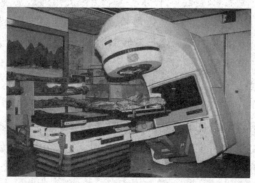

图3-13　现代治疗机的三个旋转轴(准直器轴、机架轴或称臂架轴、床转轴)及等中心点

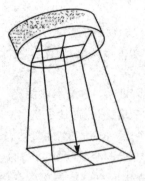

图 3-14　治疗机的灯光野投射一个光学的十字交叉丝

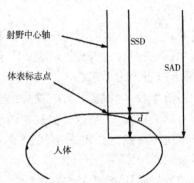

图 3-15　刚性患者的摆位

源皮距 SSD＝源轴距 SAD－深度 d

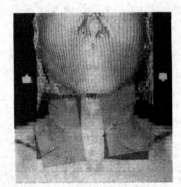

图 3-16　即使等中心点是正确的,射野设置也可能是错误的

注:本例中为鼻炎癌患者的颈部与锁骨上切线野照射,深色为正确的射野设置,浅色为围绕垂直轴的旋转问题而造成的错误的射野设置

以上讲到现代放疗模拟机、治疗机机房都配备激光灯。可通过激光灯的帮助来完善刚性患者的摆位:一般要求患者的纵轴与顶后壁激光灯平行,建立合适的患者坐标系统、定位,并根据激光灯做好体表的标志,包括患者两侧的标记和前表面的标志;在治疗机的床上仔细摆位,使患者坐标与治疗机坐标重合。重合的标准是两侧激光点对准患者两侧的标志,侧向激光灯的垂直激光的垂直激光线应精确通过患者体表的三个标志点,顶后激光通过患者的前表面标志,定义矢状面的位置(图 3-17)。由此可见,激光灯在摆位中有确定体位的作用,即根据患者体表上的标志点调整床面的位置及刚性患者的左右滚动、上下倾斜及围绕垂直轴的旋转,使激光点与标记点重合,确定患者的体位。这样,可将刚性患者等中心放疗计划的摆位总结为以下的步骤。①体位:患者采用合适的体位躺在治疗床上,必要时使用沙袋、枕头及固定设备。若治疗条件需要更换治疗床面时,应首先选定网状床面还是撤板床面,避免患者上床后更换。如需撤板床面治疗,还应注意按照射野大小撤同侧相应块数床板,多撤会影响体位,少撤会使部分照射野被挡。②确定距离:使用激光灯调节患者,按要求对准激光定位点(或"十"字线),再升床使患者两侧标记与激光投影重合。或将灯光野中心"十"字对准医师定位的体表"十"字,把床缓缓升至所需高度,达到SSD距离要求。③打角:按医嘱要求给大机架角度和小机头方位角,一定要准确无误,误差为0.1°。在给角度时,开始转速可快,但到所需角度时应该放慢速度,以确保角度准确。④照射野:

如在操作台上可以设置照射野的治疗机,可首先在操作台上设置好照射时间、剂量、照射野面积,但要注意照射野 X、Y 轴的方向,它与机头角方位有关,并要注意医师对照射野宽度与长度要求。一般都是宽×长,如 6 cm×12 cm,6 cm 是照射野宽,12 cm 是照射野长。如有楔形板照射野,可在操作台上设置楔形板的角度及方向,同时注意机头角的方向。旋转臂架到照射的角度,读出源皮距 SSD,验证关系 SSD＝SAD－d 是否正确,做进一步的验证。

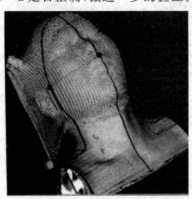

图 3-17　摆位中使用激光灯确定体位(深色圆点为体表标志,深色线为激光线)

以上的步骤可以充分地定位一个刚性患者的体位,但是对一个实际的患者,可能还不大充分。因为即使使用激光点的帮助,确定了等中心点的位置,阻止了患者三个轴向的旋转,可是患者的体形并不确定。患者体形的变形可能有弯曲变形、扭转变形、剪切变形、压缩变形和体积变形等。举例说明,虽然患者仰卧在平板床上,但是患者的颈部、脊柱、四肢等却难以保证每次都可重复。这样,由于器官相对于患者坐标的移动,可能会造成靶区出现低剂量而危及器官却遭受高剂量的照射,患者实际的 DVH 与计划设计的 DVH 有很大不同。所以,越能使患者成为一个刚性的物体,就越容易实行精确的治疗摆位。以下给出一些建议:①定位时,患者应采取舒适、放松的体位,如果患者对体位感到不舒适,就会不由自主地运动,直到找到一个相对比较舒服的体位,另外,如果定位时,患者的肌肉比较紧张,而治疗时却放松,患者的体形也会发生改变。②充分地使用激光线调整体形,为了更好地调整体形,尽可能将患者体表的标志线画得长一些。③使用有效的固定装置。

(3)SSD 与 SAD 放疗技术的区别如下:①SSD 是固定由源到皮肤的距离进行的照射。射线束从放射源中心射出由机架转角后通过身体照射野中心照射到肿瘤中心(靶区中心)位置。这就要求模拟机角度一定要准确,治疗时机架角要给准,若角度有偏差,即使源皮距离很准、射线束中心也通过照射野体表中心,但不一定照射到肿瘤中心(靶区中心)。因此,用 SSD 照射时,一定要先给准角度再对源皮距。②SAD 是将肿瘤中心(靶区中心)定到治疗机的旋转中心轴部位,也就是以肿瘤为中心,以治疗机源轴距为半径来照射。因此,只要将肿瘤定到旋转轴中心部位,角度略有误差肿瘤也会照到。最重要的是升床高度,因为升床高度也就是将肿瘤中心(靶区中心)送到治疗机旋转中心轴的位置。因此,SAD 照射时,必须先对好距离再给机架角度。③SSD 与 SAD 照射野标记的区别:SAD 照射时,医师在模拟定位机下定好升床高度及机架角度、照射野面积、机头转角等条件。患者采取仰卧体位时,只在照射野中心标记标出"十"字线,技术员摆位时按照模拟定位的条件,给好照射野大小,将灯光野中心对准体表野中心,按要求升床,给好机头角后,再转机架角,机架在任何角度都可以照射到病变,但为避开危险组织器官,一定按医嘱执行。SSD 给角照射时,体表一定要画出照射野的范围,如果背部给角度野照射时,患者取俯卧位,要先调准角度,再对距离和照射野。④SSD 剂量计算是用中心百分深度量查中心轴百分深度剂量(PDD)表求出,SAD 剂量计算是用肿瘤最大剂量比查组织最大剂量比(TMR)表求得。

等中心技术优于源皮距技术主要是摆位准确。如果患者采用等中心技术,那么只要第一个照射野摆位准确,照射以后的照射野时只需转动机架和小机头,调整照射野大小等,而不需要改变患者对治疗床的位置,既准确又省时。

(4)旋转放疗技术(rotational therapy,ROT):与 SAD 技术相同,也是以肿瘤或靶区中心 T 为旋转中心,用机架的旋转运动照射代替 SAD 技术中机架定角照射。旋转照射是等中心照射的延伸,是放射源连续围绕患者移动进行的照射,可看作是无数个等中心的照射。

旋转放疗可分为 360°旋转照射和定角旋转照射。360°旋转照射即机架在转动时一直出射线。而定角旋转照射则是机架在做 360°旋转时,为了保护某一角度内的正常组织和重要器官而在规定的角度中不出射线。如果只是部分旋转则称为弧形照射。旋转照射时照射野从各方向集中于患者体内某一点(该点为旋转中心),这样可以提高旋转中心的剂量,并可以大大降低表面剂量,同时也可以降低所经过的正常组织和重要器官的照射剂量。高能光子束旋转照射由于照射区范围较大,不同机架角度肿瘤的形状不一致,因此适用范围较窄。但对于一些小病变或圆柱形病变,简单的旋转照射就可取得较高的治疗增益比。另外,对于一些特殊部位的肿瘤如外周胸膜间皮瘤,不用旋转照射很难获得较理想的照射剂量分布。

旋转照射摆位程序:①按医嘱要求摆好体位,将照射野开至治疗单上要求的面积,再将灯光野中心"十"字对准体表野中心"十"字,如果是等中心旋转照射还需将床升至要求高度。②摆好位后不要急于离开治疗室,要检查治疗机头方位钮是否固定,在不出射线的情况下旋转一次,看周围有无障碍物、患者照射部位有无遮挡和吸收物质等。③在控制台上核对照射剂量,时间,照射方式,向左、向右旋转,起始角和终止角。④治疗时应在监视器中观察患者和机器运转情况,如遇异常情况随时停止治疗。

由于模拟定位机的普遍采用,多数钴治疗机和医用加速器都是等中心旋转型,加之 SAD 和 ROT 技术给摆位带来的方便和准确,SAD 技术应用越来越多,可用于固定野治疗,也可用于旋转和弧形治疗,它不仅可用于共面的二维治疗,也可用于非共面的三维立体照射技术。

(二)精确放疗

1.精确放疗概述

放疗是肿瘤的一种局部治疗模式,其根本目标是在保护正常组织,尤其是危及器官的前提下,给予靶区尽可能高的剂量,以便最大限度地杀死癌细胞、治愈肿瘤。从物理技术的角度看,实现这一根本目标的途径就是使高剂量分布尽可能地适合靶区的形状,并且靶区边缘的剂量尽可能地快速下降。因此必须从三维方向上进行剂量分布的控制。精确放疗是实现这一目标的有效物理措施,它包括三维适形放疗(three-dimensional radiotherapy,3DCRT)、调强放疗(intensity modulated radiotherapy,IMRT)和图像引导放疗(image-guided radiotherapy,IGRT)。

3DCRT 技术于 20 世纪 80 年代开始广泛应用于临床,目前在发达国家早已是常规,适用于所有不需要或不宜采用 IMRT 技术的情况;在中国采用该技术的患者也在逐年快速增长。该技术的发展得益于两方面的技术进步。首先是 CT 机的发明为获取患者 3D 解剖数据提供了条件,并有力地推动 3D 治疗计划系统的研制成功;其次是计算机控制的 MLC 的研制成功为射野适形提供了快捷的工具。CRT 的技术特征：①采用 CT 模拟机定位,根据 CT 断层图像或 CT 图像结合其他模式图像(如 MRI 和 PET)定义靶区。②采用 3D 治疗计划系统设计治疗计划,采用虚拟模拟工具布野,采用等剂量分布、剂量体积直方图等工具评价计划。③采用 MLC 或个体化挡块形成的照射野实施治疗。

适形可以在两个层面上理解：较低的层面是射野适形,即通过加挡块或用 MLC 形成与靶区投影形状一致的射野形状;而较高的层次是剂量适形,即多射野合成的剂量分布在 3D 空间中适合靶区的形状。对于凸形靶区,射野适形是剂量适形的充要条件,即只要用多个适形射野聚焦照射靶区,就可以实现剂量适形。对于凹形靶区,仅射野适形不能形成凹形剂量分布。这时需要调整适形野内诸点照射的粒子注量,即调强。因此,IMRT 技术可以理解为 3DCRT 技术的延伸。前者具有后者的一些技术特征(如 CT 模拟定位和 3D 计划系统设计计划),同时也延伸出一些新的技术特征(如计划只能逆向设计,治疗实施不仅可以采用计算机控制的 MLC,还有其他多种方式)。

IMRT 技术于 20 世纪 90 年代始用于临床,并迅速推广,目前在发达国家已是一些肿瘤的治疗常规,如头颈部肿瘤和前列腺癌;而在中国,由于经济条件的限制,在具有适应证的患者中,目前只有少数接受这种技术的治疗。

如果从字面理解,上述三种放疗技术都可以称为 IGRT 技术,因为它们在定位阶段、计划阶段和/或实施阶段都用到图像。如 2D 技术在定位阶段用到 2D 透视图像,在计划阶段用到横断面轮廓或图像。又如,3DCRT 和 IMRT 在定位阶段和计划阶段用到 3DCT 图像,或 3DCT 图像结合其他模式图像,在治疗阶段用到射野图像验证射野和患者摆位。显然字面上的理解不能反映 IGRT 的技术特征,不能区分它和其他的放疗技术。中国医学科学院、中国协和医科大学肿瘤医院戴建荣建议将图像引导放疗技术定义为利用在治疗开始前或治疗中采集的图像和/或其他信号,校正患者摆位或引导射线束照射或调整治疗计划,保证射线束按照设计的方式准确对准靶区照射的技术。采集的图像可以是 X 射线 2D 透视图像或 3D 重建图像,或有时间标签的 4D 图像,也可以是超声 2D 断层图像或 3D 重建图像。通过比较这些图像和参考图像(模拟定位图像或计划图像),可以确定患者的摆位误差,并实时予以校正,或实时调整照射野。其他信号可以是体表红外线反射装置反射的红外线,或埋在患者体内的电磁波转发装置发出的电磁波。这些信号可以直接或间接地反映靶区的空间装置和运动状态。

根据上面的定义可知,IGRT 与上述其他三种技术不同,它不是一种独立的放疗技术,需要与其他技术结合应用。如与 3DCRT 结合形成 IG-CRT,与 IMRT 结合形成 IG-IMRT(表 3-3),其目的在于缩小计划靶区、正确评估器官受量、提高治疗精度,最终提高治疗比。

表 3-3 4 种放疗技术的特点和相互之间的关系

任务	技术		
	2D	3DCRT	IMT
模拟定位:常规模拟机	√		
CT 模拟机	√	√	
计划设计:2D 计划系统			
3D 计划系统	√		
3D 逆向系统	√	√	

续表

任务	技术		
	2D	3DCRT	IMT
治疗实施:计算机控制的 MLC*	√	√	
能否与 IGRT 结合#	√	√	

注:"√"表示每种技术的标准配置情况。

   * 计算机控制的 MLC 是实施 CRT 和 IMRT 治疗的主流工具,但不是唯一工具。

   \# 从理论上讲 IGRT 与 2D 技术可以结合,但从临床应用角度看,用 3DCRT 或 IMRT 技术代替 2D 技术显然比 IGRT 与 2D 技术结合意义更大。

   2.精确放疗的实施过程

   (1)体位及固定:尽量减少摆位误差,提高摆位的重复性,是常规放疗更是精确放疗的基本保证,摆位误差最好能控制在 2～3 mm。患者一般取仰卧位,根据照射部位选择适当的固定设备,如头颈部肿瘤用头颈肩热塑面罩进行固定,并将患者的姓名、病案号、头枕型号、制作日期记录在面罩上,以便于使用时识别。

   (2)CT 模拟定位:3DCRT 和 IMRT 的实施都是通过 CT 模拟定位系统来完成的。激光线对位,选择定位参考点,行模拟 CT 扫描。常规 CT 扫描,一般层厚为 3 mm(图 3-18)。

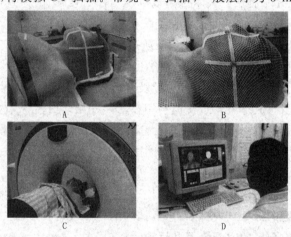

图 3-18 体位及其固定、CT 模拟定位

A.头颈部癌常用体位及固定方式;B.定位参考点;C.CT 模拟定位;D.CT 扫描场景

   (3)图像传输:将 CT 扫描所获得的影像资料,通过网络系统输入 TPS 工作站(图 3-19)。

   (4)靶区设计:由临床医师根据肿瘤侵犯的范围,需要保护的重要组织和器官在工作站进行靶区的设计。根据具体情况可以设计多个 GTV、CTV 等,如鼻咽癌的原发肿瘤和颈部转移淋巴结可分为两个 GTV 进行勾画。

   (5)计划设计:由物理师根据临床医师提出的要求进行计划设计。

   (6)计划评估:用剂量体积直方图(DVH)等多种方法对治疗计划进行定量评估。

   (7)确定照射中心:将各个照射野的等中心点根据相对于 CT 扫描时定位参考点的位移重新在患者的皮肤或固定装置上做好标记,再次行 CT 扫描,检验等中心点是否准确,确认无误后完成模拟定位工作(图 3-20)。

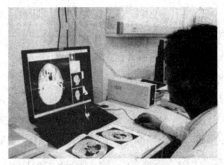

图 3-19 工作站接收患者的影像资料

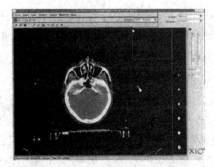

图 3-20 CT 扫描时的定位参考中心点

(8)计划验证:由物理师进行剂量验证,未经验证的治疗计划不得执行。

(9)治疗的实施:确认治疗计划由两位物理人员和主管医师的签字认可后才能进行治疗,技术员根据治疗单的医嘱,在治疗室里完成患者的摆位及体位固定,开始治疗。第一次治疗要求物理师和主管医师参加摆位,并摄等中心验证片与模拟定位 CT 等中心图像进行比对,无误时才可开始治疗。

(刘 雪)

第三节 立体定向放射技术

立体定向放射包括立体定向放射外科(SRS)和立体定向放疗(SRT)。两者共同特点是借助于立体定向装置和影像设备准确定出靶区的空间位置,经计算机优化后通过 γ 线(γ 刀)或 X 线(X 刀)聚焦照射;使靶接受高剂量均匀照射而周围组织受量很低以达到控制或根除病变目的。SRS 始于 20 世纪 50 年代初,一般采用单次大剂量照射。经几十年的发展,设备不断更新,技术日臻成熟,目前已成为某些颅脑疾病的重要治疗手段,在全世界许多医院应用。SRT 是在 SRS 基础上发展起来的 90 年代初才用于临床的新技术。它采用多次分割治疗方法,更符合临床放射生物学要求。可用于头颅,亦可用于体部,扩大了适应证。立体定向放射在一定条件下能获得类似手术治疗的效果。因此,它是一项具有发展活力的新技术。

一、基本概念和原理

(一)立体定向技术发展

1.γ 射线的 SRS(γ 刀)

立体定向放射技术是 Leksell 首先提出这一理论并率先于 1951 年用 200 kV X 线治疗机装上立体定向仪治疗某些脑功能性疾病。20 世纪 50 年代末质子等粒子线曾成为 SRS 的主角,但由于设备昂贵、笨重,技术要求高,只能在个别研究单位开展。1968 年世界第一台由 179 个 ^{60}Co 源组成的立体定向放射设备(γ 刀)在瑞典问世。到 20 世纪 80 年代初,机器有了很大改进,^{60}Co 源由 179 个增加到 201 个,扩大了半球面,准直器使光束在球形中心形成焦点,四套准直头盔其孔径分别为 4 mm、8 mm、14 mm 和 18 mm,可依病灶大小选用。每个源的射线经准直孔相交于中心点可形成一个以点向各方向呈等向递减的剂量分布,即一个类圆形照射区。^{60}Co 发射平均

1.25 MeV能量的γ射线,经此精确聚焦照射毁损病灶边缘锐利如刀割,而病灶中心"坏死"类似于手术切除效果(实际上是外科医师对放射效应的一种理解)故称为γ刀,用于治疗某些颅内疾病比较理想,但因其用途专一,造价昂贵,且每隔5～10年需要换钴源1次,故很难普及。

2.等中心直线加速器SRS和SRT

立体定向放射技术飞速发展和普及是以影像诊断技术发展和等中心直线加速器高精度为基础的。1982年以来Colombo和Betti等研究用常规放疗的直线加速器和治疗计划系统实现SRS,即利用CT或MRI及三维重建技术,确定病变和邻近重要器官的准确位置和范围,使复杂的立体图像重建和计算得以迅速实现。在加速器上装配专用限光筒和立体定向仪器,用多个弧非共面旋转使射线集中于一点进行放疗。因直线加速器是发射X线,故有X刀之称。与γ刀比较,X刀具有易普及、价格效益比方面的优越性。因此在各国得到迅速发展。20世纪90年代初瑞典Karolinska医院的Blomgren和Lax等又将立体定向放疗应用到体部深在的肿瘤。他们成功地使用一种新的立体定向体部装置,用于颅外病灶靶区的定位、固定和治疗。使立体定向放疗近几年得到较快的发展。

3.立体定向放射的特点和优越性

(1)高精度:精确定位、精确摆位、精确剂量。一般用CT及血管造影等定位;设计三维治疗计划;每个环节严格操作,保证整个治疗误差＜1 mm。计算机软件系统即时提供剂量分布,对治疗计划进行优化,靶区外剂量要求以每毫米7%～15%递减。就是说靶周边等剂量线为90%,在10 mm以外剂量降至10%以下,限光筒口径愈小剂量下降梯度越大。由于高量靶区与低受量的正常组织界线分明,保护了正常组织器官。

(2)安全快速:为非创伤性治疗,无手术感染或并发症,手术有关的死亡罕有。SRS治疗痛苦很小,是受患者特别是不能承受手术患者欢迎的治疗手段。正确掌握适应证和质量控制。SRS所致并发症很低,当日完成治疗,不需住院或2～3天即可离院。

(3)疗效可靠:多年临床结果已得到证实。

(二)立体定向照射的生物学、物理学基础

1.常规分次照射治疗的根据

常规分次照射治疗是把总剂量在疗程内分成若干次照射完成,如6～7周内照射30～35次给予总剂量60～70 Gy。在正常组织中受照射后亚致死损伤的细胞在分次治疗间隔时间内几乎可以完全恢复。因此,分次照射对正常组织具有相对的"保护作用",而肿瘤组织细胞亚致死损伤的修复能力远低于正常组织。经照射后其中对放射敏感的细胞被杀灭数目减少后,原来对放射抵抗的乏氧细胞不断得到充氧和G_0期细胞进入分裂周期,变为对放射敏感,使得下一次照射仍可有效杀灭相当数量的肿瘤细胞。也就是说分次照射有利于杀灭肿瘤。多分次的放疗在对正常组织不造成严重损伤的前提下,对恶性肿瘤达到较好的控制效果。

2.SRS生物和物理学特点

SRS,无论用γ刀或是X刀都采用单次大剂量治疗,是利用物理学上放射剂量分布优势。通过三维空间立体照射,在小的靶体积内给予单次相当高的剂量,靶体积外剂量锐利下降,周围正常组织只受到小剂量照射。如果能严格掌握适应证,SRS照射确实是一种安全可行的方法。但这种单次照射有其本身不足。

(1)不符合肿瘤放射生物学的要求,因在单次照射中正常组织细胞无亚致死损伤的修复,肿瘤也没有乏氧细胞和G_0期细胞变为放射敏感细胞过程,靠单次照射得到对肿瘤控制的机会较小。除非单次剂量非常高,但这种高的单次剂量对正常组织细胞损伤又会加大。

(2)目前从理论和临床报告中都证实 SRS 并发症的发生与靶体积正相关。即在给予同样剂量,靶体积越大,放射损伤发生率就越高。为降低 SRS 治疗并发症,当靶体积增加时,总剂量必须减少。但从放疗考虑,为取得相同肿瘤控制,肿瘤体积越大所需的剂量就应越高。因此,SRS 在治疗较大体积肿瘤时,为减少并发症发生,而减低单次剂量的结果又必然是降低了对肿瘤的控制。因此,γ 刀或 X 刀更适宜治疗体积小的病变。

(3)SRS 一次大剂量照射生物效应强,不利于对正常组织,尤其晚反应组织的保护,易增加放射损伤的发生率。按放射生物学。α/β 值推算,与常规分割照射比较,采用 15 Gy 的单次照射,对早反应组织(皮肤、黏膜等)等于 31 Gy 的剂量;而对晚反应组织(肝、肺、脑等),等于 64 Gy 的照射剂量。

(三)容积剂量与疗效和损伤

1.容积

影响局部病灶控制率的因素很多,其中以病灶体积大小最为重要。容积越小疗效越好。以动静脉畸形(AVM)为例,病灶体积<4 cm³,2 年闭塞率94%,3 年达 100%。若病灶>25 cm³,2、3 年闭塞率分别为 39%、70%。分析 AVM 治疗结果,不论采用重粒子、γ 刀或 X 刀,中位剂量在 20~35 Gy,对局部疗效影响最大的均为受治的靶体积大小。对正常组织来说,被照射的容积越大,耐受性越差,损伤越重。动物试验表明:1 次照射 4 mm 长脊髓能耐受 40 Gy,而照 2 mm 长时耐受量倍增达 80 Gy。临床资料也证明,正常组织容积剂量低实施大剂量放疗才有安全保证。

2.剂量与损伤

视神经对 1 次照射很敏感。根据 Pittsburgh 大学经验,如果视神经视交叉部位一次剂量<8 Gy,无1 例(0/35)发生视损害,1 次>8 Gy 4/17 例(24%)有视力损伤。剂量从>10 Gy,和剂量在 10 Gy 以上病例均有视神经并发症出现。故要求放射外科照射时,视神经受量应低于8 Gy安全阈值。又如Ⅲ~Ⅵ脑神经并发症,剂量>20 Gy 有 2/14 例,>25 Gy 有 1/8 例,>30 Gy有1/7 发生脑神经损害。因此Ⅲ~Ⅵ脑神经受照量<15 Gy 才安全。有别于常规分次照射,1 次大剂量治疗所致并发症往往难预测,而且常常潜伏期较短,病情也较严重。Engenhart用 SRS 治疗18 例良性瘤,中位剂量 1 次给25 Gy,伴发严重脑水肿 5 例(28%)。Sturm 报道12 例单灶脑转移,1 次剂量 20~30 Gy。1 例小脑部位转移灶较大,直径 42 mm,中心剂量照射 40 Gy,灶周有明显水肿,结果在照射后 15 小时因严重脑水肿致脑疝而死亡。Loeffler治疗18 例复发性脑转移,有 17 例曾行脑放疗,用限光筒 17.5~37 mm,1 次照9~25 Gy,无放射性坏死并发症,发生4 例(22%)白质深部水肿,用激素 2~6 个月治疗才缓解。由于 SRS 1 次用量往往高于正常组织尤其敏感结构的耐受量,加之放射敏感性的个体差异在单次大剂量照射时更为突出,对可能的并发症较难预料,给选剂量带来一定难度,因此要结合病情综合各方面因素慎重考虑。

3.剂量与疗效

一定范围内,剂量大小固然对疗效有直接影响,但在有效剂量范围内不同剂量的效果差别不大。动物实验,对小鼠听神经瘤模型分 10 Gy、20 Gy、40 Gy 三组照射,4~12 周观察病理变化。20 Gy、40 Gy 组瘤体积分别缩小 46.2%、45%,两者无差别。而 10 Gy 组瘤体缩小 16.4%与对照组也无区别。根据一些听神经瘤患者临床观察和尸检病理结果,认为在瘤周剂量为12~20 Gy即可控制肿瘤生长,有效率达85%~90%。故近年来对1~2 cm 直径的听神经瘤的周边剂量已从 25 Gy 逐步下调至 12 Gy 左右。对 AVM 的周边剂量从 20~25 Gy 下调至 15~20 Gy,疗效并无降低,而并发症则由 10%~15%降至 2%以下。总之,预选剂量要从安全、有效两者统一的原则出发,在有效剂量范围内对体积小病灶可用偏高些剂量治疗,对较大体积则用较低剂量。对良性疾病治疗要避免严重放射并发症发生,有时在剂量上要持"宁少勿多"的态度。

4.剂量与靶体积

严格掌握适应证,挑选小体积病变治疗、掌握容积剂量,既保证疗效又避免严重并发症。在容积与剂量关系,Kjiellberg 曾指出,质子治疗产生 1%放射脑坏死的阈值为 7 mm 直径限光筒照射 50 Gy 剂量,50 mm 直径限光筒照射量为 10.5 Gy。参考预测脑损害风险公式以及临床治疗经验,为避免或降低晚期并发症,一定要根据靶体积决定治疗剂量。以下数据可作为参考:①靶直径≤20 mm,可给予 18~21 Gy(必要时至 24 Gy)。②靶直径 21~30 mm,可用 15~18 Gy(必要时至 21 Gy)。③靶直径 31~40 mm,可用 12~15 Gy(必要时至 18 Gy)。综上所述,1 次大剂量放疗依据放射生物原理即早反应组织和晚反应组织对照射剂量效应存在较大差别,尽管用物理学手段通过立体定向照射改善病变靶区与周围正常组织和器官的剂量分布,但当病灶偏大或所在部位限制时,采取低分割 SRT 治疗更为合适。

二、立体定向放射的临床应用

(一)工作程序

立体定向放射通过 4 个工作程序:定位、治疗计划、验证和照射。要保证定位准确、放疗设计优化、重复性强,精确照射。

1.头部 X 刀的治疗的操作程序

立体定向头架(或称头环)用螺钉可靠固定在患者颅骨,患者带着头环进行 CT 定位,把 CT 图像显示的靶区位置与头架附加的参照系统、方位资料转送入计算机化三维治疗计划系统。制订计划时对任意治疗设计逼真模拟,直视下进行动态观察和评估,通过优化制定最佳照射方案。限光筒为 5~50 mm,依病变性质、部位、大小所选用的限光筒应比病灶直径大 2~4 mm。对单病灶力争采用单个等中心,非共面等中心的弧数≥6 个,总度数大于 300 度。靶灶周边剂量取80%等剂量线,此剂量面把病变轮廓全包在内,必要时选多个等中心点照射,经验证无误之后,按打印的治疗单完成操作程序。治疗时,把头环固定在床架或地板支架上,遵医嘱完成照射。由于定位、计划、治疗,每个工作环节体位不变,连贯完成,保证治疗误差在 1 mm 以内。

在 X 刀配置基础上,头环的固定除用螺钉固定在颅骨上的方法外,还有无创牙模式头架或无创面膜头架,可施行头部立体定向分次放疗,适用于体积偏大的病变,或界限较明确的局限性脑胶质瘤。依据病情不同和病灶局部状况可在 1 周内分 2 或 3 次照射,2 周内治疗 4~6 次。每次照射剂量一般在 6~12 Gy 内选择,总剂量在 24~42 Gy 范围。

2.体部立体定向装置的应用

在立体定向体部框架内刻有标志线可显示断面扫描影像,框架的外界与框的内标尺用于靶区的坐标确定。立体定向体部框架是为分次 SRT 而设计的,患者可重复定位,而且准确性高,并可与多种诊断仪器如 CT、MRI、PET 相匹配。

立体定向体部框架内用一个真空垫固定患者的位置。患者在框架内位置保持重复性好取决于真空垫和 2 个标记(胸部和胫骨标记)来控制。为了保持立体定向框架水平位和控制膈肌运动对靶区定位的影响,专门制作一个控制水平位设备和控制膈肌运动设备。在一组研究中,共进行72 次位置定位的 CT 扫描,来比较立体定向系统对靶区重复定位的可靠性。这一检查包括了体内肿瘤本身的移动及患者在框架中的位置移动。所有扫描与首次 CT 扫描相比,肿瘤在横轴方向平均偏离面为 3.7 mm(95％在 5 mm 以内),在纵轴向为 5.7 mm(89％在 8 mm 以内)。

治疗技术是一种适形照射技术,采用 5～8 个非共面固定射线束,线束从任何角度都与肿瘤外形相适形,并在射线入射方向考虑重要器官所在的位置。临床靶体积(CTV)的勾画依据 CT、MRI 定位的肿瘤位置,即与重要组织和器官的关系,最后在射野方向观视下设计出治疗计划。此计划要求在不规则的靶体积要获得适形的剂量分布,依据病灶以及与近邻正常组织关系进行三维空间照射优化。

(二)体部立体定向放疗(SRT)应用

1.常见肿瘤治疗

全身 SRS 技术是瑞典的 Karolinska 医院于 1991 年率先开展。我国 1995 年 11 月医学科学院肿瘤医院放疗科首先开展这项技术。1996 年 9 月沈阳军区总医院放疗科应用 Philips SL-18 直线加速器,美国 Rend-plan 三维治疗计划和瑞典立体定向体部框架,系统地开展了该项技术,已治疗 380 多例患者。SRT 后肿瘤局部控制率国外报道为 90％～95％,我们资料为 93.1％。下面简单分述几种常见肿瘤的 SRT。

(1)肝细胞性肝癌(HCC):手术虽然是治疗 HCC 的首选方法,但临床上遇到的患者多数已不适于手术。HCC 对放射又不敏感,根治剂量至少 60 Gy。这个剂量由于受到肝体积与剂量效应限制(全肝照射<35 Gy,半肝照射<55 Gy)以及对肝内肿瘤精确定位的困难,而无法对肿瘤给予一个根治剂量,因此常规放疗只能起到抑制肿瘤生长的姑息治疗作用。近年来 SRT 的技术已应用到躯体各部,收到了良好的临床效果。已治疗的 36 例 HCC 中,CTV 14～916 cm³,PTV每次剂量 5～20 Gy,治疗 3～6 次,2～5 天 1 次。肿瘤消失 4 例(11.1％),缩小 20 例(55.0％),无变化 8 例(22.2％),未控 4 例(11.1％)。

(2)胰腺癌:患者大多数就诊时为中晚期,所以手术切除率仅在 12％左右。姑息性手术(胆囊空肠吻合术和扩大的胆总管空肠吻合术)不能延长生存期,平均生存 5.5 个月。化疗(静脉和动脉)效果不佳。放疗的疗效与剂量有明显关系,放疗剂量常常受到肿瘤周围组织和重要器官对放射耐受性的限制。术中放疗虽可直接高剂量照射病灶又保护了四周正常组织,但是 1 次大剂量照射对恶性肿瘤来讲不符合放射生物效应。所以说无论国内或国外目前尚缺少资料证明术中放疗这一方法比常规外照射有更大好处。SRT 既可以像术中放疗给予较高剂量照射又可以对恶性肿瘤给以分次照射,疗效明显优于其他方法。有学者用 SRT 的方法治疗胰腺癌 26 例,CTV 20～434 cm³,PTV 每次剂量 6～18 Gy,治疗 2～6 次,2～5 天 1 次。结果是肿瘤消失 3 例(11.5％),缩小 11 例(42.3％),无变化 5 例(19.2％),未控 7 例(26.9％)。

(3)肺癌:目前对肺癌中占多数的非小细胞肺癌多采用以手术切除为主的综合治疗,但不能手术切除的仍占患者大多数,需作放疗。由于正常肺组织对放射耐受较低和一些部位特殊(如纵隔,靠近脊髓),使常规放疗剂量受到限制。SRT 与常规放疗配合,可改善剂量分布提高疗效。如对肺门纵隔区常规放疗后 SRT 补量到根治量,能提高局部控制率。经用 SRT 的 79 例肿瘤中,CTV 3～163 cm³,PTV 每次剂量 7.5～23 Gy。治疗 2～5 次,2～5 天 1 次。疗效是肿瘤消失 27 例(34.2％),缩小 44 例(55.7％),未控 7 例(包括 3 例失随病例,占 3.8％)。

(4)肝转移性肿瘤:肝转移癌的手术治疗,仅限于肝内小的孤立灶,无其他脏器转移者。肝动脉化疗对肝转移癌的效果一般不佳。肝脏转移灶由于受到肝体积与剂量效应及肝内肿瘤精确定位的限制,所以放疗难以给予根治剂量。假若对肝脏进行常规放疗,放射性肝炎的发生率在 5％

时,全肝受照射的耐受量为≤35 Gy,半肝照射为 55 Gy,1/4 肝受照射时,则耐受量增至 90 Gy。近年来采用 SRT 正是利用这个容积剂量原理,对肝内转移灶可给根治性剂量治疗。在对 26 例肝内 1～4 个转移灶的 SRT 资料里,一般 CTV 2～311 cm³,PTV 每次最小剂量 6～8.5 Gy,PTV 每次最大剂量 8～28 Gy,治疗 2～4 次,2～6 天 1 次。

(5)肺转移性肿瘤:肺转移灶有手术指征,应争取外科手术治疗。对有多个转移灶或其他不宜手术但病变较局限者可用 SRT。

综上所述,对肝脏和肺脏转移肿瘤,选择 SRT 两个主要原因是:①由于正常肝脏和肺脏组织对放射耐受性较低,且常规放疗一直不尽如人意。②肝脏和肺脏是一个功能均一的脏器,具有较大体积,代偿能力强,即使对相对较大的肿瘤体积采用 SRT 也不会损害患者的健康状况。在对肝脏和肺脏转移性肿瘤采用 SRT 前应明确原发肿瘤已控制,患者全身其他部位无转移灶,肝脏和肺脏转移灶的数目及每个转移灶的大小以决定是否适合作 SRT。

2.SRT 临床的放射不良反应与并发症

目前无论使用何种放疗技术,都不可避免地要照射到一些正常组织或器官。虽然使用 SRT 技术可以对各种肿瘤给予相对较高的剂量,以达到控制或治愈的目的,但是肿瘤周围正常组织和器官对射线敏感性和耐受性不同,所致放射反应就有异。应掌握适应证避免严重的反应。常见反应有以下几点。

(1)胸部肿瘤 SRT 后的不良反应:依据肿瘤的部位,大小,可出现不同的反应。肺周边肿瘤照射后无急性反应。中心型肺癌或肿瘤位于食管旁,患者可出现咳嗽、进食后有哽噎感。可给止咳药及保护食管黏膜的药物对症处理。肿瘤体积>125 cm,高剂量 SRT 几个小时后患者可出现发热(38.5 ℃以下),可用解热镇痛药处置。高剂量 SRT 几个月后多数患者在靶体积内出现放射性肺纤维化,少数患者在入射径路出现条索性放射纤维化改变,有些患者可出现节段性肺不张等晚期不良反应。

(2)原发性肝癌和肝转移性肿瘤 SRT 的不良反应。①急性反应:高剂量 SRT 几个小时后,有些患者出现发热寒战、恶心、呕吐,严重者在照射 1～3 天出现较重上腹痛,可能由于胃肠黏膜水肿所致。②晚期反应:对原发性肝癌患者可能增加肝硬化的发病率或加重原有肝硬化。对肝转移性肿瘤照射后 2 个月在病灶周围出现肝细胞性水肿。CT 表现病灶周围低密度,半年到 1 年后恢复正常。能否引起肝硬化目前尚在观察。多数患者受照射后对胃肠无损伤。在极少数患者可出现肠出血、肠狭窄、胃溃疡。为避免放射损伤,要掌握各类组织容积剂量(图 3-21)。

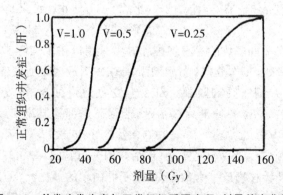

图 3-21　并发症发生率与正常组织受照容积,剂量效应曲线

3.目前体部 SRT 在肿瘤放疗中的作用和地位

(1)补充治疗:在常规外照射疗程后期,剂量达 50～60 Gy 时,使用体部 SRT,在 1～2 周内治疗2～4 次给予 18～24 Gy 的补量。提高治疗剂量又缩短疗程,争取更好的根治效果。

(2)转移癌灶的姑息治疗:如各个系统恶性肿瘤转移至肺、肝、骨、腹膜后区,使用此项治疗技术快捷有效。

(3)功能保护性治疗:如年龄＞70 岁或心肺功能差、病期偏早肺癌、拒绝手术的高龄外周型肺癌患者,采用体部 SRT 可减少正常组织容积受照,保护肺功能。可以相信,继续深入临床研究,各种时间、剂量方案的立体定向照射与常规放疗有机结合,在肿瘤的综合性治疗中将会发挥更大的作用,也有利放射反应的减轻和提高放疗的效果。

(三)颅内常见病的立体定向放射外科(SRS)应用

SRT 治疗的颅内常见病包括动静脉畸形(AVM),垂体及其他良性瘤,脑转移瘤,功能性疾病,脑膜瘤及某些脑胶质瘤。各类放射源在不同时期对 AVM 的治疗均占重要地位,γ 刀 X 刀占 40％～50％,粒子治疗占 40％左右。近些年用于功能性疾病治疗有所减少,治疗脑肿瘤日趋增多,尤其 X 刀在脑转移瘤的治疗中日益受到重视(表 3-4)。

表 3-4　SRS 各种放射源治疗的病种

技术	例数	血管病变	垂体瘤	听神经瘤	良性瘤	恶性瘤	功能病变
Kjidberg 质子线	2118 例	777 例(30％)		59 例	33 例		
Kihlstron γ 刀	1311 例	41％		14％		14％	
Chierego X 刀	150 例	44％			33％		

1.疗效

(1)AVM:治疗经验最成熟,疗效满意,经 SRS 治疗,第 1 年血管闭塞率约 40％,随诊至 3 年闭塞率高达 85％左右。疗效与所用放射源所给的一定的剂量范围关系不大。而体积愈小疗效愈满意,AVM ＜4 cm³ 3 年血管闭塞率达 100％。此类患者治疗前约 40％有出血病史,SRS 治疗后第 1 年未见明显减轻,在 2 年内仍可有 2％因出血致死。2 年以后才基本控制。因此疗后自我护理及定期复查,很有必要。

(2)垂体瘤:有效率在 85％以上,控制效果以激素恢复正常水平作为标准。一般激素改善在疗后半年左右开始,经 1.5～2 年才达到正常标准。在采用高剂量阶段,肢端肥大症型垂体瘤患者疗后不良反应,约 6％伴发眼球运动紊乱,10％垂体功能低下需补充类固醇或甲状腺素,或两者兼之。Degerbad 用 γ 刀治疗库欣(Cushing)综合征型垂体瘤,4 次照射 70～100 Gy,有12/22例发生垂体功能不足。把剂量降至靶周边剂量15～25 Gy 以后,并发症发生率减低到 0.5％。为避免对视交叉、颅神经产生严重并发症,已不再用上述大剂量而多主张用较小剂量如 10 Gy 照射鞍上区,鞍内用较大剂量照射。严格掌握适应证非常重要,挑选鞍内微小腺瘤作为 SRS 对象,使视神经离靶＞5 mm,才能保证 SRS 治疗的安全。

(3)听神经瘤、脑膜瘤:虽为良性肿瘤,由于部位深在手术有难度,如听神经瘤、颅底蝶峰等脑膜瘤外科治疗不理想或不能切除。评定疗效以肿瘤缩小,或无变化即按局部有效计算。一组 110 例听神经瘤,经 SRS 治疗病灶缩小 44％,无变化 42％,则局部控制率 86％,无效指肿瘤继续增大,占 14％。并发症有面神经功能障碍约 15％,三叉神经功能不全 18％。这些并发症大多为暂时性,最好能选择＜25 mm 的听神经瘤做 SRS 治疗。表 3-5 介绍 4 组病例的治疗结果,随访均在 3 年以上。疗后瘤体缩小时间从 3 个月至33 个月,中位时间 12 个月。脑膜瘤局部控制率在 85% 以上,其中瘤体缩小占 20%～50%,影像复查示肿瘤中央坏死,肿瘤稳定 30%～50%,约15% 肿瘤继续增大。如瘤体偏圆形直径＜30 mm,可优先考虑用 SRS 治疗,此外手术残留或术后复发也可选择病例治疗。

表 3-5　SRS 治疗良性瘤的结果

肿瘤	单位	技术	例　数					
			剂量(最低	中位	最高)	例数	局部控制率(%)	随访率
听神经瘤	Karolinska	γ 刀	10	17.5	35	227	85	4
4	Pittsburgh	γ 刀	12	16		20	136	89
脑膜瘤	Pittsburgh	γ 刀	10	17.5	25	97	95	4
3	Heidelberg	X 刀	10		30	50	17	100

2.适应证和禁忌证

下述一些条件作为适应证参考:①外形较规则病灶体积不大,直径 20～35 mm,不宜超过40 mm,所治病种如 AVM、脑膜瘤、听神经瘤、垂体瘤等良性疾病,低分级脑胶质瘤或低放射敏感性脑转移瘤。②患者拒绝手术,或病变部位手术难度大,或常规外照射疗效差的颅内病变。

下述情况不宜或不宜单独 SRS 治疗:①病灶位于或紧靠敏感组织结构,如病灶处在视神经、视交叉处,要求距离＞5 mm。②肿瘤急性出血,病灶周边外侵界限不明确,如脑胶质瘤。③对常规放疗敏感、且易在中枢神经系统内播散的肿瘤如颅内生殖细胞瘤,室管膜瘤等均不宜首先使用SRS。④病变四周严重水肿,且伴明显颅高压。⑤肿瘤中心积液,需综合治疗后才考虑。

(四)立体定向照射治疗脑转移

1.SRS 治疗脑转移瘤的适应证

(1)单发转移灶,瘤体直径≤35 mm,病情稳定适合手术切除而患者拒绝;或小瘤灶位置深在难以手术时,首先考虑用 X 刀称为手术替代治疗。

(2)挑选放射敏感低的肿瘤类型如腺癌、肺泡癌、黑色素瘤脑转移。

(3)小细胞肺癌脑转移经外照射、化疗仍有残留病变,病情稳定者可考虑 X 刀追加治疗。

(4)脑转移治疗后(包括外照射)原处复发或出现单个新病灶,或多发脑转移(病灶≤3 个),同时伴有神经功能障碍时,作为减症姑息治疗,慎重选用。对全身扩散病情发展快的患者,或多个病灶(＞3 个)又无相应病症,或高龄兼体弱者应避免使用。

2.SRS 治疗脑转移的策略

因为脑转移有 50%～60% 为多发,开始表现为单发者,其后常出现新的转移灶。故 SRS 常与全脑预防性外照射结合。既可减少新病灶的发生率,又可防止受 SRS 照射过的靶灶边缘复发,通常惯例先行外照射再作 X 刀治疗,若患者因转移灶引起相应神经功能障碍,为尽早减症缓解病情,可考虑先行 X 刀再作外照射的治疗方案。患者经 X 刀治疗一般情况改善,便于后继的全脑外照射顺利完成。

临床资料证明,外照射与 X 刀结合,其疗效优于单纯 X 刀。如 Brigham and Wornem 医院统计282 个转移灶经 SRS 疗后结果不够满意,有 6% 原处复发;3% 瘤灶周边复发;30% 出现新转移灶或癌性脑膜炎,归因无全脑外照射配合。Flickinger 5 个医疗机构报道 116 例(116 个病灶)经 γ 刀治疗情况,其中 51 例单用 γ 刀,65 例结合外照射(平均 34 Gy)。单纯 γ 刀组控制率为

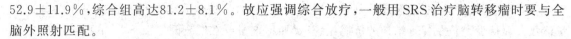

52.9±11.9％,综合组高达81.2±8.1％。故应强调综合放疗,一般用 SRS 治疗脑转移瘤时要与全脑外照射匹配。

3.治疗结果

立体定向放射包括单次大剂量如 γ 刀和 X 刀的治疗,也包括低分次高量照射(FSR)脑转移治疗已有不少报道。有资料表明作 γ 刀治疗脑转移,多发病灶转移与单灶转移中位生存期相近,决定预后主要原因是病情进展和全身转移扩散。也有报告认为单发灶脑转移预后较好,中位期10～12 个月,而多发灶者只有 3～4 个月。有的资料说明转移瘤局部控制率与肿瘤病理类型无统计学上的差别。也有些资料介绍,病理类型不同的肺癌单灶脑转移的预后主要与原发灶性质及病情进展有关。肺鳞癌、腺癌单灶脑转移的中位生存期分别为 52 周和 43 周。

X 刀的治疗的结果,与 γ 刀无明显差别,病灶消退、缩小、稳定,合计有效率 85％～90％。SRS 1 次照射与 FSR 分次照射,疗效无明显差别,但后者有助于减轻放射反应和损伤。

4.充分个体化,拟定综合治疗方案

脑转移患者的治疗往往具有多向选择机会,在决定某种治疗方案之前宜结合病情、肿瘤病理性质、病灶多少并衡量疗效/并发症/经济比等条件慎重考虑。以乳腺癌为例,当病情稳定仅发现单发灶 2 年生存率达 24％～29％,而合并全身扩散或脑多发灶,则 2 年生存者不超过 4％。如日本报道一组 γ 刀治疗病例,单灶转移中位生存期 10.5 个月,多灶患者仅为 2.5 个月。资料表明,患者预后最终由病情进展程度决定。又如小细胞肺癌脑转移,常规放、化疗即很有效,原则上不用 X 刀,手术切除、放疗以及化疗的综合应用为行之有效的治疗方法。又如积液性颅咽管瘤采取手术切除、立体定向囊腔内放疗(核素P-32)及 SRS 三者结合,是综合治疗的范例。X 刀的介入,不应削弱、排挤惯用的手段,而应该正确挑选并合理匹配使用。由于脑转移属肿瘤临床Ⅳ期,整体方针是采取姑息性治疗。对病程进度各异的患者应深入分析病情在治疗上要有所区别。

(五)SRS 治疗后颅内并发症

1.常见并发症

偏低的剂量照射可引起脑组织水肿、脱髓鞘、反应性胶质化和血管增生;高剂量则为出血、凝固性坏死。照射后不同阶段可出现脑水肿、脑坏死、脑神经损伤、内分泌功能低下等相应的临床表现。

(1)急性反应:照射时或数天后,可出现头痛、呕吐、抽搐等症状,因血管性水肿所致。当照射累及第4 脑室底部呕吐中枢,更易出现上述症状。在 SRS 照射前 6 小时用激素及脱水药物治疗,可达到预防目的。

(2)早期迟发反应:一般在 SRS 疗后数周至半年出现,如脑水肿、神经功能障碍、脑神经损伤等。如用 X 刀或 γ 刀照射听神经瘤之后,一些患者有面部麻木、日后呈永久性面瘫,甚至造成三叉神经损害。

(3)晚期迟发反应:治疗后半年至数年出现,与剂量偏高有关。包括不可逆的放射性坏死,如高剂量受照部位脑组织坏死,前颅凹区域经 SRS 引致视神经损伤、失明,以及垂体功能不全等。

2.并发症预防

(1)健全组织制度:按规范诊治患者。正确认识立体定向照射的优点和局限性。

(2)严格掌握适应证:从疗效、安全、费用及疗程长短综合考虑。选择病例宁严毋滥。

(3)控制靶灶的体积:在有效的剂量范围内病灶偏小,可选偏高的剂量。病灶偏大用偏低剂量治疗。对病变部位及邻近结构的敏感组织,受照射剂量要在安全阈值以下。如视神经、视交叉与病灶要有一定距离,最好≥5 mm。正确预选处方剂量,周边等剂量曲线按50%～90%计算,靶灶周边剂量可在12～30 Gy之内挑选。正确选用单个或多个等中心多弧非共面照射技术,使靶区内剂量分布均匀,力争靶中心最大剂量与靶边缘剂量差≤5 Gy。肿瘤体积、最大剂量、靶灶剂量均匀度是发生并发症相关因素(表3-6),在放射外科治疗工作中要了解、掌握,以保证疗效,避免或减少放射并发症。

表3-6 并发症几个相关因素

可变因素	范围	例数	并发症	
			例数	(%)
最大剂量	0～20 Gy	12	1	8.3
	20～25 Gy	17	3	17.6
	25～35 Gy	11	3	27.3
	>35 Gy	8	7	87.5
肿瘤体积	0～5 cm³	17	0	0
	5～10 cm³	14	5	35.7
	10～20 cm³	10	4	40.0
	>20 cm³	7	5	71.4
肿瘤剂量不均匀性	0～5 Gy	21	1	4.8
	5～10 Gy	9	2	22.2
	10～20 Gy	8	2	25.0
	>20 Gy	10	9	90.0

三、立体定向放射的展望

立体定向放射的问世和发展确实为沿用多年进展较缓慢的放疗注入了新的活力,扩大了放疗的适应证,提高了疗效。少数以往常规放疗不能治疗的疾病(如AVM、脑功能性疾病等)和治疗但难以收效的肿瘤(如脑干部小肿瘤、肝、胰、腹膜后和纵隔等部位的肿瘤)立体定向放射获得了令人鼓舞的治疗效果。但是,无论SRS还是SRT治疗的适应证都是有一定限度的,多数情况下单独应用很难取得满意疗效,特别是肿瘤体积较大时,需与常规放疗或其他治疗方法配合应用。依物理学理论,只有经球形或半球形弧面的聚焦照射才能形成以焦点为中心向周围等梯度快速下降的环形等剂量曲线,这是SRS治疗的基础,也是之所以SRS只能用于颅内(个别鼻咽如颅底)疾病治疗的原因。而体部肿瘤治疗不能采用单次大剂量的SRS,必须采取分次较大剂量治疗(SRT),因此已无"刀"可言。实际SRT就是立体定向条件下的低分割放疗。立体定向可使靶区更准确划定,剂量分布与靶区适形。加上分次治疗对肿瘤有较好的放射生物效应,对晚反应组织损伤减轻。因此,SRT的适应证较SRS广,不仅体部,头部疾病亦可应用,随着立体定向和患者支撑,固定装置的进一步改进和完善,今后会有更广泛的发展前景。

立体定向放射虽经10年发展,但还有不少问题有待解决,如目前的检查手段对多数肿瘤(不规则的形状,浸润性生长)特别是亚临床灶还难以准确确定边界给准确设靶带来困难。另外各种类型、大小的肿瘤病灶单次最佳剂量，最佳分割次数，总剂量与常规放疗配合的最佳方案等也有待摸索完善。立体定向放射临床资料已有几万例之多，但组织病理资料却十分有限，立体定向放射后肿瘤或邻近的正常组织近期和晚期反应过程，晚反应的真实发病率，影像检查与病理检查对比等还存在许多问题，包括检查定位治疗设备的精度，制度的建立和认真执行，人员整体素质提高等都需要进一步加强，这样才能确保治疗计划正确实施，临床资料可信。

（刘　雪）

第四章　呼吸系统肿瘤的病理诊断

第一节　呼吸系统上皮组织肿瘤

一、良性上皮性肿瘤

(一)乳头状瘤

1.鳞状上皮乳头状瘤

此瘤是在支气管黏膜表面上皮发生鳞化的基础上形成的乳头状增生性良性肿瘤,较罕见(图 4-1)。多见于支气管主干开口处,有的亦可在叶及段支气管。成人多见,亦可在儿童和年轻人发生。

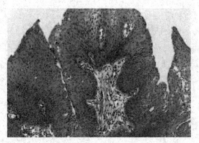

图 4-1　鳞状上皮乳头状瘤
瘤组织呈乳头状,由分化好的鳞状上皮构成

此瘤是由 HPV 所致,可分为孤立性和多发性两种,孤立性者为多,多发性者称为乳头状瘤病。

大体:孤立性者,在支气管腔内呈乳头状生长,通常有广基的蒂与支气管壁相连。弥漫性者,在气管、支气管黏膜见散在或成簇分布的疣状或菜花状赘生物,突入腔内。也可累及肺在内壁光滑的囊腔内有无数小乳头状赘生物或小的实性结节。

光镜:瘤组织主要由上皮组织构成,呈大小不等的乳头状结构,其轴心为富含血管的疏松纤维性间质。乳头表面被以分化好的非角化复层鳞状上皮,细胞间桥可见;鳞状细胞可显示核周透亮,即凹空细胞变。核分裂象不常见,但偶见角化不良的不典型细胞或核分裂象。

有些孤立性乳头状瘤,如发生在成年人,则有恶性变的倾向。可表现为细胞增生明显,层次增多,有不同程度的异型性,甚至发生原位癌或局灶性浸润性鳞癌。

鉴别诊断:此瘤主要是和腔内乳头状型早期鳞癌鉴别,后者支气管黏膜上皮常呈原位癌表现,且癌组织常侵及管壁,并向管腔内呈乳头状生长,其细胞分化不成熟,极向紊乱,核分裂象易见。与乳头状瘤鉴别并不困难。

2.柱状细胞乳头状瘤(图 4-2A、B)

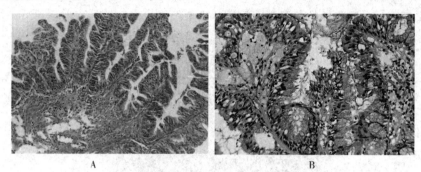

图 4-2 柱状细胞乳头状瘤

A.乳头状瘤组织表面衬以立方状上皮,轴心为富含血管的纤维组织;B.乳头状瘤组织表面衬以纤毛柱状上皮及黏液细胞

此瘤较鳞状上皮乳头状瘤少见,是由大支气管黏膜表面的纤毛或无纤毛柱状上皮细胞增生形成,亦可混有不等量的杯状细胞。一般为单发性,突入支气管腔内。亦可多发,扩展至肺实质。

光镜:瘤组织呈乳头状或绒毛状,大多数病例其表面被以分化好的单层或假复层柱状上皮或立方状上皮,有时亦可被以黏液细胞及柱状上皮细胞或纤毛上皮细胞,其轴心为含有血管的少量纤维组织。

3.混合性乳头状瘤

支气管乳头状瘤亦可由鳞状上皮和柱状细胞两种成分混合构成,通常为单个的,亦可多发。其鳞状上皮易有不典型增生,并可发展为鳞状细胞癌。

(二)腺瘤

1.唾液腺型腺瘤

(1)黏液性腺瘤(图 4-3):此瘤较少见,是由气管、支气管壁的黏液性腺体增生形成的腺瘤。常见于儿童或青年人,多发生在大支气管,可引起阻塞症状。

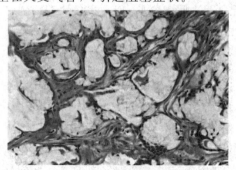

图 4-3 黏液性腺瘤

瘤组织由大小不等的黏液性腺体构成

大体:通常为单个局限性包块,呈息肉状突入支气管腔内。

光镜:瘤体表面通常被以支气管柱状上皮,上皮下瘤组织境界清楚,由大小不等、形状不一、分化成熟的黏液性腺体构成。腺上皮细胞呈柱状或立方状,胞浆透亮,核大小一致,位于基底部,腺腔内常充满黏液,间质为少量纤维组织。有的腺体可明显扩张呈囊状,腔内充满黏液。

(2)浆液性腺瘤(图 4-4):瘤组织由大小不等、分化好的浆液性腺体构成。腺体上皮细胞呈立方状或柱状,胞浆呈伊红色,核圆形,大小一致,位于细胞中央,腺腔内可充有蛋白性分泌物。有的腺体上皮细胞可见嗜酸性粒细胞变。间质为少量纤维组织。

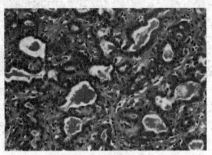

图 4-4　浆液性腺瘤

瘤组织由大小不等的浆液性腺体构成

(3)混合性腺瘤:如由黏液腺和浆液腺两种腺体成分共同构成瘤组织,可称为混合性腺瘤。

(4)多形性腺瘤:可见于气管及大支气管,亦有发生在肺外周部的个例报道,均极少见。患者年龄为 35～74 岁,或无症状,在 X 线胸透时偶然发现,或有支气管阻塞的症状。生长缓慢,但有侵袭生长倾向,可局部复发。

大体:肿瘤多发生在大支气管,在支气管内呈息肉状,或略呈结节状,将其管腔堵塞,直径 1.5～16 cm,约 1/3 见于肺外周部而不明显累及支气管,境界清楚,偶尔也可占据一个肺叶。肿瘤呈灰白色,质地软而有弹性,切面呈黏液样。

光镜:其组织形态与唾液腺发生的多形性腺瘤相同,具有双向组织学特征,即在黏液样及黏液软骨样基质或透明变性间质中,见有上皮细胞构成的小腺管、相互吻合的条索、小梁或小岛,其间混杂有多少不一的肌上皮细胞,呈梭形及星芒状。

免疫组化:上皮成分 CK 阳性,肌上皮细胞 vimentin、actin、S-100 蛋白及 GFAP 呈阳性反应。

(5)嗜酸性粒细胞腺瘤(图 4-5):此瘤罕见,是由嗜酸性粒细胞组成的良性肿瘤,亦可叫嗜酸性粒细胞瘤,多见于男性吸烟者。有意义的是支气管腺体的嗜酸性粒细胞化生较常见于老年人。

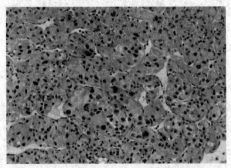

图 4-5　嗜酸性粒细胞腺瘤

瘤细胞聚集成巢,胞浆丰富,呈嗜酸性颗粒状

大体:肿瘤多位于大支气管腔内,呈境界清楚的孤立结节,直径 1.0～3.5 cm,可致管腔堵塞。

光镜:肿瘤由具有嗜酸性颗粒状胞浆特征的瘤细胞构成,多围绕血管聚集,被纤维性间质分隔呈巢、片状、带状或腺样结构。瘤细胞胞浆丰富,核圆形、均一、居中,核仁明显,分裂象及坏死罕见或无。

鉴别诊断:此瘤应与嗜酸性粒细胞类癌相鉴别。免疫组化和电镜观察有助于二者的鉴别。后者 NSE、CgA 等阳性,电镜下除见瘤细胞胞质内有大量线粒体外,尚可见神经分泌颗粒。而嗜酸性粒细胞腺瘤 NSE 及 CgA 阴性,电镜下瘤细胞胞质内仅含有大量线粒体,而无神经分泌颗粒。

2.肺泡性腺瘤

此瘤是由肺泡Ⅱ型上皮形成的良性肿瘤,罕见,仅有少数病例报道。多见于老年女性,无症状。

大体:通常为位于肺外周部的孤立结节,境界清楚,直径大多为 1～2 cm,呈灰白色或褐色。

光镜:此瘤为境界清楚的多囊性包块,由厚度不等的纤维性间隔将扩张的腔隙分隔,中心部的囊腔较大,囊内含嗜酸性颗粒状物质,PAS 染色阳性,有时伴有泡沫状巨噬细胞。囊腔表面衬以钉突状或立方状细胞,如被以扁平细胞,则类似扩张的淋巴管而误为淋巴管瘤。间质为含梭形细胞的黏液样基质。文献中有报道由肺泡Ⅱ型细胞形成的腺瘤,具有嗜酸性粒细胞的特征。

免疫组化:囊腔内衬的立方状上皮细胞 CK、表面活性物蛋白(SPA/B)、TTF-1 阳性,CEA 局灶性阳性,而间质细胞 SMA 和 MSA 呈局灶性阳性。

电镜:这种细胞表面有微绒毛,并有细胞间黏合带连接,胞质内含有板层小体,表明为Ⅱ型肺泡细胞。

3.乳头状腺瘤(图 4-6)

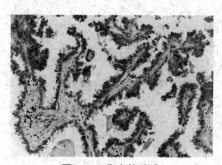

图 4-6 乳头状腺瘤
瘤组织呈乳头状,表面被覆分化良好的单层柱状上皮,轴心为纤维组织

此瘤罕见,近年文献始有少数报道。患者一般无症状,生长缓慢,多在常规 X 线胸片检查时发现,为孤立的钱币样病变。

大体:肿瘤常位于肺外周部实质内,亦可位于中央部,为孤立结节,境界清楚,直径大多为 1.0～2.5 cm。切面灰白色,呈海绵状或颗粒状。

光镜:肿瘤在肺实质内境界清楚,瘤组织由分支的乳头状结构组成,其轴心为富含血管的纤维组织。乳头表面被以分化好的单层立方状至柱状上皮细胞,大小一致,胞核圆形或卵圆形,偶见核内嗜酸性包涵体,未见核分裂象、坏死及细胞内黏液。

免疫组化:瘤细胞可显示 CK、SPA/B 及 Clara 细胞抗原,但不恒定。

超微结构:瘤细胞最常见的是Ⅱ型肺泡细胞,胞质内含有发育良好的板层小体,也可为 Clara

细胞,胞质顶端含有电子致密颗粒。

鉴别诊断:此瘤主要是与乳头状型细支气管肺泡癌鉴别。癌组织由细支气管肺泡上皮构成,亦可呈乳头状,但主要的区别是瘤组织无论在组织学还是细胞学上,均具有恶性特征,瘤细胞及其核有一定的异型性,呈鳞屑样生长,即瘤组织常零散地侵及邻近的肺泡腔内,而无清楚分界,可见侵及肺膜或在肺实质的浸润现象。

4.黏液性囊腺瘤

此瘤极为少见,是由分化好的黏液上皮构成的单房性囊性肿块,文献中仅有少数病例报道。患者多为51～70岁的人群,大多为吸烟者,在X线胸片上为肺的孤立性结节。

大体:肿瘤常位于胸膜下,为充满黏液的单房性囊肿,直径小于2 cm,与支气管无连接,囊壁薄。

光镜:典型的囊肿壁由纤维组织构成,内衬高柱状到立方状黏液上皮,核深染,位于基底部。有的病例上皮可有轻度异型性,局部上皮呈假复层,但无侵及周围肺组织现象。有的囊壁可出现明显慢性炎症或纤维化,可导致上皮变扁平或消失,以及对黏液的异物肉芽肿反应。有个例报道,组织学上呈交界性黏液性囊腺瘤者。

鉴别诊断:另有报道一种叫交界恶性黏液性囊性肿瘤,应与上述囊腺瘤鉴别。后者可为多囊性,其被覆上皮细胞有异型性,表现为胞核呈复层、多形性及深染;或甚至可出现真正的腺癌灶,即柱状上皮细胞核仁明显,并侵及囊壁及周围肺组织呈实性生长,但预后仍良好。

此瘤还需与转移性黏液性囊腺癌相鉴别。结合临床如卵巢等有黏液性囊腺癌病史,不难作出判断。

(三)纤维腺瘤(图4-7A、B)

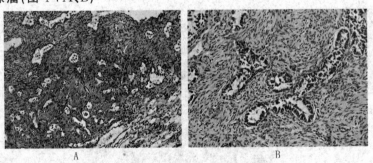

图4-7 纤维腺瘤

A.瘤组织由立方状上皮构成的腺样结构及其间的梭形纤维性细胞构成;B.腺样上皮细胞TTF-1(＋)

肺的纤维腺瘤亦名腺纤维瘤,极罕见,国内外文献仅有个例报道。近期有学者遇2例。

临床表现:均为成年男性,肿物位于肺实质,呈卵圆形,约核桃大,质中等,境界清楚。未见胸腔积液及区域淋巴结肿大。

大体:肿瘤位于胸膜下肺实质,灰白色卵圆形,直径3.0 cm左右,质实,与周围肺组织分界清楚。

光镜:瘤组织由立方状上皮细胞形成的腺管状结构及其间的纤维性梭形细胞构成,其形态与乳腺纤维腺瘤十分相似。上皮细胞及间质细胞均分化良好,未见核分裂象。免疫组化证实,大小不等的腺管上皮细胞为Ⅱ型肺泡上皮,间质的纤维性梭形细胞为成纤维细胞及肌成纤维细胞。部分腺管的上皮细胞增生。

免疫组化：腺管上皮 CK-L（＋）、EMA（＋）、TTF-1（＋）、ER、PR（＋）；间质梭形细胞 vimentin（＋）,S-100（－）,SMA（－）,desmin（－）,CD34（－）。

（四）肌上皮瘤

1.肌上皮瘤（图 4-8A～C）

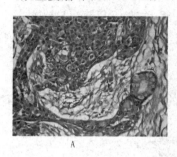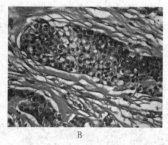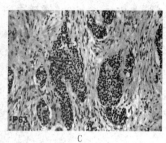

图 4-8 支气管肌上皮瘤

A.瘤组织突入支气管腔内,表面上皮下瘤组织由上皮性细胞形成不规则片块;B.不规则片块状瘤组织中见有少数胞浆透明的肌上皮细胞;C.瘤组织 P63 强阳性

极罕见,到目前为止,国内外仅有少数几例报道。它是由肌上皮细胞构成而无导管上皮成分的一种良性肿瘤。可见于成人,为肺实质内境界清楚的结节,生长缓慢。

光镜:肿瘤由梭形及卵圆形细胞形成的片块、结节或相互交织的细胞束构成,未见上皮成分。瘤细胞分化好,可含有糖原而无黏液,有些区可见黏液样或软骨样基质,其中含有星芒状细胞。如瘤组织由腺上皮及肌上皮共同构成,则可见腺管状结构及梭形细胞混杂在一起。此瘤可称为上皮-肌上皮瘤或腺肌上皮瘤。

免疫组化:肌上皮瘤细胞对 S-100、P63、GFAP 及 SMA 呈阳性反应,角蛋白亦可阳性,而腺上皮 CK 呈阳性。

电镜:瘤细胞胞浆内见有糖原及直径 6 nm、平行排列的微丝,与肌微丝一致,也可见桥粒、黏合斑及不连续的基膜。这些超微结构特征与肌上皮相一致。

鉴别诊断:此瘤要与梭形细胞癌及平滑肌肿瘤相鉴别。免疫组化染色,角蛋白阴性及弥漫性 S-100 蛋白阳性可与上述两种肿瘤区别。

2.腺肌上皮瘤

极罕见,是由上皮和肌上皮两种细胞构成的一种良性肿瘤。有一组报道,女性为多,年龄 52～63 岁。肿瘤是从支气管腺体发生,形成局限性单个或多个结节,直径 0.8～2.6 cm。

光镜:瘤组织由良性腺上皮及肌上皮两种成分组成,呈实性巢、腺样及乳头状结构;腺体内层上皮呈立方状,CEA、EMA 呈（＋）,外层梭形肌上皮 S-100 呈（＋）。有些腺体腔内充有胶质样分泌物。瘤组织除上述所见外,还可见由单层上皮构成的腺体,其上皮细胞标记呈阳性外,TTF-1 亦呈阳性表达,显示其具有肺细胞分化表型,被称为肺细胞性腺肌上皮瘤。

免疫组化:腺样结构内层立方状上皮 CK-pan、EMA、TTF-1（＋）,外层梭形肌上皮CK-HMW、S-100、SMA、Calponin 及 P63 呈（＋）。

二、早期肺癌

在临床上,诊断早期肺癌较困难。影像学上常无肿块形成,一般不易发现。大多是在查体进行痰细胞学检查时,或经纤维支气管镜活检发现,经手术切除、全面病理检查确诊的。故早期肺癌较为少见。

根据癌发生的部位,早期肺癌分为中央型和外周型,大多为鳞状细胞癌。

(一)中央型

中央型早期肺癌是指发生在次段支气管以上大支气管的癌。其诊断标准,一是癌组织局限在支气管壁内生长,甚至侵至支气管外膜,但不侵及邻近的肺实质,二是无局部淋巴结转移。因此,不能仅根据活检材料来确定是否为早期肺癌,即使活检组织呈原位癌的表现。根据癌组织的生长特点,早期肺癌可分为三种类型。

1.原位癌(图 4-9)

原位癌是根据活检诊断确定癌及其部位后,在行肺叶切除的标本上经全面仔细检查而最后定性的。仅小块支气管黏膜活检组织,不能确诊。

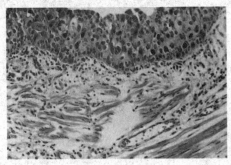

图 4-9　原位癌

气管支表面鳞状上皮全层不典型增生,核浆比例增大,极向紊乱

(1)大体:支气管黏膜常无明显异常,有时仅见黏膜失去光泽,不甚光滑,或略显粗糙,有的呈细颗粒状。故取材时要根据活检部位对相应的支气管做连续横切数块,分别连续编号,全部包埋制片、观察,以免漏诊。

(2)光镜:癌组织局限在支气管黏膜上皮内,达黏膜上皮的全层,表现为复层鳞状上皮细胞层次增多,排列紊乱,极向消失,细胞间桥常不明显。癌细胞大小不等,核圆形,可见角化不良细胞及核分裂象。支气管原位癌和其他部位如宫颈原位癌一样,也可累及腺体,或局部突破基底膜向下生长,即伴有早期浸润现象(图 4-10)。

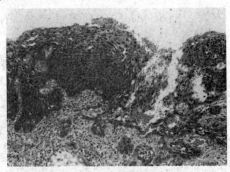

图 4-10　原位癌伴早期浸润

支气管表面原位癌组织突破基底膜,向下浸润生长

2.腔内乳头状型(图 4-11)

支气管黏膜上皮癌变后,在原位癌的基础上进一步发展,鳞状细胞癌组织及其间质成分,主

要向支气管腔内生长而成,可将其管腔部分或完全堵塞。

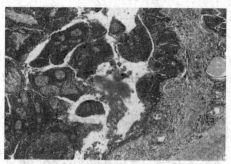

图 4-11 早期肺鳞癌,腔内乳头状型

鳞癌组织在支气管腔内呈乳头状生长

(1)大体:在较大的支气管腔内,见癌组织呈灰白色、大小不等的乳头状结构或呈菜花状,充满管腔。

(2)光镜:在支气管黏膜表面尚可见部分原位癌或早期浸润,但主要的癌组织从黏膜表面向支气管腔内突入,形成大小、形状不一的乳头状结构,其轴心为含血管的纤维组织。乳头表面的癌细胞异型明显,与原位癌相似,无坏死。腔内乳头状型癌组织亦可在局部向支气管壁内浸润生长,但不侵及肺实质。如果进一步发展,癌组织穿过支气管外膜,侵至周围肺实质,但仍以支气管腔内的癌组织占优势,则不能诊断为早期肺鳞癌——腔内乳头状型,可诊断为乳头状鳞癌。

3.管壁浸润型(图 4-12)

伴有累及腺体或早期浸润的原位癌,可继续向支气管壁的深层浸润生长,亦可穿过支气管软骨环,直至外膜,但不侵至肺实质。同时亦向长轴方向浸润生长,甚至可达 2~3 cm。

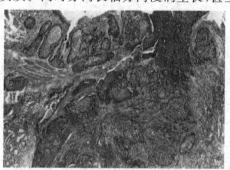

图 4-12 早期肺鳞癌,管壁浸润型

鳞癌组织在支气管壁内呈局部性浸润

(1)大体:突出的特点是受累支气管管壁明显增厚,管腔变狭窄。其周围肺组织无肿块形成。

(2)光镜:鳞癌组织呈大小、形状不一的团块、小巢或条索,在支气管壁内浸润生长,其中尚可见残留的黏膜平滑肌及支气管壁腺体。有的癌组织可穿过支气管软骨环,向其外膜浸润生长,但不侵及肺实质。

(二)外周型

外周型早期肺癌,以鳞癌为多。大多由小支气管上皮癌变而来,远较中央型少见。其诊断标准是:癌结节的直径不超过 2 cm,局部淋巴结无转移。细支气管肺泡癌一般位于胸膜下,有些病例如无间质浸润,也可依此标准诊断为早期 BAC。

　　大体:在肺外周部实质内,呈结节状,境界尚清楚,无包膜,边缘可稍不整齐。其大小直径为
1~2 cm,切面呈灰白色,稍粗糙,无明显坏死。

　　光镜:见鳞癌组织呈实性巢或不规则片块,在肺实质内浸润生长,间质为少量纤维组织,癌结
节周围无包膜,但与肺组织分界清楚。癌细胞多呈中等分化,角化现象少见。在外周型癌结节
旁,有时可见从小支气管上皮发生癌变的现象。如术前行放疗,则癌组织可出现退变、坏死及异
物巨细胞反应(图 4-13)。

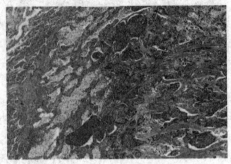

图 4-13　早期肺鳞癌,外周型

鳞癌组织呈巢,在肺实质内浸润生长,与肺组织分界清楚

（于　层）

第二节　呼吸系统非上皮组织肿瘤

一、良性软组织肿瘤

(一)黏液瘤及微囊性纤维黏液瘤

　　黏液瘤罕见,一般发生在肺实质内,呈结节状,可有薄的包膜,有黏液感。多发于成人,女性
更多见。微囊性纤维黏液瘤发生在外周部,境界清楚,直径 1~2.3 cm。

　　光镜:与其他部位的黏液瘤相同,由短梭形、星芒状细胞及黏液样间质构成,其中血管稀少。
如梭形、星芒状细胞散布在纤维黏液样间质中,伴有微独的囊形成,可称为微囊性纤维黏液瘤。

　　免疫组化:肿瘤对 vimentin 表达,但对 S-100 和 desmin 不表达。

　　鉴别诊断:包括一些以黏液瘤样变为继发特征的肿瘤,如脂肪肉瘤、恶性纤维组织细胞瘤、软
骨肉瘤、平滑肌瘤、胚胎性横纹肌肉瘤、神经纤维瘤和侵袭性血管黏液瘤。

(二)孤立性纤维性肿瘤

　　孤立性纤维性肿瘤是与脏层胸膜相连的胸膜下肿瘤。由梭形成纤维细胞组成,瘤细胞有时
像周细胞那样围绕纤细的脉管系统,在其周围排列;玻璃样变是其常见特点。以前所谓的胸膜
"良性纤维性间皮瘤"及肺的"纤维瘤"这些局部纤维性肿瘤,现认为是倾向发生于胸膜而不常发
生于肺和其他部位的软组织肿瘤。3%~38%的胸膜孤立性纤维性肿瘤可累及肺,但真正全部位
于肺内的肿瘤却很少。肺内纤维性肿瘤和胸膜纤维性肿瘤在年龄、性别和临床症状方面几乎无
区别。大多数患者是胸部 X 线偶然发现的钱币样病变。

大体：一般位于肺内胸膜下，通常是孤立的，也可多个结节。直径一般小于 8 cm，为圆形或卵圆形，切面较硬，界限清楚，呈旋涡状和纤维样外观。国内文献有支气管纤维瘤的个例报道，在支气管内形成息肉状肿物。

光镜：肿瘤与胸膜的纤维性肿瘤组织学表现相似，由梭形细胞组成，核卵圆形，弥漫而细的染色质，胞浆少，瘤细胞内可含有糖原。瘤细胞多排列成短束状或杂乱的形式，但也可有局部车辐状或血管周细胞样排列（图 4-14A~C）。细胞之间可有不等量的胶原。无细胞不典型性及坏死。核分裂少于 4/10HPF。

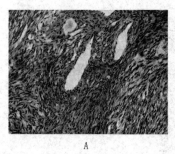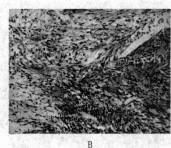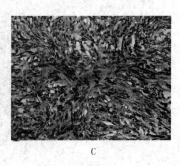

图 4-14 孤立性纤维性肿瘤

A.瘤组织由梭形成纤维细胞构成，排列无序，之间富于薄壁血管；B.瘤组织
中细胞密集区与细胞稀疏区相间存在；C.局部瘤组织呈车辐状结构

免疫组化：瘤细胞保留肌成纤维细胞或成纤维细胞的表型。表现为 vimentin 强（＋），CD34、Bcl-2、CD99 常为（＋），keratin 一般阴性。

鉴别诊断。①恶性纤维性肿瘤：胶原纤维少或无，梭形瘤细胞显示异型性，核分裂象易见（通常＞4/10HPF），有坏死。其中核分裂象和坏死对良恶性鉴别最有意义。②炎性假瘤：炎性假瘤虽然通常表现为肺内孤立结节和间质明显胶原化，但还有浆细胞、巨噬细胞和黄瘤细胞等炎性成分。③弥漫性恶性间皮瘤：不同之处在于 keratin 阳性，表现为累及胸膜的弥漫性生长方式。

（三）脂肪瘤

肺脂肪瘤少见。此瘤发生在大支气管，呈息肉状突入腔内，而引起阻塞的症状和体征。男性患者多见。发生于周围肺的脂肪瘤更为少见（图 4-15）。

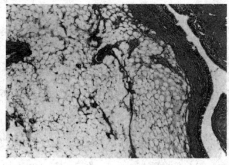

图 4-15 支气管脂肪瘤

支气管壁内瘤组织由分化好的脂肪细胞构成，支气管腔受压呈裂隙状

大体：支气管内病变常累及近端叶和段支气管，肿瘤可能界限不清而与邻近支气管黏膜混为一体。可能出现纤维化、炎症、淋巴组织、软骨和其他间叶成分。

光镜：见肿瘤表面被以正常支气管上皮，其下为分化成熟的脂肪组织，其中有时可见残留的支气管腺体。无包膜，但与周围肺组织分界清楚。

免疫组化：与其他部位的脂肪瘤相同，可显示 S-100 蛋白阳性。

鉴别诊断：①错构瘤。除分叶状脂肪组织外，尚有衬覆上皮的裂隙、软骨、黏液样基质。②脏层胸膜的脂肪化生：常见于纤维化的间质性肺疾病，不应与胸膜下脂肪瘤混淆。

(四)平滑肌瘤及平滑肌瘤病

1.平滑肌瘤(图 4-16)

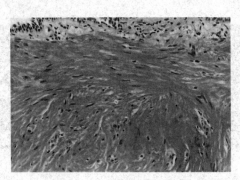

图 4-16　支气管平滑肌瘤

在支气管黏膜上皮下，见瘤组织由分化好的平滑肌细胞构成

此瘤少见，患者平均年龄 40 岁(范围 5～67 岁)，多见于中年妇女，男女比例 1.5∶1。支气管内生长者有阻塞相关的症状，而肺实质的肿块多无症状。

大体：发生在主支气管者占 45%，向腔内突出；亦可见于肺外周实质内(占 55%)，呈孤立性结节，一般直径为 1.5 cm 左右，与周围肺组织分界清楚。方绍歧等报道发生在支气管的平滑肌瘤 2 例；冯占秋等报道 1 例，位于左肺上叶，肿瘤大小为 19 cm×14 cm×6.5 cm，包膜完整。平滑肌瘤也可发生于胸膜。

光镜：与其他部位的平滑肌瘤相同，位于主支气管者，由成束的平滑肌细胞相互交织构成，其表面被覆假复层纤毛柱状上皮。肺实质内者，瘤组织富含薄壁血管，考虑是从血管平滑肌发生的。

免疫组化：与其他部位的平滑肌瘤相同，表达 vimentin、actin、desmin 和平滑肌肌球蛋白。

2.平滑肌瘤病(图 4-17A、B)

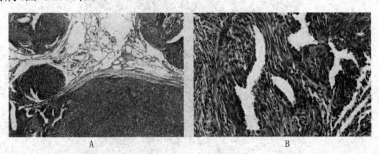

图 4-17　肺平滑肌瘤病

A.在肺实质内，见多数大小不一的瘤结节，分界清楚；B.同上放

大，瘤组织中残留的肺泡形态不规则，肺泡上皮清楚可见

肺多发性平滑肌瘤亦称平滑肌瘤病或良性转移性平滑肌瘤，是由分化好的平滑肌组成的多

发结节。

临床表现:几乎均为女性,许多患者有子宫平滑肌瘤的病史。平均年龄 47 岁(范围 30~74 岁)。1/3 的患者有咳嗽或呼吸困难等症状。有人认为它是因对雌激素反应而导致的多发性平滑肌原位增生,为良性病变;也有人认为是分化好的子宫平滑肌肉瘤的肺转移,其预后依据组织学分级和个体对激素的反应程度而不同,一些肿瘤进展缓慢,对肺功能影响较小;而另一些随着肿瘤的不断扩展、增大可引起呼吸功能不全。

大体:多为双肺弥漫受累,单侧肺受累者占 30%。肿瘤结节的大小从粟粒大到 10 cm 不等,大者可出现囊性变。

光镜:在肺实质内见有多数由平滑肌组织形成的瘤结节,呈圆形,大小不等,境界清楚,但无包膜。平滑肌细胞分化良好,未见核分裂象,亦无坏死。在瘤结内尚可见少数残留的肺泡结构,内衬肺泡上皮,清楚可见,有的腔内还含有尘埃细胞。有的病例细胞成分多,偶见分裂象,但分裂象少于 5/50HPF。也有报道分裂象大于 5/50HPF 者,所以有人认为是转移性分化好的平滑肌肉瘤。

免疫组化:显示平滑肌细胞的免疫组化特征,vimentin、actin、desmin 和平滑肌肌球蛋白阳性。

鉴别诊断:包括伴有明显的平滑肌成分的错构瘤、原发性平滑肌瘤及平滑肌肉瘤、转移性高分化平滑肌肉瘤,以及淋巴管平滑肌瘤病。

(五)软骨瘤

此瘤非常少见。大多数发生于 Carney 三联症[肺软骨瘤(病)、上皮样平滑肌瘤(病)和肾上腺外副节瘤(病)]的人群。肿瘤可发生于大支气管壁的软骨组织,也可位于肺实质。支气管内者有阻塞症状,肺实质者常无症状。Car-ney 三联症者的肺内软骨瘤可为单个或多发,且多为年轻女性;而一些孤立的软骨瘤发生在 50 岁以上(图 4-18)。

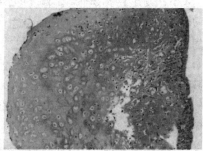

图 4-18 软骨瘤
瘤组织位于支气管上皮下,由分化成熟的软骨组织构成

大体:表现为孤立的、偶尔是多发性的结节。常与支气管软骨环相连接,直径为 1~2 cm,略呈分叶状,质较硬,呈灰白色半透明状,可伴有钙化或囊性变。

光镜:肿瘤由单一的分化成熟的软骨组织构成,可为透明或黏液样透明软骨、纤维软骨或弹力软骨,亦可各种软骨混合存在。有时瘤组织可发生钙化、骨化。肿瘤中细胞量中等,偶可见双核细胞,但无分裂象,小叶周边常为成熟软骨和骨。

免疫组化:S-100 阳性。

鉴别诊断:错构瘤 肺软骨瘤缺乏软骨样错构瘤中所见到的被覆上皮的裂隙和混合性间叶成分。

(六)错构瘤

错构瘤(图 4-19A、B)较常见,过去认为是肺的正常成分的异常混合,是一种瘤样畸形,故称为错构瘤。现认为是一种真性良性间叶性肿瘤。因其由纤维、软骨及脂肪组织构成,故称为纤维软骨脂肪瘤。此瘤一般发生在成人,儿童少见,高峰年龄在 60 岁。男性发病率为女性的 4 倍。支气管内生长者可产生阻塞性肺炎或肺不张。

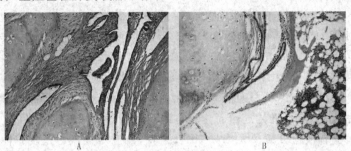

图 4-19　错构瘤

A.在被覆上皮裂隙间,瘤组织包含软骨、脂肪、纤维及平滑肌组

织;B.同上例,在被覆上皮裂隙间,瘤组织包含软骨、骨及骨化生

大体:此瘤大多位于肺外周胸膜下实质内,常呈孤立的球形或不规则分叶状,境界十分清楚,直径 1~7 cm(平均 2 cm),大多<4 cm;中央支气管也可累及,占 10%~20%,常呈广基的分叶状结节突入腔内。

光镜:瘤组织由多种间叶成分构成,包括疏松黏液样成分及其分化的富于细胞的结缔组织、脂肪组织、不同成熟阶段的软骨及骨、平滑肌杂乱地混合在一起,但软骨占主要成分。在病变的周边尚可见由纤毛上皮、无纤毛上皮或产生黏液的上皮内衬的不规则裂隙。肺实质内者被覆上皮的裂隙可能为主要成分。亦可见软骨发生钙化、骨化。偶尔软骨完全缺如,主要成分为脂肪、原始纤维黏液样间质或平滑肌。周围肺可显示阻塞性肺炎。支气管内生长者,脂肪可能更丰富,肿瘤表面可有浆液腺,有时软骨可显示细胞和核染色质增多。

免疫组化:其内不同组织成分各自显示其不同的免疫组化表型。

(七)纤维平滑肌瘤样错构瘤

纤维平滑肌瘤样错构瘤甚罕见,一般发生于成人,为肺实质的孤立性结节,直径 2.0 cm 左右,患者通常无症状,查体时偶然发现。

光镜:位于肺外周境界清楚的结节,由立方状上皮、纤维组织、大量平滑肌组织及少量脂肪组织混合构成,排列杂乱无序;部分区域上皮及纤维组织可形成乳头状结构(图 4-20A~C)。

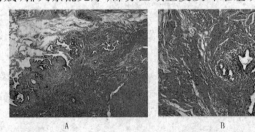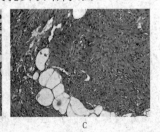

图 4-20　纤维平滑肌瘤样错构瘤

A.瘤组织由排列无序的立方状上皮及大量平滑肌组织构成;B.同上放大,

立方状上皮形成不规则腔隙;C.瘤组织中的脂肪、纤维组织

(八)间叶性囊性错构瘤

间叶性囊性错构瘤非常罕见,1986 年 Mark 首次报道此瘤。

临床表现:可见于儿童及成人。临床表现为咯血、胸痛、气胸、血胸等;影像学特征为多发肺结节,伴有大小不等的囊肿,亦可累及双侧肺;此瘤生长缓慢,数年间可长至 1.0 cm,变成囊性;此瘤较严重的并发症是胸膜下囊肿破裂,引起突然出血至囊内,或气胸、血胸。

光镜:肿瘤位于胸膜下,呈结节状,伴有大小不等囊性腔隙,境界清楚。结节主要由幼稚的原始间叶细胞构成,被衬以正常或化生的呼吸上皮的小气道丛分成乳头状结构,并形成囊腔(图 4-21A~C)。据报道,有 1 例发生恶性变,呈肉瘤表现。

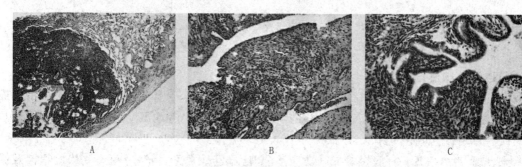

图 4-21 间叶性囊性错构瘤

A.瘤组织位于胸膜下,含有大小不等囊腔的结节状;B.瘤组织由原始间叶组织构成,其间见衬以正常呼吸上皮的不规则腔隙;C.瘤组织中形成的乳头状结构,表面被以正常上皮

免疫组化:肿瘤的原始间叶组织 vimentin(+),其他 desmin、SMA、S-100 均(−)。

(九)淋巴管平滑肌瘤病

此瘤罕见,是一种特殊的平滑肌错构瘤样增生。患者均为女性。病变累及肺和中线的胸部、腹部和腹膜后的淋巴管及淋巴结。软组织的淋巴管肌瘤和肾的血管平滑肌脂肪瘤也与此病相关。发病的妇女绝大多数均在生殖年龄,偶尔可见绝经后妇女(多数服用性腺外激素)。

大体:早期病变显示肺气肿,进展期病变显示类似蜂窝状的弥漫囊性改变。病变可弥漫累及双肺。

光镜:病变位于胸膜下或沿支气管、血管束分布。表现为肺间质中不成熟样的平滑肌细胞的多灶性增生,常有囊腔(图 4-22A,B)。瘤细胞类似上皮细胞、组织细胞或蜕膜细胞,胞浆丰富呈嗜酸性。瘤细胞常包绕嗜酸性均匀一致的无形物质,有时见有钙化。平滑肌细胞比完全分化的平滑肌细胞短、胞浆少,增生的细胞为梭形或多角形,细胞之间常有淋巴样间隙,核卵圆形,核仁明显,胞浆淡染。这些肌细胞与血管平滑肌脂肪瘤中的肌细胞有共同特点,二者可能都是错构瘤性质的。有的瘤组织中可见淋巴细胞聚集。累及淋巴结的显示淋巴结实质被平滑肌取代,淋巴结附近的淋巴管显示同样的变化。

免疫组化:最新资料认为,与一般的平滑肌细胞不同,此瘤是由血管周上皮样细胞构成的。免疫组化显示,肿瘤细胞具有同时表达 HMB45 和 actin 的特点。瘤组织中异常增生的平滑肌细胞雌、孕激素受体可呈阳性表达。近年报道,Cathepsin-K 可在此瘤表达,具有诊断意义。

鉴别诊断。良性转移性平滑肌瘤:淋巴管平滑肌瘤病与囊性间隙有关,囊壁内伴有平滑肌束,无大体结节形成。而良性转移性平滑肌瘤却是肺实质内无囊性间隙的结节,但结节内可发生囊性变。

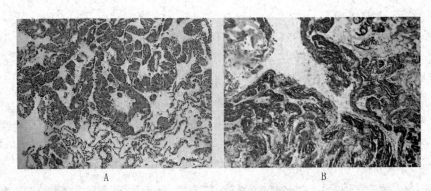

图 4-22　淋巴管平滑肌瘤病

A.瘤组织由呈不规则腔隙的淋巴管及其壁上的平滑肌组织构成,并见淋巴细胞聚集;B.瘤组织 SMA 强(+)

(十)弥漫性肺淋巴管瘤病

此瘤是一种特殊的、形态完好的淋巴管、血管的弥漫性增生,可伴有或不伴有较少平滑肌成分,影响肺(胸膜、肺泡间隔、支气管血管束)的淋巴通道。男女患者均可患病,受累的患者一般是患有间质性肺疾病的儿童,也有发生于 40 岁成人的报道。

临床表现:患者表现为呼吸困难或肺功能不全,咯血也是常见症状,并可有胸膜腔积液及纵隔受累。胸部放射线检查患者肺内无肺气肿样囊肿。大多数患者为进展性疾病,少数病例报道大约半数患者死亡,特别是幼儿。

大体:由于相互吻合的淋巴管增生而致支气管血管束增厚而明显。

光镜:主要病变是发育良好的淋巴管在肺及胸膜内呈弥漫性增生,尤以肺间隔及支气管、血管周围间质为著。扩张的淋巴间隙可透过支气管壁或围绕大的肺静脉。病变之间有正常肺组织。瘤组织中可有少量或无平滑肌成分,不见淋巴滤泡。一些管腔内可含有红细胞,邻近的间质内可见含铁血黄素。

免疫组化:与淋巴管平滑肌瘤病相反,如有平滑肌存在,则免疫组化染色 HMB45 为阴性。

鉴别诊断:本病需要与弥漫性血管瘤病、弥漫性肺淋巴管扩张症、淋巴管平滑肌瘤病、间质性肺气肿、Kaposi 肉瘤、血管肉瘤鉴别。

(十一)毛细血管瘤病

肺毛细血管瘤病(图 4-23A、B)罕见,是一种特发性肺疾病。

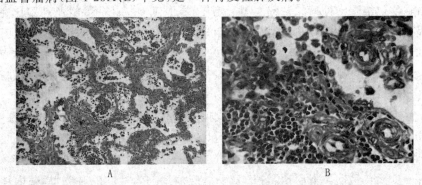

图 4-23　毛细血管瘤病

A.肺泡壁增厚,毛细血管增生,平滑肌增生;B.肺泡壁毛细血管的内皮细胞显著增生呈多层,淋巴细胞浸润

临床表现:多见于年轻人,以双肺弥漫性毛细血管增生,导致肺动脉高压为突出特征,可出现呼吸困难,并进行性发展,预后不良。

光镜:双肺弥漫性毛细血管增生,见于肺泡壁及大血管和气道周围间质;毛细血管的内皮细胞显著增生,层次增多,可称为不典型内皮细胞增生病。间质平滑肌增生,轻度淋巴细胞浸润,并有出血及肺泡腔内噬含铁血黄素巨噬细胞聚集。有的伴有静脉内膜纤维化,导致继发性静脉闭塞。

(十二)血管周细胞肿瘤

良性血管周细胞瘤样肿瘤包括血管球瘤及肌周细胞瘤,一般发生在四肢远端的皮肤及浅部软组织,也可见于身体各部位包括各种器官,发生在肺者罕见。

1.血管球瘤

肺的血管球瘤罕见。

临床表现:此瘤青年人、老年人均可发生,胸部影像在肺实质呈孤立结节,或发生在大支气管。除咳嗽外,一般无明显症状。

光镜:肺血管球瘤的组织形态与发生在其他部位者基本相同,基于血管球细胞、血管结构及平滑肌细胞在肿瘤中数量多少的不同,可分为实性血管球瘤、球血管瘤及球血管肌瘤。

2.肌周细胞瘤(图 4-24A、B)

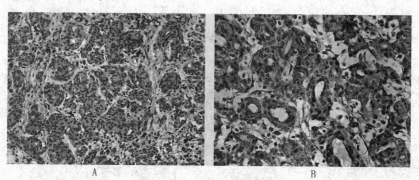

图 4-24 肌周细胞瘤

A.卵圆形-梭形肌样瘤细胞围绕小血管呈同心圆生长;B.免疫组化染色,瘤组织 SMA(+)

发生在肺者国外尚未见报道。近期国内报道一例,女性,52 岁,右肺下叶结节 2 年,大小为 3.5 cm×3.0 cm×2.0 cm。

光镜:肌周细胞瘤无包膜,瘤组织有较丰富大小不等的薄壁血管腔隙,瘤细胞为具有嗜酸性胞浆的卵圆形及梭形肌样细胞,环绕小血管呈多层同心圆生长,有的呈洋葱皮样,具有特征性。瘤组织部分基质黏液样变,未见核分裂象及坏死。

免疫组化:与血管球瘤基本相同,瘤细胞 SMA(+)、vimentin(+)、calponin 及最新报道的 h-caldesmon可(+),CK 及 S-100(−)。无助于二者的鉴别诊断。

(十三)炎性肌成纤维细胞瘤

炎性肌成纤维细胞瘤(图 4-25A、B)曾被认为是肺的"炎性假瘤"中的一个亚群,大多数发生在年轻人,主要由肌成纤维细胞和成纤维细胞构成。因有的瘤组织中常有明显的浆细胞、淋巴细胞浸润,而成为肿瘤的主要成分,故以往称为浆细胞肉芽肿。现认为它是儿童最常见的支气管内间叶性良性肿瘤。

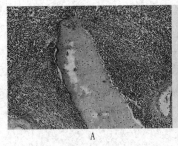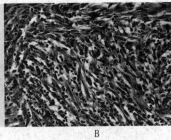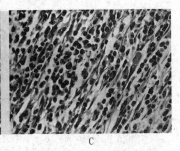

A   B   C

图 4-25　炎性肌成纤维细胞瘤

A.环绕支气管壁软骨的瘤组织弥漫分布;B.瘤组织由梭形肌成纤维细胞构成,其间有较多淋巴细胞浸润;C.瘤组织中浆细胞浸润占优势,并见 Russell 小体,梭形细胞稀少

光镜:瘤组织中成纤维细胞或肌成纤维细胞排列成束,或呈席纹状结构,梭形细胞胞核卵圆形、细染色质、核仁不明显,核分裂象不常见。其间有各种炎细胞包括淋巴细胞、浆细胞和组织细胞(包括 Touton 型巨细胞)浸润,有的浆细胞可能成为肿瘤的主要成分,将梭形瘤细胞掩盖。组织学特征,包括局部浸润、血管侵犯、细胞成分增加,有奇异巨细胞并出现核分裂象(大于3/50HPF)和坏死等,可能与预后差有关。

(十四)神经鞘瘤

肺的神经鞘瘤(图 4-26A~C)罕见,此瘤 1998 年由 Kindblom 首先描述。文献仅见个例报道。有学者在 301 医院日常病理检验工作中遇到 1 例肺的上皮样神经鞘瘤,更为罕见,现报道如下。

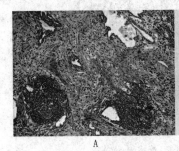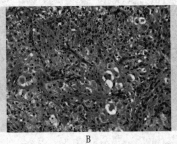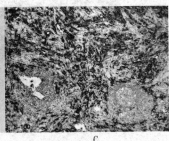

A   B   C

图 4-26　上皮样神经鞘瘤

A.位于胸膜下的肿瘤周边有较多淋巴细胞聚集,或形成淋巴滤泡;B.瘤组织由小圆形上皮样施万细胞构成;C.免疫组化染色,瘤组织 S-100 强(+)

临床表现:患者女性,18 岁,发现右肺中叶外周部有一结节状肿物,手术切除。

大体:肿瘤位于胸膜下,境界清楚,大小 4.0 cm×2.2.5 cm×2.0 cm,切面呈灰白色。

光镜:瘤组织由小圆形上皮样施万细胞构成,其周边部见有较多淋巴细胞聚集,或形成淋巴滤泡为其特点。瘤细胞呈单个、小巢状或条束状排列,核圆形,浆较丰,呈上皮样,细胞分化好,大小较一致,未见核分裂象及坏死;肿瘤的局部间质胶原纤维丰富。

免疫组化:瘤组织 S-100 强(+)。

二、其他良性肿瘤

(一)所谓硬化性血管瘤

所谓硬化性血管瘤(图 4-27A~H)是一种不少见的肺良性肿瘤,占良性肿瘤的 22%~32%,

其组织发生未定,但又非血管源性肿瘤,故仍沿用习惯名称,即所谓硬化性血管瘤。近几年对此瘤的性质有了一些新的认识。

临床表现:此瘤多见于青年及中年妇女,平均年龄 46 岁(13～80 岁),右肺较左肺常见,尤以中叶和下叶为多。肿瘤位于肺的外周部,通常不引起症状,偶有咳嗽、胸痛或咯血。在 X 线胸片上,表现为一个孤立结节。连续照片观察,生长非常缓慢。4%～5%的病例为多结节性,亦有双侧者。

大体:此瘤为位于肺外周部境界清楚的结节状肿块,直径为 0.3～8.0 cm,大多<3.0 cm,色泽质地不等,从呈海绵状出血性病变到较实性的褐色或黄白色结节,质柔软或如橡皮样,结节内常见出血区,亦可见囊性变和钙化。如发生在段支气管周围,可长入支气管腔内呈息肉状。

光镜:此瘤位于肺实质内,无包膜,与肺组织分界清楚。其突出特征是组织形态多变,呈多样性,易误诊为其他肿瘤。

此瘤的主要形态特点是,包括以下 4 种组织形态和 2 种肿瘤细胞(肺泡上皮及间质中的卵圆形细胞)。

1.乳头状增生区

表面被覆肺泡上皮呈立方状或低柱状,在其间质中可见卵圆形瘤细胞(图 4-27A)。免疫组化及电镜观察证实乳头表面上皮为 II 型肺泡上皮。偶见增生的肺泡上皮异型性显著呈不典型增生,或发生透明细胞变,易误为恶性。

2.实性细胞区

肺间质内实性细胞区大小不等,有的弥漫成片,其中主要是大小一致的上皮样瘤细胞,胞浆丰富,淡染或呈嗜酸性,有的胞浆透明,胞核圆形或卵圆形,呈泡状,有的可见核仁。此种瘤细胞多镶嵌排列,或呈小巢状,其间常见有多少不等的肥大细胞散在(图 4-27B)。

3.肺泡出血区

有些区可见大的血液湖,即在扩大的腔隙内充满红细胞,犹如海绵状血管瘤。免疫组化证实为肺泡上皮而非内皮细胞。血液湖之间的间质中,亦可见上述瘤细胞存在(图 4-27C)。

4.硬化区

瘤内小血管局灶性增生,血管壁常硬化,有的由于纤维化而管腔闭锁,其间亦可见瘤细胞包绕(图 4-27D)。大多数病例,4 种形态常混合存在,也可以某种形态为主。此外,部分病例的卵圆形瘤细胞可伴有神经内分泌分化,免疫组化及电镜观察均得到证实。

瘤组织内尚可见其他相伴随的或继发的变化,包括局灶性淋巴细胞浸润,局灶性黄色瘤细胞聚积,含铁血黄素及胆固醇结晶沉着,多核巨细胞或局灶性纤维化。个别病例间质中见少量脂肪组织,亦可有肉芽肿形成。

免疫组化。肺泡及乳头状结构的表面上皮:SPA/B、Clara 抗原(+),AE1/AE3、CK-L、CEA(+)、EMA、TTF-1(+),vimentin(-)。间质中的圆形细胞:SPA/B,Clara 抗原(-),AE1/AE3、CK-L(-),EMA、TTF-1(+),vimentin(+);部分病例卵圆形瘤细胞可分别表达神经内分泌标记 CgA、Syn、NSE 及 GH、降钙素(CTN)、胃泌素(GT)等(图 4-27F～H)。

电镜:超微结构亦证实,卵圆形瘤细胞含有神经分泌颗粒(图 4-27I)。

近几年来,有学者将此瘤分别命名为乳头状肺细胞瘤,或硬化性肺细胞瘤。因构成此瘤的 2 种细胞,TTF-1 均呈阳性表达,而胎儿的原始肺上皮细胞显示 TTF-1 阳性,说明此瘤是来自肺原始上皮的一种肿瘤。

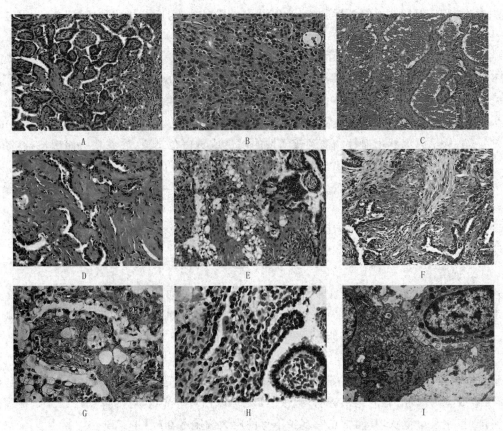

图 4-27　所谓硬化性血管瘤

A.瘤组织呈乳头状增生,表面被以明显增生的立方状肺泡上皮;B.实性区的瘤细胞呈圆形,弥漫排列,其间见肥大细胞;C.肿瘤组织中的肺泡腔扩大、出血,犹如海绵状血管瘤;D.肿瘤组织的硬化区,其中仍可见少数卵圆形瘤细胞;E.乳头状增生的肺泡上皮,发生透明变;F.免疫组化染色,上皮及间质的卵圆形瘤细胞 EMA 均呈(+);G.免疫组化染色,间质中卵圆形瘤细胞 vimentin(+);H.免疫组化染色,上皮及间质的卵圆形瘤细胞 TTF-1 均呈(+);I.所谓硬化性血管瘤超微结构左下为间质中 的瘤细胞含有神经分泌颗粒,其旁为一肥大细胞×6 000

到目前为止,国外已有 10 余例发生转移的报道,故可否将此瘤视为非良性肿瘤,而是一种偶可发生转移的中间型低度恶性肿瘤。近年有学者也遇到 1 例硬化性血管瘤,除淋巴结转移外,并侵及心包(图 4-28)。

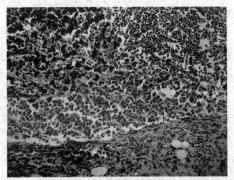

图 4-28　所谓硬化性血管瘤淋巴结转移

局部淋巴结边缘窦内见转移性卵圆形瘤细胞

(二)透明细胞瘤

透明细胞瘤亦叫"糖瘤",和血管周细胞瘤为同一家族,因其瘤细胞胞浆内含有大量糖原而得名,较罕见,仅有个例报道。

临床表现:患者年龄5~73岁,以50~60岁老人居多,男女无差别,一般无症状,多偶然发现。

大体:肿瘤通常位于肺外周部,为境界清楚的结节,无包膜,直径2~45 cm。较大者中心部可发生坏死。

光镜:瘤组织由胞浆透亮的大细胞构成,大小较一致,呈多角形、圆形或梭形,胞界清楚,胞浆有的呈嗜酸性颗粒状。因其胞浆内含有糖原,PAS染色呈强阳性,对淀粉酶消化敏感。胞核圆形或卵圆形,居中,深染,分裂象无或罕见。瘤细胞多围绕薄壁血管呈片状分布,血管周围间质可有透明变性或钙化灶(图4-29)。

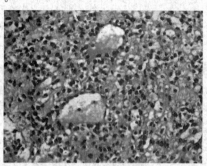

图4-29 透明细胞瘤
瘤细胞呈透明状,其间富于薄壁血管

免疫组化:此瘤大多数病例抗黑色素细胞标记HMB45呈强阳性;S-100呈局灶性阳性;NSE、Syn及Leu7少数病例阳性;而CK、EMA、GFAP及CgA均阴性。新近认为,CD34阳性有助于确定诊断。

电镜:发现多数病例的瘤细胞内见有发育不同阶段的黑色素小体。这些均提示肺透明细胞瘤显示黑色素细胞分化。这在与其他透明细胞肿瘤的鉴别上具有重要意义。

(三)颗粒细胞瘤

颗粒细胞瘤通常发生在皮肤、舌及喉部,亦可见于支气管,较罕见。患者多为中年人,可出现支气管局部阻塞症状。

大体:肿瘤突入气管或支气管腔内,呈息肉样,亦可多发。阻塞可致远端肺萎陷。

光镜:瘤细胞较大,呈多角形或梭形,胞浆丰富呈嗜酸性颗粒状或泡沫状,胞核小圆形或卵圆形,或轻度多形性(图4-30)。PAS染色瘤细胞呈阳性反应。

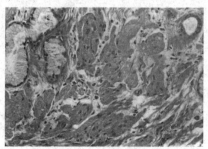

图4-30 颗粒细胞瘤
支气管壁内瘤细胞呈嗜酸性颗粒状

免疫组化:S-100 蛋白、组织蛋白酶 B、髓鞘相关蛋白和 NSE 染色阳性。

电镜:此瘤的细胞来源一直不清,曾称为颗粒细胞肌母细胞瘤。现认为此瘤来自神经鞘细胞而非肌细胞。此瘤与神经鞘瘤之间在超微结构上有相似点:①两种肿瘤均见有含退变髓鞘的溶酶体(光镜下的颗粒状是由于巨大溶酶体之故);②瘤细胞均有明显的细胞外基膜;③间质中均见有长间距胶原,即 Luse 小体;④胞浆内的带角小体含有微丝、微管及脂质。

(四)副节瘤

副节瘤亦叫化学感受器瘤(化感瘤),少见。在临床上一般无症状。

大体:此瘤常位于肺外周部,为实性孤立结节,直径 1~4 cm,其形态与外周型类癌类似;亦可发生于支气管。但如肿瘤与动脉壁关系密切,则提示此瘤为副节瘤。

光镜:肿瘤的组织结构及细胞形态与其他部位的副节瘤如颈动脉体瘤相似,瘤组织呈巢,其间富于血窦(图 4-31);瘤细胞可见胞浆空泡及细胞在细胞内的包围现象。在细胞巢周边部有S-100阳性的支持细胞存在。

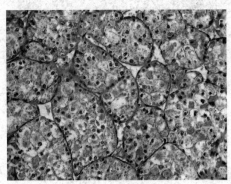

图 4-31　副节瘤
瘤组织呈实性巢,瘤细胞胞浆丰富,其间富于血窦

免疫组化:keratin 阴性(与类癌不同),神经内分泌标记(NSE、CgA、Syn、降钙素、VIP)及S-100蛋白、GFAP 可呈阳性。

鉴别诊断:首先要排除其他部位无原发性副节瘤,因副节瘤有恶性者,亦可发生转移至肺。此外,主要是与外周型类癌相鉴别。但鉴别较困难,因二者均属神经内分泌肿瘤。应用免疫组化及电镜观察,二者也有相同之处。不过,仔细观察光镜下各自的形态特点,并辅以免疫组化 CK染色,还是可以鉴别的。类癌可有小梁状、腺样、菊形团结构,免疫组化 CK 呈阳性反应;而副节瘤 CK 阴性,细胞巢周边有 S-100 阳性的支持细胞存在,而类癌则无。

(五)脑膜瘤

脑膜瘤发生于颅外者罕见,而原发性肺脑膜瘤更为罕见。文献中仅有少数病例报道。患者为年龄较大的成年人或老人,一般表现为无症状的孤立性结节,也有双肺多发性脑膜瘤的报道。

大体:肿瘤位于肺外周部实质内,为境界清楚的结节,直径 2~3 cm,呈灰褐色、实性。与支气管、血管及胸膜均无明显联系。

光镜:瘤组织呈移行型脑膜瘤结构,由梭形及卵圆形细胞混杂排列,有的梭形细胞排列成束,并可见富于细胞的上皮样细胞巢及旋涡状结构,有的伴有砂粒体,其间有少量胶原纤维(图 4-32A)。

免疫组化:肿瘤成分 CK、EMA、vimentin(+),ER(−)、PR 58.3%(+)(图 4-32B),可作为检测脑膜瘤预后良好的一个因子。

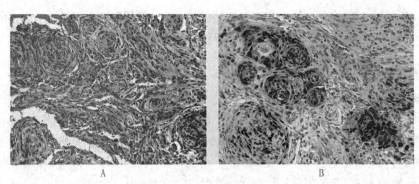

图 4-32　脑膜瘤

A.瘤组织位于肺实质,由梭形细胞及旋涡状上皮细胞巢构成,瘤细胞大小一致;B.旋涡状瘤组织 PR 呈强阳性

(六)胸腺瘤

原发性肺内胸腺瘤非常罕见。确诊之前,必须除外原发性纵隔胸腺瘤的存在。文献中仅有少数病例报道,患者年龄为 25～77 岁,放射影像及手术时,纵隔均无肿物。

大体:肺的胸腺瘤可分为肺门型和外周型两类。肺门型多见于左肺,外周型多见于右肺。多为单发孤立的结节,直径 1.7～12 cm(平均 3 cm),有包膜,亦可多发。肿瘤切面常为分叶状,可局部呈囊性。

光镜:瘤组织由具有特征性的胸腺瘤细胞成分构成,即由不同比例的上皮细胞和淋巴细胞相混合,被纤维组织带分隔成小叶状(图 4-33A)。

免疫组化:肿瘤的上皮细胞显示 keratin(图 4-33B)、EMA、vimentin 阳性,神经内分泌标记阴性。上皮成分 CD5 阳性,淋巴细胞 CD1a 阳性。

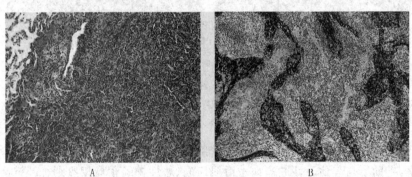

图 4-33　胸腺瘤

A.此瘤位于肺实质内,由不等量的淋巴细胞及上皮细胞构成;B.肿瘤中的上皮性瘤组织 keratin 阳性

(七)畸胎瘤

肺的畸胎瘤极罕见,在确定诊断时,首先要排除肺外如卵巢、睾丸、纵隔等部位的畸胎瘤转移至肺的可能。患者可有咳嗽、咯血等症状,有的甚至咯出豆渣样物和毛发。影像学上,病变呈典型的囊性肿块,常有局部钙化。

大体:肿瘤直径 2.8～30 cm,大多呈囊性和多房性,很少有以实性为主者。囊腔常与支气管相通,囊内可含有毛发、皮脂;实性部分可见脂肪及骨组织等。

光镜:肺畸胎瘤的组织结构与其他部位者相同。大多数为成熟型,通常呈皮样囊肿表现,囊壁内衬角化的鳞状上皮,壁内见皮脂腺等;有的呈实性,由内胚层、中胚层及外胚层来源的各种不同的组织成分杂乱地混合构成,其中胰腺、胸腺组织常见。如某些组织成分分化不成熟,似胚胎性组织(如软骨组织、神经组织),则为不成熟型畸胎瘤,具有恶性潜能。

三、恶性软组织肿瘤

(一)纤维肉瘤

此瘤亦甚罕见,多见于成人,年龄为 23~69 岁,平均 49 岁。它和平滑肌肉瘤基本类似,可发生在支气管内或肺实质内。支气管内者可致咳嗽、呼吸困难及咯血,肺实质者大多无症状。有细针穿刺活检进行诊断的报道。

大体:支气管内者多在叶支气管或主干支气管内,一般较小,直径 1~3 cm,呈灰白色或橘红色息肉状或带蒂肿物,增大时也可累及肺实质;位于肺实质者,大小不一,直径 2~23 cm,境界清楚但无包膜,切面质硬呈灰白色或黄色,可有出血,有时可见大囊腔。

光镜:此瘤通常富于细胞,由梭形细胞构成,与平滑肌肉瘤有时区别困难,但纤维肉瘤的瘤细胞排列成人字形或呈宽的束,细胞境界不清,核呈长尖状,分裂象及坏死区可见,细胞之间有多少不一的胶原化间质。如分化较差,则更富于细胞,核分裂象易见,多者可达(8~40)/10HPF,胶原纤维稀少。网织纤维染色显示网织纤维丰富,纤细的网织纤维围绕在各个细胞之间(图 4-34A、B)。

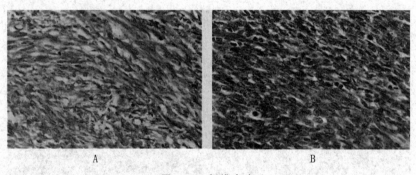

图 4-34　纤维肉瘤

A.肿瘤分化较好部分,由梭形成纤维细胞构成,其间可见胶原纤维;B.同上例,肿瘤分化较差部分,瘤细胞密集,核分裂象多见

如果在纤维肉瘤的背景上,有相当数量的浆细胞及淋巴细胞浸润,可称为炎性纤维肉瘤。

免疫组化:有助于与其他恶性肿瘤如平滑肌肉瘤、恶性神经鞘瘤相鉴别。纤维肉瘤的瘤细胞只与 vimentin 呈阳性反应,而对平滑肌肉瘤呈阳性反应的 SMA 及对恶性神经鞘瘤呈阳性反应的 S-100 蛋白均为阴性。

鉴别诊断:①转移性肉瘤。最重要的一点是转移性肉瘤远较原发性肉瘤多见。因此在确定纤维肉瘤的诊断前,必须除外其他部位的原发性肉瘤转移的可能性,特别是转移性纤维肉瘤、单相性滑膜肉瘤。单相性滑膜肉瘤的组织学表现与纤维肉瘤相似,如免疫组化 cytokeratin 弥漫强阳性。②原发性肉瘤:包括平滑肌肉瘤、恶性神经鞘瘤,免疫组化和电镜有助于把它们区别开来。

(二)平滑肌肉瘤

肺原发性平滑肌肉瘤甚少见,平均年龄 50 岁(出生~83 岁),男女比例 2.5:1。多数患者有疼痛、咳嗽、咯血、呼吸困难。手术切除后患者 5 年生存率为 50%,而 1/4 患者发病时已不能切除。国内有肺平滑肌肉瘤的个例报道。

大体:肿瘤多位于肺实质内,呈结节状,直径 2.5～15 cm;此瘤也可发生在大支气管,肿瘤可突入腔内呈息肉样,可有囊性变,较大者常伴有出血、坏死,并可侵至肺实质。

光镜:其组织形态与发生在其他部位的平滑肌肉瘤相同,瘤细胞多呈梭形,胞浆红染,核呈卵圆形或长梭形,可见核分裂象。有的肿瘤可发生自血管平滑肌组织,可见瘤细胞主要环绕薄壁血管分布的特征,可称为血管平滑肌肉瘤。如平滑肌肉瘤的瘤细胞呈多形性,可称为多形性平滑肌肉瘤。如肿瘤直径大于5 cm,又富于细胞,分裂象可达(2～5)/10HPF,并伴有出血、坏死,对判断为恶性有重要意义。

免疫组化:免疫组化与其他部位的平滑肌肉瘤相同,vimentin、actin、SMA、desmin 和平滑肌肌球蛋白可呈阳性表达。

有学者在会诊工作中,遇到一例发生自支气管壁血管平滑肌的平滑肌肉瘤。患者男性,60 岁,肿瘤位于左肺上叶突入支气管腔内呈息肉样,并侵及邻近肺实质。瘤组织具有以血管为中心分布的特点,环绕由单层内皮细胞构成的较大血管分布。瘤细胞异型性明显,大小不等,核分裂象多见。可称为支气管的血管平滑肌肉瘤(图 4-35A、B)。免疫组化染色瘤组织 SMA 呈强阳性反应。

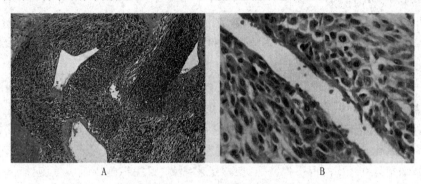

A   B

图 4-35　支气管血管平滑肌肉瘤

A.瘤组织在支气管壁内呈环绕血管的现象;B.一条血管内皮细
胞下的瘤细胞呈梭形、卵圆形,胞浆红染,核分裂象多见

鉴别诊断:转移性平滑肌肉瘤如原发性平滑肌肉瘤的患者为女性,则应首先排除来自生殖道平滑肌肉瘤转移的可能性。

(三)横纹肌肉瘤

肺的横纹肌肉瘤更为罕见。可发生在儿童和成人,儿童的横纹肌肉瘤为实性或多囊性肿块,有时累及胸壁,大多数与胸膜肺母细胞瘤有关。成人的横纹肌肉瘤比儿童稍多见,大多数患者在50～60 岁,男性稍多于女性。

大体:肿瘤为大的实性肿块,可累及一个以上肺叶,并侵及支气管血管结构。

光镜:肺横纹肌肉瘤的组织学表现与其他部位的横纹肌肉瘤相同,成人者多为多形性横纹肌肉瘤,小儿则为胚胎性横纹肌肉瘤。

免疫组化:与其他部位横纹肌肉瘤相同,可表达 MyoD1、myogenin、myoglobin、desmin、my-osin、actin、vimentin。

(四)脂肪肉瘤

肺的脂肪肉瘤极罕见。故在诊断此瘤时必须首先排除转移性脂肪肉瘤的可能。因为身体其他部位如四肢、胸腹壁、腹膜后等处的脂肪肉瘤并不少见,可经血路转移至肺。

大体：可为单个或多个包块，切面可呈浅黄色，有油腻感。

光镜：其组织结构特点与软组织的脂肪肉瘤相同，可表现为黏液脂肪肉瘤（图 4-36）、多形性脂肪肉瘤等。

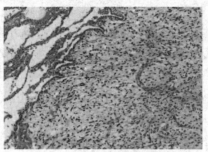

图 4-36　黏液脂肪肉瘤

瘤组织呈黏液脂肪肉瘤表现，左上可见肺组织

（五）上皮样血管内皮瘤

此瘤多见于青年成人，大多为女性。多数患者临床上表现为轻度咳嗽和呼吸困难，进行性肺功能不全。最初将此瘤认为是细支气管肺泡癌的一个亚型，后经免疫组化及电镜观察，显示此瘤是由内皮细胞构成，故认为是肺型上皮样血管内皮瘤。

大体：在肺内的典型表现是具有软骨样外观的多发结节，1/3 的病例表现为孤立结节。多数肿瘤直径小于 1 cm，切面为实性、灰白色似软骨的透明样结节，有的可伴有钙化。

光镜：病变为界限清楚的嗜酸性结节，中心可见类似淀粉样变或软骨瘤的透明变性或凝固性坏死。结节周围细胞成分较多，位于黏液软骨样基质中的细胞团可伸入肺泡腔、细支气管、血管和淋巴管。瘤细胞具有突出的上皮样特征，类似上皮细胞、组织细胞或蜕膜细胞，胞浆丰富呈嗜酸性或明显的胞浆内空泡。细胞核圆形，偶见单个胞浆小泡，被认为是血管腔分化（图 4-37A、B）。有些肿瘤显示中度细胞不典型性、坏死，可见分裂象，这时需要与血管肉瘤及分化差的癌鉴别。有时可见钙化。

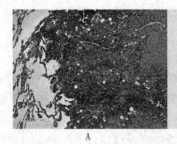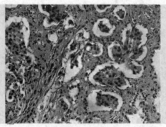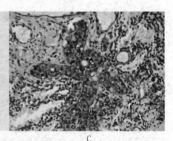

A　　　　　　　　　B　　　　　　　　　C

图 4-37　上皮样血管内皮瘤

A.肺实质瘤组织呈结节状，瘤细胞见有大小不等的空泡，伴凝固性坏死；B.瘤组织充满肺泡腔，呈上皮样实性集；C.免疫组化染色：瘤组织 CD34（＋）

免疫组化：肿瘤细胞 CD34（图 4-37C）、CD31、Fli-1、F8 和 vimentin 阳性，而 cytokeratin 一般阴性。

（六）血管肉瘤

肺的血管肉瘤极罕见，可为单个或多数包块，患者可伴有呼吸困难及咯血。虽然肺可能是最初发病的部位,但大多数肺的血管肉瘤表现为转移性的,其原发部位是心脏、心包脏层、乳腺、肝、脾、肾、肾上腺、骨及脑等。患者平均年龄 45 岁(5～71 岁)。

大体:原发及转移性血管肉瘤呈出血性结节,累及肺或胸膜,周围肺组织可见不等量的出血。

光镜:其特点是瘤组织与其他部位的血管肉瘤相似,由不典型内皮细胞形成大小不等、形状不规则的血管腔隙,偶尔呈实性梭形细胞或上皮样细胞结节,在肺实质内弥漫浸润。瘤细胞异型性明显,分裂象易见,可有出血与坏死。

免疫组化:内皮细胞的标记如第Ⅷ因子、CD31、CD34、UEA 等可呈阳性表达。

鉴别诊断:包括 Kaposi 肉瘤、弥漫性肺淋巴管瘤和血管瘤病、肺毛细血管瘤病、转移性肺动脉肉瘤结节、上皮样血管肉瘤等。

(七)Kaposi 肉瘤

此瘤亦名多发性特发性出血性肉瘤,其发生一般与机体免疫状态有关,特别是免疫功能低下者。如 AIDS 患者易并发 Kaposi 肉瘤,可发生在皮肤、淋巴结、肠道及其他内脏器官,但肺的 Kaposi 肉瘤极罕见。它也可能是多发性瘤灶的局部表现之一。

大体:呈出血性结节。

光镜:与其他部位者相同,在肺实质中瘤组织亦由增生的毛细血管及纵横交错的梭形细胞构成,梭形细胞之间可见红细胞及透明小体。瘤细胞分化较好,分裂象不多见。瘤组织可向周围肺间质浸润生长,故可见残留的肺泡,腔内可见吞噬了含铁血黄素的巨噬细胞(图 4-38A、B)。

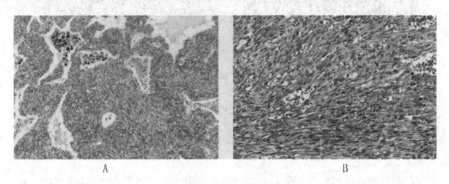

图 4-38　Kaposi 肉瘤

A.瘤组织由富于血管的梭形细胞构成,在肺泡间质中生长;B.同上例放大,梭形细胞间富于增生的小血管及红细胞

(八)恶性血管外皮细胞瘤(图 4-39)

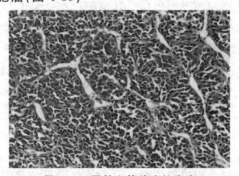

图 4-39　恶性血管外皮细胞瘤

瘤组织富含分支状血管,其周围瘤细胞呈卵圆形

此瘤发生在肺亦较罕见,大多数患者为50~69岁,男女性发病相等,常见症性是咯血及胸痛,近半数无症状,常规胸片检查时发现。

大体:在肺实质内大多为孤立性包块,一般直径2 cm左右,最大者直径可达16 cm,可见出血及坏死。有的也可为多数结节。

光镜:主要特征是肿瘤内薄壁血管丰富,卵圆形或短梭形瘤细胞围绕血管分布,呈旋涡状或车辐状排列,偶可见多核巨细胞,核分裂象少见。网织纤维染色显示,瘤细胞间网织纤维丰富,且以血管为中心呈放射状分布,有助于诊断。

此瘤为潜在恶性,如肿瘤大于8 cm,侵至胸膜及支气管,出现瘤巨细胞及坏死,核分裂象多于3/10HPF,则具有侵袭性生物行为。

免疫组化:肿瘤细胞 vimentin 呈现不同程度阳性,但 actin 和 desmin 阳性者少见,且只呈局部阳性。肿瘤对第Ⅻa因子和HLA-DR也呈阳性,CD34可有散在反应。

(九)恶性纤维组织细胞瘤(图4-40A、B)

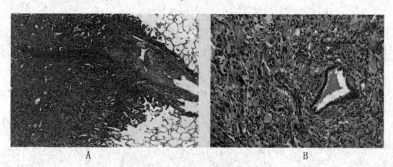

A   B

图4-40 恶性纤维组织细胞瘤

A.瘤组织在肺实质内浸润性生长,右上见血管内瘤栓;B.在细支
气管周围的瘤组织,可见成纤维细胞、瘤巨细胞及炎细胞浸润

此瘤是老年人最常见的恶性软组织肿瘤。最常累及四肢、腹膜后、躯干,肺的恶性纤维组织细胞瘤亦甚罕见。

临床表现:发病年龄41~75岁,最常见于60~70岁,男女比例大致相等。2/3患者有咳嗽、胸痛、气短、咯血和体重减轻。60%~70%的患者有复发或转移。

大体:肿块一般在肺实质内或胸膜下,为孤立性肿块,直径为2~10 cm,常见黄色坏死灶,少数情况出现空洞。

光镜:肿瘤可呈分叶状向周围肺组织生长。其组织形态与发生在身体软组织者相似,组织形态多样,呈车辐状、束状、多形性,排列不一。细胞成分有成纤维细胞样的卵圆形和梭形细胞,有不典型性的组织细胞样细胞及不规则形的黄瘤细胞,还有多形性的单核和多核巨细胞。淋巴细胞和浆细胞常散在于瘤细胞之间,中性粒细胞可存在于坏死周围。偶尔可见明显的黏液样基质或多量弥漫的中性粒细胞(炎症亚型)。核分裂象易见(可多至48/10HPF),包括不典型核分裂象,广泛坏死常见。

免疫组化:肿瘤细胞 vimentin、α-1-AT 和 α-1-ACT 阳性,而 keratin、EMA、CEA、S-100、desmin、myoglobin 阴性。

鉴别诊断:①转移性恶性纤维组织细胞瘤。原发于软组织转移至肺的恶性纤维组织细胞瘤明显多于肺原发性恶性纤维组织细胞瘤,故在诊断时应首先排除转移性恶性纤维组织细胞瘤的可能。②炎性假瘤的纤维组织细胞型：此病变缺乏恶性纤维组织细胞瘤的异型性，包括核染色质深、多形性、奇异的多核细胞，以及坏死和核分裂象。如肿瘤坏死大于 15%，核分裂象多于 3/50HPF，则支持恶性纤维组织细胞瘤的诊断。

(十)骨肉瘤

肺的原发骨肉瘤罕见，文献报道不足 10 例。诊断骨肉瘤之前必须除外转移性骨肉瘤及其他伴有骨形成的转移性肿瘤（如子宫内膜癌肉瘤）、胸壁原发性骨肉瘤侵及肺、骨肉瘤性间皮瘤累及肺。

临床表现：患者均为成年人，年龄 35～83 岁，发病率男女几无差别。患者可有咳嗽、呼吸困难、胸痛、咯血或肺炎史。

大体：肿瘤较大，可位于中央或外周部，为孤立性肿块，境界清楚，最大者直径可超过 16 cm。

光镜：其他部位的骨肉瘤一样，瘤组织中有肿瘤性骨或骨样组织，虽然在其他区域有其他成分，如软骨肉瘤或恶性纤维组织细胞瘤存在。

(十一)软骨肉瘤

肺的软骨肉瘤罕见，1993 年 Hayashi 复习文献共发现 13 例，男性 7 例，女性 9 例，平均年龄 55 岁。肿瘤位于主支气管和肺实质者几乎相等。多数患者有非特异性症状，咳嗽、胸痛及呼吸困难。位于支气管者较早可出现阻塞症状。

大体：肺原发性软骨肉瘤与发生在其他部位者相似，肉眼观察难以区分其良、恶性。在肺实质者较支气管者为大。此瘤生长缓慢，切除后可局部复发，胸外转移不常见。

光镜：其组织形态和其他部位者相同，也可见黏液样软骨肉瘤结构。在确定诊断前应除外转移性软骨肉瘤、软骨瘤、上皮样血管内皮细胞瘤、胸膜肺母细胞瘤伴有软骨肉瘤灶、原发性及转移性癌具有软骨样特征，以及伴有软骨肉瘤分化的间皮瘤。

(十二)滑膜肉瘤

肺的滑膜肉瘤罕见，通常发生在青年到中年成人，无性别差异。常见表现是咳嗽，可伴有咯血，其次是胸痛。低度发热和体重减轻少见。

大体：常为外周型实性肿块，界限清楚，无被膜。直径为 0.6～17 cm（平均 5.6 cm）；少数病例可累及气管支气管树，在支气管内形成肿块。偶尔肿瘤弥漫浸润至胸壁或纵隔。肿瘤切面可显示囊性变和坏死。

光镜：与发生在软组织的滑膜肉瘤相同，可有双向型和单向型之分。单向型由卵圆形、梭形细胞构成，相互交织、密集成束，可伴以黏液样区，并显示明显的血管周细胞瘤的结构，以及局灶性少量致密透明变的纤维化区。双向型由上皮和梭形细胞成分二者组成。上皮区含有裂隙样的腺样间隙，伴有散在的管状-乳头状分化。细胞呈立方形，胞浆中等呈嗜酸性，核圆形，染色质呈颗粒状，偶见核仁，核分裂象多见（5～25/10HPF）。瘤组织大多有局灶性坏死，也可见钙化及肥大细胞浸润。

免疫组化：大多数双相型滑膜肉瘤表达 CK、EMA，但 EMA 表达比 CK 更常见、更广，上皮细胞比梭形细胞染色强度更显著。在单向型病变中的梭形细胞，可表达 CK7 和 CK19，而在其他类型梭形细胞肉瘤一般为阴性，故在鉴别诊断上特别有用。vimentin 通常在梭形细胞表达，30% 以上的肿瘤亦表达 S-100（核及胞浆），有的可灶性表达 calretinin 及 SMA。另外，Bcl-2 及 CD99 通常为阳性，CD34、desmin 阴性。

(十三)肺动脉肉瘤及肺静脉肉瘤(图 4-41A、B)

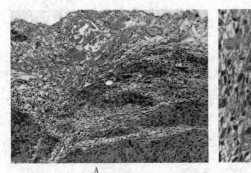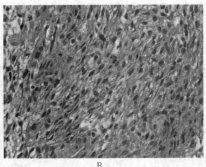

图 4-41　肺动脉肉瘤

A.在黏液样背景上梭形瘤细胞显著增生;B.瘤组织由梭形细胞构成,呈成纤维细胞分化,细胞间有胶原纤维

肺动脉肉瘤是一种少见肿瘤,只有几百例报道,发病率不清,因许多病例术前被误诊为肺动脉血栓,如果不做组织学检查就仍不能确诊。

临床表现:诊断时平均年龄 49.3 岁(范围 13~81 岁),性别无差异。最常见的症状是气短,其次为胸背痛、咳嗽、咯血、体重降低、不适、晕厥、发热和罕见的猝死。这些临床表现通常与慢性血栓疾病不能区别。

肺静脉肉瘤远比肺动脉肉瘤少见,已报道病例少于 20 例。多在女性发生,年龄范围 23~67 岁(平均 49 岁)。最常见的表现是呼吸困难、咯血和胸痛。大多数病例的临床印象是发生在左心房或肺的肿瘤。

大体:肺动脉肉瘤最常见于右肺动脉、左肺动脉、肺瓣膜,最少见的是右心室流道,但也可双侧肺动脉受累。肿瘤表现为在血管腔内随血管分支呈分支状的黏液样或胶样凝块。肺静脉肉瘤一般呈肉褐色,阻塞受累的肺静脉,大小为 3.0~20.0 cm。可侵犯静脉壁而累及其周肺实质。

光镜:在组织形态上,肺动脉肉瘤可分为内膜肉瘤和管壁肉瘤 2 型。内膜肉瘤在腔内呈息肉状生长,表现为在黏液样背景上梭形细胞增生与细胞少的胶原化间质相交替,梭形细胞显示成纤维细胞性或肌成纤维细胞性分化;管壁肉瘤则显示较分化的肉瘤灶,可有骨肉瘤、软骨肉瘤或横纹肌肉瘤。大多数肺静脉肉瘤显示平滑肌分化,因此相当于平滑肌肉瘤,可见核分裂象及坏死。

免疫组化:肺动脉肉瘤 vimentin 呈强阳性,也可表达 SMA。当显示平滑肌或血管分化时,也可表达 desmin 或内皮细胞标记。肺静脉肉瘤对 vimentin、desmin 和 actin 呈阳性表达。40%病例可异常表达 keratin。

四、其他恶性肿瘤

(一)恶性黑色素瘤

肺的原发性黑色素瘤极罕见,国外报道及文献复习共有 20 例,患者均为白种人,无性别差异。故在诊断肺原发性黑色素瘤时要特别慎重,应密切联系临床,首先要排除潜在的皮肤黑色素瘤转移至肺的可能性。

肺的黑色素瘤常发生在支气管黏膜,以大支气管为多,也可发生在外周小支气管,与近端大支气管没有联系。可来自胚胎期支气管黏膜上皮间迷离的黑色素母细胞。

光镜:无论中央型还是外周型,均在肺实质形成肿块,与支气管紧密相连。瘤组织在支气管黏膜上皮下浸润生长，并侵至肺实质，充满肺泡腔内。其瘤细胞形态结构与身体常见部位者相同，瘤细胞含黑色素者较少。故应仔细观察，寻找含黑色素的瘤细胞，以便确诊（图 4-42A、B）。也可借助免疫组化明确诊断。

免疫组化：瘤组织 HMB45、Melan A、vimentin 等（＋）。

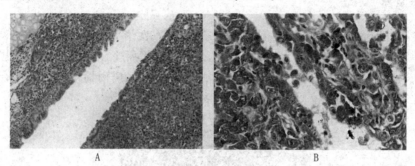

图 4-42 黑色素瘤

A.瘤组织在支气管黏膜上皮下弥漫浸润，左上见支气管软

骨；B.同上例，在支气管上皮下浸润的瘤细胞含有黑色素

(二)绒癌

肺的原发性绒癌甚罕见。鉴于子宫原发性绒癌不少见，且常表现为早期的血行转移，以肺转移最为多见（约 55.9％）。因此，诊断肺的原发性绒癌更要十分谨慎，必须从各方面排除转移性绒癌的可能，始可作出诊断。

病理：肺的原发性绒癌的大体形态表现，与转移性者无差异，癌组织亦有明显的出血、坏死。

光镜：癌组织的形态特点与其他原发部位的绒癌相同，由细胞性滋养叶细胞和合体性滋养叶细胞混合构成（图 4-43），常有大片出血、坏死。

免疫组化：癌组织 HCG（＋）。

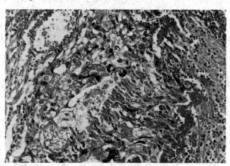

图 4-43 绒癌

绒癌组织位于肺实质内，由细胞性及合体性滋养叶细胞构成

（于 层）

第三节 呼吸系统转移性肿瘤

肺是转移性肿瘤最常见的部位，20％～50％的患者死于肺外实体肿瘤肺转移，而其中15％～

25％的患者,肺脏是其唯一的转移灶。有些肿瘤,像恶性黑色素瘤、某些肉瘤(尤因瘤、骨肉瘤、横纹肌肉瘤)、肾细胞癌、睾丸肿瘤(生殖细胞瘤)、子宫绒毛膜癌、乳腺癌、前列腺癌和甲状腺癌有肺转移的特殊倾向性。

一、大体形态

大多数转移性肿瘤位于肺外周部,其大体形态有:多发性结节、孤立性结节、胸膜转移、支气管腔内转移,其中以多发性结节最为常见。镜下,还可见血管癌栓,或广泛累及肺淋巴管(即所谓的淋巴管癌病)(图 4-44)。转移性肿瘤的生长方式主要是在间质内播散,4％可伴有囊性变;也可沿着肺泡腔表面生长扩散,貌似细支气管肺泡癌结构。

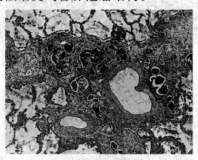

图 4-44 肺淋巴管癌病
肺小动脉周围的淋巴管内,充满转移性癌栓

二、组织形态

(一)转移性癌

肺转移癌的组织形态有时与肺原发癌相类似,需要认真鉴别。以下组织细胞学特征可帮助识别肺转移癌。

1.具有鳞癌组织结构的转移癌

肺外(食管、宫颈等)鳞癌转移至肺者较少见,远比腺癌为少。常位于肺外周部,呈单个或多个结节。镜下癌组织形态与原发癌基本相同,有的较原发性鳞癌有较明显的角化,而支气管黏膜上皮无不典型增生或原位癌的表现(图 4-45)。

2.具有腺癌组织结构的转移癌

诊断肺转移性腺癌,在临床上,患者须有肺外器官的腺癌史。

转移性腺癌较常见者有胃腺癌、大肠腺癌、乳腺癌、前列腺癌、胰腺腺癌、涎腺腺样囊性癌(图 4-46)、子宫内膜腺癌等,甲状腺癌有的亦可转移至肺。这些转移性癌均分别具有与原发性腺癌基本相同的组织形态特点,诊断时应结合临床病史,并复查原发癌切片。此外,在原发性肺腺癌组织中常有炭末沉着,此点有助于与转移性腺癌相鉴别。必要时,可进行免疫组化或电镜观察。

3.具有透明细胞组织结构的转移癌

肺原发性透明细胞癌的诊断,首先要排除转移癌的可能。有透明细胞结构的转移癌,首先要考虑肾透明细胞癌,因为 2％的肾癌患者在未发现原发癌之前即可有孤立的肺转移。此外,还应考虑甲状腺透明细胞癌、透明细胞肝癌及恶性透明细胞肌上皮瘤的转移。总的来说,原发癌的组织成分常不十分单纯,或多或少伴有鳞癌或腺癌成分。转移癌则各具有不同的组织形态特征,较为单纯。必要时,可借助免疫组化和电镜帮助鉴别。

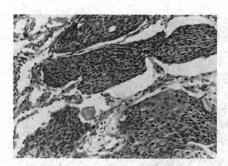

图 4-45 转移性食管鳞癌

癌组织在肺泡内生长,癌细胞多呈梭形,少数有角化

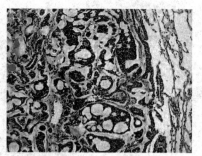

图 4-46 转移性腺样囊性癌

癌组织呈腺样、筛状及条索状

4.具有乳头状结构的转移癌

无论是肺的原发癌还是转移癌,有乳头状结构者较多。转移癌可来自结肠、胰腺、卵巢、甲状腺、涎腺、乳腺、前列腺及肾的癌。应结合病史,并从各种癌的组织结构特点上加以鉴别,也可辅以免疫组化观察。

5.其他

肝细胞癌经血道可转移至肺,较多见,约占肝外器官转移的 90%,多表现为肺内小血管的癌栓;如为转移性结节,可弥漫分布于各叶肺,其直径小于 1 cm。其镜下形态与原发癌类似,具有肝细胞癌的特征。

(二)转移性肉瘤

身体各处软组织及骨、软骨组织发生的肉瘤,常见的是血行转移,故各种肉瘤均可发生肺转移。

1.转移性软组织肉瘤

较常见的转移性软组织肉瘤有滑膜肉瘤(图 4-47)、平滑肌肉瘤、横纹肌肉瘤、脂肪肉瘤、纤维肉瘤、腺泡状肉瘤等。这些转移性肉瘤的组织形态特点与原发部位的各种肉瘤基本相同,在诊断时结合临床病史一般并不困难。但要注意与肺的原发性肉瘤相鉴别,因上述这些肉瘤均可原发于肺,只有排除了转移性肉瘤的可能,始可诊断为原发性肉瘤。

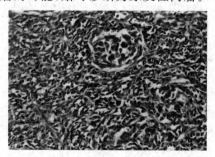

图 4-47 转移性滑膜肉瘤

瘤组织呈上皮及间叶双相分化特征

2.转移性骨及软骨肉瘤

特别是骨肉瘤常可早期转移至肺,但也有术后十多年始发生肺转移者(图 4-48)。软骨肉瘤(图 4-49)、骨巨细胞瘤也可转移至肺。

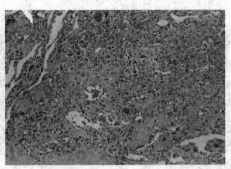

图 4-48　转移性骨肉瘤

患者女性,47 岁,曾患右下肢骨肉瘤,术后 13 年发生肺转移

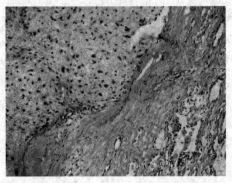

图 4-49　转移性软骨肉瘤

实质中的软骨肉瘤由黏液软骨构成,右下见肺组织

(三)其他转移性肿瘤

肺的其他转移性肿瘤主要有绒癌、黑色素瘤、胸腺瘤等,其组织形态特点与原发部位的肿瘤相同,结合临床病史,诊断一般并不困难。

(于　层)

第五章 消化系统肿瘤的病理诊断

第一节 食管肿瘤

一、食管癌

食管癌是常见的恶性肿瘤之一,遍及世界各地,但其地理分布极不平衡,国内国外都有一些集中高发区和相对高发区。我国是食管癌的高发国,国内高发区主要分布在太行山区、秦岭地区和闽粤交界地区等处。从中国东北到土耳其、伊朗北部为一带状高发地带。

我国食管癌好发年龄为40～60岁,国外报道为50～70岁。男性多见,男女比例从2：1～20：1不等,平均4：1。患者的主要症状为哽噎、吞咽困难、胸骨后或剑突下痛,少数可伴高钙血症。

早期食管癌的定义是指癌组织位于黏膜下层以上,同时不能有局部淋巴结转移。如癌局限于上皮内称为原位癌或上皮内癌,如癌已侵入肌层则为中期食管癌。晚期食管癌是指癌已侵犯肌层达外膜或外膜外组织。

大体:早期食管癌可看不出病变或仅黏膜粗糙、糜烂或呈斑块乳头状隆起,以糜烂和斑块状为多见。

中晚期食管癌的大体类型如下。①髓样型:肿瘤在食管壁内浸润性生长,使管壁弥漫性增厚,表面可形成浅溃疡,切面增厚的食管壁灰白色、均匀、质软;②息肉蕈伞型:肿瘤形成卵圆形或扁平肿块,或呈蘑菇样肿物突入食管腔,表面都有浅溃疡;③溃疡型:肿瘤形成大小不一、深浅不等的溃疡,溃疡边缘隆起,底部凹凸不平;④缩窄型:癌组织浸润性生长处伴明显的纤维组织反应,使食管明显变硬,管腔狭窄(环形缩窄),切面肿瘤处食管壁增厚,灰白色,条纹状。以上各型中髓样型最多见,占60%左右,其次为息肉蕈伞型和溃疡型,缩窄型最少。WHO(2010年)分类将上述②息肉蕈伞型分为0～Ⅰ型;③溃疡型分为Ⅱ型(进展型);①髓样型及④缩窄型分为Ⅳ型(进展型)。

光镜:90%的食管癌为不同分化程度的鳞癌。根据分化程度鳞癌可分为高分化、中分化和低分化,高分化鳞癌有明显的角化珠(癌珠)形成,癌细胞胞浆丰富,核分裂少。低分化鳞癌癌细胞分化差,多数已无鳞状上皮的排列结构,癌细胞异型性明显,核分裂多见。中分化鳞癌的组织形态介于高分化和低分化鳞癌之间。

其他组织学类型的癌。①腺癌:占食管的5%～10%,主要发生在Barrett食管,而且癌旁的 Barrett 食管黏膜上皮常伴不同程度的异型增生,腺癌的形态与胃肠道腺癌同;②疣状癌:呈粗大乳头状生长,鳞状上皮分化好,表面有角化不全和角化过度,底部呈膨胀性生长,浸润常不明显,这种癌可误诊为良性;③腺样囊性癌:形态与涎腺相应肿瘤相同;④基底细胞样鳞癌:是一种恶性度较高的癌,好发于食管上段,老年男性多见,癌细胞形成实性或筛状小叶、小腺样结构,可有粉刺状坏死,同时可见通常的鳞癌区(图 5-1);⑤黏液表皮样癌:其恶性度较低,形态与涎腺的黏液表皮样癌同;⑥腺鳞癌:癌组织具有明确的鳞癌和腺癌成分,而且二者混合存在;⑦神经内分泌癌:类癌和小细胞未分化癌,食管类癌(神经内分泌肿瘤)极罕见,主要为小细胞神经内分泌癌。肿瘤较大,直径>4 cm,可位于食管的任何部位,但以中段多见。组织学形态与肺内相应的癌同,瘤细胞可形成菊形团,有腺样或鳞状细胞分化,甚至有灶性黏液分泌。

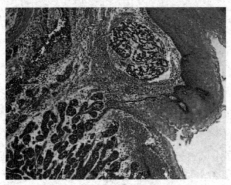

图 5-1　基底细胞样鳞癌

免疫组化:显示 Chromogranin A、CD56、Syn 等神经内分泌标记均阳性,并可有异位激素如 ACTH、calcitonin、VIP 和 5-HT 等分泌。

电镜:神经内分泌颗粒直径 80～200 nm。此癌恶性度高。

分子病理:TP53 基因(17p13)的突变和过表达在食管癌中检出率很高,TP53 被认为是食管癌发生、发展中重要的遗传事件。

二、食管癌肉瘤

食管癌肉瘤又称肉瘤样癌、鳞癌伴梭形细胞间质、假肉瘤、梭形细胞癌、息肉状癌、化生性癌等。此癌常长成息肉状。有一长短不等的蒂,突向食管腔。肿瘤由肉瘤成分和癌(鳞癌、腺癌或未分化癌)混合而成。肉瘤和癌的比例,不同病例不同。表面常为溃疡面或灶性被覆原位癌或鳞癌,肉瘤成分多数像恶性纤维组织细胞瘤并可向软骨、骨或横纹肌分化,有关此瘤的性质始终有不同意见。有认为此瘤基本上是癌伴肉瘤间质,因免疫组织化学显示肉瘤成分部分亦为 keratin 阳性,电镜下大部分肉瘤细胞具肌成纤维细胞或其他间充质细胞的超微结构,更重要的是此瘤有与食管癌完全不同的生物学特性:①肿瘤总是呈息肉状生长;②此瘤的转移灶多数为纯肉瘤成分;③预后好,5 年存活率达 50%以上。

三、恶性黑色素瘤

恶性黑色素瘤好发于食管中段和下段。老年人多见。肿瘤常呈灰色或黑色息肉状肿物突入食管腔。

光镜:瘤细胞呈上皮样、梭形、二者混合或多形性,黑色素一般较多,所以诊断不困难。

电镜:有多量黑色素小体。食管原发性恶性黑色素瘤周围黏膜鳞状上皮常显交界活性或有散在卫星状瘤结节。有些病例瘤周黏膜有灶性或弥漫性黑变。此瘤恶性度高,预后差。

四、间充质肿瘤

(一)平滑肌瘤

平滑肌瘤是食管最常见的非上皮性良性肿瘤,半数患者无症状,有症状者主诉为吞咽困难和胸部不适,下段较上段食管多见,通常为单发亦可多发,肿瘤形成息肉或巨块突入管腔,表面黏膜光滑或有溃疡形成,或呈哑铃状部分突入管腔,部分突至食管外;或呈扁平形主要是壁内生长的肿物。肿瘤切面界限清楚,灰白色编织状,常伴钙化,光镜所见与身体其他部位的平滑肌瘤同。食管平滑肌肉瘤少见,体积一般较大,质软。切面常有出血坏死。光镜下瘤细胞密集,核分裂可见或多见。分化好的平滑肌肉瘤与平滑肌瘤有时很难鉴别。由于消化道平滑肌肿瘤的生物学行为较发生于子宫者恶性度高,所以对于食管平滑肌肿瘤核分裂>2/10HPF者均应作平滑肌肉瘤处理为妥。

一种罕见的弥漫性平滑肌瘤病主要见于青少年,累及食管的一段,有时可累及食管和胃。病变处食管狭窄。

光镜:食管壁平滑肌弥漫增生,呈旋涡状。增生的平滑肌间夹杂多量纤维组织,神经和血管成分亦增生并有淋巴细胞和浆细胞浸润,使食管壁弥漫性增厚。这种病变可能是一种畸形而非肿瘤。

(二)胃肠道间质肿瘤(GIST)

食管 GIST 罕见,占食管间充质肿瘤的 10%~20%,多数为食管远端腔内肿物,造成吞咽困难。多数 GIST 为梭形细胞肿瘤,呈肉瘤样结构,有一定量核分裂。有时可呈上皮样,形态及免疫组化与胃 GIST 相同。

五、其他肿瘤

(一)鳞状上皮乳头状瘤和腺瘤

两者均罕见。鳞状上皮乳头状瘤为外生性乳头状肿物。

光镜:鳞状上皮分化好,无异型性。由 HPV 引起的乳头状瘤可见凹空细胞。腺瘤只见于 Barrett 食管。腺瘤的大体和光镜形态与发生于胃和肠的腺瘤同。

(二)颗粒细胞肿瘤

胃肠道发生的颗粒细胞肿瘤以食管最多见。肿瘤为单发或多发黏膜下肿物,表面有完整的鳞状上皮黏膜被覆,上皮可呈假上皮瘤样增生。瘤细胞胞浆丰富,嗜酸性颗粒状。瘤细胞排列成索或巢。恶性颗粒细胞肿瘤很罕见。近年根据电镜和免疫组织化学研究的结果认为颗粒细胞肿瘤来自神经周细胞。

(三)其他肿瘤

文献中报道的食管肿瘤还有毛细血管瘤、血管外皮瘤、神经纤维瘤、淋巴瘤、浆细胞瘤、横纹肌肉瘤、滑膜肉瘤、软骨肉瘤和骨肉瘤等。原发性食管的淋巴瘤极罕见,常常是邻近器官的累及。食管淋巴瘤最常见的类型为弥漫性大 B 细胞淋巴瘤及 MALToma。

六、转移瘤

食管的转移瘤可由肺、甲状腺、喉和胃的肿瘤直接累及,或经淋巴管血管转移至食管,如来自睾丸、前列腺、子宫内膜、肾和胰腺的恶性肿瘤,各种白血病和淋巴瘤均可累及食管。

(张　慧)

第二节　胃部肿瘤

一、胃癌

胃癌是常见的恶性肿瘤之一,在消化道癌中占第一位。主要分布在亚洲、拉丁美洲和中欧,世界范围的高发国有日本、中国、新加坡、智利、哥斯达黎加、委内瑞拉、匈牙利、波兰、德国、冰岛、保加利亚、罗马尼亚和马耳他等。我国胃癌发病率很高,主要高发区在西北、东南沿海各省以及东北和西南局部地区。我国胃癌的发病从沿海向内地方向、从东到西和从北到南有逐渐降低的趋势。

胃癌的病因因素已知的有饮食因素、地理条件、种族因素、遗传因素、血型、真菌毒素和化学物质如亚硝胺等。其中饮食因素(如高盐饮食、油煎、熏制和粗糙食物等)、真菌毒素和亚硝胺吸引了大量研究人员的注意力。

胃癌男性多见,胃的任何部位都能发生,好发部位依次为胃窦(包括幽门前区)、小弯、贲门、胃底和胃体。

Borrmann(1926 年)将胃癌大体分成Ⅰ～Ⅳ型。Ⅰ型:肿瘤主要向腔内突起形成巨块、息肉或结节,表面可有糜烂,癌呈膨胀性生长,切面与周围胃壁界限清楚;Ⅱ型:肿瘤向胃壁内生长,中心形成大溃疡,溃疡边缘隆起呈火山口状,呈膨胀性生长,切面与周围胃壁界限清楚;Ⅲ型:形态与Ⅱ型相似但癌的底盘较溃疡大,呈浸润性生长,切面与周围胃壁界限不清;Ⅳ型:肿瘤在胃壁内弥漫浸润性生长,切面与周围胃壁界限不清,表面可有糜烂或浅溃疡。此型如累及胃的大部或全部者即为皮革胃。1942 年,Stout 又描述了Ⅰ型胃癌称为浅表扩散型胃癌。此型癌的特点是癌组织主要沿黏膜扩散,不形成突向腔内或侵入胃壁的瘤块,癌的面积明显大于浸润深度。大部分癌组织限于黏膜和黏膜下层,灶性地区亦可深入肌层甚至浆膜或浆膜外(图 5-2)。目前国内采用的大体分型不外乎上述五种基本型的改良,如分为巨块型(包括息肉状、结节状、蕈伞状和盘状巨块)、溃疡型、溃疡浸润型、浸润型(根据浸润范围又分成弥漫浸润型和局部浸润型两型)、浅表扩散型、混合型和溃疡-癌。溃疡-癌是指在已存在的慢性胃溃疡基础上发生癌。诊断条件是:①慢性胃溃疡即 U1-4,溃疡底部肌层完全破坏被瘢痕组织代替,溃疡边缘的黏膜肌层与肌层融合;②溃疡边缘的再生黏膜中(最好是仅在一侧黏膜内)有小的癌灶,溃疡底部绝对不应有癌。这种癌只有在它的早期才能诊断,到晚期时已与一般胃癌不能鉴别。

胃癌绝大部分为腺癌。胃癌的组织学分类种类繁多,主要根据腺体分化程度、间质的量和性质以及分泌黏液的量将胃腺癌分成许多种类型。国内常用的组织学分类:乳头状腺癌、腺癌或称管状腺癌(高分化、中分化、低分化)、黏液腺癌、印戒细胞癌、硬癌(间质有多量纤维组织)和未分化癌。

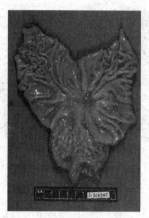

图 5-2　浅表扩散型胃癌

　　1965 年,Lauren 根据 1344 例手术切除胃癌的组织结构、黏液分泌和生长方式将胃癌分成肠型胃癌和胃型(弥漫型)胃癌两大类:肠型胃癌来自肠化的上皮,癌细胞形成腺管或腺样结构,黏液分泌主要在腺腔内或细胞外。大体上 60％为巨块型,25％为溃疡型,15％为弥漫型。胃型胃癌来自胃上皮,为黏附力差的小圆形细胞,单个分散在胃壁中,大多数细胞分泌黏液而且黏液在胞浆内均匀分布,少量在细胞外。大体上 31％为巨块型,26％为溃疡型,43％为浸润型。肠型和胃型胃癌不仅在形态上有区别,在患者年龄、性别和流行病学等方面都有明显的不同。肠型胃癌多见于老年人,男性多见。胃癌高发区多见。癌周胃黏膜常伴广泛的萎缩性胃炎,预后较好。胃型胃癌多见于青壮年,女性多见,胃癌低发区多见,癌周胃黏膜无或仅有小片萎缩性胃炎,预后差。Lauren 分析的 1 344 例中 53％为肠型,33％为胃型,另有 14％不能分类。

(一)早期胃癌

　　早期胃癌是指位于黏膜下层以上的癌。不管其面积多大和有无淋巴结转移。诊断早期胃癌的关键是必须把病变部和其他周围的胃壁,甚至是全部胃标本作连续切片检查以保证所有的病型均在黏膜下层以上。早期胃癌的大体分型都按照日本内镜学会的分型(图 5-3)。各型的混合称为复合型如表面凹陷型的中心有溃疡就形成Ⅱc+Ⅲ型。或表面凹陷型边缘又有表面隆起则成Ⅱc+Ⅱa 型(图 5-4、图 5-5)。复合型的命名是把优势的病变写在前面,中间用加号连接。国内外资料都表明早期胃癌以Ⅱc 型最多见,其次为Ⅱc+Ⅲ、Ⅲ+Ⅱc 型、Ⅱa 型和其他复合型,Ⅱb 型最少见。

Type Ⅰ	Polypoid
Type Ⅱa	Elevated
Ⅱb	Flat
Ⅱc	Depressed
Type Ⅲ	Excavated

图 5-3　早期胃癌大体分型

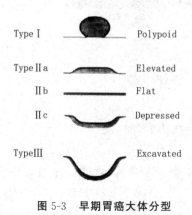

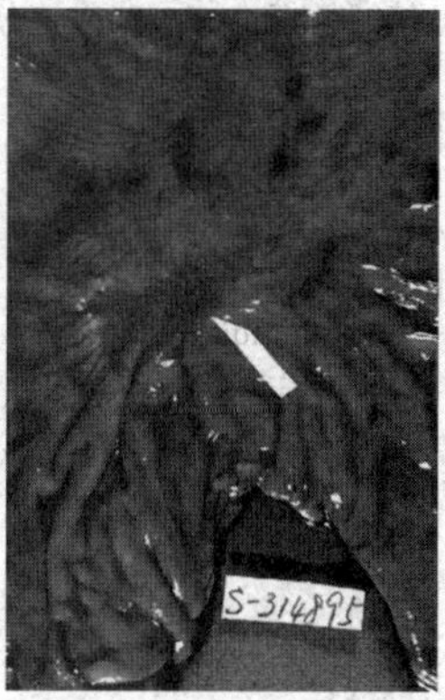

图 5-4　早期胃癌大体

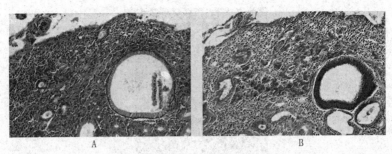

图 5-5　早期胃癌的低倍镜下形态

A.HE；B.黏卡染色

早期胃癌的组织学类型与一般胃癌同。限于黏膜内的癌称黏膜内癌，浸润黏膜下层者称黏膜下层癌。最大径<0.5 cm 的癌称微小癌。

(二)少见的胃癌

1.鳞癌和腺鳞癌

纯鳞癌极罕见。腺鳞癌含不同比例的腺癌和鳞癌成分。电镜下可见到一种既含黏液又含张力纤维的中间型细胞。

2.腺癌伴神经内分泌细胞分化

由于免疫组织化学技术的广泛应用，已发现越来越多的胃腺癌中含有多少不等的神经内分泌细胞。

3.肝样腺癌

这种癌含腺癌和肝细胞样分化的癌细胞，AFP 阳性。常长成结节或巨块状。有广泛的静脉瘤栓(图 5-6)。预后差。

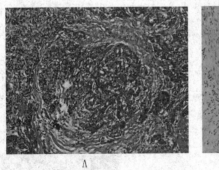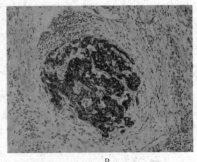

图 5-6　胃的肝样腺癌

A.HE；B.AFP

4.壁细胞癌

癌细胞有丰富的嗜酸性颗粒状胞浆。

电镜：癌细胞浆内有大量线粒体、管泡、细胞内小管和细胞内腔。

5.胃绒癌

胃原发性绒癌多见于老年男性，文献报道的胃绒癌中半数为纯绒癌，形态与子宫绒癌同，半数为合并腺癌的混合型。

免疫组化：显示 HCG 阳性。

6.其他

还有癌肉瘤、黏液表皮样癌、恶性 Rhabdoid 瘤等。

二、遗传性弥漫性胃癌

遗传性弥漫性胃癌(hereditary diffuse gastric cancer,HDGC)是一种常染色体显性癌-易感综合征,特点是患者患有弥漫性印戒细胞胃癌和乳腺小叶癌。1998 年,Guilford 等首次发现患者有 *E-cadherin*(CDH1)基因种系突变。1999 年,国际胃癌联合会(International Gastric Cancer Linkage Consortion,IGCLC)提出诊断 HDGC 的标准为:①在第一代和第二代亲属中有 2 个或 2 个以上诊断为 HDGC 患者,至少有 1 人是在 50 岁以前确诊;②第一代和第二代亲属中有 3 个以上证实为 HDGC 患者,不管诊断时患者年龄大小,而且女性有小叶癌的危险性增加;③40 岁以前确诊为 HDGC,无家族史;④诊断为 HDGC 及乳腺小叶癌家族者至少有 1 人在 50 岁之前确诊为乳腺小叶癌或 HDGC。

流行病学:绝大部分胃癌为散发性,但有 1%～3%有遗传倾向性。胃癌发病率低的国家 *CDH1* 基因种系突变>40%;而胃癌中-高发达国家,*CDH1* 基因种系突变约 20%。

部位:有症状者可与散发性皮革胃相似,无症状者 *CDH1* 基因携带者可不形成肿块而可以呈散在黏膜内印戒细胞癌斑块,并弥散及全胃。因此,切缘应包括上至食管,下至十二指肠。内镜下 T_1 和 T_{1a} 期癌(早期癌)可<1 mm,位于正常黏膜表面上皮下,而且不会扭曲小凹和腺体结构。

病理:早期 HDGC 具 *CDH1* 突变者胃内多发 T_{1a} 灶,表面黏膜光滑,无淋巴结转移,癌灶位于黏膜内,表面光滑,肉眼看不出肿块。T_{1a} 病灶从 1 个至数百个,大小 0.1～10 mm,多数<1 mm。病灶在黏膜腺顶部的癌细胞小,表面大,无症状。*CDH1* 突变者染色浅,肠化和幽门螺杆菌感染少见。T_{is}(原位)和 T_{1a}(侵至固有膜)背景可有慢性胃炎、肉芽肿性炎和淋巴细胞性胃炎。

癌前病变:①T_{is}——印戒细胞位于基底膜内,替代正常上皮细胞,一般核染色深而且极向不正常(图 5-7);②Pagetoid 样扩散。T_{1a} 的数量远远超过 T_{is}。*CDH1* 基因位于 16q22.1,有 16 个外显子,4.5 kb mRNA,编码 E-cadherin。

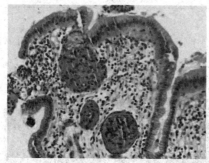

图 5-7　胃遗传性弥漫性胃癌(HDGC)/原位印戒细胞癌(TIS)

三、胃的神经内分泌肿瘤

神经内分泌肿瘤(neuroendocrineneoplasm,NEN)曾称为类癌或岛状细胞瘤。类癌这一称谓最初于 1907 年由 Oberdorfer 首次提出。1963 年 Williams ED 等根据胚胎起源部位将类癌分为前肠类癌(食管、胃、十二指肠)、中肠类癌(空肠、回肠、阑尾、盲肠、升结肠及横结肠右 2/3)及后肠类癌(横结肠左 1/3、降结肠、乙状结肠及直肠),因不能很好地体现不同部位肿瘤的特征,其实用性有限。1971 年,Soga 等又按照组织学特点将类癌分为岛状、小梁状、腺瘤样及混合型(又称未分化型),但其不能较好地预测肿瘤的原发部位及预后。1980 年 WHO 还依据银染色等将类癌分为肠嗜铬细胞类癌、胃泌素细胞类癌及其他类癌,因其未涉及肿瘤的分级及生物学行为,也不能预测预后,目前已不再使用。1995 年,Capella 首次建议使用神经内分泌瘤(neuroendocrine tumor,NET)这一术语来描述既往的类癌或岛状细胞瘤,并根据肿瘤大小及血管浸润情况而分为良性 NET、良性或低度恶性 NET、低度恶性 NET 及高度恶性 NET 四类,这一分类对于预后具有较好的预测价值。随后又有研究提示,神经和包膜浸润、有丝分裂指数高及肿瘤出现坏死与 NET 的恶性行为密切相关。为了改善预后价值,2000 年 WHO 在 Capella 分型基础上,根据肿瘤大小、血管和神经浸润、细胞增殖活性、局部浸润、淋巴结及远处转移情况而将 NET 分为高分化神经内分泌肿瘤、高分化神经内分泌癌(NEC)、低分化神经内分泌癌/小细胞癌和混合型外分泌-内分泌癌。这一分型虽然预后价值尚可,但过于复杂,且存在诸多缺点(如分级和分期并未单独评估)。2006 年和 2007 年,欧洲神经内分泌肿瘤学会(ENETS)依据核分裂计数和 Ki-67 标记指数(MIBI 抗体染色)将 NET 分为 3 级,并基于肿瘤大小、淋巴转移及血行转移制定了 NEN 的 TNM 分期系统。这更准确且利于理解,并得到了美国癌症联合委员会(AJCC)及国际抗癌联盟(UICC)的认可。AJCC/UICC 2010 年更新的 NEN 的分级及分期系统均由此修正而成(表 5-1)。依据 2010 年 AJCC/UICC 标准,消化道神经内分泌肿瘤分为神经内分泌肿瘤(NET),包括 NET 1 级(类癌)和 NET 2 级;神经内分泌癌(NEC),包括小细胞癌和大细胞癌;混合性腺神经内分泌癌(MANEC);部位特异性和功能特异性神经内分泌肿瘤。此分级证实对胃、十二指肠和胰腺的 NET 是有用的,但对小肠 NET 尚无这种分级方法。

表 5-1 2010 年 AJCC/UICC 消化道神经内分泌肿瘤组织学分级方案

级别	分级标准
G1	核分裂计数<2/10HPF 且 Ki-67 指数≤2%
G2	核分裂计数为(2~20)/10HPF 且 Ki-67 指数为 3%~20%
G3	核分裂计数>20/10HPF 且 Ki-67 指数>20%

胃上皮内有多种神经内分泌细胞,但胃本身发生的 NET 和 NEC 相对较少见,仅占消化道 NE 肿瘤的 5%,可单发或多发,位于黏膜内或黏膜下层(图 5-8),切面灰白、黄色或黄灰色,无包膜。瘤细胞大小一致,呈立方或低柱状,排列成巢、索、花带、腺样或菊形团样。

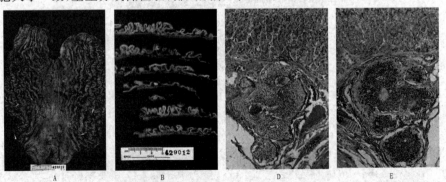

图 5-8 胃 NET G1,Gastrinoma

A.胃体皱襞增宽增多;B.切面见多个白色瘤结节;C.镜下 HE 染色;D.胃泌素免疫组化染色

免疫组化:显示神经内分泌标记如 CgA、Syn、CD56 均阳性,并可显示多种肽和胺类激素如胃泌素、生长抑素、组织胺(ECL 细胞)、5-HT、VIP、PP 和 ACTH 等。

胃神经内分泌肿瘤为低度恶性肿瘤,即使有转移,预后亦较好。混合型腺神经内分泌癌的预后与晚期胃癌一样差。

四、胃间充质肿瘤

以往都把胃间充质来源的肿瘤归为平滑肌肿瘤。近年来免疫组织化学和电镜研究的结果认为这些肿瘤的组织发生还不清楚,瘤细胞可表现为平滑肌细胞、成纤维细胞、肌成纤维细胞、施万细胞或未分化细胞;因此这些具有梭形或上皮样细胞的肿瘤不管其良恶性,可能是由向不同方向分化的原始间充质细胞构成。现在已经很清楚,胃间充质来源的肿瘤最多见的是胃肠间质肿瘤(GIST)。

(一)胃肠间质肿瘤(gastro-intestinal stromal tumor,GIST)

长期以来被误认为平滑肌组织的肿瘤以及胃肠自主神经来源的肿瘤(GANTs),实质上均为GIST,GIST 包括良性到恶性各阶段肿瘤。免疫组织化学 CD117 和/或 CD34 阳性,并有 Dog-1阳性,但不少 GIST 可对上述几种抗体均呈阴性反应。

病理:GIST 大体形态与以往称为胃平滑肌性肿瘤者相同。小者可仅位于胃壁内,稍大可凸向胃腔,表面黏膜光滑,中央有脐形凹陷或溃疡。有的 GIST 可从胃壁向浆膜外生长,与周围脏器(如肝、脾)粘连。

镜下 GIST 细胞多数为多种多样的梭形细胞。梭形细胞可呈编织状排列,或无明显的排列结构。部分 GIST 除梭形细胞外,夹杂片状或灶性上皮样细胞。少部分 GIST 可完全由上皮样细胞构成。上皮样细胞可大小一致或异型性极明显(图 5-9、图 5-10)。多数梭形细胞 GIST 为CD34 阳性。上皮样细胞型则阳性者少。少数胃 GIST 可以 SMA 甚至 desmin 或 CK18、S-100阳性。

(二)胃平滑肌肿瘤

胃平滑肌肿瘤好发部位为胃窦。平滑肌肿瘤直径一般在 5 cm 以下。向腔内突起形成黏膜下肿块,或向浆膜外生长,或向腔内和浆膜外生长呈哑铃状。黏膜下肿块的表面黏膜光滑,中心常见一至数个溃疡。切面粉白色编织状。

光镜下与其他部位的平滑肌瘤同。平滑肌肉瘤体积较大,直径多在 5 cm 以上,大者可达20 cm 或更大。切面鱼肉状有出血坏死。分化差的平滑肌肉瘤很容易诊断,但分化好的平滑肌肉瘤与平滑肌瘤很难鉴别。区别良恶性核分裂数各家标准也不一样。一般认为消化道平滑肌肉瘤的诊断标准要比子宫平滑肌肉瘤低,即有少数核分裂(<3/10HPF)和有轻度核异型性就应考虑为恶性。胃平滑肌肉瘤可腹腔广泛种植并经血行转移到肝和肺等脏器。

免疫组织化学:SMA(+),desmin(+)。

(三)胃血管球瘤

胃血管球瘤罕见。常位于胃窦,直径 1~5 cm,平均 2 cm 左右。胃血管球瘤位于胃肌层内,可突入黏膜下层形成黏膜下肿块,表面黏膜光滑,亦可有溃疡形成。切面灰红色如胎盘组织。无包膜,由周围肥大玻璃样变的平滑肌形成假包膜,肌纤维由此进入肿瘤,将肿瘤分隔成为不完整的小叶。

光镜:瘤组织由大小一致的血管球细胞构成(图 5-11),其间有血管丰富的间质,间质可玻璃样变。网织纤维染色可见小簇(2~4 个)瘤细胞或单个瘤细胞周围有网织纤维包绕。

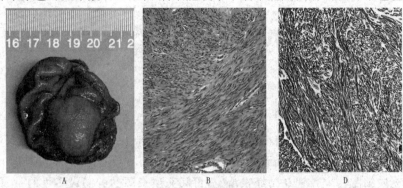

图 5-9 胃 GIST,梭形细胞型
A.大体形态;B.HE;C.CD117

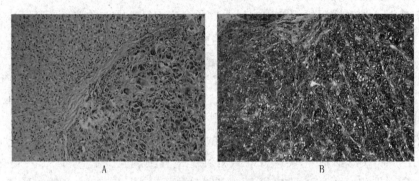

图 5-10 胃 GIST,上皮样细胞型
A.HE;B.CD117

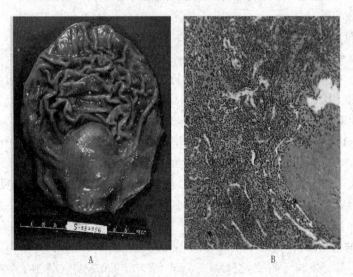

图 5-11 胃血管球瘤
A.大体形态;B.镜下 HE 形态

(四)胃神经源肿瘤及其他罕见肿瘤

胃内可发生神经鞘瘤和神经纤维瘤。有时为全身神经纤维瘤病的一部分。肿瘤形态与其他

部位的相同。神经鞘瘤和平滑肌瘤因二者都可有栅栏状排列,所以不易鉴别。通常神经鞘瘤有包膜而平滑肌瘤无包膜。用免疫组化很易鉴别:神经鞘瘤为 S-100 及 GFAP 阳性,而平滑肌瘤为 SMA 和 desmin 阳性。

胃的其他间充质肿瘤尚有脂肪瘤、恶性纤维组织细胞瘤、炎性肌成纤维细胞瘤、滑膜肉瘤、血管外皮瘤、Kaposi 肉瘤、横纹肌肉瘤和腺泡状软组织肉瘤等。

五、胃淋巴瘤

25%~50%非霍奇金淋巴瘤发生于淋巴结外,其中胃肠道最多见。在亚洲、北美及欧洲国家,胃肠淋巴瘤占所有非霍奇金淋巴瘤的 4%~20%,中东达 25%。胃肠淋巴瘤中以胃窦最常见(50%~75%),其次为小肠(10%~30%)和大肠(5%~10%)。胃淋巴瘤中主要为黏膜相关淋巴组织淋巴瘤(MALToma),其次为弥漫性大 B 细胞淋巴瘤(DLBCL)。

流行病学及实验室研究证明胃淋巴瘤的发生与幽门螺杆菌(Hp)密切相关。

(一)黏膜相关淋巴组织淋巴瘤(MALToma)

此瘤形态特点是弥漫小 B 细胞[边缘带细胞(故 MALToma 又称结外边缘带细胞淋巴瘤)],有滤泡形成以及瘤细胞侵犯上皮形成淋巴上皮性病变(图 5-12)。

免疫组织化学:CD20、CD79a、Bcl-2 及 Ig-M 均阳性;CD5、CD10、CD23 均阴性,CD43(+)/(一),CD11c(+)/(一)。

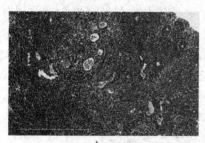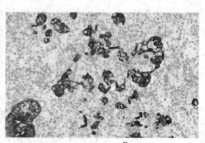

图 5-12　胃 MALToma

A.HE 低倍镜下形态;B.淋巴上皮病变 AE1/AE3

(二)弥漫性大 B 细胞淋巴瘤(DLBCL)

确定地应称为胃原发性弥漫性大 B 细胞淋巴瘤(primary gastric diffuse large B cell lymphoma,PGDLBCL)。原发于胃的 DLBCL 可原发或由 MALToma 转化而来。组织学与其他部位 DLBCL 同,但 30%~50%含 MALToma 成分。区别转化的 DL-BCL 和新生长的 DLBCL 没有临床意义。原发胃 DLBCL 由 ABC 或 GCB 发生。

免疫组织化学:CD19、CD20、CD22、CD79a 均阳性;而 CD10、Bcl-6 和 IRF4/mum1 表达率各家报道不同。

(三)套细胞淋巴瘤

除肠道多发性息肉状的套细胞淋巴瘤外,胃的套细胞淋巴瘤少见。

免疫组织化学:Cyclin-D1 阳性。

(四)其他

胃还可以发生其他淋巴瘤如 T 细胞白血病/淋巴瘤,Burkitt 淋巴瘤、霍奇金淋巴瘤等。

六、转移瘤

胃的转移瘤多数来自乳腺癌和黑色素瘤,但其他恶性肿瘤亦可转移至胃。

（张　慧）

第三节　肝、胆肿瘤

一、肝肿瘤

(一)肝细胞腺瘤

肝细胞腺瘤少见。常见于 20～40 岁的妇女。推测与口服避孕药有一定关系,也有报道与使用男性激素治疗和糖原沉积病有关。70％肝细胞腺瘤为单发,偶尔有 10 多个肿瘤(肝腺瘤病)的报道。家族性病例为肝细胞核因子 1α($TCF1/HNF1\alpha$)基因的生殖细胞突变所致。

大体:质软、黄褐色,常伴有灶性出血、坏死和纤维化。颜色与周围肝组织不同,但无局灶性结节性增生时的中心瘢痕。

光镜:肿瘤由分化好的肝细胞构成,细胞有丰富的嗜酸性胞浆,排成 1～2 层肝细胞厚的肝索。大多数情况下,细胞大小形态一致,偶见轻度异型,但无核分裂。肝细胞胞浆内常有脂褐素、脂肪和糖原积聚,故常为透明状(图 5-13)。可见出血、梗死、纤维化和肝紫癜样病变。肿瘤内没有汇管区和中心静脉,库普弗细胞的数量和分布正常。有时有大嗜酸颗粒性细胞、Mallory 透明小体和继发性肉芽肿反应。免疫组化75％的病例 ER、PR 阳性,雄激素受体仅 20％阳性。

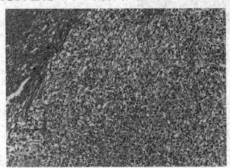

图 5-13　肝细胞腺瘤

肿瘤由分化好的肝细胞构成,排成 1～2 层肝细胞厚的肝索;细胞大小
形态一致,胞浆透明,无核分裂;肿瘤内没有汇管区和中心静脉

目前依分子改变可将肝细胞腺瘤分为四型:①有 $HNF1\alpha$ 突变,占 30％～50％;特点为 $HNF1\alpha$ 基因的双等位基因失活突变(均为体细胞性突变或一个为生殖细胞性,一个为体细胞性突变)。形态表现为明显的脂肪变,无细胞的异型性,亦无炎细胞浸润;②有 $CTNNB1$ 突变,占 10％～15％。特征为 β-catenin 的激活突变,此型有细胞的异型性,并呈假腺样生长,转化成肝细胞性肝癌的比率较高;③无 $HNF1\alpha$ 或 $CTNNB1$ 突变,但伴有炎症。此型约占 35％。这些病例常有毛细血管扩张;④无 $HNF1\alpha$ 或 $CTNNB1$ 突变,也无特殊征象。此型占 5％～15％。

肝细胞腺瘤与分化好的肝细胞癌有时很难鉴别。临床有口服避孕药或合成类固醇的病史，对诊断腺瘤非常重要。有时肝细胞腺瘤中可隐含肝细胞癌灶，偶尔肝细胞腺瘤和肝细胞癌在同一肝内。可见核分裂、核浆比较高和肝索两层以上细胞厚度应提示为肝细胞癌。肝细胞癌时由于毛细血管化而 CD34 阳性，而腺瘤阴性或仅为局灶弱阳性。应多切片仔细检查有无肝细胞癌的病灶，血管浸润的有无尤为重要。有时需结合临床病程决定良性或恶性。肝细胞腺瘤与局灶性结节性增生不同，临床常有症状，并可出现严重的甚至致命的腹腔出血。

(二)肝细胞性肝癌

肝细胞性肝癌为发生于肝脏的常见的恶性肿瘤。常见于亚洲和非洲。在东亚男性发病率可高达20.1/10 万。肝细胞性肝癌多见于 50 岁左右，但也可见于青年人甚至儿童，男性比女性多见。临床上常表现为腹痛、腹水、黄疸和肝脏肿大，有时可有全身表现如低血糖、高胆固醇血症、红细胞增多症、高钙血症、类癌综合征、血脯氨酸羟化酶升高、异位绒毛膜促性腺激素、前列腺素分泌以及低纤维蛋白原血症等。在高发区，75% 以上肝细胞性肝癌患者甲胎蛋白阳性，通常要比正常含量高出 100 倍以上。甲胎蛋白在恶性生殖细胞瘤时可为阳性，偶尔在肝转移癌、肝炎和外伤后肝再生时出现阳性，但一般均明显低于肝细胞性肝癌。

大体：肝细胞性肝癌可表现为单个巨块状(巨块型)、多发结节状(结节型)或弥漫累及大部分甚至整个肝脏(弥漫型)。偶尔可呈悬垂状，这些患者通常为女性，认为是发生于肝副叶的肿瘤，外科切除后预后较好。肝细胞性肝癌一般质软，常有出血、坏死，偶尔可有淤胆而呈绿色。有的肿瘤可有包膜。肿瘤大小变化很大，一般<3 cm 的肿瘤称为小肝癌。肿瘤常常侵入门静脉系统形成门静脉瘤栓。在晚期病例几乎均有门静脉瘤栓。

光镜：瘤细胞可排列成小梁状、实性巢状、假腺样或腺泡样结构(图 5-14)，有时可有乳头状结构。瘤细胞间有丰富的血窦样腔隙，与正常肝窦不同，此血窦样腔隙的内皮细胞 CD34 和第8 因子相关抗原阳性，更像毛细血管，故称毛细血管化。某些窦状隙由瘤细胞衬附。一般来说，肿瘤间质稀少，偶尔见有间质丰富者，称为硬化性肝细胞性肝癌(图 5-15)，尤其见于治疗后，个别病例伴有 PTH 样蛋白的分泌。

肝细胞性肝癌的瘤细胞内常见到以下改变。①脂肪变：弥漫性脂肪变最常见于早期直径<2 cm 的肿瘤。随肿瘤增大，脂肪变逐渐减少，到晚期脂肪变已不明显；②胆汁产生：偶尔在扩张的胆小管或假腺腔内见到胆栓；③Mallory 小体：肝细胞性肝癌内亦可见到；④小球状透明小体：为位于胞浆内的圆形嗜酸性小体(图 5-16)，PAS 阳性，免疫组化 α_1-抗胰蛋白酶阳性；⑤淡染小体：为胞浆内圆形或卵圆形由无定形嗜酸性淡染物质构成的小体。位于扩张的内质网内，免疫组化纤维蛋白原阳性。淡染小体最常见于纤维板层型或硬化型；⑥毛玻璃样包涵体：偶尔见于乙肝表面抗原阳性的肿瘤，改良的地衣红、维多利亚蓝、醛复红和乙肝表面抗原的免疫组化均可显示乙肝表面抗原。

肝细胞性肝癌可分为高分化、中分化、低分化和未分化型。高分化肝细胞性肝癌最常见于小的早期肿瘤，通常直径<2 cm。细胞多排列成细小梁状并常有假腺样或腺泡状结构。常有脂肪变。如肿瘤大小达 3 cm，高分化区域常在肿瘤结节的外周，中心部癌细胞的核浆比例增大，但异型性不大。中分化肝细胞性肝癌为直径>3 cm 的肿瘤中最常见的组织学类型。细胞排列成3~4 层厚的小梁或细胞索。癌细胞胞浆丰富、嗜酸性，核圆形，核仁清楚。亦常见假腺样排列，其中常含胆汁或蛋白性液体。低分化肝细胞性肝癌主要见于实性生长类型的肝细胞性肝癌，其间很少血窦样腔隙，仅见裂隙样血管。癌细胞核浆比例明显增大，常见明显的异型性。瘤细胞大小不一,形态怪异,包括奇形的瘤巨细胞,染色深浅差别明显,可单核或多核亦称多形细胞癌(图 5-17),偶见破骨细胞样巨细胞。低分化癌在早期的小肿瘤中极其罕见。

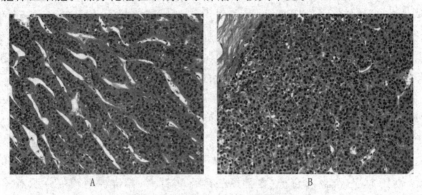

图 5-14 高分化肝细胞性肝癌

癌细胞排列成小梁状(A)及腺泡状(B)结构

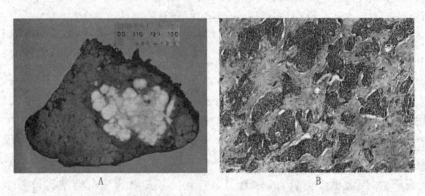

图 5-15 硬化性肝细胞性肝癌

A.大体图:可见一灰白结节,质硬,与周围界限尚清,边缘可见卫星灶;B.癌细胞巢被富含纤维结缔组织的间质分隔,间质丰富

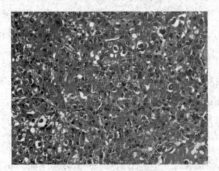

图 5-16 小球状透明小体

位于胞浆内的圆形、椭圆形嗜酸性小体

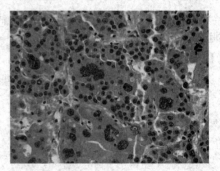

图 5-17 肝多形细胞癌

癌细胞大小不一,形态怪异,可见多核瘤巨细胞

肝细胞性肝癌即使在一个癌结节中亦有不同的分化区域。目前认为,大多数<1 cm 的肿瘤均由一致的高分化癌构成。约40%的1~3 cm 的肿瘤既有高分化癌,又有分化较差的部分,而高分化部分常在结节的外周(图 5-18)。当肿瘤达到 3 cm 以上时,高分化部分逐渐由分化较差的癌所取代。结节内结节的现象较常见。

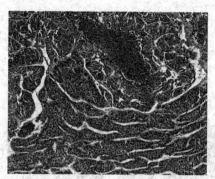

图 5-18 肝细胞性肝癌恶性转化
肿瘤内既有高分化癌的成分,又有分化较差肉瘤样的成分

符合以下条件可考虑为多灶性肝细胞性肝癌:①多发的、小的早期肝细胞性肝癌;②结节的外周可见有高分化肝细胞性肝癌区域;③不同的结节中癌组织形态不同。多灶性肝细胞性肝癌复发率高,治疗困难,应仔细与肝癌的肝内播散结节鉴别。

电镜及免疫组化:肝细胞性肝癌的超微结构在某些方面与正常成人肝细胞相似。免疫组化AFP、CK、ENA、α-抗胰蛋白酶、纤维蛋白原、IgG、转铁蛋白受体、铁蛋白、Mallory 小体抗原、清蛋白、芳香酶、整合蛋白 VLA-α 和 VLA-β、CD15、IGF11、EGFR、绒毛蛋白、C 反应蛋白和 P504S阳性。HepPar-1 和G lypican-3为近来报道的抗体,对肝细胞有一定的特异性,尤其是 Glypican-3 在正常肝细胞阴性,而肝细胞性肝癌和高级别异型增生结节阳性。

TTF-1 也常在肝细胞性肝癌细胞浆中表达,CEA 通常阴性。细胞角蛋白 CAM5.2 和 CK8阳性,但 AE1(通常识别角蛋白 10、14、15、16 和 19)阴性,CK5/6、18、20 亦阴性。CK7 少数病例可阳性,这表明肝细胞性肝癌和胆管细胞癌可能来源于共同的多功能干细胞。

肝细胞性肝癌中的重要特征为在癌细胞间可见小胆管结构,这些结构碱性磷酸酶阳性,胆道糖蛋白的染色如多克隆 CEA、CD10、低分子量角蛋白均阳性。肝细胞性肝癌中的血窦为 CD34阳性,这与正常肝细胞的血窦不同。

(三)肝内胆管癌

肝内胆管癌可发生于肝内任何一级胆管,约占原发性肝癌的 20%。一般发生在 60 岁以上的老年人,两性无明显差别。泰国、日本、中国香港等地因肝寄生虫感染率高而发病率较高。相关的发病因素有:肝寄生虫尤其是华支睾吸虫、肝胆管结石、炎症性肠病、原发性硬化性胆管炎、EB 病毒感染、丙肝病毒感染、二氧化钍和胆管畸形等。临床上主要表现为全身无力、腹痛、消瘦,如肿瘤侵及肝门部胆管,则出现梗阻性黄疸,甚至胆汁性肝硬化。CT、B 型超声等影像学检查在临床发现肿瘤及明确胆管累及情况具有重要价值。

大体:肝内胆管癌可累及任何部位的肝内胆管,发生于较小胆管者称为外周型胆管细胞癌。肿瘤通常灰白、实性、硬韧,有时可以向腔内生长为主或突向腔内形成息肉样肿物,但大多数表现为肝内灰白色结节或融合的结节,结节切面常见坏死和瘢痕。累及肝门者(肝门型),主要表现为肝脏明显的淤胆、胆汁性肝硬化和继发性胆道感染,有时胆管内可见结石或寄生虫。

光镜:肝内胆管癌大多数为分化不同程度的腺癌(图 5-19),像其他部位的腺癌一样,可分为高分化、中分化和低分化。发生于较大胆管者,可为乳头状。肿瘤常有丰富的间质反应,甚至出现局部钙化。大多数肿瘤均可见多少不等的黏液,淀粉酶消化后的 PAS 和奥辛蓝染色均可阳性,黏液核心蛋白(MUC)1、2、3 亦可阳性。免疫组化肝内胆管癌不仅 CAM5.2 阳性,CK7、

CK19 亦阳性。CEA、上皮膜抗原、血型抗原阳性。肝内胆管癌常为 CK7(＋)/CK20(＋)，而肝外胆管癌多为 CK7(＋)/CK20(－)。Claudin-4 在几乎所有胆管癌为阳性，它在正常肝细胞和肝细胞性肝癌中为阴性。癌细胞常侵及汇管区、汇管区血管内或神经周围，可循淋巴引流途径形成肝内转移或转移至局部淋巴结。晚期可循血行转移至肺、骨、肾上腺、肾、脾和胰腺等。胆管癌的治疗以手术为主，预后不良，平均存活率不足 2 年。

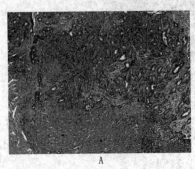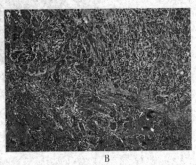

图 5-19　胆管细胞癌和混合型肝癌

A.胆管细胞癌：部分肿瘤细胞形成大小不等、形状不一、排列不规则的腺样结构，部分呈实性条索状，侵入肝实质内；B.混合型肝癌：肿瘤由肝细胞性肝癌和胆管细胞性肝癌两种成分构成

胆管细胞癌中可见高频率的 KRAS 突变。其他常见的分子改变为 cyclin D1 和 P21 过表达。常见 DPC4 的失活突变(肝门和肝内的胆管癌为 13％～15％，肝外胆管癌可达 55％)。约 1/3 的病例有 TP53 突变。

除腺癌外，肝内胆管癌亦可有其他组织学类型，如腺鳞癌、鳞癌、黏液癌、印戒细胞癌、梭形细胞癌或称肉瘤样癌、淋巴上皮瘤样癌、透明细胞癌、黏液表皮样癌及伴有破骨细胞样巨细胞癌等。

(四)混合型原发性肝癌

混合型原发性肝癌是指具有肝细胞性肝癌和胆管细胞性肝癌两种成分的肝癌(图 5-20B)，此型仅占肝癌的不足 1％。与同时有肝细胞性肝癌和胆管癌的碰撞瘤不同，实际上是肝细胞性肝癌伴有局灶性管状分化。肝细胞性肝癌表达 CK8、CK18 和 Hep-par-1，而胆管癌可用多克隆 CEA 或 CK19 染色证实，黏液染色在胆管癌区域为阳性。管状分化区与肝 Herring 管相似，亦称所谓的小胆管细胞癌。

(五)肝母细胞瘤

肝母细胞瘤主要发生于 3 岁以下的婴幼儿，较大儿童和成人中偶有报道。此病与很多先天性异常，例如心肾先天畸形、偏身肥大、巨舌症等关系密切。可与肾脏的 Wilms 瘤及糖原沉积病同时发生。肝母细胞瘤 α-FP 常常阳性。某些肿瘤可产生异位激素而出现多毛。肝血管造影和 CT 可较准确地定位肿瘤。

大体：肿瘤为实性，边界清楚。常为单发，直径可达 25 cm。

光镜：大部分肿瘤均由不成熟的肝细胞构成者称为上皮型肝母细胞瘤。依据分化程度分为胎儿型和胚胎型。胎儿型与胎肝相似，由排列不规则的两个肝细胞厚度的肝细胞板构成(图 5-20A)。胚胎型分化更低，主要为实性细胞巢，亦可有条带状、菊形团和/或乳头形成。某些肿瘤可主要由分化不良的小细胞构成。胚胎型中可见有较多核分裂。胎儿型中常有髓外造血灶。产生异位激素的肿瘤中有时可见到多核巨细胞。胎儿型和胚胎型之间常有某些过渡。某些以类似小胆管的管状结构为主，称为胆管母细胞性肝母细胞瘤。偶尔瘤细胞可排成宽条带状，与肝细胞性肝癌相似。某些原发性恶性肝细胞肿瘤发生在较大的儿童和青年人,形态上介于肝母细胞瘤和肝细胞性肝癌之间,有人将此称为过渡型肝细胞肿瘤。

约 1/4 肝母细胞瘤由上皮细胞成分和间叶成分混合构成(混合型肝母细胞瘤)。间叶成分可为未分化间叶成分或有骨和软骨形成(图 5-20B)。这些提示肝母细胞瘤起源于多能分化的胚芽。

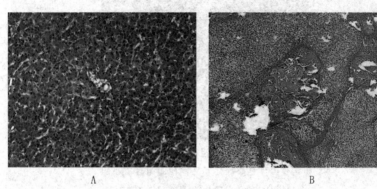

图 5-20 肝母细胞瘤
A.胎儿型:肿瘤由排列成不规则的两个肝细胞厚度的肝板构成;B.混合型:
由上皮细胞成分和间叶成分混合构成,间叶成分中可见骨形成

电镜:上皮性瘤细胞具有不成熟肝细胞的特征。

免疫组织化学:瘤细胞中细胞角蛋白、EMA、vimentin、多克隆 CEA、Hep-par-1、αFP、α1-抗胰蛋白酶、CD99、CD56 及 Delta 样蛋白、HCG 及转铁蛋白受体阳性。β-cate-nin 为核阳性,Glypican-3 在几乎所有病例中均为阳性。TP53 常过表达。可见局灶性神经内分泌分化。某些病例可见黑色素细胞或 HMB45(+)细胞。

流式细胞术:胎儿型多为二倍体,而 50% 的胚胎型和小细胞未分化型多为异倍体。CGH 分析是高频率的 X 染色体获得。

肝母细胞瘤恶性程度较高,可局部浸润或转移至局部淋巴结、肺、脑等器官。有些患者肾球囊可出现腺瘤样病变,原因尚不清楚。此瘤的治疗以手术切除为主,辅以化疗。预后明显好于肝细胞性肝癌,胎儿型比胚胎型要好,分化不良者预后较差。

肝钙化性巢状间质上皮性肿瘤 罕见,主要发生在儿童和年轻人。特征为梭形或上皮样细胞形成巢状结构,有时有明显的间质反应。上皮样细胞巢中的细胞像不成熟的、CK8-和上皮膜抗原阳性的嗜酸性胞浆的肝样细胞。这些细胞巢外围以波形蛋白和 SMA(+)的梭形细胞。可见钙化或骨化。此肿瘤与混合型肝母细胞瘤可能有一定关系,但现在尚无定论。像肝母细胞瘤一样,肿瘤巢中的上皮样细胞核呈 β-catenin 阳性,提示 *β-catenin* 基因突变可能在发病中起重要作用。

(六)胆管错构瘤

胆管错构瘤亦称胆管板畸形,可发生在正常肝脏或合并先天性肝纤维化、Caroli 病或成人型多囊肝。

大体:表现为多发性白色结节,散布于整个肝脏。由针尖大至 1 cm 大小,常为 1~2 mm 大小,临床常误诊为转移癌。此病为更小的外周小叶间胆管的胆管索畸形,胆管在汇管区呈秃柳状分支。

  光镜:结节由局灶性紊乱排列的胆管或小胆管构成,周围有丰富的纤维间质包绕(图 5-21),细胞无异型性。原因不清,有人推测是肝脏缺血、炎症或基因异常的结果。在一组报道中,97%的多囊肾患者伴有此病,偶尔有继发胆管细胞癌的报道。

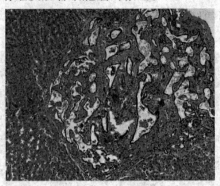

图 5-21　胆管错构瘤

肝汇管区可见局灶性紊乱排列的胆管或小胆
管,周围有丰富的纤维间质包绕,细胞无异型性

(七)胆管腺瘤

  胆管腺瘤为发生在肝内胆管的良性肿瘤。80%以上为单发。有人将它归为良性胆管增生。

  大体:呈分界清楚的楔状白色肿块,有时中心有凹陷,多位于包膜下,直径一般在 1 cm 以下。

  光镜:肿瘤呈小管状结构,管腔很小或无管腔,常伴有炎症和/或纤维化。类似转移性肾细胞癌的透明细胞型胆管腺瘤亦有报道。有的有明显的纤维间质称为胆管腺纤维瘤。CEA、EMA和角蛋白免疫组化阳性。偶尔可见到类似于肺微小瘤的神经内分泌成分。约 7%有 KRAS突变。

(八)胆管囊腺瘤和囊腺癌

  胆管囊腺瘤和囊腺癌常见于肝,其次为肝外胆道系统。多数发生在成人,女性多见。其发生可能与胆道的先天性畸形有关。治疗以外科切除为主。

  大体:呈多中心性囊性肿物,内含黏液或透明液体。

  光镜:良性者衬覆单层立方或高柱状黏液上皮(图 5-22A),恶性者多衬覆肠型上皮,包括杯状细胞和潘氏细胞,有程度不等的异型性和多少不等的核分裂,可出现间质浸润(图 5-22B)。无论良性还是恶性均可见散在内分泌细胞。偶见嗜酸性粒细胞分化。良恶性区域可同时存在,应多切片仔细检查。偶可见囊腺癌的瘤细胞呈梭形假肉瘤样结构。在有些女性病例中,上皮下的间质可很致密,与卵巢的间质相似。

  免疫组化:角蛋白、CEA 和 CA19-9 阳性。卵巢样间质为 vimentin、SMA、激素受体和抑制素阳性。

(九)胆管的导管内乳头状黏液肿瘤

  胆管的导管内乳头状黏液肿瘤与胰腺的导管内乳头状黏液肿瘤相似,可以为明显的乳头状、分支状,或以黏液为主,或以嗜酸性颗粒状胞浆为主。偶尔伴有胆石。罕见的情况下可见肝硬化。瘤细胞常 CDX2 和 MUC2 阳性,提示常有肠化生。胆管乳头状瘤病可能为此类肿瘤的较好分化的类型。

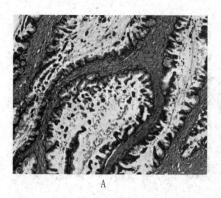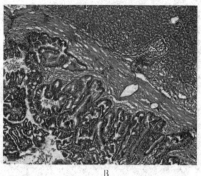

图 5-22 胆管囊腺癌

A.胆管囊腺瘤:囊壁内侧面衬覆单层立方或高柱状黏液上皮;B.胆管囊腺癌:可见肿瘤内衬

黏液性上皮,部分上皮细胞排列成复层,有程度不等的异型性和多少不等的核分裂

(十)鳞状细胞癌

鳞状细胞癌原发于肝脏者非常少见。临床上易与硬化性胆管炎混淆。大多数发生在先天性胆道肿瘤的基础上,或作为畸胎瘤的成分。

(十一)神经内分泌肿瘤

肝脏的神经内分泌肿瘤原称肝脏类癌,多半由胃肠道类癌转移而来。可单发或多发。在排除了胃肠道类癌后才可诊断为原发肝类癌。真正的肝原发性神经内分泌肿瘤少见,可能来源于胆管的内分泌细胞。

光镜:形态与其他部位的神经内分泌肿瘤相似。电镜及免疫组化均可见有 NSE、Serotonin 及其他肠道激素的分泌,如胃泌素或血管活性肠肽,偶尔可伴有 Zollinger-Ellison 综合征。预后明显较其他肝脏恶性肿瘤要好。

(十二)副神经节瘤

副神经节瘤偶见于肝脏,易与肝癌混淆。

(十三)间叶肿瘤

1.血管性肿瘤

(1)血管瘤:为肝脏最常见的良性肿瘤,小者可无症状,大者可出现明显的肝大,偶尔可破裂出血或导致血小板减少而出现紫癜。

大体:肿瘤为分界清楚的肿块,略高于肝表面,偶尔有蒂。切面多为海绵状,暗褐色(图 5-23A)。

光镜:肿瘤由扩张的血管构成,内衬扁平内皮细胞(图 5-23B)。管腔内可见机化的血栓。

(2)良性血管内皮细胞瘤:主要发生在儿童,约 90% 病例年龄在 6 个月以下。肿瘤单发或多发。多发者常同时伴有其他脏器如皮肤的血管瘤,或为 Beckwith-Wiedemann 综合征的一部分。

光镜和电镜:肿瘤的管腔由一层至数层肥大的内皮细胞衬附,外面有明显的周细胞围绕。管腔一般很小,有时可有海绵状区域,局部可有分叶状结构。

免疫组化:瘤细胞 GLUT-1 阳性。患者血清 αFP 可升高。常因肝功能衰竭或充血性心力衰竭或高消耗性凝血(Kasabach-Merritt 综合征)而导致很高的病死率。

(3)血管网状细胞瘤:肝的血管网状细胞瘤可见于 von Hippel-Lindau 综合征,形态同小脑的血管网状细胞瘤相似。

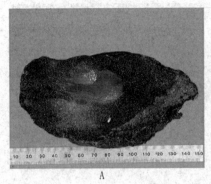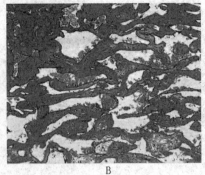

图 5-23　肝海绵状血管瘤

A.大体可见肿瘤灰红色,与周围肝组织分界尚清,切面呈海绵状,质

软;B.镜下:可见肿瘤由大量厚壁血管构成,内衬扁平内皮细胞

　　(4)上皮样血管内皮瘤:亦称组织细胞样血管内皮瘤。主要见于成年妇女,可能与口服避孕药有关。临床上,表现可与 Budd-Chiari 综合征相似。

　　大体:肿瘤常为多发,并常累及左右两肝。

　　光镜:肿瘤性血管内皮细胞浸润肝窦和静脉呈丛状血管内生长或呈纤维性血栓性闭塞。瘤细胞大,胞浆嗜酸,常呈空泡状。间质丰富,可为黏液样、硬化性甚至可有钙化。

　　免疫组化:血管内皮标记阳性,如 D2-40。

　　电镜:可见到 Veibel-palade 小体。

　　此瘤预后较血管肉瘤好得多,文献报道中不足 30% 发生肝外转移。转移至肺时其形态与原发于肺的上皮样血管内皮瘤相似,以前称为血管内细支气管肺泡瘤,应注意鉴别。

　　(5)血管肉瘤(恶性血管内皮瘤):主要见于成人,婴幼儿中偶见。一般认为与肝硬化,尤其是粗结节性,特别是血色病性肝硬化有关。与某些致癌物如氯化乙烯、二氧化钍、砷等有密切接触的人群发病率高。长期接触的患者中有 1/3 伴有肝硬化。据统计在生产氯化乙烯的工人中发生血管肉瘤者的平均接触时间为 16.9 年。用二氧化钍造影剂者,从出现包膜下和汇管区纤维化、肝窦扩张和内皮增生发展至血管肉瘤的潜伏期为 20～40 年。某些患者可同时伴有肝细胞性肝癌和/或胆管细胞性肝癌。

　　光镜:特点为散乱而又相互吻合的血管腔,衬覆管腔的内皮细胞通常有明显的异型性(图 5-24)。但肿瘤分化程度变异很大。分化好者可似肝紫癜症,分化差者则容易同转移至肝的上皮性肿瘤混淆。有些则具有上皮样的特点,瘤细胞有明显的异型性,核分裂常见并可见坏死。免疫组化除分化极差者外,第Ⅷ因子相关抗原和其他内皮的标记通常阳性。此病预后差。可发生广泛转移。

　　(6)Kaposi 肉瘤:胎儿 HIV 感染的病例中发生的 Kaposi 肉瘤有时可累及肝脏。通常累及汇管区并可侵入肝实质。

　　大体:为散布于整个肝脏不同大小的不规则的红褐色病灶。

　　光镜:与发生在其他部位的 Kaposi 肉瘤相同。肿瘤细胞为梭形,核长形或卵圆、泡状,核仁不明显,胞浆内可见嗜酸性、PAS 阳性小球。瘤细胞间为裂隙状的血管腔隙,其中可见成堆含铁血黄素颗粒。梭形细胞 CD31、CD34 阳性。

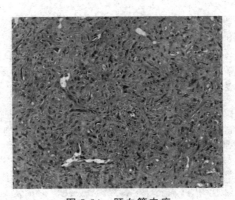

图 5-24 肝血管肉瘤

散乱而又相互吻合的血管腔,衬覆管腔的内皮细胞有明显的异型性

2.淋巴造血系统肿瘤

(1)恶性淋巴瘤:原发于肝脏者极少见,应除外其他脏器的恶性淋巴瘤转移至肝的可能。原发于肝脏者多为弥漫性大 B 细胞淋巴瘤(图 5-25)、霍奇金淋巴瘤、外周 T 细胞淋巴瘤、滤泡中心性淋巴瘤、MALT 型边缘区 B 细胞淋巴瘤。大 B 细胞淋巴瘤的一种亚型——富于 T 细胞的大 B 细胞淋巴瘤,因其中有丰富的非瘤性 T 细胞和组织细胞,容易同肝炎症性疾病混淆,应注意鉴别。某些肝原发性恶性淋巴瘤与丙肝病毒感染有关。

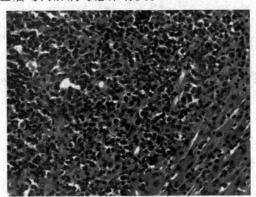

图 5-25 肝非霍奇金恶性淋巴瘤(弥漫大 B 细胞型)

可见大量异型淋巴样细胞,核大,深染

肝脾 γ-δT 细胞淋巴瘤:为一种特殊类型的淋巴瘤。临床特点为年轻男性、肝大、发热、体重减轻、外周血淋巴细胞减少、外周淋巴结不肿大、临床疾病发展迅速。病理特点为脾红髓、肝窦和骨髓窦内有大量淋巴样细胞浸润(图 5-26)。α-β 型则女性多见,肝脏的淋巴瘤细胞则主要在汇管区周围。

(2)滤泡树突状细胞肿瘤:偶可发生于肝脏,易同肝炎性假瘤混淆。此瘤亦以梭形细胞为主,但滤泡树突状细胞的标记,如 CD21 和 CD35 阳性可帮助诊断。

3.其他间叶性肿瘤

(1)间叶错构瘤:推测为来源于汇管区结缔组织的少见的良性肿瘤,主要见于 2 岁以内的婴幼儿,成人偶有报道。多数病例无症状,偶尔可出现腹胀或表现为明显的腹部肿块。

大体:多为单发,圆形,红色,可有囊性区域。

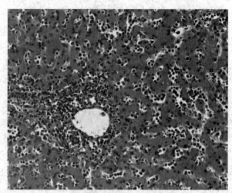

图 5-26　肝非霍奇金恶性淋巴瘤(γ-δT 细胞淋巴瘤)
汇管区周围和肝窦内有大量淋巴样细胞浸润

光镜:主要为血管丰富的成熟结缔组织之中掺杂着分支状的胆管。结构很像乳腺的纤维腺瘤。电镜下为成纤维细胞样的形态。推测起源于汇管区的结缔组织,可能与缺血有关。但偶可见 19 号染色体的移位,提示其为肿瘤性,偶可见恶变为未分化肉瘤。

(2)血管肌脂肪瘤:可发生于肝脏,与发生在肾脏者相似。发病年龄 30～72 岁,平均 50 岁。肿瘤通常单个,60% 在肝右叶,30% 在肝左叶,2% 累及两叶,8% 在尾叶。

大体:分界清楚,但无包膜,均质,淡黄或黄褐色。

光镜:肿瘤由排列紊乱的厚壁血管、平滑肌和脂肪组织构成(图 5-27)。目前认为此瘤属于血管周上皮样细胞增生性病变。其中平滑肌或为梭形或为上皮样,排列成束,部分较大平滑肌细胞核可增大、深染、出现清楚的核仁,易于同平滑肌肉瘤、恶性纤维组织细胞瘤和肝细胞癌混淆。但血管肌脂肪瘤可含有明显的造血成分,并表达 HMB45 和 Melan A,S100、MSA 及 SMA。肿瘤可有坏死和多形的上皮样平滑肌细胞成分。平滑肌成分可含一定量的黑色素。此瘤一般为良性,偶有恶性肝血管肌脂肪瘤的报道。

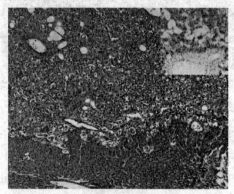

图 5-27　肝血管肌脂肪瘤
可见肝组织内由大量平滑肌细胞和脂肪细胞构成,其中可见厚壁
血管;免疫组化:可见平滑肌细胞 HMB45(＋)

(3)平滑肌瘤:可在肝脏表现为孤立的结节。需与转移性高分化平滑肌肉瘤鉴别。有些可为多发性,瘤内常有淋巴细胞浸润。某些肝平滑肌瘤发生在 HIV 感染后或器官移植后。

(4)肝血管平滑肌肉瘤:多伴有 Budd-Chiari 综合征。推测起源于肝血管平滑肌组织。

(5)脂肪瘤:表现为圆形黄色肝实质内肿块。应与假性脂肪瘤鉴别。假性脂肪瘤为附着于肝纤维囊的脂肪结节。

（6）孤立性纤维性肿瘤：过去亦称纤维性间皮瘤。病因不清，发病年龄 32～83 岁，平均57 岁。

大体：单发结节，大小 2～20 cm，切面浅褐色或灰白色、质实，与周围分界清楚，但通常无包膜。

光镜：可见细胞丰富区和无细胞区交替存在，细胞丰富区由散乱排列或呈车辐状排列的梭形细胞构成，有时可有血管外皮瘤样排列。细胞核较一致，无异型性。相对无细胞区则以大量胶原为主。此瘤通常 CD34、Bcl-2 和 vi-mentin 阳性。孤立性纤维性肿瘤恶变时则出现坏死、明显的细胞异型性，核分裂数达（2～4）/10HPF。

（7）炎性假瘤：亦称炎性肌成纤维细胞瘤。少见，有些可能为肝脓肿愈合的结果，有些可能与EB 病毒感染有关。发病年龄很宽，3～77 岁，平均 57 岁。约 70% 为男性。81% 为单发。通常位于肝内，偶尔可累及肝门部。

大体：质实，浅褐、黄白或灰白色，肿瘤大小可为 1 cm 的小结节，也可占据整个肝叶。

光镜：与发生于其他部位的炎性假瘤相同，主要为肌成纤维细胞、成纤维细胞和胶原束。其中有大量炎细胞浸润，以成熟浆细胞为主，杂有数量不等的淋巴细胞、嗜酸性粒细胞和中性粒细胞、巨噬细胞（图 5-28）。偶见淋巴滤泡形成、肉芽肿和门静脉及肝静脉分支的静脉炎。

图 5-28 肝炎性假瘤
可见病变组织由大量增生的纤维组织、新生的毛细血管和
大量慢性炎细胞构成，周围可见残存的肝细胞索

（8）畸胎瘤：肝脏的畸胎瘤（图 5-29）极少见。主要见于儿童。应注意同混合型肝母细胞瘤鉴别。

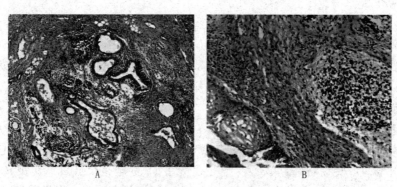

图 5-29 肝脏未成熟畸胎瘤
可见原始神经管（A）和幼稚的神经组织（B），类似神经母细胞瘤样细胞的区域

肝内胚窦瘤和原发性滋养细胞肿瘤也偶有报道。

(9)恶性间叶瘤:亦称未分化肉瘤或胚胎性肉瘤。主要见于儿童,发病年龄一般在5~20岁,偶见于中年甚至老年人。病因不清。临床上以腹部膨胀、发热、消瘦和非特异性胃肠道表现为主。偶可见肿瘤侵入右心房而貌似心脏肿瘤。

大体:肿瘤通常位于肝右叶,大小为10~20 cm。分界清楚,但无包膜,切面颜色混杂、囊实性,常有出血坏死。

光镜:主要由巢片状或散乱排列的恶性星状或梭形细胞和黏液样基质构成(图5-30)。瘤细胞常呈明显的核大小不等和深染,可见瘤巨细胞或多核瘤巨细胞。瘤细胞胞浆内见不同大小的嗜酸性小体为其特征之一,此小体可为多个,淀粉酶消化后PAS阳性,α1-抗胰蛋白酶阳性。肿瘤的外周常可见残存的胆管和肝细胞。超微结构和免疫组织化学研究表明,大多数瘤细胞具有未分化间叶细胞、成纤维细胞和肌成纤维细胞的特征。其他可有向平滑肌、横纹肌或上皮细胞分化的迹象,故可为vimentin、α1-抗胰蛋白酶、α1-抗糜蛋白酶、溶菌酶、SMA、肌结蛋白和清蛋白阳性。此瘤预后不良,平均存活期不足一年。

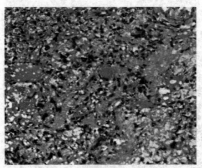

图5-30　肝胚胎性肉瘤

主要由巢片状或散乱排列的恶性星状或梭形细胞和黏液样基质构成,瘤细胞核大小不等、深染,可见瘤巨细胞或多核瘤巨细胞

(10)促纤维增生性巢状梭形细胞肿瘤:亦称钙化性巢状间质-上皮性肿瘤。为新近描述的主要发生在儿童和青年的原发肝脏肿瘤。

大体:肿瘤分界清楚,白色分叶状,直径可达30 cm。

镜下:特点为梭形或上皮样细胞排成巢状或条索状,周围由丰富的纤维性间质包绕。常见钙化(砂粒体)或骨化。

免疫组化:CK、vimentin、CD57和WT1阳性。一般不表达神经内分泌标志。个别病例有异位ACTH分泌而出现库欣综合征。大多数病例手术切除效果好,偶见术后复发者。

其他间叶性良、恶性肿瘤如良性多囊性间皮瘤、神经鞘瘤、恶性外周神经鞘瘤、恶性纤维组织细胞瘤、横纹肌肉瘤、纤维肉瘤、破骨细胞样巨细胞瘤、骨肉瘤等也有个别报道。在儿童,胚胎性横纹肌肉瘤和横纹肌样瘤也有报道。

(十四)转移性肿瘤

肝脏的转移瘤比原发瘤常见得多。胃肠道癌、乳腺癌、肺癌、胰腺癌和恶性黑色素瘤为最易形成肝转移的肿瘤。肝转移癌可为单个结节,但多为多发,甚至整个肝脏广泛被转移癌所占据。在一组8 455例尸检的报道中,39%有肝转移,其中仅6%为单个结节。据报道,肝硬化的肝脏中很少有转移癌。转移瘤形态一般与原发瘤相同,亦可出现某种程度的分化或去分化。临床上常见肝大、体重下降、门静脉高压及消化道出血的表现。胆道的梗阻和肝细胞的严重破坏可出现黄疸。

二、胆囊和肝外胆道肿瘤

(一)腺瘤

腺瘤亦称为腺瘤性息肉。女性较多见。小者可无任何症状，偶尔可合并 Peutz-Jeghers 综合征和 Gard-ner 综合征。根据其生长类型分为管状腺瘤、乳头状腺瘤及乳头管状腺瘤三型。依其细胞特点分为幽门腺型、肠型和胆道型。在胆囊以幽门腺型的管状腺瘤最为常见，在肝外胆道则以肠型管状腺瘤为最常见的类型。

大体：腺瘤可有蒂或无蒂(图 5-31)，可见于胆囊、胆管的任何部位。通常大小为 0.5～2 cm，偶尔可见肿瘤超过 5 cm，甚至充填大部分胆囊腔。肿瘤呈红褐至灰白色。约 1/3 为多发性腺瘤。

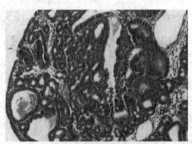

图 5-31 胆囊管状腺瘤
管状腺瘤与结肠的腺管状腺瘤相似，由类似幽门腺的腺体构成

光镜：管状腺瘤与结肠的腺管状腺瘤相似，由类似幽门腺的腺体构成。乳头状腺瘤的特征为树枝状结缔组织核心被覆着高柱状上皮细胞(图 5-32)。腺瘤中可含有一定数量的内分泌细胞，尤以 5-羟色胺细胞常见，约一半病例 ER 阳性。腺瘤上皮可有一定程度的不典型增生甚至原位癌的改变。腺瘤越大，越可能含有恶变的区域。但总体来说，胆囊腺瘤并不一定是胆囊癌的重要的癌前病变。胆囊腺瘤常有 *β-catenin* 的基因突变而胆囊癌则很少有，胆囊癌中常有 *TP53*、*KRAS* 和 *P16de* 改变，胆囊腺瘤则没有。

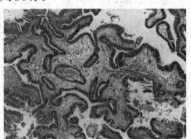

图 5-32 胆囊乳头状腺瘤
乳头状腺瘤的特征为树枝状结缔组织核心被覆着高柱状上皮细胞

在家族性结肠息肉病中，十二指肠壶腹部亦可为结肠外腺瘤的常见部位。据报道74％均可见明显的癌前病变。

(二)囊腺瘤

囊腺瘤为一种罕见的良性肿瘤。肝外胆道比胆囊常见。组织结构与胰腺黏液性囊腺瘤相似。肿瘤含有特征性的相似卵巢间质的原始间叶组织,亦可见有内分泌细胞。

(三)乳头状瘤病(腺瘤病)

乳头状瘤病(腺瘤病)特征为胆囊或胆道的多发性乳头状瘤形成。临床上可引起梗阻性黄疸、上腹痛及胆绞痛。在所报道的病例中以男性较为多见。

大体:为突入胆囊或胆管腔内的多发性息肉样肿物,大多有蒂,部分可为广基性肿物。

光镜:上皮常有不典型增生,但无间质浸润。部分乳头状瘤中可含有明显的癌灶,有时很难同乳头状癌鉴别。

(四)上皮内瘤变(异型增生)

发生于胆囊或肝外胆道的上皮内瘤变(intraepithelial neoplasia,IN)可为乳头型和扁平型,以扁平型多见。

乳头型形态特点为,纤维血管轴心短,衬覆异型增生的细胞。这些细胞可为立方、柱状或长形,核呈不同程度的异型性,极性消失,偶见核分裂。细胞多单层排列,可出现假复层。胞浆嗜酸性,含非硫酸化和中性黏液,约1/3可见杯状细胞,异型增生区同正常上皮分界清楚(图 5-33)。免疫组化,上皮内瘤变的细胞 CEA 和 CA19-9 阳性。某些病例 P53 过表达及染色体 5q 杂合子缺失。反应性增生与异型增生不同,其细胞成分多样,可见柱状黏液分泌细胞、矮立方细胞、萎缩的上皮和铅笔样细胞,不像异型增生时那样单一,与正常上皮的过渡也是渐进性的,分界不清。

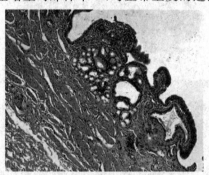

图 5-33　胆囊上皮不典型增生

胆囊由类似幽门腺的腺体构成,部分腺体扩张,部分
胆囊黏膜上皮细胞核深染,拥挤及复层排列

高级别上皮内瘤变和原位癌 此时,细胞具有明显的恶性肿瘤的特点,如频发的核分裂、核拥挤和明显的假复层,极性消失。肿瘤开始于表面上皮逐渐蔓延至 R-A 窦或化生的腺体。有时会使腺体形成背靠背排列。有一型原位癌由杯状细胞、柱状细胞、潘氏细胞和内分泌细胞构成。据说可能是肠型腺癌的原位期。有的原位癌可完全由印戒细胞构成,称原位印戒细胞癌。

(五)胆囊癌

胆囊癌为肝外胆道系统中常见的恶性肿瘤。90%以上为 50 岁以上,女性是男性的 3~4 倍。大多数胆囊癌与胆囊结石及慢性胆囊炎尤其是瓷器胆囊关系密切。其他如胆囊肠瘘、溃疡性结肠炎、结肠多发息肉、Gardner 综合征、腺肌瘤病等亦有一定关系。患者多无特异的症状,大多数临床表现与胆石症相似,故很难早期发现。

大体:肿瘤可表现为巨大息肉样肿块,充填胆囊腔内(图 5-34A),或呈结节状,或弥漫浸润使胆囊壁明显增厚。偶尔可呈环状浸润使胆囊形成哑铃状。胆囊癌以发生胆囊底部多见,但大多数病例因已累及大部分胆囊而很难辨别其起源部位。

光镜:分型如下。

1.腺癌

胆囊癌的80%左右均为分化不同程度的腺癌。腺体可分化很好,形成比较规则的腺腔,也可仅有腺腔样分化的倾向。腺体间可有大量纤维间质(图5-34B)。常可见神经周围浸润。胆囊癌中黏液多少不等,但多为涎腺型黏液,这与正常胆囊及胆囊炎时不同。免疫组化瘤细胞通常为CK7(+)/CK20(+)。其他标志物如EMA、CEA可阳性。偶可见AFP阳性,部分可见神经内分泌分化。胆囊癌的分子改变涉及多个基因改变的积累过程,包括癌基因、肿瘤抑制基因和DNA修复基因等。约50%的病例有TP53的突变。KRAS突变率报道的差异很大,从2%到59%不等。其他常见的改变包括P16失活、端粒酶的激活和FHIT基因的失活。

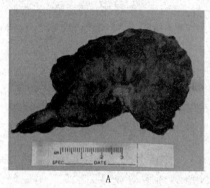 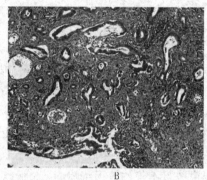

图5-34 胆囊腺癌

A.胆囊癌大体图:肿瘤呈巨大息肉样肿块,充填胆囊腔内,切面灰白,可
见出血及坏死;B.HE镜下:肿瘤由中-低度分化的腺管状结构构成

2.其他类型的腺癌

(1)乳头状腺癌:此型可发生在胆囊或肝外胆道的任何部位,但以胆囊较为多见,约10%可见有跳跃式病变出现。

光镜:肿瘤以乳头状结构为主。乳头由立方或柱状上皮衬覆,上皮可有多少不等的黏液。可有一定的肠上皮分化,如杯状细胞、潘氏细胞和内分泌细胞(图5-35)。

非浸润型可由胆囊切除而治愈,但浸润型则预后较差。

(2)黏液腺癌:与其他部位的黏液腺癌相同,黏液应至少占肿瘤的50%。分两型,一型为肿瘤性腺管内含有大量黏液;另一型为黏液背景中有小团肿瘤细胞。

(3)囊腺癌:多由囊腺瘤恶变而来,主要为黏液性囊腺癌。

(4)透明细胞腺癌:此型少见。肿瘤主要由糖原丰富的瘤细胞构成。瘤细胞界限清楚,核深染。有些细胞则含有嗜酸性胞浆。瘤细胞可排列成巢状、条索状、小梁状或乳头状,偶见像皮革胃那样的弥漫性浸润。

(5)腺鳞癌:即肿瘤同时具有鳞癌和腺癌两种成分,约占胆囊癌的2%。

(6)鳞癌:占胆囊癌的4%。多为灰白色广泛浸润的肿块。可分为角化型和非角化型(图5-36)。低分化型可见以梭形细胞为主的区域。免疫组化角蛋白阳性,可同肉瘤鉴别。一般认为起源于胆囊上皮的鳞状上皮化生。

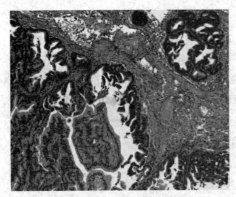

图 5-35 胆囊乳头状腺癌

肿瘤以乳头状结构为主。乳头由立方或柱状肿瘤细
胞衬附,细胞核大深染,复层排列

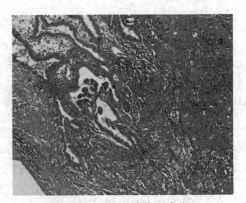

图 5-36 胆囊鳞状细胞癌

可见癌组织由中度分化的鳞状细胞癌灶构成,可见灶性角化

(7)小细胞癌:亦称低分化神经内分泌癌。形态同肺小细胞癌一样,癌细胞核圆形或卵圆形、深染、核仁不清楚。偶见瘤巨细胞。核分裂多见(15~20/10 个高倍视野)。免疫组化,上皮性标记和内分泌标记可阳性。

(8)未分化癌:较多见于胆囊,可占胆囊癌的 5%～20%。可分为三型。

梭形细胞型和巨细胞型:此型形态上酷似肉瘤,亦称多形性梭形细胞和巨细胞癌或肉瘤样癌。肿瘤主要由数量不等的梭形细胞、巨细胞和多角形细胞构成(图 5-37),偶见分化好的腺癌成分及鳞状分化区。

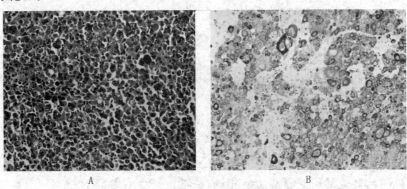

图 5-37 胆囊多形性癌

A.肿瘤细胞排列散乱,可见数量不等的梭形细胞、巨细胞和多角形细胞及
病理性核分裂和坏死,无腺样结构;B.免疫组化:CK7(＋)

伴有破骨细胞样巨细胞的未分化癌:此型含单核性肿瘤细胞和大量破骨细胞样巨细胞,形态上酷似骨巨细胞瘤。免疫组化,单核瘤细胞角蛋白和上皮膜抗原阳性,而破骨细胞样巨细胞则CD68 阳性。

小细胞型未分化癌:此型由小圆细胞构成,其核呈空泡状,核仁明显,偶见胞浆黏液。这些与小细胞癌不同。

(9)结节型或分叶型未分化癌:肿瘤细胞形成界限清楚的结节或分叶状结构,酷似乳腺癌。

(10)淋巴上皮样癌:可见于胆囊或肝外胆管,形态与发生于鼻咽的淋巴上皮癌相似(图 5-38)。有的与 EB 病毒感染有关,有的则无关系。

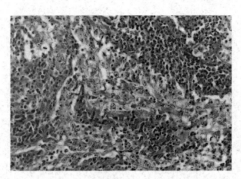

图 5-38 **胆囊淋巴上皮样癌**

镜下形态与发生于鼻咽的淋巴上皮癌相似,淋巴细胞丰富,癌细胞大,核仁清楚

(11)癌肉瘤:此型肿瘤包含癌和肉瘤两种成分。癌性上皮成分多为腺癌,偶为鳞癌。肉瘤成分以软骨肉瘤、骨肉瘤和横纹肌肉瘤较多。免疫组化:不同成分各有相应的表达。如间叶成分细胞角蛋白和 CEA 阴性,而只在上皮性成分中表达,这些有助于同肉瘤样癌鉴别。如果仅间叶呈肉瘤成分,而上皮为良性,则称为腺肉瘤。

胆囊癌的预后与肿瘤类型和分期有关。乳头状癌倾向于形成突向管腔的隆起,预后较好。而巨细胞癌则预后最差。如肿瘤仅限于胆囊,2 年存活率可达到 45%。

(六)肝外胆管癌

肝外胆管包括左右肝管、肝总管、胆囊管和胆总管。肝外胆管癌的发生率略少于胆囊癌。50%~75% 发生于上 1/3,包括肝门部,以胆总管和肝管、胆囊管汇合处多见;10%~25% 发生于中 1/3;10%~20% 发生于下 1/3。60 岁以上多见。男女发病率相当。在溃疡性结肠炎、硬化性胆管炎、华支睾吸虫感染和一些先天性胆管畸形,如先天性胆管扩张、胆管囊肿、Caroli 病、先天性肝纤维化、多囊肝和异常胰胆管吻合中发病率增高。临床表现以梗阻性黄疸、体重下降和腹痛为主,亦常因继发性胆道感染而出现发热。

大体:胆管癌可表现为管壁的局部增厚,或呈突入腔内的息肉样肿物,偶尔可引起管腔的环形狭窄或弥漫浸润而导致胆管壁弥漫增厚。偶尔可呈多中心性,或同时有胆囊癌。上 1/3 的胆管癌常直接侵及肝脏,远端的胆管癌常侵及胰腺。

光镜:绝大多数为各种分化程度的腺癌。高分化者可与胆管的腺瘤相似,诊断恶性相当困难。此时同一腺体内的细胞异型性、核浆比增高、核仁明显、间质或神经周围的浸润、围绕肿瘤腺体的同心圆性的间质反应是诊断恶性的重要特征。除此之外,胆管癌细胞通常有黏液和 CEA 的表达,在其周围的上皮常有化生或异型增生,如鳞状上皮化生和透明细胞变或神经内分泌分化,甚至出现小细胞神经内分泌癌的改变。偶见分化非常好的腺癌,类似于胃陷窝上皮构成的腺瘤。

胆管硬化性癌为胆管癌的一种特殊的亚型,肿瘤起源于肝管汇合处,可蔓延至很长一段胆管。特征为临床病程长、形态分化好、有明显的纤维化。此型应同硬化性胆管炎鉴别。胆管癌约 94% 有 TP53 的过表达,而硬化性胆管炎 TP53 阴性。乳头状腺癌可呈息肉样堵塞管腔。肿瘤的坏死脱落可使黄疸波动。与胆囊相似,在胆管中黏液腺癌、印戒细胞癌、透明细胞型腺癌、鳞癌、腺鳞癌、小细胞癌、未分化癌等均有报道。肝外胆管癌的预后明显比胆囊癌要好。可能因易引起黄疸而发现较早、治疗较早之故,但肝门部的胆管癌很难切除,故预后差。

(七)葡萄状胚胎性横纹肌肉瘤

葡萄状胚胎性横纹肌肉瘤为儿童中肝外胆道最常见的恶性肿瘤,成人中亦有少数报道。临床通常表现为阻塞性黄疸。

大体:呈柔软的息肉状,有时可累及胆囊。

镜下:在上皮下可见肿瘤细胞带。肿瘤由小的未分化的梭形细胞构成。表面上皮通常完好。有的瘤细胞可见到横纹。约40%的病例诊断时已有转移。

(八)原发性恶性黑色素瘤

原发性恶性黑色素瘤可发生在胆囊或肝外胆管,有些病例与分化不良痣综合征伴发,大多数诊断时已有转移。诊断应首先除外皮肤或眼部的恶性黑色素瘤。

(九)壶腹部癌

壶腹部是末段胆总管和主胰管汇合并开口于十二指肠之处。由于此处解剖结构复杂,故壶腹部癌的来源一直不清。据我们研究,壶腹癌多伴有胆管黏膜上皮的不典型增生。从早期病例的研究中发现壶腹部癌多起源于胆总管。偶尔可见起源于主胰管者,少数可能起源于壶腹周的十二指肠黏膜。壶腹部癌多发生在60岁以上,男性略多。

大体:壶腹部癌可生长在壶腹内,在壶腹部形成圆形隆起(壶腹内型)(图5-39A),表面十二指肠黏膜光滑,活检常常阴性;亦可表现为壶腹区的隆起,伴有溃疡形成,或有菜花状肿物形成(壶腹周型)。有些晚期病例可在胰头-壶腹区形成广泛的浸润,以致同胆总管癌和胰头癌很难区别(混合型),文献亦称胰-胆管-壶腹区癌。

光镜:壶腹部癌亦为腺癌,常为低分化腺癌,部分为乳头状腺癌(图5-39B)。很多病例表面为类似绒毛状腺瘤或绒毛腺管状腺瘤的形态,但基底部有浸润癌。其他各种类型的腺癌,如黏液腺癌、肠型腺癌、透明细胞癌等均可见到。偶尔有鳞癌或腺鳞癌、小细胞癌的报道。壶腹癌常因梗阻性黄疸而较早就医。故预后较胆囊癌要好。

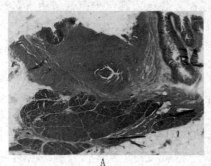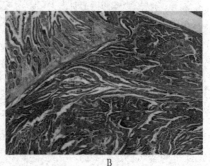

A   B

图5-39　壶腹部腺癌(壶腹内型)

A.低倍镜下可见壶腹内腺癌,周围十二指肠黏膜光滑,未侵及胰腺;B.肿瘤由分
化较好的腺管构成,在肌层内浸润性生长,一侧可见十二指肠黏膜

(十)神经内分泌肿瘤

胆囊和肝外胆道均有一定数量的内分泌细胞。胆囊和肝外胆道神经内分泌肿瘤也有报道,以肝外胆道和壶腹部较为多见。肝外胆道及壶腹部神经内分泌肿瘤有时可同小肠肿瘤伴发。多见于60岁以上。

肝外胆道、胆囊及壶腹部的神经内分泌肿瘤与胃肠胰的神经内分泌肿瘤相同,从临床有无功能可分为功能性和非功能性两类;功能性肿瘤是指因内分泌肿瘤分泌激素过多,引起临床上激素失衡而出现明显的临床表现或综合征的肿瘤。如胃泌素瘤、生长抑素瘤、致腹泻性肿瘤(VIP 瘤)等。偶可见分泌异位 ACTH、甲状旁腺素样激素、生长激素释放激素或 5-羟色胺等的神经内分泌肿瘤。依据 2010 年 WHO 分类,分成神经内分泌肿瘤、神经内分泌癌、混合性腺神经内分泌癌、部位特异性和功能特异内分泌肿瘤。

神经内分泌肿瘤可分成三级:1 级(Grade 1)指肿瘤细胞的核分裂数<2/10 高倍视野(HPF)和/或 Ki-67 指数≤2%。2 级(Grade 2)为核分裂数在(2~20)/10HPF。3 级(Grade 3)为核分裂数>20/10HPF 和/或 Ki-67 指数>20%。数核分裂要求至少要数 50 个高倍视野,Ki-67 指数要求在增殖活跃区数 500~2 000 个细胞的基础上,计算 Ki-67 阳性细胞数。1 级和 2 级的肿瘤为神经内分泌瘤(NET),而 3 级肿瘤为神经内分泌癌(NEC)。

混合性腺-神经内分泌癌由腺癌和神经内分泌癌混合构成,其中每一种成分至少不少于30%。其中的腺癌和神经内分泌癌的成分均要进行相应的分级。

大体:呈灰白色结节,可仅几毫米,也可在胆囊形成较大的肿块侵透胆囊肝床而达肝脏。

光镜:肿瘤形态与其他部位神经内分泌肿瘤相同,由一致的圆形或小多角细胞构成。瘤细胞可排成巢状、花带状或腺管状,其间有丰富的血窦(图 5-40)。印戒细胞型及透明细胞型均有报道。有时与 von Hippel-Lindau 病伴发。免疫组织化学、电镜和免疫电镜均已证实多种激素的产生,如 ACTH、生长抑素、5-羟色胺、胃泌素和胰多肽等。偶有类癌综合征的报道。罕见的情况下,类癌腺癌复合癌可见于肝外胆道系统。

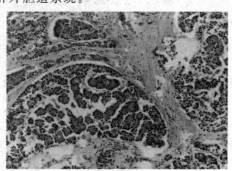

图 5-40 壶腹部神经内分泌肿瘤
癌细胞巢由一致的圆形或小多角细胞构成,瘤细胞排成假菊形团

(十一)副神经节瘤

副神经节瘤为一种非常少见的良性神经内分泌肿瘤,由排列成巢状的主细胞和支柱细胞构成。纤细的纤维间隔中有丰富的毛细血管,亲银染色阳性。免疫组化:主细胞 NSE 和嗜铬粒蛋白 A 阳性,支柱细胞 S-100 阳性。电镜下可见神经内分泌颗粒。在胆囊,常为手术中偶然发现,但在肝外胆道可导致胆道梗阻。副神经节瘤大部为良性,少部分可为恶性。

(十二)颗粒性肌母细胞瘤(颗粒细胞瘤)

胆囊和肝外胆道的颗粒细胞瘤少见。以胆总管和胆囊管较为多见。常见于中年女性。以胆绞痛及腹痛为主要临床表现,偶尔有梗阻性黄疸或胆汁性肝硬化的报道。

大体:肿瘤呈黄白色质韧的结节。通常位于胆管壁内,也可突入腔内或围绕胆管外生长。一般<1 cm,大者可达 3.5 cm。包膜不明显。

光镜:肿瘤由较大的、一致的卵圆形或多角形细胞构成,在瘤巢的周围可见梭形细胞。细胞核很小,胞浆丰富呈嗜酸性、颗粒状。淀粉酶处理后 PAS 染色阳性。

电镜:瘤细胞内可见有质膜包绕的空泡和髓鞘结构。故一般认为此瘤起源于神经外胚层。

(十三)其他肿瘤

胆外胆道的其他肿瘤:如血管瘤、平滑肌瘤、平滑肌肉瘤、脂肪瘤、脂肪肉瘤、横纹肌瘤、横纹肌肉瘤(尤其是胚胎性横纹肌肉瘤)、恶性淋巴瘤以及 AIDS 患者中的 Kaposi 肉瘤均有报道。其形态与发生于其他部位者相同。

(张　慧)

第四节　胰腺肿瘤

一、外分泌胰腺肿瘤

外分泌胰腺肿瘤可为实性,也可为囊性。其中囊性肿瘤占 5%～10%。胰腺囊性肿瘤多为良性或低度恶性。目前由于影像学的进步,故较易发现。

(一)浆液性囊腺瘤

浆液性囊腺瘤亦称微囊性腺瘤,或糖原丰富的腺瘤。为一种罕见的胰腺良性肿瘤。常发生在胰体尾部,老年女性较为多见。

大体:肿瘤分界清楚,直径 1～25 cm,平均 10 cm。切面呈蜂窝状,由多个 1～2 mm 的小囊构成。纤维间隔可形成特征性的中心瘢痕,偶尔有钙化。囊内含有透明液体,但无或有很少黏液。

肿瘤分界清楚,切面呈蜂窝状,由多个 1～2 mm 的小囊构成,囊内含有透明液体,肿瘤中心部可见中心瘢痕。

光镜:囊壁由单层立方上皮衬覆(图 5-41A),细胞胞浆透明、富含糖原、CEA 阴性。某些病例囊内可见乳头、出血或大囊性变性。囊液的 CEA 含量很低。

免疫组化:瘤细胞低分子量细胞角蛋白、EMA、抑制素和 MART-1 阳性,HMB45 阴性。MUC6 通常阳性。无 K-ras 和 P53 的突变。

超微结构:瘤细胞与泡心细胞相似,胞浆含有大量糖原颗粒,细胞表面一般无微绒毛。

当肿瘤由单个或数个大囊构成时称寡囊型腺瘤或大囊型腺瘤。当肿瘤由同样的细胞构成但排列成实性时称实性浆液性腺瘤(图 5-41B),此时,肿瘤由密集的腺体排列而成。

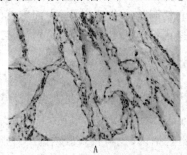
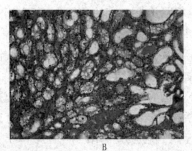

A　　　　　　　　　　　　　B

图 5-41　浆液性囊腺瘤

A.胰腺微囊性腺瘤:囊壁由单层立方上皮衬覆,细胞胞浆透明;B.胰腺实性浆液性腺瘤:肿瘤由密集排列的小腺体构成,细胞胞浆透明

浆液性囊腺瘤一般无症状,故常为偶然发现,部分患者以腹部肿块或腹部不适为主要症状。发生在胰头者偶尔可引起梗阻性黄疸或消化道梗阻。某些患者可合并 von Hip-pel-Lindau 病,有人认为此病检测到 *VHL* 肿瘤抑制基因的等位基因缺失和突变。此瘤的恶性型称为浆液性或微囊型腺癌,形态上与微囊型腺瘤相似,但可转移到胃和肝或出现神经周的浸润。

(二)黏液性囊性肿瘤

胰腺的黏液性囊性肿瘤,多见于女性,发病高峰年龄为 40～60 岁。多见于胰体尾部,常为大的多囊或偶尔单囊的肿物,肿瘤直径 2～30 cm。常有厚的纤维包膜。囊内衬覆上皮一般为高柱状黏液细胞,常形成乳头。伴有杯状细胞的肠型上皮亦可见到。上皮下间质常为细胞丰富的相似卵巢的间质,此型间质常有 ER、PR 或抑制素的表达,甚至出现黄素化。囊壁常有钙化。囊内含有黏液,某些病例可为水样物。囊内容物的 CEA 含量高,而弹力蛋白酶含量低。囊内的实性区应仔细检查及取材,以避免漏掉浸润性癌。

黏液性囊性肿瘤形态与卵巢的黏液性肿瘤相似,可分为良性、交界性和恶性。

良性黏液性囊腺瘤一般较小,上皮为规则的高柱状黏液上皮,乳头不明显(图 5-42)。虽形态上为良性,但亦有复发甚至含有恶性病灶的报道。

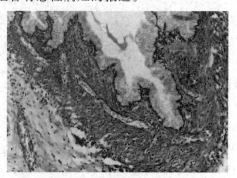

图 5-42　胰腺黏液性囊腺瘤
上皮为规则的高柱状黏液上皮,乳头不明显,上皮下为细胞丰富的卵巢样间质

黏液性囊腺瘤当其上皮有中度不典型增生时称为交界性黏液性囊腺瘤。

大体:交界性黏液性囊腺瘤多为大的多囊性肿物,平均直径常＞10 cm,常常有较厚的包膜,囊一般与胰管不相通。囊之间的间隔通常较薄,囊内常有乳头形成,囊内有多少不等的黏液。

光镜:胰腺的交界性黏液性囊腺瘤与卵巢的交界性黏液性囊腺瘤相似,囊衬覆上皮通常为高柱状黏液上皮,腔缘有丰富的胞浆,有些地方可以为立方上皮,此时胞浆黏液较少。上皮下常有卵巢样间质。与良性的黏液性囊腺瘤不同的是,交界性黏液性囊腺瘤的衬覆上皮为复层,显示有中度不典型增生,即核增大,部分极性紊乱或形成无轴心的小乳头。

当上皮出现明显的异型性、核增大、排列极性消失,出现明显的核仁,为黏液性囊腺癌(图 5-43)。没有间质浸润时,称为非浸润型。当出现间质浸润时则称为浸润型。恶性黏液性囊性肿瘤约占此组肿瘤的 10%。胰腺的黏液性囊性肿瘤,偶尔可伴有壁内结节,壁内结节可含有巨细胞瘤、多形性肉瘤或分化不良性癌成分。这些成分均可能是肿瘤异常分化的结果。

对于黏液性囊性肿瘤的诊断,仔细检查标本和认真取材是非常重要的,因为常常肿瘤的一部分分化很好,而另一部分可出现明显的癌变。甚至出现间质的浸润。曾有的学者认为,所有黏液性囊性肿瘤,均具有或多或少的恶性潜能。故应仔细取材以除外恶性。

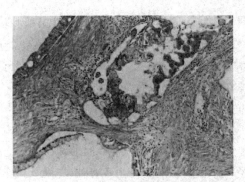

图 5-43　胰腺黏液性囊腺癌

上皮有明显的异型性、核增大、排列极性消失;有间质浸润

胰腺的黏液性囊性肿瘤生长缓慢,分界清楚,一般易于切除。偶尔发生转移,即使转移也多限于腹腔,远处转移罕见。

免疫组化:此瘤表达 CEA 和 CA19-9,MUC5AC 呈弥漫表达,MUC2 仅杯状细胞阳性,通常不表达 MUC1,如有也仅限于浸润癌区域,CK20 或 CDX2 通常阴性。黏液性囊腺癌时可表达 P53、HER2/NEU、EGFR。可有 DPC4 的缺失表达。黏液性囊性肿瘤通常为微卫星稳定型。

黏液性囊性肿瘤应注意同导管腺癌伴有扩张的大导管结构以及 IPMN 的分支导管型相鉴别。

(三)导管内乳头状黏液肿瘤

导管内乳头状黏液肿瘤(intraductal papillary mucinous neoplasms,IPMN)的特征为导管内乳头状肿瘤,乳头衬覆黏液细胞,乳头可很小,也可形成较大的结节性肿块。此瘤常伴有导管内大量黏液积聚而导致导管的明显扩张。因此,文献中亦曾称为黏液性导管扩张、黏液过度分泌性肿瘤。因其明显的乳头状生长方式故亦称胰管的绒毛状腺瘤、胰腺导管内乳头状瘤等。这组肿瘤占胰腺肿瘤的 5% 左右,通常发生在 60~80 岁的老人。某些患者临床上曾有胰腺炎的病史。内镜下从瓦特壶腹处有黏液溢出,影像学上可见明显的胰导管扩张是其特征。

大体:肿瘤主要位于主胰管(主胰管型)或其主要分支内(分支导管型)。肿瘤可单个,也可为多中心性。严重者可累及整个胰管系统。常伴有明显的胰管扩张。对于此类标本仔细检查是非常必要的,因为 35% 的病例均可见到局灶浸润性癌。

光镜:导管内乳头状黏液肿瘤的衬覆上皮为黏液柱状上皮,上皮可分为三型:肠型占 50%,形态与胃肠道的绒毛状腺瘤相似。通常乳头较长,呈绒毛状,核通常长形,依据异型增生的程度可有不同程度的假复层及细胞内黏液。胃型占 35%,细胞形态与胃的陷窝上皮相似,核为单层,位于基底。胰胆管型占 15%,此型乳头分支更为复杂,常为多分支状乳头、微乳头,甚至出现筛状排列。细胞核多为单层,但可有不同程度的异型性,甚至出现极性紊乱,核仁明显。

免疫组化:IPMN 通常表达 CK7、CK8、CK18、CK19、CEA、CA19-9 和 MUC5AC,但各型也有所不同,胰胆管型表达乳腺型黏液 MUC1,而肠型多表达 MUC2 及其他肠型标志物如 CK20 和 CDX2。导管内乳头状黏液肿瘤常无 DPC4 的改变,K-ras 和 P53 改变亦不像导管腺癌那样高,约 25% 的病例可见有 Peutz-Jeghers 基因(*CTK11/LKB1*)的失活。此类肿瘤预后较好,手术切除后 5 年存活率可达 75%。

导管内乳头状黏液腺瘤依据上皮的异型增生程度可分为良性的导管内乳头状黏液腺瘤、交界性导管内乳头状黏液腺瘤和恶性的导管内乳头状黏液腺癌。良性者上皮排列整齐,无或仅有轻度的细胞异型,此型以胃型多见。交界性肿瘤的衬覆上皮有中度异型增生(图5-44)。当上皮有高度异型增生时则为导管内乳头状黏液腺癌,无浸润时为非浸润型,有浸润时称为浸润型。浸润癌中可为胶样癌,也可为导管腺癌。

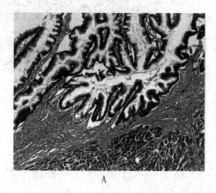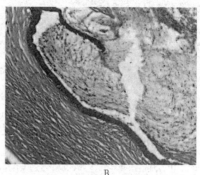

图 5-44 胰腺交界性导管内乳头状黏液腺瘤

A.黏液柱状上皮增生,呈乳头状排列,上皮轻-中度不典型增生;B.导管上
皮呈中度不典型增生,导管内大量黏液积聚而导致导管的明显扩张。文献
中亦曾称为黏液性导管扩张、黏液过度分泌性肿瘤

导管内乳头状黏液肿瘤主要应同黏液性囊性肿瘤鉴别,后者主要在胰体尾部,主要发生在女性。而导管内乳头状黏液肿瘤主要发生在胰头部。导管内乳头状黏液肿瘤还应同 Pan IN 鉴别,二者均为发生在导管内的病变,但导管内乳头状黏液肿瘤指临床上或大体上可见的病变,而 Pan IN 则指小的(通常小于0.5 cm)、大体上见不到的,多为显微镜下才能见到的病变。

(四)导管内嗜酸性乳头状肿瘤

导管内嗜酸性乳头状肿瘤(intraductal eosinophilic pa-pillary neoplasms,IEPN)是最近才被认识的类型,其很多特征同导管内乳头状黏液腺瘤相似。具有导管内、乳头状生长的特点,但其衬覆上皮为嗜酸性粒细胞,而非柱状黏液上皮细胞。

大体:扩张的胰管内可见结节状肿物突向腔内。

光镜:肿瘤位于胰管内,呈乳头状生长并常伴有多少不等的黏液。其典型的衬覆上皮为嗜酸性立方形细胞,胞浆嗜酸性颗粒状,排列成1~5层。核常可见明显的偏心的核仁,乳头分支更为复杂,细胞常排列成筛状。

导管内嗜酸性乳头状肿瘤与导管内乳头状黏液肿瘤一样亦分为良性的导管内嗜酸性乳头状腺瘤、交界性导管内嗜酸性乳头状腺瘤(图5-45)和恶性的导管内嗜酸性乳头状腺癌。恶性时癌细胞仍具有非常明显的嗜酸性颗粒状胞浆。导管内嗜酸性乳头状腺癌多为非浸润型,浸润型少见,故预后较好。

(五)导管内管状腺瘤

导管内管状腺瘤为最近描述的一种胰腺良性肿瘤,通常位于胰管内,常见于老年人。可有蒂或悬于导管内。镜下肿瘤由类似于幽门腺的腺体密集排列成小叶状(图5-46)。免疫组化显示这些瘤细胞CK7(+)/CK20(−)。其恶性型称为导管内管状腺癌。

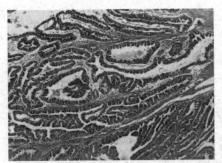

图 5-45　胰腺交界性导管内嗜酸性乳头状腺瘤

肿瘤呈导管内乳头状生长,其典型的衬覆上皮为嗜酸性立方形细胞,胞浆嗜酸性颗粒状,排列成多层

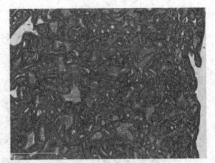

图 5-46　胰腺导管内管状腺瘤

肿瘤由类似幽门腺的腺体密集排列而成

(六)胰腺实性-假乳头瘤

胰腺实性-假乳头瘤亦称乳头状-囊性肿瘤或乳头状上皮性肿瘤或胰腺囊实性肿瘤,为一种少见的胰腺肿瘤。可发生于任何年龄,但多见于青春期及青年女性(男:女比为 1:9,平均年龄30 岁)。临床上可无症状或仅有上腹不适。

大体:多为分界清楚的肿块,直径常达 10 cm,多有包膜。黄褐色到红褐色,多质脆、较软。有些亦可有明显的纤维化和囊变区。囊不规则,内含不规则碎屑。极端囊性变者很像假囊肿。

光镜:实性-假乳头瘤的基本结构为细胞丰富的实性巢,其间有丰富的小血管。远离血管的细胞出现退变,而小血管周的细胞围绕小血管形成所谓的假乳头状排列(图 5-47)。虽胞质空泡可很明显,但无真正的腺腔形成。瘤细胞核比较一致,常有纵沟,胞浆中等、嗜酸性,典型的瘤细胞质内可见嗜酸性透明小滴。间质常有不同程度的透明变、黏液变或胆固醇沉积及异物巨细胞反应。尽管大体上包膜完整,镜下常向周围胰腺浸润。

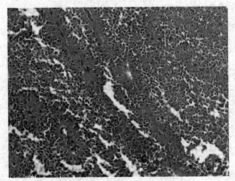

图 5-47　胰腺实性-假乳头瘤

可见细胞丰富的实性巢,其间有丰富的小血管,小血管周的细胞围绕小血管形成所谓的假乳头状排列,瘤细胞核比较一致,胞浆中等、嗜酸性,偶见瘤细胞质内可有嗜酸性透明小滴

胰腺的实性-假乳头瘤的分化方向尚不清楚,某些病例 CD56 阳性,且偶有突触素的表达。有人认为有内分泌分化倾向,但 CgA 总是阴性。导管的标志也总为阴性。一半以上的病例也无角蛋白的表达,而波形蛋白和 α1-抗胰蛋白酶及 α1-抗糜蛋白酶、β-catenin 和 CD10 常阳性。这些标记物尚不能说明其向什么方向分化。电镜下,可见类似复杂的次级溶酶体的颗粒。免疫组化证实这些颗粒含 α1-抗胰蛋白酶。肿瘤孕激素受体常阳性。故有人推测其来源于胚胎早期附着

于胰腺的生殖脊/卵巢始基细胞。分子生物学研究表明胰腺实性-假乳头瘤常有 β-catenin 的突变。故大多数肿瘤细胞核免疫组化 β-catenin 染色阳性。约一半病例 CD117 可阳性,但无 c-kit 突变。

胰腺实性-假乳头瘤为低度恶性,10%～15%出现转移。有转移时称实性-假乳头癌。转移部位主要为肝和腹膜。淋巴结转移少见。若患者就诊时无转移,经完整切除后,一般预后良好。有报道称,即使有转移的病例,亦可存活很多年。

胰腺的实性-假乳头瘤,主要应与胰腺内分泌肿瘤、胰母细胞瘤、腺泡细胞癌等鉴别。免疫组化 CgA 阴性,而波形蛋白弥漫阳性对除外内分泌肿瘤很有帮助。此外,应与肾上腺皮质肿瘤鉴别。肾上腺皮质肿瘤因变性可出现假乳头样的生长类型,免疫组化也为波形蛋白阳性,而角蛋白阴性,此时抑制素染色,肾上腺皮质肿瘤阳性,有助于鉴别。

(七)胰管上皮内瘤变

在胰腺导管癌的周围常可见胰管上皮的增生和不典型增生。这些病变在部分慢性胰腺炎中也常见到。我们在 20 世纪 80 年代就曾对此做过比较系统的研究,提出这些病变可能与胰腺导管癌的发生有关。近年引进的胰管上皮内瘤变(pancreatic ductal intraepithelial neoplasia,Pan IN)的概念把各种胰管上皮增生性变化均收入其内。Pan IN 分成 1A、1B、2、3 四级。Pan IN 1A 为最轻的一种,所包含的有过去称为黏液细胞化生或黏液细胞肥大和单纯性增生这样一些导管上皮的增生状态(图 5-48A)。即使这样的早期阶段,部分病例也有 K-ras 的突变。乳头状增生则归为 Pan IN 1B(图 5-48B)。此时上皮可开始有复层。当复层明显,局部出现细胞排列极紊乱,细胞出现异型性时,称为 Pan IN2(不典型增生)(图 5-48C)。当上皮排列出现明显的高度不典型增生,排列极性消失时,称为 Pan IN 3(图 5-48D)。这些病变同过去的原位癌相当。形态上表现为明显的极性消失,乳头失去纤维轴心,核不规则,核分裂增多。Pan IN 其实很常见,在很多情况下均可见到,但当在胰腺标本中见有 Pan IN 2 和 Pan IN 3 的病变时应注明。

(八)胰腺癌

胰腺癌一般指外分泌胰腺发生的癌。胰腺癌在全世界均呈上升趋势。因其诊治困难,预后不良,在西方国家已跃居恶性肿瘤死亡的第四位。东方国家中的发病率亦明显上升。我国胰腺癌的病死率已居恶性肿瘤所致死亡的第八位。由于其发病隐匿,很难早期发现和治疗,5 年存活率不足 2%。接触某些化学物如 β-萘胺、联苯胺和吸烟为高危因素。据估计约 10%的胰腺癌具有家族性。其中至少有 5 种家族性综合征与其有关:①有 BRCA-2 生殖细胞突变的家族性乳腺癌;②有 $P16$ 基因生殖细胞突变的家族性非典型性多发性黑色素瘤综合征;③ $STK11/LKB1$ 基因生殖细胞突变的 P-J 综合征;④DNA 错配修复基因中生殖细胞突变的遗传性非息肉病性结直肠癌;⑤胰蛋白酶原基因的生殖细胞突变的遗传性胰腺炎。胰腺癌患者中糖尿病的发病率升高,可能为 β 细胞产生过多的淀粉样多肽而导致的继发性糖尿病。虽然胰腺癌可发生于青年人,但多见于 50 岁以上的人群,男性略多(男女比为 1.6:1)。根据其发生在胰腺的部位分为胰头癌、胰体癌、胰尾癌和全胰癌。其中胰头癌占 60%～70%,胰体癌占 20%～30%,胰尾癌占 5%～10%,全胰癌约占 5%。约 20%为多灶性。仅约 14%的胰腺癌可手术切除。临床上胰头癌大多数因累及胆总管而表现为进行性阻塞性黄疸。体尾部癌则更为隐蔽,发现时多已有转移。约1/4患者出现外周静脉血栓。这是因为肿瘤间质中的巨噬细胞分泌 TNF、白细胞介素-1、白细胞介素-6 以及癌细胞本身分泌的促凝血物质共同作用的结果。影像学如 CT、MRI、B 超、PET-CT 等对确定肿瘤具有重要作用。血清 Span-1 和 CA19-9 升高对诊断具有一定的参考意义。

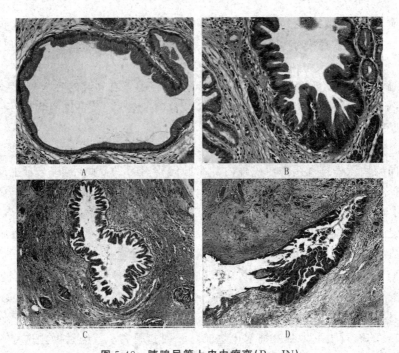

图 5-48　胰腺导管上皮内瘤变(Pan IN)

A.Pan IN 1A 黏液细胞肥大和单纯性增生;B.Pan IN1B 乳头状增生;C.Pan
IN2 复层明显,局部出现细胞排列极紊乱,细胞出现异型性;D.Pan IN3 上
皮排列出现明显的高度不典型增生,排列极性消失

大体:大多数胰腺癌为一质地硬韧,与周围组织界限不清的肿块。切面灰白色或黄白色,有
时因有出血、囊性变和脂肪坏死而杂有红褐色条纹或斑点,原有胰腺的结构消失。胰头癌体积一
般较小,仅见胰头轻度或中度肿大,有时外观可很不明显,触之仅感质地较硬韧和不规则结节感。
胰头癌常早期浸润胰内胆总管和胰管,使胆总管和胰管管腔狭窄甚至闭塞。胰管狭窄或闭塞后,
远端胰管扩张、胰腺组织萎缩和纤维化。少数胰头癌可穿透十二指肠壁在十二指肠腔内形成菜
花样肿物或不规则的溃疡。胰体尾部癌体积较大,形成硬韧而不规则的肿块,常累及门静脉、肠
系膜血管或腹腔神经丛而很难完整切除肿瘤。有时肿瘤可累及整个胰体尾部。

光镜分型如下。

1.导管腺癌

胰腺癌80%～90%为导管腺癌。肿瘤主要由异型细胞形成不规则,有时是不完整的管状或
腺样结构,伴有丰富的纤维间质。高分化导管腺癌主要由分化好的导管样结构构成,内衬高柱状
上皮细胞(图 5-49A),有的为黏液样上皮,有的具有丰富的嗜酸性胞浆。这种癌性腺管有时与慢
性胰腺炎时残留和增生的导管很难鉴别。胰腺癌的腺管常常不规则、分支状、上皮呈假复层、癌
细胞核极向消失。中分化者由不同分化程度的导管样结构组成,有的与高分化腺癌相似,有的可
出现实性癌巢。低分化导管腺癌则仅见少许不规则腺腔样结构,大部分为实性癌巢(图 5-49B)。
细胞异型性很大,可从未分化的小细胞到瘤巨细胞,甚至多核瘤巨细胞,有时可见到梭形细胞。
在有腺腔样分化的区域,可有少量黏液。肿瘤的间质含有丰富的 I 和 Ⅳ 型胶原以及 fibronectin。
90%的胰腺导管腺癌可见有神经周浸润。神经周浸润可从胰腺内沿神经到胰腺外神经丛。但要
注意的是,胰腺神经可有良性上皮包涵体。慢性胰腺炎时亦可见神经内胰岛成分,应注意鉴别。

约半数病例可有血管浸润,尤其是静脉。20%~30%的病例,在癌周胰腺中可见有不同程度的胰腺导管上皮内肿瘤,甚至原位癌。

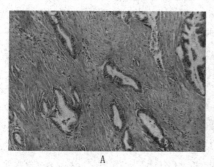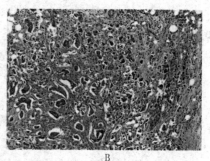

图 5-49　胰腺高分化腺癌

A.肿瘤由分化好的导管样结构构成;胰腺低分化腺癌;B.肿瘤由分化较差的肿瘤性腺体构成,肿瘤细胞呈实性细胞巢样排列,可见单个细胞浸润

除以上典型的导管腺癌外,几种特殊的导管腺癌如下。

泡沫腺体型:此型为高分化腺癌,由形成很好的浸润性腺体构成。瘤细胞呈柱状,胞浆丰富、淡染。核极性尚可,但核有皱褶。有时特别容易同良性腺体混淆。最特征性的改变为胞浆泡沫状呈细小的比较一致的微囊状。在胞浆的顶端形成的薄层类似刷状缘的浓染区。虽此浓染的尖端区黏液标记阳性,但微囊状的胞浆则阴性,而良性黏液性导管病变 PAS 阳性,TP53 在这些泡沫腺体的细胞核呈阳性。借此可帮助同良性黏液性导管病变鉴别。

大导管型:偶尔浸润型导管腺癌可因肿瘤腺体的扩张而形成微囊状,尤其是当侵及十二指肠壁时,瘤细胞分化可非常好,应注意同良性扩张的腺体鉴别。此时,成堆的腺体、导管轮廓不规则、反应性增生的间质、腔内坏死性碎屑等有助于癌的诊断。此型预后虽可稍好于普通的导管腺癌但远比黏液性囊腺癌或导管内肿瘤要差。

空泡型:此型中可见腺体套腺体、肿瘤细胞形成筛状的巢,其中有多个大的空泡或微囊。囊中含有细胞碎屑和黏液。这些空泡由多发的胞浆内腔融合而成。局灶性的空泡细胞很像脂肪细胞或印戒细胞。

实性巢状型:胰腺导管腺癌可以无明显的腺体形成而为实性巢状排列(图 5-50),有些像神经内分泌肿瘤或鳞状细胞癌。但大多数病例均含有导管癌灶。有些病例瘤细胞含有丰富的嗜酸性胞浆和单个清楚的核仁,有些病例癌细胞胞浆透明,很像肾细胞癌,有人称为透明细胞癌。

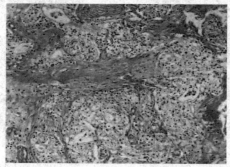

图 5-50　胰腺透明细胞癌

肿瘤组织内无明显的腺体形成而为实性巢状排列,瘤细胞胞浆透明

小叶癌样型:偶尔导管腺癌可形成类似乳腺小叶癌的生长类型,癌细胞排列成条索状、靶心状或单个细胞浸润。常可见印戒样细胞,类似胃的弥漫型腺癌。

癌细胞自泌成纤维细胞生长因子(FGF)及转化生长因子 a(TGFa)促进其血管形成和纤维间质增生。胰腺导管腺癌通常表达 CK7、CK8、CK18、CK19 及 CA19-9、CEA 和 B72.3。CK20约 25%阳性。某些单克隆抗体如 DU-PAN-2、Ypan-1、Span-1、Tu、DF3 或血型抗原 LE 均在胰腺癌诊断中具有一定意义。但遗憾的是,目前尚无胰腺癌高度特异的标志物。约 60%的浸润性导管腺癌 MUC1 阳性,MUC3、MUC4 和 MUC5AC 阳性。这点与黏液癌、壶腹癌、结直肠癌不同,这些癌常表达 MUC2。用分子生物学技术检测胰腺癌中癌基因表达和突变,发现 90%以上的胰腺癌中 K-ras 癌基因第 12 密码子均有点突变。这一点可能为从基因水平诊断胰腺癌提供新的思路。c-erbB2 癌基因的表达多出现在浸润性癌组织中,这可能与淋巴结转移的意义相似。约一半的病例有 P53 的突变或异常积聚。95%左右的病例有 p16 失活。DPC4 的失活率约为50%。其他基因分析显示癌组织中可有 fascin、mesothelin、Claudin-4、S100AP、S100A6 和S100P 的高表达。

2.与导管腺癌相关的变型

(1)未分化癌:未分化癌又称为多形性癌或分化不良性癌。此型一般无明确的腺管分化,多表现为实性巢片状的生长方式。未分化癌中 K-ras 突变率与导管腺癌相似。

形态上,胰腺的未分化癌可分为以下几种类型。①梭形细胞型(肉瘤样癌):肿瘤主要由梭形细胞构成(图 5-51)。②分化不良性巨细胞癌:肿瘤由奇形怪状的单核或多核瘤巨细胞构成(图 5-52),有时可有绒癌样细胞。瘤细胞排列成实性巢状或呈肉瘤样排列。组织形态易与绒癌、恶性黑色素瘤、脂肪肉瘤、横纹肌肉瘤、恶性纤维组织细胞瘤混淆,但瘤组织作脂肪、横纹肌、黑色素等特殊染色均阴性。网织染色显示有上皮巢状结构,keratin 染色也提示其上皮性质。这种癌经多切片检查常可找到典型的腺癌结构。③癌肉瘤:即上皮及间叶成分均为恶性。④破骨细胞样巨细胞癌:胰腺的破骨细胞样巨细胞癌,又称伴有破骨细胞的未分化癌。肿瘤细胞为未分化的恶性上皮细胞,其间散在不同大小的破骨细胞样巨细胞(图 5-53),尤其是在出血或骨化或钙化区更多。这些巨细胞确实为组织细胞标志(CD68、溶菌酶等)阳性。而上皮标记阴性。破骨细胞样巨细胞癌亦有 K-ras 的突变。胰腺的未分化癌预后极差。绝大多数患者均在一年内死亡。但破骨细胞样巨细胞癌预后稍好。

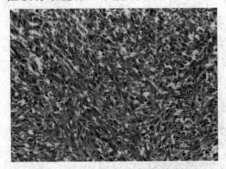

图 5-51　胰腺癌(梭形细胞型)

肿瘤主要由梭形细胞构成,瘤细胞大小不等,核深染

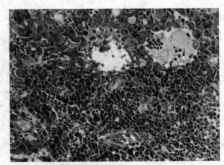

图 5-52　胰腺癌(巨细胞型)

肿瘤由奇形怪状的单核或多核瘤巨细胞构成

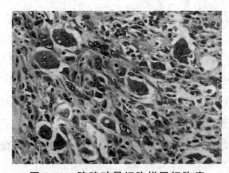

图 5-53 胰腺破骨细胞样巨细胞癌

肿瘤细胞为未分化的恶性上皮细胞,其间散在不同大小的破骨细胞样巨细胞

(2)胶样癌:亦称黏液性非囊性癌,以大量黏液产生为特点。切面可呈胶冻状,故与结肠的胶样癌相似。间质中可产生黏液池,其中可见散在的恶性上皮细胞(图 5-54)。这些上皮细胞可呈条索状或筛状排列,亦可形成小管或单个印戒状细胞。胶样癌常常伴有导管内乳头状黏液肿瘤或黏液性囊性肿瘤。免疫组化:胶样癌与通常的导管腺癌不同,多为肠型表达,如 CK20、MUC2 和 CDX2 阳性。胶样癌中 K-ras 和 P53 的突变率要低于导管腺癌,亦无 DPC4 的缺失。

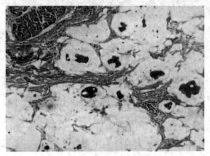

图 5-54 胰腺胶样癌

纤维性间质中可见黏液池,其中可见散在成团的恶性上皮细胞

(3)髓样癌:胰腺的髓样癌偶有报道。像在乳腺和大肠一样,胰腺髓样癌的特征也为推开的边界、合体细胞样分化差的细胞、间质反应很少但常伴有炎细胞浸润(图 5-55)。有关其预后尚知之不多。似乎与通常的导管腺癌无大区别。与通常的导管腺癌不同的是,某些髓样癌常伴有结肠髓样癌中常见的遗传改变,如微卫星不稳定等。但 K-ras 突变率非常低。某些病例有结肠癌的家族史,提示有遗传性癌综合征的可能性。

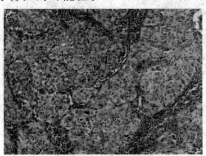

图 5-55 胰腺髓样癌

示分化差的合体细胞样细胞、间质很少但有较多炎细胞浸润

(4)肝样癌：极罕见，有多角形细胞排列成实性、巢状或小梁状结构，癌细胞胞浆嗜酸性颗粒状，核居中，核仁明显，可见胆色素。免疫组化可显示肝细胞分化，如 hepatocyte、paraffin-1、多克隆 CEA 和 CD10 阳性，αFP 也可阳性。此时应注意同腺泡细胞癌和胰母细胞瘤鉴别，因这两个肿瘤也可表达 αFP。

(5)鳞癌或腺鳞癌：此型约占胰腺恶性肿瘤的 2%，以胰尾部较多。某些病例为腺棘癌。部分可为高分化，有明显角化。部分可为低分化或无角化（图 5-56），甚或基底细胞样。典型的腺鳞癌由腺癌和鳞癌成分混合构成。纯粹的鳞癌非常罕见，如仔细检查，大多数病例均可见多少不等的腺样成分。

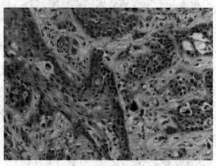

图 5-56　胰腺腺鳞癌
肿瘤由腺癌和鳞癌成分混合构成

(6)大嗜酸颗粒细胞性癌：胰腺中此型肿瘤罕见，文献中仅有数例报道。肿瘤可长得很大，可有肝转移。组织学特征为肿瘤细胞具有丰富的嗜酸性颗粒性胞浆，核圆形或卵圆形，排列成小巢状，其间有纤维间隔分隔。电镜下瘤细胞胞浆内充满肥大的线粒体。

(7)小细胞癌：胰腺的小细胞癌形态上与肺小细胞癌相似，占胰腺癌的 1%～3%。肿瘤由一致的小圆细胞或燕麦样细胞构成，胞浆很少、核分裂很多（图 5-57），常有出血坏死，此癌应注意同淋巴瘤等小细胞恶性肿瘤鉴别。NSE 免疫组织化学染色阳性，此型预后很差。诊断胰腺的小细胞癌应格外慎重，只有在除外肺小细胞癌转移的情况下才能诊断。

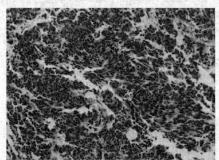

图 5-57　胰腺小细胞癌
肿瘤由一致的小圆细胞或燕麦样细胞构成，胞浆很少、核分裂很多

(8)黏液表皮样癌和印戒细胞癌：在胰腺中偶可见到。

(9)纤毛细胞腺癌：形态与一般导管腺癌相同，其特点是有些细胞有纤毛。

胰腺癌细胞特别容易侵犯神经和神经周围淋巴管。胰头癌远处转移较少而局部浸润早，常早期浸润胆总管、门静脉和转移至局部淋巴结，晚期可转移至肝。而胰体尾部癌易侵入血管，尤其是脾静脉而较易发生广泛的远处转移。常见的转移部位有肝、局部淋巴结、胸腹膜、肾上腺、十二指肠、胃、肾、胆囊、肠、脾、骨、横膈等。少见部位有脑、心、心包、皮肤及皮下组织、卵巢、子宫、膀胱和甲状腺。罕见的部位有睾丸、附睾、前列腺、输尿管、脊髓、食管、肌肉、腮腺、乳腺、脐及肛门等。

胰腺癌临床过程隐匿,不易早期发现,亦无特异症状。主要有体重下降、腹痛、背痛、恶心、呕吐、乏力等表现,胰头癌多数有无痛性进行性黄疸。胰腺癌,尤其是胰体尾部癌易合并有自发性静脉血栓形成和非细菌性血栓性心内膜炎。静脉血栓形成又称为游走性血栓性静脉炎或称Trous-seau症。近年来影像学技术的进展和细针吸取活检等的应用,已有可能比较早期诊断胰腺癌。

(九)腺泡细胞肿瘤

1.腺泡细胞腺瘤

腺泡细胞腺瘤为一种实性排列的腺泡细胞肿瘤,其性质尚有争论,有人认为是分化好的腺泡细胞癌,在儿童则可能为胰母细胞瘤。

2.腺泡细胞囊腺瘤

腺泡细胞囊腺瘤非常罕见。为单囊或多囊肿物,囊壁衬以分化好的腺泡细胞(图 5-58),囊通常不与胰管相通。此瘤为腺泡细胞囊腺癌的良性型。

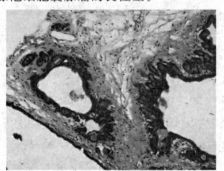

图 5-58 胰腺腺泡细胞囊腺瘤
肿瘤呈多囊状,囊壁衬以分化好的腺泡细胞

3.腺泡细胞癌

腺泡细胞癌很少见,仅占胰腺癌的 1%～2%。常见于 60 多岁的老人,以男性较多,偶见于儿童。临床无特异症状,黄疸罕见,一部分患者可因脂肪酶的过多分泌而出现皮下脂肪坏死、多关节病或嗜酸性粒细胞增多以及血栓性心内膜炎。

大体:腺泡细胞癌通常较大,平均直径 11 cm,实性,分界清楚,包膜完整。常有广泛的坏死和囊性变。因无明显的间质反应,故常质地较软。有时也可长在导管内。

光镜:腺泡细胞癌细胞密集,呈巢状或片状排列。间质反应轻微,在很多病例中几乎无间质。癌巢中可见腺泡或小腺腔结构,核位于基底。有时可见呈小梁状或实性排列。瘤细胞胞浆中等,有时胞浆丰富,尖端胞浆为嗜酸性颗粒状。核圆形或卵圆形,异型性不大,但有明显的单个核仁,核分裂多少不等(图 5-59)。淀粉酶消化后 PAS 阳性染色对确诊很有帮助。免疫组化证实胰蛋白酶、脂肪酶、糜蛋白酶的分泌对诊断有重要价值。抗 BCl-10(克隆 331.1)据称是腺泡细胞及其肿瘤特异且敏感的标志。偶尔,腺泡细胞癌可表达 αFP。电镜下找到酶原颗粒和不规则原纤维颗粒对诊断有重要意义。另外,亦常见到多形性含细丝的膜包绕的包涵体。

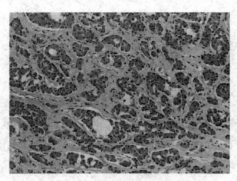

图 5-59　胰腺腺泡细胞癌

瘤细胞密集,呈巢状或片状排列,部分为腺泡或小腺腔结构,
间质反应轻微。瘤细胞胞浆中等丰富,尖端胞浆为嗜酸性颗
粒状,核圆形或卵圆形,位于基底部,异型性不大

　　腺泡细胞癌无导管腺癌中常见的 K-ras、P53、P16 或 DPC4 等改变。但有较高频率的 *APC/β-catenin* 基因突变和染色体 *11P* 的等位基因丢失。腺泡细胞癌易早期转移,最常见转移的部位为局部淋巴结和肝,有些患者可出现远处转移。腺泡细胞癌预后不良,很少病例存活超过 5 年。

　　个别报道认为其临床病程稍好于导管腺癌。

　　4.腺泡细胞囊腺癌

　　大体上似微囊型腺瘤,表现为明显的囊性肿物,囊之间的肿瘤细胞同腺泡细胞癌相同。

　　5.小腺体癌

　　小腺体癌为少见类型的胰腺癌。胰头部较为多见,肿瘤很大。

　　光镜:肿瘤由很多小腺体结构及实性癌巢组成,其间有纤细的纤维间隔。细胞可为立方或柱状,核较为一致,常见小灶性坏死,在小腺体的腔缘可见少量黏液(图 5-60)。近来研究表明,此型胰腺癌可能为腺泡细胞和内分泌细胞复合性肿瘤。电镜下可见少许神经内分泌颗粒。

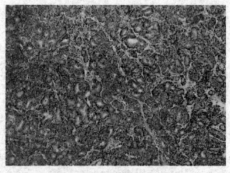

图 5-60　胰腺小腺体癌

肿瘤由很多小腺体结构及实性癌巢组成,其间有纤细
的纤维间隔。细胞可为立方或柱状,核较为一致,可
见小灶性坏死,在小腺体的腔缘可见少量黏液

　　6.混合性腺泡肿瘤

　　约 40％的腺泡细胞癌中可见散在的内分泌细胞。实际上,如果用抗 CEA 抗体做免疫组化染色很多病例均可见到少量导管成分。当导管或内分泌成分占到肿瘤的 25％以上时称混合性

癌。混合性癌包括混合性导管-腺泡细胞癌、混合性腺泡-内分泌癌、混合性导管-内分泌癌或混合性腺泡-内分泌-导管癌。此时需要免疫组化来确定所含的各自成分。多数情况下这些肿瘤均以腺泡细胞癌成分为主。故主张将其视为腺泡细胞癌的一个亚型。

(十)胰母细胞瘤

胰母细胞瘤在成人罕见。主要见于儿童,尤其是 10 岁以下者,平均年龄 4 岁。故亦称儿童型胰腺癌。男女发病率相近。某些病例为先天性,可伴有 Beckwith-Wiedemann 综合征,偶尔可合并结肠息肉病。

大体:肿瘤呈分界清楚的肿块,质软。肿瘤一般较大,直径 7～12 cm,多累及胰头及胰体。来源于胰头腹胰部分的胰母细胞瘤多有包膜,而来源于背胰部分的肿瘤多无包膜。常有出血坏死。

光镜:胰母细胞瘤是一种发生于胰腺的上皮性恶性肿瘤,以腺泡分化为主,可有不同程度的内分泌和导管分化,有鳞状小体形成(图 5-61)。肿瘤细胞密集,通常呈分叶状分布。瘤细胞为比较一致的多角形细胞,形成巢状、条索状、管状或腺泡状结构,腺腔内有少许 PAS 阳性物质。瘤细胞巢之间有细胞丰富的间质带。某些病例间质本身亦可为瘤性,有时可有骨或软骨成分。免疫组化可显示腺泡、导管及内分泌分化的迹象。几乎所有的病例均可见到腺泡的分化,无论是免疫组化还是电镜均可见到腺泡分化的证据。肿瘤细胞可产生 αFP。鳞状小体是诊断胰母细胞瘤的重要特征。这些小体可由较大梭形细胞松散聚合而成,也可有明显的鳞状上皮分化。鳞状小体的确切性质尚不清楚,其特征性的免疫组化表型为 CK8、CK18、CK19、EMA 阳性,而 CK7阴性。因 *APC* 或 *β-catenin* 基因突变可出现特征性的 *β-catenin* 的核移位。大多数病例可见染色体 11P 高度印记区的杂合性缺失,这与 Wilms 瘤和肝母细胞瘤相似。内分泌和导管的分化通常只占肿瘤的一小部分。

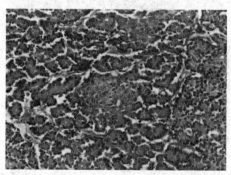

图 5-61　胰母细胞瘤

肿瘤细胞密集,通常呈分叶状分布,瘤细胞为比较一致的多角形细胞,形成巢状、条索状、管状或腺泡状结构,图中央可见鳞状小体

(十一)其他肿瘤和瘤样病变

1.先天性囊肿

其多为多发性,常合并肝和肾的先天性囊肿。通常是胰导管发育异常的结果。先天性囊肿的大小自几毫米到直径 3～5 cm,内壁光滑,衬覆扁平或低柱状上皮(图 5-62),有时上皮可完全萎缩。囊内含有浆液、黏液或感染出血而形成的混浊液体。胰先天性囊肿合并小脑血管网状细胞瘤、视网膜血管瘤和胃先天性囊肿时称为 von Hippel-Lindau 病,亦称胰腺囊性异形增生。

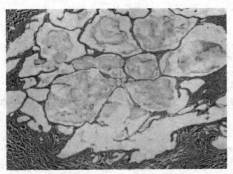

图 5-62　胰腺先天性囊肿
囊内壁衬覆扁平或低柱状上皮,上皮多呈萎缩状态

2.滞留性囊肿

滞留性囊肿是胰管阻塞的结果。这种囊肿的衬覆上皮为一般的导管上皮,但由于伴发的炎症和出血,有时囊壁可无上皮衬覆,囊内亦可含有多种胰酶,使其同假囊肿不易区别。滞留性囊肿多位于胰尾部,大小 1～20 cm,囊壁纤维组织中常有不同程度的炎症反应和出血,甚至钙化。

3.假囊肿

除发生于胰腺炎外,胰腺外伤及手术后均可形成假囊肿。假囊肿可很大,甚至突出胰腺进入小网膜囊,约 15% 的病例可为多发性。

大体:假囊肿壁呈不规则增厚,内面不平,囊内含混浊血性液体。

光镜:囊壁内面无上皮衬覆(图 5-63)。囊内容物淀粉酶含量高。

假囊肿的并发症为穿孔和出血。出血多来自脾动脉,有时可引起猝死。

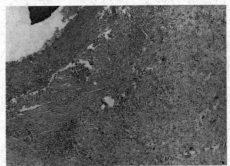

图 5-63　胰腺假囊肿
囊壁由纤维结缔组织构成,其内有明显的炎细胞浸润,囊内壁无上皮衬覆

4.淋巴上皮性囊肿

胰腺的淋巴上皮性囊肿形态上与头颈部的鳃裂囊肿相似,常为鳞状上皮衬覆的囊肿,壁内有大量淋巴细胞,并常有生发中心形成。有人认为是由于胰腺导管在发育中突入淋巴结或脾内所致。

5.黏液性非瘤性囊肿

可为单囊或多囊,由单层黏液上皮衬覆。它可能为黏液性囊腺瘤最为良性的表现形式。

其他病变如寄生虫性囊肿、局灶性结节性纤维化、表皮样囊肿等亦偶见于胰腺。

6.间叶性肿瘤

良、恶性软组织肿瘤和淋巴瘤在胰腺均很罕见。报道稍多的为平滑肌瘤、横纹肌肉瘤、恶性血管外皮瘤和恶性纤维组织细胞瘤以及其他肉瘤。恶性淋巴瘤可原发于胰腺,但很罕见。淋巴细胞性白血病可累及胰腺,并可形成较大的肿块而与胰腺癌混淆。这些结合临床尤其是骨髓改变应能鉴别。偶有胰腺绒癌、炎性肌成纤维细胞瘤、尤因肉瘤/PNET的报道。

二、转移性肿瘤

胰腺的转移性肿瘤较为少见,主要见于乳腺癌、肺癌、恶性黑色素瘤和胃癌。胰腺的转移癌有时可诱发急性胰腺炎。

(张 慧)

第五节 小肠肿瘤

小肠各种类型的肿瘤均少见。小肠肿瘤约占消化道肿瘤的10%,而其中60%为良性,消化道良性肿瘤中25%发生在小肠,而恶性肿瘤仅5%发生在小肠。

一、腺瘤

(一)十二指肠腺腺瘤

此瘤罕见。好发于十二指肠第一和第二段交界处的十二指肠后壁。单发,呈息肉状,有蒂。大小不等,直径0.5~6.0 cm。

光镜:为大量增生而分化成熟的Brunner腺,其间间以平滑肌纤维,使腺瘤呈小叶状结构。腺上皮无异型性。Brunner腺腺瘤男性多见。各种年龄都能发生,可引起黑便或十二指肠梗阻。

(二)腺瘤

小肠腺瘤可单发或多发,十二指肠和空肠较回肠多见,形态与大肠腺瘤同。腺瘤的癌变率与腺瘤大小、类型和上皮异型增生的程度有关。大腺瘤、绒毛状腺瘤和伴重度异型增生者易癌变,十二指肠和壶腹区腺瘤易癌变,特别是壶腹区绒毛状腺瘤的癌变率可高达86%。

二、小肠癌

小肠癌的发病率在消化道癌中不足1%,为什么小肠癌的发病率如此低,原因不清楚。小肠癌的好发部位为十二指肠,上段空肠和下段回肠这些部位的癌与腺瘤恶变、乳糜泻和克罗恩病可能有关。十二指肠癌占小肠癌的1/4,其中以壶腹区癌多见。

大体:小肠癌常长成环形引起肠腔狭窄,少数可长成乳头、息肉或结节状。组织学类型绝大多数为不同分化程度的腺癌。其他少见类型有小细胞癌与腺癌混合型和分化不良型癌(肉瘤样癌)。除转移至淋巴结外可种植至腹膜。5年存活率约20%。

免疫组化:小肠癌50%CK7(+),40%CK20(+)。

三、神经内分泌肿瘤

(一)空肠回肠主要 NETG1

空肠回肠主要 NETG1 即类癌,分泌 5-HT,多见于老年人,年龄高峰 60～70 岁。好发部位为回肠下段,70%回肠,11%空肠,3%发生在梅克尔憩室亦能发生类癌。肿瘤多数为单发,偶尔可多发。生长缓慢,确诊时常常已转移至局部淋巴结和肝。肿瘤所分泌的 5-HT(5-羟色胺)的作用常在发生肝转移后才充分表现出来,可能是因为肿瘤长至足够大能分泌相当浓度的 5-羟色胺时才能引起临床症状,所以类癌综合征被视作长期亚临床病程的终末表现。

NETG1(类癌)体积一般较小,13%<1 cm,47%<2 cm。25%～30%为多发,位于黏膜深部或黏膜下层向肠壁深部生长;或形成有蒂息肉突向肠腔,表面黏膜坏死而形成溃疡。如局部淋巴结已发生转移,则转移灶常较原发灶大。肿瘤质实,经甲醛固定后常呈亮黄色,而手术时原发瘤和继发瘤均为白色。

光镜:典型的 NETG1(类癌)为大小一致的多角形细胞或柱状细胞,细胞排列成实性巢或条索,亦可呈管状或腺泡样。细胞巢边缘的细胞为柱状,呈栅栏状排列,形如基底细胞癌。HE 染色切片有时可见胞浆中红色颗粒。银反应为亲银性,银颗粒位于核下部与基底膜之间。瘤细胞可浸润神经鞘或侵犯淋巴管和血管。肿瘤周围常可见肥大的平滑肌纤维,如瘤组织不及时固定可使 5-羟色胺氧化或弥散到细胞外,这样使银反应呈阴性。间质纤维组织增生。判断恶性(NEC)主要是肿瘤侵入肌层和/或有转移,常见为淋巴结及肝转移。

免疫组化:除一般神经内分泌细胞标记如 chro-mogranin A、CDX2、synaptophysin 等阳性外,可分泌 5-羟色胺和多种肽类激素。

电镜:神经分泌颗粒核心电子密度高,形态不规则,大小不一,直径约 300 nm。

临床症状:主要在 NET 发生转移后出现症状"所谓类癌综合征",表现为哮喘样发作、四肢抽搐、休克、右心功能不全等。颜面潮红很像绝经后的面部潮红。这种潮红特别鲜艳,其诱因常为感情冲动、进食、饮热的饮料或饮酒。一旦潮红持续长时间后受累处皮肤发生永久性改变即毛细血管持续性扩张,局部发绀和明显的血管扩张,继之玫瑰疹样改变,最后呈糙皮病样。颜面潮红的机制尚不清楚。心脏病变主要累及肺动脉瓣和三尖瓣,瓣膜狭窄或闭锁不全。常常是肺动脉瓣狭窄而三尖瓣闭锁不全,瓣叶的纤维化导致像愈合的风湿性心内膜样改变。右心房心内膜可有纤维化或弹力纤维增生斑,右心室病变较轻。心内膜病变早期为局灶性黏多糖减少和散在肥大细胞、淋巴细胞、浆细胞浸润,后期纤维组织增生。个别病例亦可累及左心。

(二)十二指肠类癌(NET)

好发部位依次为十二指肠第二段、第一段、第三段。年龄 22～84 岁,平均 55 岁。男女发病率差别不大。十二指肠类癌(NET)是很特殊的一种类癌,常合并 von Recklinghausen 病、Zollinger-Ellison 综合征和多发性内分泌肿瘤(MEN)。肿瘤大体形态与空肠回肠类癌相似,但肿瘤为灰白色而不是亮黄色,而且肿瘤体积较小(<2 cm),13%为多发性。

光镜:瘤细胞主要排列成花带状或腺样。银反应大多数为嗜银性。于壶腹区的类癌常有砂粒体形成。

免疫组化:除一般神经内分泌细胞标记阳性外可分泌多种肽类激素如生长抑素、胃泌素、降钙素、胰多肽和胰岛素等。

电镜:分泌颗粒根据所分泌的激素而异。

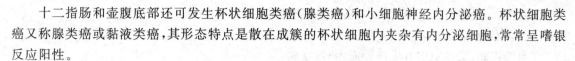

十二指肠和壶腹底部还可发生杯状细胞类癌(腺类癌)和小细胞神经内分泌癌。杯状细胞类癌又称腺类癌或黏液类癌,其形态特点是散在成簇的杯状细胞内夹杂有内分泌细胞,常常呈嗜银反应阳性。

(三)其他神经内分泌肿瘤

小肠还可发生引起临床 Zollinger-E llison 综合征的胃泌素瘤,分泌 Somatostatin 的生长抑素瘤,分泌 VIP 的 VIP 瘤和分泌胰高血糖素的高血糖素瘤,甚至罕见的胰岛素瘤。肿瘤为灰白色而不是亮黄色,形态与上述类癌相似,根据临床症状和免疫组织化学可确定其性质。

转移和扩散:神经内分泌肿瘤很难从形态判断其良恶性,主要依靠有无转移来决定。恶性类癌可经腹膜扩散到腹腔。经血行转移到肝,偶尔可转移至肺、皮肤和骨等。Finn 等报道一例回肠类癌转移至卵巢腺癌。

(四)神经节细胞性副神经节瘤

神经节细胞性副神经节瘤亦称副神经节神经瘤,此瘤多见于十二指肠第二段(壶腹的近端),偶尔见于空肠或回肠,瘤体小、有蒂。位于黏膜下,表面黏膜可破溃出血。

光镜:像类癌样的瘤细胞排列成巢或小梁,其中有散在的神经节细胞和梭形的施万细胞和/或支持细胞。间质可含淀粉样物质。

免疫组化:类癌样瘤细胞为胰多肽和/或生长抑素阳性,神经节细胞为 NSE 或其他神经标记阳性,施万细胞和支持细胞为 S-100 阳性,此瘤为良性。

四、小肠间充质肿瘤

(一)GIST

十二指肠及小肠 GIST 主要发生于成人,临床表现与胃 GIST 相似,但急性并发症常见:为肠梗阻、肿瘤破裂。小肠 GIST 的恶性率为 35%～40%,二倍于胃 GIST,而且腹腔内扩散亦较胃 GIST 多见。

小肠 GIST 可呈小的肠壁内结节到巨大肿瘤,主要部分向壁外突出形成有蒂或哑铃状肿物。大肿瘤可囊性变和出血。

镜下多见的为梭形细胞,低危性肿瘤常含细胞外朊元球,核异型性少见,核分裂象低。上皮型 GIST 常合并高核分裂,反映其高危性质。

IHC:CD117 即 Dog-1 几乎总是阳性,部分肿瘤可呈现 SMA 和/或 S-100 阳性,但 CD34 阳性率低。

分子病理:小肠 GIST 的 kit 激活性突变是其特点,像胃 GIST 那样,缺失可见,但插入罕见。Kit 外显子 9 中 Ay502-503 重复,是小肠 GIST 独有。

(二)平滑肌瘤

小肠平滑肌瘤和平滑肌肉瘤不如胃和直肠多见。三段小肠平滑肌瘤的分布:十二指肠10%,空肠 37%,回肠 53%。起初是壁内肿瘤,以后突向肠腔。表面黏膜光滑,中心有溃疡,可引起便血。镜下形态与胃平滑肌瘤同。

(三)透明细胞肉瘤

多见于小肠,亦可发生于胃及结肠。青年人多见。肿瘤形成壁内肿物(2～5 cm 或更大),表面可有溃疡。常转移至淋巴结及肝。镜下为成片圆形至轻度梭形胞浆透明细胞,可有破骨细胞样多核巨细胞。

IHC:S-100(＋),HMB45 和 Melan-A 均阴性。

(四)其他肉瘤

有血管肉瘤、炎性肌成纤维细胞瘤、纤维瘤病。

五、小肠淋巴瘤

(一)B 细胞淋巴瘤

小肠 B 细胞淋巴瘤较胃 B 细胞淋巴瘤为少见。其中最常见的是弥漫大 B 细胞淋巴瘤(DL-BCL)及 MALToma,其次为免疫增生性小肠病(immunopro-liferative small intestinal disease,IPSID)、滤泡性淋巴瘤、套细胞淋巴瘤和 Burkitt 淋巴瘤。临床表现取决于淋巴瘤类型,如 indolent 淋巴瘤仅有腹痛、消瘦和肠梗阻,而恶性度高的淋巴瘤为 Burkitt 淋巴瘤,可出现腹腔巨大肿块伴肠穿孔。IPSID 常表现为腹痛、慢性严重的间歇性腹泻、消瘦,腹泻常为脂肪泻和蛋白丢失性肠病,直肠出血少见。Bur-kitt 淋巴瘤常见于末端回肠或回盲部而导致肠套叠。

病理:DLBCL、FL、Burkitt 病理形态与相应的结内淋巴瘤相同,小肠 MALToma 与胃 MALToma 相同,但淋巴上皮病变不如胃 MALToma 明显。

免疫增生性小肠病(IPSID)是小肠独有的 MALToma,主要发生于中东和地中海区域。IPSID 包括重链病(aH-CD),IPSID/aHCD 是小肠 MALToma 的同义词。此瘤中有大量浆细胞分化,IPSID 可分为3 期:Stage A,淋巴浆细胞浸润限于黏膜及肠系膜淋巴结,此期对抗生素治疗有效;Stage B,黏膜结节状浸润,并可至黏膜肌层以下,细胞有轻度异型性,此期抗生素已无效;Stage C,有大的肿块形成,瘤细胞转化成 DLBCL,有许多免疫母细胞和浆母细胞,细胞异型性明显,核分裂增加。

免疫组化显示 a 重链而无轻链合成,分泌 IgA 型,小淋巴细胞表达 CD19、LCD20 和 CD138。

套细胞淋巴瘤胃肠道套细胞淋巴瘤常表现为多发性息肉,称为多发性淋巴瘤样息肉(MLP),息肉大小 0.5～2 cm(图 5-64)。免疫组化 Cyclin-D(＋)、CD20(＋)、CD19(＋)。

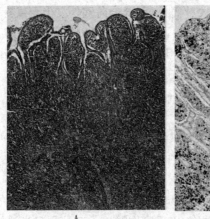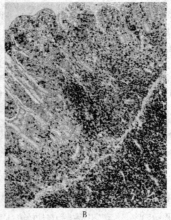

图 5-64　小肠 B 细胞淋巴瘤
A.HE;B.CD20

其他 B 细胞淋巴瘤为小淋巴细胞淋巴瘤、淋巴浆细胞淋巴瘤等,也可发生于小肠。

(二)T 细胞淋巴瘤

来自上皮内 T 淋巴细胞,分两型:①肠病相关 T 细胞淋巴瘤(enteropathy-type intestinal T cell lymphoma,EATL);②CD56(＋)(NCAM1)肠 T 细胞淋巴瘤。

1.肠病相关性小肠 T 细胞淋巴瘤

肠病相关性小肠 T 细胞淋巴瘤亦称Ⅰ型 EATL,占小肠 T 细胞淋巴瘤的 80%～90%,肠病主要指乳糜泻,因此多见于北欧,东方极少见。好发部位为空肠及近段回肠、十二指肠、胃、结肠,GI 以外部位亦可发生,但极罕见。临床主要症状为乳糜泻,可出现急腹症症状伴肠穿孔或肠梗阻,或仅显肠溃疡(溃疡性空肠炎)。

病理:病变肠显多发性累及,多发溃疡或黏膜肿物,可呈大的外生性肿瘤,多灶性病变之间的肠黏膜可正常或皱襞增厚。

瘤细胞形态变异大,大多病变为中至大转化的淋巴样细胞,其次为异型性明显,并有多核瘤巨细胞。像分化不良大细胞淋巴瘤,瘤组织中有多量炎细胞,为组织细胞、嗜酸性粒细胞。部分肠腺(隐窝)上皮内有瘤细胞浸润(图 5-65)。

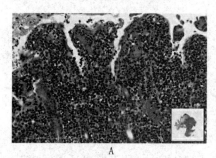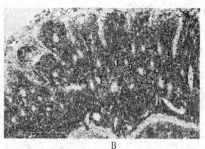

图 5-65 小肠 T 细胞淋巴瘤
A.HE;B.CD3

IHC:CD56(－)为此型淋巴瘤特点,CD3、CD7、CD103、TIA1、Granzyme B、perforin 均可阳性,部分肿瘤 CD30 阳性。

2.单型性 CD56(＋)(NCAM1)小肠细胞淋巴瘤(亦称Ⅱ型 EATL)

其占小肠淋巴瘤 10%～20%,合并乳糜泻者少,病因不清。病变部位与Ⅰ型同,但可累及下段 GI,至回盲部甚至结肠。

病理:由小至中圆形和形态单一的瘤细胞构成,弥漫浸润小肠隐窝(肠腺)上皮和肠全壁,部分近肠型可显绒毛萎缩和隐窝增生伴上皮内淋巴细胞浸润。

IHC:CD56(＋)为此型特点,CD3、CD8、TCRαβ 均阳性,但 EBV(－),有别于鼻型 NK/T 细胞淋巴瘤。

(张 慧)

第六节 大肠肿瘤

一、腺瘤

腺瘤是大肠最常见的良性肿瘤。目前通用的分类为腺管状腺瘤、绒毛状腺瘤和绒毛腺管状腺瘤。诊断腺瘤的依据是腺瘤上皮应显示不同程度的异型增生。

(一)腺管状腺瘤

初起时为广基圆丘状肿物,以后逐渐长大成球形,有蒂。直径1~3 cm。有时可>5 cm。表面光滑,略呈分叶状。此型腺瘤最多见。

光镜:由排列紧密的腺体构成,腺体背靠背,固有膜很少。腺上皮显异型增生。蒂是由正常的黏膜及黏膜下层构成。

(二)绒毛状腺瘤

广基,体积较大。表面粗糙,由无数指状突起构成。腺瘤边界不如腺管状腺瘤清楚,手术不易切净,所以易复发。

光镜:指状突起中心为黏膜固有膜,表面为增生和异型增生的腺上皮。指状突起与黏膜肌垂直,紧贴在黏膜肌层之上。

(三)绒毛腺管状腺瘤

绒毛腺管状腺瘤为腺管状腺瘤和绒毛状腺瘤之间的一系列混合型。

光镜:具有腺管状腺瘤和绒毛状腺瘤的结构,但绒毛较短而宽。腺瘤体积大,广基,伴高级别异型增生者易癌变。绒毛状腺瘤易癌变。

(四)扁平腺瘤

体积小,直径<1 cm。

大体:为广基扁平稍隆起的斑块。

光镜:40%以上合并高级别异型增生。这种扁平腺瘤可能是小的扁平溃疡型癌的癌前病变。

假性浸润:腺瘤中异型增生的腺上皮细胞侵入黏膜下层为真正的腺瘤癌变。有时黏膜下层有异型增生的腺体,腺体周围有黏膜固有膜包绕并有含铁血黄素沉着或新鲜出血。黏膜下层这些有固有膜包绕的腺体是由于腺瘤的蒂反复扭转出血后异位到黏膜下层的,所以称为假性浸润。假性浸润多见于有长蒂并较大的腺瘤,特别是乙状结肠的腺瘤,由于该处肠肌蠕动活跃,所以最易发生假性浸润。

二、大肠癌

西方国家大肠癌发病率高,仅次于肺癌。北美、北欧较南美、南欧高,亚洲和非洲国家低。白人发病率比黑人高,城市居民比农村居民高。在美国此癌是男女性第三种最常见的癌,已成为因癌死亡的第二位。随着生活方式的西方化,我国大肠癌已占消化道癌的第二位。

大肠癌的发生与遗传和环境因素(饮食和社会经济状况)有关。病因因素有食物中含动物蛋白及脂肪量高、肥胖,家族性腺瘤病,腺瘤和溃疡性结肠炎等。年龄高峰我国为30~50岁,国外报道为50~60岁,结肠癌女性较多见,而直肠癌男性较多见。临床症状为腹痛、腹块、便血、便秘或便秘与腹泻交替,大便次数增多、消瘦、贫血和肠梗阻等。

发病部位以直肠最多,向近端逐渐减少,到盲肠又稍增多。1/2的大肠癌发生在直肠和直肠乙状结肠区。乙状结肠癌占1/4,其余1/4分布在盲肠、升结肠、降结肠和横结肠。2.8%~8%大肠癌为多发性。

大体形态分为:①溃疡型;②巨块息肉型;③浸润型。其中溃疡型最常见。浸润型可使肠管局部狭窄,但很少形成像皮革胃那样的弥漫浸润型癌。

光镜:80%为不同分化程度的腺癌,多数分化较好,10%~15%为黏液腺癌。纯印戒细胞癌和未分化癌少见。其他罕见的癌有微乳头腺癌、梭形细胞癌、未分化癌、腺鳞癌和鳞癌等。年轻患者黏液腺癌和印戒细胞癌较多见。癌组织偶尔可钙化和骨化。钙化灶有时可呈砂粒体样。癌位于黏膜下层以上不管有无局部淋巴结转移均属早期癌范畴。

免疫组化:CK20(+),CDX2(+),CK7一般(-),但分化差的大肠癌 CK7 可(+)。大肠癌的黏液为 MUC1、MUC3 和 MUC13。

分子病理:大多数结肠癌由腺瘤发展而来,正常黏膜经 *APC* 基因(5q 丢失)的失活导致隐窝异型增生。加上 *K-ras* 基因突变造成腺瘤样变,再经 CIN 缺陷,18q 丢失和 TP53(17q 丢失)失活,最终而形成癌。

另有约 20% 结肠癌是由于错配修复基因(mismatch repair,*MMR*)突变性失活,或错配修复基因甲基化失活,导致微卫星不稳定(MSI-H),伴 MSI 的癌常常是遗传性非息肉病性结肠癌(HNPCC);散发病例常位于右侧,黏液癌或分化差的多见,有时肿瘤中有较多淋巴细胞浸润(这是预示 MSI 最好的标志)。癌变过程中累及的癌基因有 *K-ras*、*B raF*、*PIK3* 和 *β-catenin*。约 40% 结肠癌 *K-ras* 突变,预示对抗 EGFR 治疗无效。癌变过程中累及的抑癌基因有 *TP53*、*APC*、*DPC4/SMAD4*、*DCC* 和 *MCC*。

扩散和转移:主要为局部浸润、腹腔腹膜种植和淋巴管转移至局部淋巴结。晚期可转移至远处淋巴结如锁骨上淋巴结。晚期癌可经血行转移至肝、肺、骨、脑、卵巢、脾、肾、胰、肾上腺、乳腺、甲状腺和皮肤等处。

三、神经内分泌肿瘤

直肠是消化道神经内分泌肿瘤(NET)好发部位之一,但很少发生类癌综合征。大体上有 2 种形态:①小而硬的黏膜下结节,直径<1 cm,无症状,常常在肛管内诊时发现;②直径>1 cm,可形成溃疡、息肉或蕈样肿物,形如恶性肿瘤。

光镜:由小的低柱状细胞排列成花带、条索或腺样,有时可形成实心细胞巢。细胞核圆而规则,无或很少核分裂。间质含平滑肌纤维。肿瘤浸润黏膜和周围的黏膜下层,很少浸润至肠壁深部,大多数直肠 NET 亲银和嗜银反应均阴性。免疫组织化学染色除神经内分泌细胞标记阳性外,还有多种肽类激素如 somatostatin、glucagon、substance P、PYY、PP、gastrin、CCK、calcitonin、hCG 和 PSAP 等免疫阳性反应(图 5-66)。

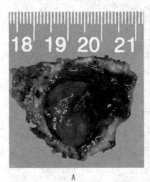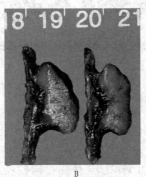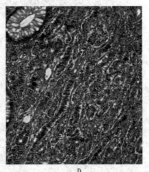

图 5-66 结肠神经内分泌肿瘤(类癌)

A.大体形态;B.切面;C.镜下 HE 形态

分化差的神经内分泌癌(NEC),恶性度高,多见于中老年患者,确诊时已有转移。肿瘤体积较大。

电镜:分泌颗粒直径 90~280 nm。

免疫组化:显示 cytokeratin、EMA、CD56、chromogra-nin A 和 synaptophysin 阳性。预后较腺癌差,病死率高。一组 24 例中 54% 死于肿瘤。

四、间充质肿瘤

(一)GIST

GIST 少见,仅占消化道 GIST 的 1%,好发于乙状结肠。大体为小的壁内结节到大的盆腔肿物,引起肠梗阻及 GI 出血,镜下形态及 IHC 与胃及小肠 GIST 相同。Kit 突变大多在 11 外显子,少数为 q13 或 17 外显子。

(二)大肠平滑肌肿瘤

大肠平滑肌肿瘤较少见。形态与胃和小肠的平滑肌肿瘤同。平滑肌肉瘤多见于直肠,肿瘤形成结节状隆起,表面有完整的黏膜,中心有溃疡。直肠平滑肌肉瘤的特点是分化好,单凭形态特别是小块活检组织不能鉴别良恶性。直肠平滑肌肉瘤易侵入肠壁血管而转移到肝和肺等处,预后差。

(三)其他

神经鞘瘤、节细胞神经瘤、颗粒细胞瘤及脂肪瘤等。

五、淋巴瘤

大肠淋巴瘤较小肠淋巴瘤少见。好发部位为盲肠,其次为直肠,因这两处有较丰富的淋巴组织。主要为 B 细胞淋巴瘤,类型与小肠淋巴瘤相同:一般为 B 细胞淋巴瘤、DLBCL(图 5-67)、Burkitt 淋巴瘤、套细胞淋巴瘤及 MALToma。大肠亦可发生髓外浆细胞瘤。

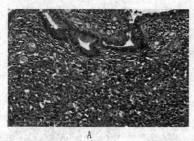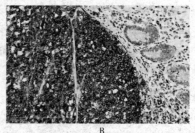

A   B

图 5-67　结肠弥漫性大 B 细胞淋巴瘤

A.HE;B.CD20

六、恶性黑色素瘤

多数黑色素瘤发生在肛管的上部,呈息肉状突入直肠下段肠腔或形成黑色圆形浅溃疡突在肛门口,这时可误诊为血栓栓塞或感染的内痔。半数肿瘤内可找到黑色素。无黑色素或黑色素少的肿瘤可做免疫组织化学,S-100 和 HMB45 呈明显阳性反应。

(张　慧)

第六章 泌尿系统肿瘤的病理诊断

第一节 肾脏肿瘤

肾脏肿瘤以来源于肾小管上皮细胞的原发肿瘤最多见,多见于中老年患者。肾脏血运丰富,来自其他器官的转移性肿瘤也不少见。儿童的肾脏肿瘤少见,多数与胚胎残留组织有关。

一、肾实质的上皮性肿瘤

(一)良性肿瘤

1.肾皮质腺瘤

肾皮质腺瘤是来源于肾脏近曲小管上皮细胞的良性肿瘤。又称肾皮质管状腺瘤或乳头状/管状腺瘤,多见于老年人。各种晚期肾脏疾病的硬化肾,特别是长期的透析肾多见。患者无症状,高精度的影像学检查(CT、磁共振等)可发现。

大体:肾皮质可见直径 2 cm 以下的球形结节,灰白色,与周围分界清楚。

光镜:肉眼观察虽然肿瘤与周围分界清楚,但镜下无包膜。瘤细胞形态一致,细胞核染色质细腻,核仁不明显,有中等量的胞浆,嗜酸性,无病理性核分裂象及坏死。瘤细胞呈管状、腺泡状或乳头状排列(图 6-1)。

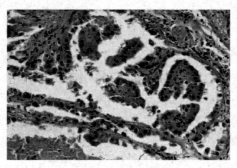

图 6-1 肾皮质腺瘤

近曲小管上皮细胞局限性乳头状排列,瘤体小(HE×200)

免疫组化:低分子量的 CK(＋),vimentin(＋)。

鉴别诊断:①与高分化肾细胞癌的区别,后者瘤体直径大于 2 cm;出现透明细胞;出血坏死。②与肾小管局灶性结节状增生的区别,肉眼不形成肿瘤;增生肥大的肾小管属于代偿肥大,必与萎缩病变相伴随。

2.嗜酸性粒细胞腺瘤

肾嗜酸性粒细胞腺瘤是来源于肾脏集合管上皮细胞的良性肿瘤。又称瘤细胞性腺瘤、瘤细胞瘤。约占肾脏肿瘤的 5%。多见于老年人,平均年龄 62 岁。多数无临床症状,有的出现腰痛或血尿。多数通过影像学检查发现。

大体:肿瘤与周围分界清楚,体积较大,平均直径 6 cm。切面均匀致密,红褐色,中心部位可出现水肿、玻璃样变或瘢痕形成。

光镜:瘤细胞具有丰富的嗜酸性胞浆,小圆形泡状细胞核,常见小核仁。偶见大而深染的怪异细胞核,无病理性核分裂象。瘤细胞呈实性巢索状排列,可混有管状和微囊状结构(图 6-2)。

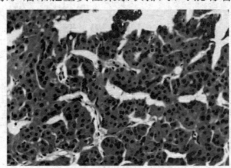

图 6-2　肾嗜酸性粒细胞腺瘤
具有丰富嗜酸性胞浆的瘤细胞呈实性巢状排列(HE×200)

免疫组化:高分子量的 CK(+),vimentin(-)。

电镜:瘤细胞内大量拥挤的大的线粒体,其他细胞器很少。

鉴别诊断:①与颗粒性肾细胞癌的区别,前者以实性巢状结构为主,后者以管状或乳头状结构为主;前者无坏死,后者常见出血坏死;前者瘤细胞形态较一致,后者多形性较明显,且常混有透明癌细胞;前者的瘤细胞以大量线粒体为超微结构特点。②与嫌色性肾细胞癌的区别,前者瘤体切面呈红褐色,后者为棕黄色;前者的瘤细胞胞浆呈嗜酸性颗粒性,后者为毛玻璃状;后者的细胞膜厚,呈植物细胞样,核周晕明显,前者 Hale 胶状铁染色阴性,后者阳性;大量线粒体为前者的超微结构特点,后者则可见多数微泡。

3.后肾腺瘤

后肾腺瘤是来源于生后肾组织的良性肿瘤。又称胚胎性腺瘤、肾源性肾瘤。多见于青壮年,女性多见。患者无症状,高精度的影像学检查(CT、磁共振等)可发现。

大体:肾实质可见直径平均 4 cm 的球形肿物,灰白色,与周围分界清楚。

光镜:肉眼观察虽然肿瘤与周围分界清楚,但镜下无包膜。瘤细胞形态一致,细胞核染色质细腻,核仁不明显,有少量嗜酸性胞浆,无病理性核分裂象。瘤细胞呈管状、腺泡状排列。间质呈无细胞的水肿样、黏液样或玻璃样变的状态(图 6-3)。无坏死。

免疫组化:CK(+),vimentin(+),WT1(+),CD57(+)。

鉴别诊断:①与黏液性管状和梭形细胞癌的区别,后者是近年来报道的低度恶性的肾肿瘤,具有明显的黏液形成和梭形细胞出现;②与肾集合管癌的区别,集合管癌虽然呈管状排列,但异型性非常明显;癌间质为丰富的伴有血管的纤维结缔组织;免疫组化高分子量 CK、植物血凝素阳性;③与肾母细胞瘤的区别,肾母细胞瘤为肾胚芽成分、上皮样成分和间胚叶成分共同构成的恶性肿瘤,异型性明显;④与乳头状肾细胞癌的区别,乳头状肾细胞癌的癌细胞有一定的异型性;以真乳头状排列为主;间质为富于血管的纤维组织。

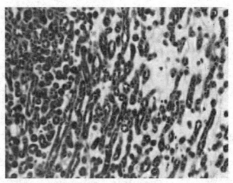

图 6-3 后肾腺瘤

小型瘤细胞呈小管状排列,间质水肿黏液变(HE×200)

(二)恶性肿瘤

1.肾细胞癌

(1)透明细胞性肾细胞癌:透明细胞性肾细胞癌是来源于近曲肾小管上皮的恶性肿瘤。又称肾腺癌、肾上腺样癌、经典性肾细胞癌。是肾脏最常见的恶性肿瘤,占肾脏肿瘤的70%～80%。多见于老年人,平均61岁。男性多见(1.6:1～2:1)。常见的临床表现为血尿、肾区疼痛和肾区肿块;影像学检查显示肾实质肿物。

大体:肾实质可见直径平均8 cm(1.8～21 cm)的球形肿物,与周围分界清楚。切面呈黄色,易见出血、坏死及囊性变,10%～15%的病例可见钙化和骨化,使之呈多彩样。

光镜:肉眼观察虽然肿瘤与周围分界清楚,但镜下无包膜。癌细胞体积较大,呈立方形,有时呈柱状或楔形。胞浆内含有大量糖原和脂类物质,使之呈透明状。细胞核染色质细腻或粗颗粒状,圆形、卵圆形或怪异形,核仁可大可小。病理性核分裂象不常见。癌细胞多呈实性巢索状排列,部分呈管状、腺泡状或乳头状排列。间质有丰富的毛细血管(图 6-4)。

免疫组化:CD10(+),低分子量 CK(+),EMA(+),vimentin(+)。

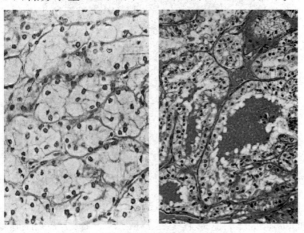

图 6-4 透明细胞性肾细胞癌

胞浆透明的癌细胞呈巢索状排列(左:HE×200)或腺样排列(右:HE×200)

电镜:癌细胞表面可见微绒毛,胞浆内多数脂质空泡和糖原。

恶性程度分级:Fuhrman 根据癌细胞核的形态特点,将肾细胞癌分为 4 级,已得到广泛采用。Ⅰ级:细胞核呈均匀一致的圆形,直径<10 μm,核仁不明显;Ⅱ级:细胞核增大,略显不规则,直径达 15 μm,核仁明显;Ⅲ级:细胞核很不规则,直径达 20 μm,可见大核仁;Ⅳ级:细胞核呈怪异状,直径达 20 μm 或更大,可见大核仁,易见梭形癌细胞,核染色质呈凝块状。

鉴别诊断:分子遗传学分析显示,透明细胞性肾细胞癌时,3 号染色体的短臂缺失,有别于其他肾脏肿瘤。①与嫌色细胞癌的区别:嫌色性肾细胞癌呈单一的实性巢状排列。癌细胞胞膜较厚,呈植物细胞状。胞浆呈毛玻璃状或细颗粒状,核周晕明显,Hale 胶状铁染色阳性。免疫组化显示高分子量 CK 和植物血凝素阳性。电镜下可见细胞内多数 150～300 nm 的空泡。②与经典的肾脏透明细胞肉瘤的区别:透明细胞肉瘤发生于儿童,预后很差,早期骨转移。免疫组化 CK(-),vimentin(+)。③与呈透明细胞表现的乳头状肾细胞癌、囊性肾细胞癌的区别:依主要的肿瘤组织结构进行鉴别。④与上皮型肾血管平滑肌脂肪瘤的区别:后者上皮性抗原(CK、EMA 等)阴性。而显示黑色素的 HMB45 阳性。⑤与浸润的或转移的具有透明细胞特点的其他肿瘤的区别:肾上腺皮质癌:肾上腺有原发癌;免疫组化 CK 阴性。软组织透明细胞肉瘤:呈肉瘤样结构,癌巢不明显;免疫组化 CK(-),S-100(+),HMB45(+)。前列腺癌:免疫组化 PSA(+)。

(2)颗粒性肾细胞癌:颗粒性肾细胞癌又称嗜色性肾细胞癌。来源于近曲肾小管上皮的恶性肿瘤。约占肾脏肿瘤的 7%。临床与肾脏透明细胞癌相同,预后较差。

颗粒性肾细胞癌常与透明细胞性肾细胞癌混合存在,所以新版 WHO 肾肿瘤分类中,未将该肿瘤独立列出。有学者认为颗粒细胞占癌细胞 75% 以上,仍可称颗粒细胞癌,透明细胞占75% 以上,称透明细胞癌,两者均占 50% 上下,称混合性癌。

(3)多房性透明细胞性肾细胞癌:多房性透明细胞性肾细胞癌起源于近曲小管上皮,具有多囊性生长的特点。

大体:肿瘤呈现多囊性表现。

光镜:囊壁内侧由具有透明细胞性肾细胞癌的肿瘤细胞被覆,可呈单层状,偶见低乳头状,癌细胞分化较好,相当于 Fuhrman Ⅰ级(图 6-5)。

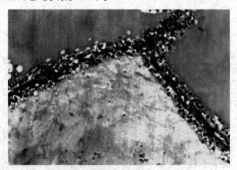

图 6-5　囊性肾细胞癌
囊壁被覆透明的癌细胞(HE×200)

免疫组化与电镜:与透明细胞性肾细胞癌相同。

鉴别诊断:①与透明细胞性肾细胞癌囊性变的区别,后者是在实性肿瘤的背景下,出血坏死的基础上,有囊性病变,缺乏真正的囊壁。②与囊肿壁伴有泡沫细胞反应的区别,真正的泡沫细胞由单核巨噬细胞衍变而成,CK 阴性,CD68 阳性,缺乏真正的癌巢,而且常伴有其他炎细胞浸润。

（4）乳头状肾细胞癌：乳头状肾细胞癌是来源于近曲肾小管上皮细胞的恶性肿瘤。占肾脏原发的上皮性肿瘤的 7%～14%。60～70 岁年龄段的老年人好发，尤多见于男性（男女比例为2:1～3.9:1）。临床表现无特异性。预后较透明细胞性肾细胞癌好，较嫌色性肾细胞癌差。

大体：肾实质内界限清楚的球形肿块，平均直径 6.4 cm。切面可见纤维性假包膜，呈黄红白等多彩状。常见坏死和囊性变。

光镜：癌细胞呈立方状或多边状，可见较丰富的胞浆，一种呈嗜酸性，另一种嗜碱性，或呈混合性，嗜碱性乳头状肾细胞癌较嗜酸性者预后差。癌细胞核较小，富含染色质。癌细胞排列成乳头状、乳头小梁状或乳头实体状，乳头有纤维血管性轴心，轴心内易见富含类脂的泡沫细胞。肿瘤无包膜，呈浸润性生长。根据被覆于乳头的上皮特点，分为两型：Ⅰ型，上皮呈小立方形，单层排列，预后较好；Ⅱ型，上皮细胞核较大，富有嗜酸性胞浆，多层排列，预后较差（图 6-6）。

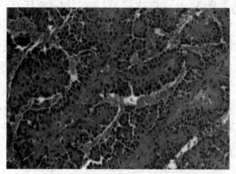

图 6-6　乳头状肾细胞癌，Ⅱ型
癌细胞核大，胞浆丰富，呈多层的乳头状排列（HE×200）

免疫组化与电镜：与透明性和颗粒性肾细胞癌相同。

鉴别诊断：细胞遗传学显示 7、16、17 号染色体呈现三倍体，Y 染色体缺失。

应与有乳头样结构的透明细胞性肾细胞癌和集合管癌鉴别。有乳头样结构的透明细胞性肾细胞癌仅在实体结构的基础上，有少数乳头样构，而且以透明的癌细胞为主。集合管癌以管状结构为主，纤维性肿瘤间质丰富。

（5）嫌色性肾细胞癌：嫌色性肾细胞癌是来源于集合管上皮细胞的恶性肿瘤。约占肾脏肿瘤的 6%。平均发病年龄为 59 岁。多数无症状，部分患者可触到肿块，部分有血尿。预后较透明细胞性肾细胞癌好。

大体：是体积较大的肾脏肿瘤，平均直径 9.0 cm（2.0～23 cm）。呈分叶状，无包膜。切面呈均质黄棕色。部分病例有中心瘢痕、出血和坏死，囊性变罕见。

光镜：癌细胞呈大圆形或多边形，胞膜较厚，细胞界限清楚，有如植物细胞。丰富的毛玻璃状的胞浆，透明的核周晕明显，形成了嫌色性肾细胞癌的特点。有时约 30% 的病例有细颗粒状胞浆，但透明的核周晕明显，称嗜酸性嫌色性肾细胞癌。癌细胞多数呈实性巢索状排列（图 6-7），部分有灶状的管状和小梁状排列。少数病例呈肉瘤样结构。约 40% 的病例出现玻璃样变的间质。Hale 胶状铁染色阳性。

免疫组化：高分子量 CK 阳性，vimentin 局部弱阳性。

电镜：胞浆内多数 150～300 nm 的空泡。

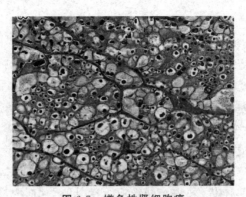

图 6-7　嫌色性肾细胞癌
癌细胞胞膜厚,可见透明的核周晕(HE×200)

鉴别诊断:嫌色性肾细胞癌的分子遗传学特点是 1 号染色体或 Y 染色体缺失,或混合性缺失。①与透明细胞性肾细胞癌的区别,后者的胞浆更透明,前者的胞浆呈毛玻璃状,细胞膜厚。两者的免疫组化、Hale 胶状铁染色和电镜表现均不同。②嗜酸性嫌色性肾细胞癌与肾的嗜酸性粒细胞腺瘤和颗粒性肾细胞癌的区别,前者的核周晕明显,详见嗜酸性粒细胞腺瘤项下。

(6)集合管癌:肾集合管癌是来源于集合管上皮细胞的恶性肿瘤,又称 Bellini 导管癌,占肾脏原发的上皮性肿瘤的 1% 以下。可见于任何年龄,总的发病年龄较轻,平均 34 岁(13~83 岁)。临床表现无特异性。预后较透明细胞性肾细胞癌差,多数患者首诊时已有转移。

大体:肿瘤位于肾髓质,增大时可波及肾皮质、肾窦乃至肾门脂肪组织。切面灰白实性,硬韧,可有出血、坏死及囊性变。

光镜:癌细胞立方状,胞浆嗜酸性,有的嗜碱或嫌色,细胞核大,核仁明显,高恶性分级。癌细胞呈小管状或乳头状排列,少数呈肉瘤样结构。纤维性和胶原性间质较多(图 6-8)。肿瘤周围的肾小管上皮细胞常显示轻重不等的异型性。

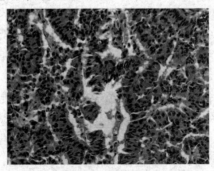

图 6-8　肾集合管癌
癌细胞异型性明显,呈管状排列(HE×200)

免疫组化与电镜:高分子量 CK、vimentin、植物血凝素阳性。电镜下癌细胞的线粒体较多,细胞表面可见少数粗大微绒毛,细胞间有桥粒。

鉴别诊断:细胞遗传学显示 1、6、14、15 和 22 号染色体呈单体表现。①与乳头状肾细胞癌的区别:乳头状肾细胞癌以乳头状结构为主,乳头轴心常见泡沫细胞,肿瘤间质较少;②与肾髓质癌的区别:肾髓质癌少见,癌细胞的恶性分级较高,主要呈索状或网状排列,肿瘤的纤维性间质非常明显,CK 阴性;③与伴有腺样结构的肾盂移行细胞癌的区别:伴有腺样结构的肾盂移行细胞癌应注意肾盂黏膜的病变,常可见肾盂内的菜花状或乳头状肿物,有移行上皮非典型增生和与肿瘤的移行状态;而且移行细胞癌常有全尿路(肾盂、输尿管、膀胱)多灶发生的特点。

(7)黏液样小管状和梭形细胞癌:肾黏液样小管状和梭形细胞癌可能来源于肾脏集合管上皮细胞。是具有黏液样小管状和梭形细胞特点的低级别多形性肾脏上皮肿瘤。无明显的年龄特征,女性较男性多(比例为1∶4)。

大体:肾实质内边界清楚的球形肿块,切面灰白,富有黏液感。

光镜:可见肿瘤由紧密排列的、小而狭长的小管构成,单个细胞小,呈立方状或卵圆形,核级别低,小管间为淡染黏液样间质。平行紧密排列的小管似有梭形细胞样结构,甚至与平滑肌瘤或肉瘤相似,偶见坏死、泡沫细胞浸润和慢性炎。黏液样间质染色呈酸性(图6-9)。

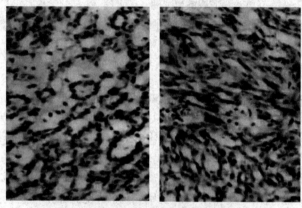

图6-9　黏液样小管状和梭形细胞癌
黏液性间质,小癌细胞呈细管状和索状排列(HE×200)

免疫组化:可见多种 CK 表达阳性,vimentin 和 CD15 也可阳性。近曲小管标记物,如 CD10 和 villin 阴性。UEA 和植物凝集素阳性。

电镜:可见梭形细胞具有上皮细胞的特点,如紧密连接、桥粒、微绒毛缘、腔缘和张力丝等。

鉴别诊断:易与后肾腺瘤混淆,后者虽然也有间质黏液,但瘤细胞呈规整的圆形,呈腺管状排列,免疫组化也与前者不同。

(8)肾管状囊性癌:肾管状囊性癌是近年确立的一种肾细胞癌,尚未列入 WHO 肾肿瘤的分类。

可能来源于集合管上皮。

大体:肾实质的囊实性肿块,边界清楚。

光镜:癌细胞呈圆形或立方形,细胞核染色质细腻,核仁明显,嗜酸性胞浆较少,分化较好,呈规则的腺管状排列,混有大小不等的囊腔形成,肿瘤间质可见稀疏的纤维和毛细血管(图6-10)。

免疫组化:CD10(＋)、高分子量 CK(＋)、834βE12(＋)、AMACR(＋)、vimentin(＋)。

电镜:癌细胞具有上皮细胞的特点,如紧密连接,桥粒等结构。

鉴别诊断:应与集合管癌、黏液样小管状和梭形细胞癌、肾皮质腺瘤等鉴别,它们各自的形态和免疫组化均不同。

(9)肾髓质癌:肾髓质癌的组织来源尚有争论,可能与肾盏或肾乳头有关。发病年龄为11～40岁,以青年人好发,男性为女性的2倍。常与镰状细胞病伴发。病情进展快,预后差,发现肿瘤时,常已有转移,平均存活期仅15周。

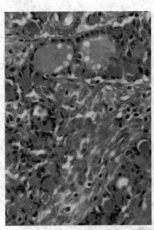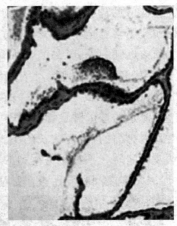

图 6-10　肾管状囊性癌

立方状癌细胞呈管状(左)和囊状排列(右)(HE×200)

大体:肿瘤主要位于肾髓质,肾皮质和肾盂周围可出现卫星结节。

光镜:癌细胞嗜碱性,细胞核染色质细腻,核仁明显。癌细胞呈腺网状排列,有不规则的腺腔形成,尚可见管状、梁状、乳头状乃至卵黄囊瘤样结构。纤维性间质明显,而且常有水肿和黏液变。

免疫组化与电镜:EMA(+)、CEA(+),CK 弱阳性。电镜下具有上皮源性的特点。

鉴别诊断:①与肾盂腺癌的肾髓质浸润的区别,肾盂黏膜的原发病灶乃至移行状态是肾盂腺癌的诊断依据,而且呈典型的腺管状或腺样排列;②与肾集合管癌的区别,集合管癌的细胞异型性较明显。癌细胞主要呈管状或腺样排列。纤维性间质明显。

(10)Xp11.2 易位/*TFE3* 基因融合肾细胞癌:这是具有染色体 Xp11.2 的不同易位,并产生 *TFE3* 基因融合的一类肾细胞癌。多见于儿童和年轻人。

大体:肿瘤呈黄褐色,常伴出血和坏死。

光镜可见透明癌细胞呈乳头状排列,并伴有嗜酸性癌细胞组成的实性巢状结构。

染色体分析:显示 t(x;1)(p11.2;q21)或 t(x;17)(p11.2;q25)。

免疫病理学检查:可见 TEF3 蛋白阳性,而上皮抗原可以仅灶状阳性。

(11)肉瘤样肾细胞癌:肉瘤样肾细胞癌又称梭形肾细胞癌。

各种肾细胞癌均可混以梭形细胞形态的肉瘤样成分,所以新版 WHO 肾肿瘤分类中,未将其独立列出。当出现肉瘤样成分时,意味着恶性程度加大。

(12)家族性遗传性肾癌:由于基因异常或基因突变,导致许多遗传性癌综合征,部分遗传性综合征可累及肾脏,多有癌基因和抑癌基因以及基因突变参与。累及肾脏时,可出现各类型的肾细胞癌,称家族性遗传性肾癌。如 von Hippel-Lindau 综合征,染色体 3p25 出现异常,婴幼儿患者可出现视网膜异常、脑的血管网状细胞瘤、嗜铬细胞瘤、胰腺囊肿、神经内分泌肿瘤、内耳淋巴囊肿、附睾和阔韧带囊腺瘤等,肾脏常出现双侧多灶的乳头状肾细胞癌、肾囊肿等。

总之,发病年龄较轻、双肾和多灶状发生的肾细胞癌应多考虑家族性遗传性肾癌。染色体异常、基因突变在肿瘤的发生和发展中,具有重要意义,在预防和治疗中有一定作用。

但是,当前在病理诊断应用上尚有困难。当前的策略是,对于儿童和青少年的肾癌,要注意遗传学调查,应做染色体和基因分析,阳性患者要实施监测。

2.肾母细胞性病变

肾母细胞瘤、肾原性残余、间叶性肾瘤和囊性肾瘤的发生,均与肾胚芽组织或肾母细胞组织有关,故统归于肾母细胞性病变的范畴。

(1)肾母细胞瘤:肾母细胞瘤是来源于肾胚芽组织的恶性肿瘤,又称 Wilms 瘤、胚胎瘤、腺肉瘤、腺肌肉瘤等。多见于 6 岁以前的儿童,偶见于成人。临床常首先发现腹部包块,偶见血尿和疼痛。

大体:肾内巨大瘤块,平均达 550 g,呈球形,边界清楚,切面鱼肉状,易见出血、坏死及囊性变。以囊肿为肿瘤的主体者,称囊性肾母细胞瘤。

光镜:肿瘤主要由三种基本成分构成:未分化的胚芽组织、间胚叶性间质和上皮样成分。多数肾母细胞瘤均由上述三种成分构成(图 6-11),但各自比例不同。

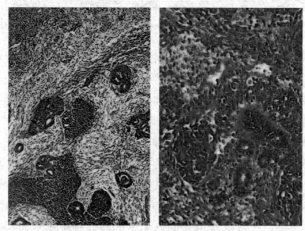

图 6-11　肾母细胞瘤
胚芽型(左:HE×100)和上皮样型(右:HE×200)

免疫组化与电镜:vimentin(＋),WT1、NSE、desmin、CK 可表现为灶状阳性。电镜可出现上皮性及间叶性多种形态。

鉴别诊断:肾母细胞瘤与畸胎瘤、胚芽细胞型与小细胞恶性肿瘤、间胚叶性间质型与相应的肉瘤、上皮样型与各型肾细胞癌容易相混。而未分化的胚芽组织、间胚叶性间质和上皮样成分是肾母细胞瘤的主要诊断依据,即使单形态的肾母细胞瘤也只是以其中一种成分为主,多部位取材,总可以发现另外成分的存在。

(2)肾源性残余:肾内出现灶状胚性肾组织成分,称为肾源性残余。具有发展为肾母细胞瘤的潜能。3 岁以下的婴儿,肾源性残余的出现率约为 1%。40% 的肾母细胞瘤患者的肾内可见肾源性残余。

大体:肾内出现点片状灰白色小结节。据其存在的部位,分为肾被膜下的叶周型和肾实质深部的叶内型。

光镜:肾源性残余由原始的肾胚芽和肾小管样结构造成,分化较好。根据其存在部位,分为叶周型(位于肾叶的周围或肾被膜下)和叶内型(位于肾实质内)(图 6-12)。据其发展和形态,分为初发性肾源性残余、静止性肾源性残余和浸润性肾源性残余,静止性者最终被纤维组织取代,浸润性者将发展为肾母细胞瘤。初发性者既可以发展为静止性,也可以发展为浸润性。

鉴别诊断:与肾母细胞瘤的区别:肾源性残余体积小,结构单纯。

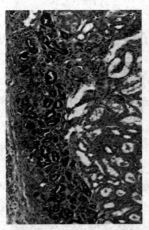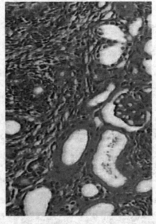

图 6-12　叶周型肾源性残余（左：HE×200）和叶内型肾源性残余（右：HE×200）

（3）肾母细胞瘤病：浸润性肾源性残余和不成熟的肾胚芽组织弥漫性或多灶状分布于肾实质内时，称肾母细胞瘤病。

（4）间胚叶母细胞肾瘤：间胚叶母细胞肾瘤是一种先天性与生肾组织有关的以梭形细胞增生为主的良性肿瘤，又称婴儿间胚叶肾瘤或婴儿平滑肌样错构瘤。多见于 6 个月以前的婴儿。

大体：肾内的球形肿物，边界清楚，切面灰白，有编织样结构。

光镜：瘤细胞表现为梭形，呈纵横交错的束状排列，有如子宫平滑肌瘤。束状排列的瘤细胞穿插于残存的肾小球和肾小管间（图 6-13）。瘤细胞与成纤维细胞、肌成纤维细胞和平滑肌细胞相似，称经典型间胚叶母细胞肾瘤。有时肿瘤细胞密集、核分裂增多、具有浸润特点时，称细胞性或非典型间胚叶母细胞肾瘤。较以纤维为主的经典型间胚叶母细胞肾瘤生长快。

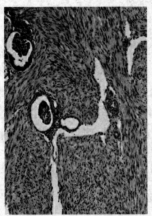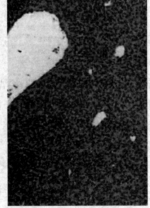

图 6-13　间胚叶母细胞肾瘤

较成熟的纤维细胞穿插于肾实质（左：HE×200），右为细胞性间胚叶母细胞肾瘤（HE×200）

免疫组化：vimentin、fibronectin 和 actin 阳性。

鉴别诊断：①与肾母细胞瘤的区别，间胚叶母细胞肾瘤结构单纯，肾母细胞瘤由三种成分或一种以上成分组成。②与肾透明细胞肉瘤的区别，后者为实体性肿瘤，肿瘤内不会遗留残存的肾组织；梭形细胞型透明细胞肉瘤呈梭形，胞浆浅染透明，间质黏液样物质明显。③与肾横纹肌样瘤的区别，后者为实体性肿瘤，肿瘤内不会遗留残存的肾组织；多以圆形或椭圆形为主，胞浆红染颗粒状,电镜下可见特殊缠绕存在的中间丝。

(5)囊性肾瘤:囊性肾瘤是以囊肿表现为特点的肾实质肿瘤,与肾囊肿性疾病不同。又称多囊性肾瘤。与肾母细胞瘤来源相同,只是分化良好。虽然各年龄均可发生,但婴幼儿最多见。

良性囊性肾瘤:又称多房性囊性肾瘤、肾的多部位囊肿。属于良性肿瘤。

大体:肾实质内边界清楚的多房性囊肿。

光镜:囊壁被覆着单层或重层立方上皮细胞,并混有鞋钉样细胞,胞浆浅染或嗜酸性。囊肿之间为结缔组织,有时可见无功能的肾单位。

鉴别诊断:①与成人型和婴儿型多囊肾区别,后者为无边界的多囊性结构,常为双肾弥漫发生;②与囊性肾发育不良区别,后者在囊肿间,可见幼稚的间叶组织、幼稚的肾单位和软骨及骨样组织。

囊性或部分囊性分化性肾母细胞瘤,在良性囊性肾瘤的背景上,肿瘤的间质中出现了肾母细胞瘤的胚芽成分或原始的肾上皮成分。该肿瘤与实体性肾母细胞瘤不同,只需单纯手术切除,预后良好。

恶性囊性肾瘤:囊性肾瘤的间质呈现肉瘤样结构时,称为恶性囊性肾瘤。上皮成分为良性,间质呈纤维肉瘤样结构,呈浸润性生长。

二、肾盂肿瘤

肾盂部位的常见的良性上皮性肿瘤有移行细胞乳头状瘤和内翻性乳头状瘤,病理特点与膀胱的相应肿瘤相同,详见膀胱肿瘤的相应章节。

肾盂部位的常见恶性上皮性肿瘤有移行细胞癌、鳞状细胞癌和肾盂腺癌,病理特点与膀胱的相应肿瘤相同,详见膀胱肿瘤的相应章节。当肾盂腺癌浸润于肾髓质时,应与集合管癌相鉴别,这时,发现肾盂黏膜的原发性病灶,是诊断肾盂腺癌重要依据。

(张　慧)

第二节　膀　胱　肿　瘤

一、上皮性肿瘤

肾盂、输尿管和膀胱被覆着尿路上皮,过去曾称移行上皮,尿路上皮或移行上皮的增生性病变、良性及恶性肿瘤是尿路的常见疾病。

尿路上皮细胞免疫组化均显示高分子量的 CK 阳性,电镜显示细胞连接等上皮细胞的特点,以下不再重复叙述。

(一)非浸润性尿路上皮肿瘤

1.尿路上皮乳头状瘤

尿路上皮乳头状瘤是尿路最常见的良性肿瘤。又称外生性乳头状瘤、典型的乳头状瘤。青壮年好发。常见的症状是间断性无痛性血尿。

(1)大体:呈柔软的具有细蒂的伸出性肿物,乳头纤细。

(2)光镜:该肿瘤具有纤细的乳头状结构,由纤维和小血管组成的轴心。被覆尿路上皮细胞,细胞形态和排列与正常的尿路上皮相似,异型性极小(图6-14)。无浸润现象。

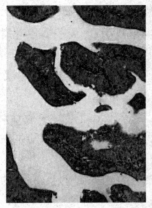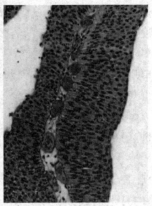

图6-14　膀胱尿路上皮乳头状瘤(左)和低度恶性潜能的非浸润性尿路上皮乳头状瘤(右)(HE×200)

鉴别诊断。与尿路上皮乳头状增生的区别:后者是无轴心的假乳头。

2.低度恶性潜能的非浸润性尿路上皮乳头状瘤

所谓低度恶性潜能的非浸润性尿路上皮乳头状瘤是指其较尿路上皮乳头状瘤的细胞增生明显,复发率较高(25%～47%),恶变的概率稍高。

(1)大体:呈柔软的具有细蒂的伸出性生长的乳头状肿物。

(2)光镜:该肿瘤与尿路上皮乳头状瘤相似,但被覆上皮细胞层次增多,可见灶状的轻度的细胞异型性(图6-14)。

3.低级别的非浸润性尿路上皮乳头状癌

临床常见血尿,48%～71%的患者复发,5%的或者可发展为浸润性癌。

(1)大体:易见多发的伸出性生长的乳头状肿物。

(2)光镜:该肿瘤呈尿路上皮乳头状结构,易见分支和融合现象,部分细胞排列紊乱,细胞异型性易见(图6-15)。

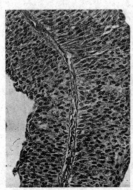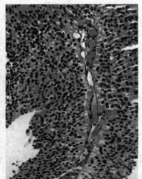

图6-15　膀胱低级别的非浸润性尿路上皮癌(左)和高级别的非浸润性尿路上皮癌(右)(HE×200)

4.高级别的非浸润性尿路上皮乳头状癌

临床常见血尿。

(1)大体:易见多发的伸出性生长的乳头状肿物,部分称结节状和实性肿块。

(2)光镜:该肿瘤呈尿路上皮乳头状结构,易见分支和融合现象,细胞排列紊乱,细胞异型性明显,核染色质增多、粗糙,核仁明显,易见核分裂象(图6-15)。

5.尿路上皮鳞状细胞乳头状瘤

膀胱的尿路上皮受人乳头瘤病毒感染时,出现鳞状细胞化生并呈尖锐湿疣样的变化,所以,膀胱鳞状细胞乳头状瘤可以认为是膀胱的尖锐湿疣。常与外阴尖锐湿疣伴同存在。

6.内翻性尿路上皮乳头状瘤

内翻性尿路上皮细胞乳头状瘤又称Brunnian腺瘤。中老年男性好发,多见于膀胱三角区和膀胱颈。常见的症状是间断性无痛性血尿,尿路梗阻。

(1)大体:呈柔软的半球状外生性肿物,表面光滑,或略呈分叶状,有时呈息肉状。

(2)光镜:表面可见较正常的尿路上皮被覆。分化好的尿路上皮细胞巢、细胞索向黏膜下呈推进式生长,巢索中央为胞浆丰富的尿路上皮表层细胞,边缘为胞浆极少的基底细胞,有如密集的Brunn巢(图6-16)。有的细胞巢呈腺样化生,上皮呈柱状,并可见存有黏液的腺腔,以腺性结构为主时,称腺性内翻性乳头状瘤。有的细胞巢呈鳞状上皮化生,以鳞状细胞巢为主时,称鳞状上皮内翻性乳头状瘤。

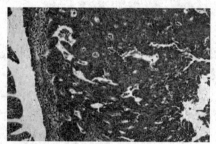

图6-16 内翻性尿路上皮乳头状瘤
Brunn巢聚集,表面被覆正常移行上皮(HE×100)

(3)鉴别诊断:①与腺性膀胱炎或囊腺性膀胱炎的区别,后者虽然可见尿路上皮呈Brunn巢和囊腺样Brunn巢在黏膜下增生,但与黏膜下水肿及多少不等的炎细胞混合存在,弥漫分布,不形成瘤块;②与浸润性尿路上皮细胞癌的区别,尿路上皮细胞癌的癌细胞有一定的异型性,并可见条索状或斑片状向深部浸润的现象;③与腺癌的区别,泌尿道的腺癌表现为单层细胞排列,具有一定的异型性,并有一定浸润性生长的特点,而内翻性尿路上皮细胞乳头状瘤中的腺样结构均在密集的Brunn巢样结构的基础上出现,分化好。

7.尿路上皮原位癌

原发性尿路上皮原位癌少见,仅占尿路上皮肿瘤的1%～3%,但可发展为浸润性尿路上皮癌,而与其他尿路肿瘤伴发者却高达60%以上。

(1)大体:原位癌仅显示黏膜粗糙,常有斑片状充血和点状出血。

(2)光镜:间变的细胞(细胞核增大,染色质增多且粗糙,核仁明显,核分裂象增多)自底层至表层弥漫分布,排列紊乱,极向消失(图6-17)。

(3)鉴别诊断:恶性癌细胞仅限于黏膜层是其特点,应与穿破基底膜的浸润癌鉴别。

8.尿路上皮绒毛状腺瘤

膀胱绒毛状腺瘤是一种少见的乳头状良性肿瘤,被覆柱状上皮。多见于40～60岁的男性。以血尿或尿内黏液为主要临床表现。好发于膀胱顶部,故有人认为来自脐尿管,也有人认为属于移行上皮的肠上皮化生。

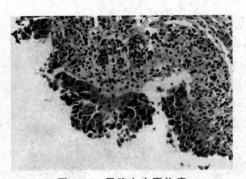

图 6-17　尿路上皮原位癌

癌细胞侵占黏膜全层,部分脱落(HE×200)

(1)大体:宽蒂或半球状乳头状隆起。好发于膀胱顶部。

(2)光镜:单层柱状上皮被覆于乳头表面。或呈腺样和囊性排列。与大肠绒毛状腺瘤相似。

(3)鉴别诊断:与膀胱黏液腺癌的区别:后者细胞异型性明显,排列紊乱,浸润性生长。

(二)浸润性尿路上皮癌

1.尿路上皮癌

尿路上皮癌是膀胱最常见的恶性肿瘤,占90%。具有多灶状发生和易复发的特点。癌细胞的异型性、结构特点和浸润程度有一定差别,分为三级。

大体:Ⅰ级尿路上皮癌呈伸出性乳头状,与尿路上皮乳头状瘤相似。Ⅱ级尿路上皮癌也呈伸出性乳头状和浸润性生长,常有粗大的蒂。Ⅲ级尿路上皮癌呈实性包块状或伴有粗大乳头状浸润性生长。

光镜:Ⅰ级尿路上皮癌:呈乳头状,细胞层次增多,超过8层,细胞极性轻度紊乱,核分裂象不多,在固有膜可能出现表浅浸润。Ⅱ级尿路上皮癌:呈乳头状,细胞层次增多,细胞排列明显紊乱,乳头状结构有融合现象,核分裂象易见,在固有膜可出现浸润(图 6-18)。

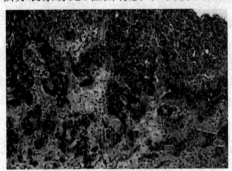

图 6-18　浸润性尿路上皮癌

Ⅲ级,乳头消失,向黏膜下和肌层浸润(HE×200)

Ⅲ级尿路上皮癌:乳头状结构不明显,或完全失去乳头状结构,细胞失去了排列的极向,细胞的异型性明显,核分裂象多,浸润明显。

除上述的常见形态结构者外,尚可见多种亚型,如伴有巢状鳞状上皮或腺上皮分化、伴梭形细胞分化、伴大量淋巴细胞浸润、伴破骨细胞样分化、伴透明细胞分化、伴绒毛膜癌样结构、呈浆细胞瘤样结构、伴脂肪细胞样结构、呈微乳头样结构、伴 Brunn 巢样结构、伴微囊样结构等。但肿瘤细胞的主体仍为尿路上皮癌。

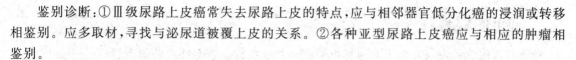

鉴别诊断：①Ⅲ级尿路上皮癌常失去尿路上皮的特点，应与相邻器官低分化癌的浸润或转移相鉴别。应多取材，寻找与泌尿道被覆上皮的关系。②各种亚型尿路上皮癌应与相应的肿瘤相鉴别。

2.膀胱鳞状细胞癌

膀胱的鳞状细胞癌占该部位恶性肿瘤的5%。好发于老年人，女性多于男性。

多见于泌尿道结石、膀胱血吸虫病、长期留置导尿管、膀胱憩室等长期慢性刺激的患者。膀胱的鳞状细胞癌较移行细胞癌预后差。

大体：膀胱腔面呈现实性肿块，常有坏死和溃疡。

光镜：与子宫颈或食管的鳞状细胞癌相似，多表现为高分化和中分化。呈伸出性生长而浸润不明显的高分化的鳞状细胞癌又称膀胱的疣状癌。

鉴别诊断：应与伴有鳞状上皮化生的尿路上皮癌鉴别，后者的主要成分是尿路上皮癌，化生的鳞状上皮分化好。

3.膀胱腺癌

膀胱腺癌占该部位恶性肿瘤的2%。好发于中老年人。来源于移行尿路上皮的腺性化生或腺性膀胱炎，部分来自脐尿管。膀胱的腺癌较典型的尿路上皮癌预后差。

大体：膀胱腔面呈现实性肿块，常有坏死和溃疡，表面常见黏液。

光镜：与大肠的腺癌相似。有时可呈黏液癌和印戒细胞癌结构。

鉴别诊断：①应与伴有腺上皮化生的尿路上皮癌鉴别，后者的主要成分是尿路上皮癌，化生的腺上皮分化好；②与大肠腺癌的膀胱壁浸润的区别，后者原发于大肠，自膀胱壁深层向黏膜方向浸润生长。

4.膀胱脐尿管癌

脐尿管癌是位于膀胱顶部的来源于脐尿管残余的高度恶性的肿瘤。

大体：膀胱顶部深在的富于黏液的实性肿块。

光镜：80%以上的脐尿管癌为黏液癌，少部分为腺癌或鳞状细胞癌。癌组织散布于膀胱壁深层或全层，甚至腹壁。

鉴别诊断：①有别于常见的膀胱腺癌，后者以黏膜固有层和浅肌层为主，非癌黏膜常见腺性膀胱炎等腺性化生病变；②应注意除外大肠腺癌的膀胱浸润，后者可发现大肠的原发癌灶。

5.膀胱复合性癌

膀胱尿路上皮癌、原位癌、鳞状细胞癌及腺癌，在组织发生上有同源性密切关系，所以，各种组织类型的癌可同时出现于同一病例，称复合性癌。尤以低分化的Ⅲ级尿路上皮癌最常见，所以对低分化的尿路上皮癌病例应多部位取材，因为复合癌的预后更差。

6.膀胱癌肉瘤

由上皮和间叶成分共同组成的恶性肿瘤称癌肉瘤。多见于中年男性。来源于多向分化潜能的原始细胞。

大体：向腔内呈息肉状生长。

光镜：由移行细胞癌、鳞状细胞癌或腺癌与软骨肉瘤、骨肉瘤或肌源性肉瘤组成的恶性肿瘤。应该注意，只有癌和梭形细胞成分，不应诊断为癌肉瘤，只应称为肉瘤样癌或梭形细胞型尿路上皮癌。

二、非上皮性肿瘤

膀胱的软组织肿瘤与发生于其他部位的相应肿瘤相似。较有特点的如下。

(一)横纹肌肉瘤

膀胱横纹肌肉瘤多见于男婴的膀胱。呈息肉状生长。切面灰白富于黏液,故称葡萄状肉瘤。瘤细胞呈梭形,有宽大的带状粉染胞浆,间质富含黏液。免疫组化显示肌原性标记阳性。

(二)副神经节瘤

膀胱副神经节瘤为良性肿瘤。又称膀胱的嗜铬细胞瘤。占膀胱肿瘤的0.1%。好发于青壮年,女性多于男性。患者可出现高血压症状,尤以膀胱充盈或收缩时常见。

大体:多数为膀胱壁内的直径1 cm瘤结节,有的病例瘤体较大甚至呈多灶发生。切面发黄,甲醛浸泡后,呈棕色。

光镜:瘤细胞呈多边形,胞核染色质细腻,胞浆丰富透明或细颗粒状。瘤细胞呈簇状或巢状排列,间质薄壁血管和血窦丰富(图6-19)。免疫组化:显示神经内分泌的特点,特别是嗜铬素标记阳性。

电镜:可见胞浆内大量神经内分泌颗粒。

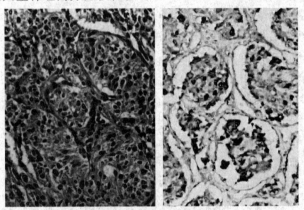

图6-19 膀胱副神经节瘤

瘤细胞呈团状和假腺泡状排列,血窦丰富(左:HE×200),嗜铬素阳性(右:免疫组化×200)

(王文颖)

第三节 前列腺肿瘤

一、前列腺癌

(一)前列腺腺泡腺癌

前列腺腺泡腺癌就是一般所说的前列腺癌,是前列腺中最常见的恶性肿瘤。多见于老年人,好发于前列腺的外周区。前列腺癌的临床表现为下尿路梗阻症状,肛指检查可扪及肿块。有时肿瘤的局部症状不明显,而先出现淋巴结或骨的转移。根据前列腺不同的临床表现,可分为以下类型。潜伏癌:无症状,常在尸检中发现,病灶小,多为高分化癌;隐匿癌:以转移癌为首发症状,瘤体小,无明显局部症状;偶发癌:临床表现为前列腺结节状增生等良性病变,为此而做手术的切除标本中,发现伴发的前列腺癌;临床癌:具典型前列腺癌的临床表现,临床血清 PSA 检测常升高。

目前诊断前列腺癌的方法有直肠指检、血清 PSA 检测、超声等影像学检查,以及穿刺活检。其中穿刺活检对确定诊断尤为重要,在经直肠穿刺活检被广泛应用之前,前列腺癌诊断的传统手段是细针吸取的细胞学诊断,至今在一些国家及我国的一些地区仍在应用,其优点是价廉、快速、少痛苦、并发症少,并且相当有效,其诊断癌的正确性几乎与穿刺活检相似。但细针吸取的细胞学诊断对癌不能分级,不能提示扩张的情况,不能满足对癌进行治疗的要求,所以已被穿刺针芯组织条活检所替代。目前检查前列腺癌的常规方法是经直肠超声引导下的穿刺组织条活检。标准的穿刺部位是六点法,即分别在前列腺两侧叶的尖部、中部及基底部进行穿刺取样。近来,更有人建议采用 10~13 点系统穿刺活检法的,以提高前列腺癌的检出率。

大体:病灶大多数位于包膜下的外周区,为单个灰白色或灰黄色境界不清的结节,质硬。瘤体大小不一,由直径小于 5 mm 直到侵占整个前列腺,无包膜。约 25% 的前列腺癌发生于移行区,可侵犯外周区或向前侵袭纤维肌性部位。发生于中央区的前列腺癌少见。偶尔,前列腺癌呈多灶性。有的癌灶不明显。前列腺癌可见侵犯周围软组织,如精囊。在病理检查取材时,于手术标本的外周切缘,应涂以墨汁,以便于镜下确定肿瘤是否侵犯外科手术切缘。

光镜:前列腺癌是前列腺分泌细胞组成的侵袭性恶性上皮性肿瘤。此癌有多种细胞类型、不同程度的间变和分化、不同的免疫组化反应及不同的生长方式,并且有侵袭性特点。诊断癌的基本标准为核的间变、腺体的结构异常及侵袭性生长。

1.核间变

核间变指前列腺导管-腺泡分泌细胞核的变化,主要表现为核增大,核浆比例增高,核形不规则,核染色质增粗且靠近核膜排列,出现一个或多个大而明显的核仁(图 6-20)。在良性增生性病变中,无论是分泌细胞还是基底细胞中,均可出现核仁,一般小于 1 μm,但不如癌细胞中那样大而明显,后者常大于1.2 μm,甚至超过 1.5 μm。在实际工作中,确定核及核仁的大小,一般不用直接测量的方法,而往往是通过与周围的或良性病变的腺泡细胞核的对比来确定。发现大而明显的核仁是诊断前列腺癌最重要的指标。应该指出,在前列腺癌的同一张切片中,也不是所有癌细胞均有大核仁,往往能见到另一种间变的核,表现为核大、染色质增多、结构模糊、核深染、呈煤球样。在前列腺癌中约有 2/3 的病例能发现大核仁,其余的病例找不到大核仁,有的甚至几无核间变。此时癌的诊断有赖于腺体的异常及侵袭性生长方式。

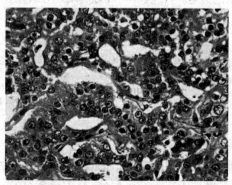

图 6-20　前列腺癌(1)

核间变,表现为核增大,核浆比例增高,并出现大而明显的核仁。无基底细胞层。HE 中倍

2.腺体结构异常

腺体结构异常指浸润性癌性腺体的大小及轮廓不规则。一般而言,癌性腺泡较正常腺泡小,腔内缘缺乏正常腺泡的乳头状结构,腺泡轮廓成角而不圆整,腺泡间质含量不等,因此,其间距不均。癌性腺泡结构的最大特点是缺乏基底细胞层。CK34βE12或P63抗体染色不能显示基底细胞层的存在。但若细胞缺乏异型性,在细胞学上腺泡不怀疑为癌,则仅凭1～2个腺泡缺乏基底细胞层是不能诊断为癌的,因为,这种现象能见于良性病变中。腺泡中出现类结晶或酸性黏液对癌的诊断有一定参考意义,但都不能作为诊断癌的独立指标。

3.间质侵袭

间质侵袭是癌性腺泡侵袭性生长方式的表现。有多种形式,最常见的是间质内及平滑肌束内的浸润及侵袭(图6-21),容易辨认。如为血管或淋巴管侵袭,应把它们与组织固定后腺体周围出现的人工收缩假象相鉴别。若为脉管受侵袭,腔面应覆有内皮细胞,或腔内混有红细胞或淋巴细胞。神经周围间隙癌性侵袭常见(图6-22),应与良性腺泡贴近神经束相鉴别,癌性侵袭必须是环绕神经束的四周而不仅是见于一侧。当然前列腺外侵袭可认定为癌,但其前提是病变腺泡必须位于前列腺之外,这在高分化癌的穿刺活检中应该引起特别注意,因正常前列腺泡可位于前列腺周围的脂肪组织中,横纹肌内的腺泡也不一定是前列腺外侵袭,因前列腺的前面和侧面就存在着横纹肌,其中分布正常腺泡。在这些情况下,确认侵袭,还要结合细胞学的癌性特点。

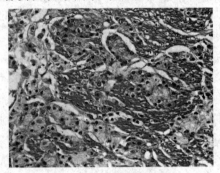

图6-21　前列腺癌(2)

示平滑肌束内浸润。HE 中倍

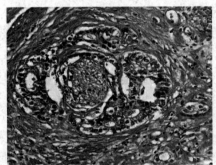

图6-22　前列腺癌(3)

示神经周围浸润。HE 中倍

在穿刺活检中,常会碰到病变范围很小的情况,如仅于一个组织条中<5%或<1%,从而涉及诊断癌的最小病变范围问题。一般认为对微小癌的诊断应持谨慎态度,其指标为拥挤紧密排列的新生小腺泡,呈浸润性生长,其细胞核增大,染色质过深,且有明显核仁,胞浆淡染或双染性,腺泡腔内可见蓝色黏液或类结晶体,腺泡腔内缘圆整,而无不规则凹凸,其旁的间质一般无改变,免疫组化检测表明基底细胞缺失。更有学者提出:至少应有3个异常腺泡(包括核间变、基底细胞层缺如及浸润性生长);此外,还需邻近无良性增生病变、萎缩、炎性病变,年龄大于60岁,血清前列腺特异性抗原升高。否则,若条件不全具备,则宜诊断为不典型小腺泡增生,疑为前列腺癌,但不能确定,建议3～6个月随访复查。

（二）前列腺导管腺癌

前列腺导管腺癌或称具子宫内膜样特点的腺癌、乳头状癌和子宫内膜样癌。大约占前列腺癌的0.8%。曾以为来自相当于男性子宫的前列腺囊,目前已确认它仍是来自前列腺腺泡上皮腺癌的一种变异型。

临床表现与典型的腺泡型前列腺癌相似。膀胱镜下为息肉状、质脆的肿物,从位于精阜尖部的前列腺囊开口处或其邻近的导管内,向外突出。前列腺常增大,在大多数病例能扪到硬结。确诊时,血清 PSA 的浓度可正常。至少有 77% 的病例同时伴发腺泡型前列腺癌。前列腺导管腺癌具有侵袭性,5 年生存率低,为 15%～43%。有 25%～40% 的病例在诊断时已有转移,可转移到肺、肝、骨及阴茎等。

光镜:导管癌常累及尿道周围的前列腺大导管,呈乳头状生长,或广泛累及外周区的腺泡,呈弥漫浸润性生长,常引起增殖性间质反应。有三种结构:乳头状、筛状型及实性型。乳头状结构往往分支复杂,被覆单层或复层高柱状上皮,细胞质呈嗜酸性,双染性,核形长,位于基底,核仁明显,染色质不规则,核分裂常见(图 6-23);筛状型者为导管内复杂的腺性(筛状)(图 6-24)或实性结构,中心部常有坏死灶,像粉刺癌。此种结构的癌常位于前列腺实质内。上述几类结构常同时并存,并有过渡。有时可与发生于该处的尿路上皮癌混淆。导管腺癌常为 Gleason 4 级,并常伴发典型的腺泡型前列腺癌。

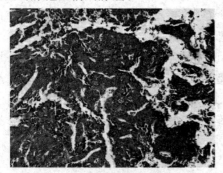

图 6-23　前列腺癌,导管型(1)
呈乳头状结构。HE 高倍

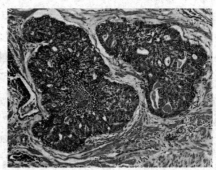

图 6-24　前列腺癌,导管型(2)
呈筛状型结构。HE 高倍

免疫组化:癌细胞的 PSA 及 PAP(+),CK34βE12 或 P63(显示基底细胞)(-)。有时少量细胞 CK34βE12(+),可能为导管癌在导管内蔓延、原导管的残留基底细胞或为癌细胞的表型转化。移行上皮癌 PSA 及 PAP(-)。

二、前列腺其他类型的癌及其他肿瘤

前列腺其他类型的癌占前列腺各种类型癌的 5%～10%,此类肿瘤的预后一般较差,它们的鉴别诊断也不同于经典的前列腺癌。

(一)尿路上皮癌

由尿路上皮组成的癌,可原发于前列腺,来自前列腺部尿道与前列腺远端导管的移行部或前列腺导管的远端,因该处均被覆移行上皮。而更常是继发的,在浸润性膀胱癌病例中,肿瘤累及前列腺者高达 45%。由膀胱尿路上皮癌的直接侵袭或沿尿道、前列腺导管扩散而来。原发于前列腺导管的尿路上皮癌的组织学同膀胱尿路上皮癌。绝大多数为高级别肿瘤,且伴有原位癌,可见单个癌细胞在上皮层内呈 Paget 病样扩散,进而癌细胞充满前列腺导管,并发生粉刺样坏死。肿瘤侵袭间质时,可见肿瘤细胞呈不规则的小巢状、条索状或单个癌细胞浸润,并引起显著的增生性间质反应。浸润性尿路上皮癌中,常见鳞化和腺性分化,并侵犯淋巴管。偶尔尿路上皮癌可伴发腺泡型癌。侵袭前列腺的膀胱低分化尿路上皮癌,有时与低分化前列腺癌不易区分。除形态差别外,免疫组化也许有助于鉴别。低分化尿路上皮癌 CK7 和 CK20 及 CK34βE12 常阳性,而低分化前列腺癌的 PSA 及 PSAP 常阳性。而尿路上皮癌为阴性。凡前列腺的尿路上皮癌侵犯前列腺间质者,其预后差。

(二)鳞状细胞癌与腺鳞癌

鳞状细胞癌与腺鳞癌少见。多数来自尿道周围的尿道周围腺体或前列腺腺泡,可能源于腺泡周围基底细胞的鳞化,其临床表现与典型腺泡型癌相似,但血清PSA、PAP的浓度即使有转移时也可不升高。常有放疗、内分泌治疗的病史,也有伴发血吸虫病者,预后差,对去势治疗无反应。

光镜:组织学与发生在其他器官的同型肿瘤相同,由不规则的呈条索状的恶性细胞组成,伴角化或鳞状分化。若癌巢中出现腺泡结构,应诊断为腺鳞癌。其腺泡成分的PSA(+),而鳞状细胞成分的PSA可(+)或(-),CK34βE12可为(+)。此癌应与来自膀胱而侵犯前列腺的鳞癌相区别,也应与梗死、放疗或内分泌治疗引起的腺泡的鳞状细胞化生鉴别。

(三)基底细胞癌

基底细胞癌又称囊性腺样基底细胞癌。为来源于前列腺基底细胞的肿瘤,少见。血清PSA浓度不升高,为具低度恶性潜能肿瘤,呈浸润型生长,可发生转移。

光镜:基底细胞癌有两种结构:囊性腺样和基底细胞样。前者为轮廓圆整的基底细胞团,中有许多圆形小窗孔,窗空中可见黏液。很像涎腺的同型肿瘤。基底细胞型则由大小不等的基底细胞巢组成;周边部呈栅栏状排列,这两种结构常同时共存,此瘤常有神经周围浸润。此瘤的免疫组化检测:CK34βE12(+),有的阳性着色于腔面细胞,有的位于基底部细胞。基底细胞癌Bcl-2及Ki-67均呈强阳性,有助于与基底细胞增生鉴别。

(四)神经内分泌癌(小细胞癌及类癌)

前列腺癌中有3种神经内分泌分化的表现形式:即前列腺腺癌中的局灶性神经内分泌细胞分化;类癌以及小细胞癌,后两者可合称为神经内分泌癌。其临床表现与典型前列腺癌一样,但在部分病例,可出现特殊的内分泌症状,如库欣综合征、重症肌无力等。小细胞癌具有高度侵袭性,预后差。

光镜:相似于肺及其他部位的同型肿瘤,其组织像有一定变异范围,从类癌样(高分化神经内分泌肿瘤)到小细胞癌(神经内分泌癌)。在许多病例中,常伴发典型的灶性腺泡型前列腺癌,并见其过渡形态。在一般的前列腺癌中可见神经内分泌细胞,为前列腺腺癌中的局灶性神经内分泌细胞分化,因含量少,不能诊断为神经内分泌癌。有人注意到典型腺泡型前列腺癌中神经内分泌细胞的分化(图6-25)与预后的关系,尚无定论。前列腺中类癌十分罕见,前列腺中的类癌及小细胞癌的组织学与其他部位的同名肿瘤相同。

前列腺的神经内分泌癌应与膀胱低分化癌、促成纤维细胞增生性小圆形细胞肿瘤侵犯前列腺及恶性淋巴瘤等小细胞肿瘤鉴别。瘤细胞CgA(+)、Syn(±)有助于神经内分泌癌的诊断。

(五)其他原发性肿瘤

1.前列腺乳头状腺瘤

前列腺乳头状腺瘤为发生于前列腺尿道部的良性肿瘤,少见,为樱桃色乳头状病变,突入尿道腔内。病变由纤维血管轴心的乳头状叶片组成,表面被覆良性前列腺分泌上皮,核分裂象罕见,很像结肠的腺瘤(图6-26)。其与乳头状息肉的区别在于后者具丰富、宽广的纤维性间质。其与尿道乳头状腺癌的区别,应注意腺瘤基底部有无浸润。若有局灶性浸润应警惕为腺癌。

2.前列腺囊腺瘤

前列腺囊腺瘤又称巨大多房性囊腺瘤。是原发于前列腺罕见的良性上皮型肿瘤,发病年龄

28~80岁。可位于前列腺内或带蒂位于前列腺外,临床上常出现排尿困难。为多房性肿物,大小可达十几厘米,囊腔表面被覆前列腺性上皮,呈PSA、PAP免疫反应阳性。

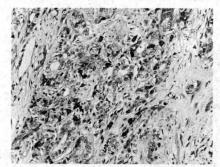

图 6-25 前列腺癌的神经内分泌细胞分化

少数癌细胞突触素表达阳性。Syn 免疫组化 SP 法高倍

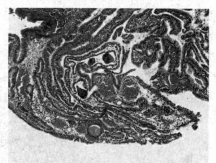

图 6-26 前列腺乳头状腺瘤

发生于前列腺部尿道,突入尿道内。HE 低倍

3.前列腺特异性间质肿瘤

前列腺特异性间质肿瘤是来源于前列腺特异性间质的肉瘤和相关的增生性病变,少见。1998年将这些增生性病变分为前列腺间质肉瘤及恶性潜能不定的前列腺间质肿瘤(stromal tumours of uncertain malignant potential,STUMP)两类。

STUMP的间质增生是肿瘤性的,有多种形式,共同的特点是特异性间质呈不同程度的增生。增生的细胞可有轻度不典型性或散在、明显的非典型性细胞或无典型性,同时混杂有良性的前列腺腺体。还有一种形式是局灶性间质增生明显,挤压并拉长前列腺腺管,形成像乳腺叶状肿瘤的形态。在STUMP中,间质细胞常无或仅有少数核分裂,不见坏死。若叶状肿瘤中,间质细胞普遍呈恶性形态,细胞多形性明显,核分裂象多见,则为恶性叶状肿瘤,即为前列腺特异性间质肉瘤(图6-27)。

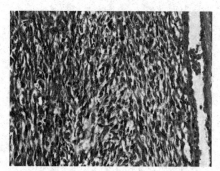

图 6-27 前列腺恶性叶状肿瘤

左侧为伸长的前列腺腺管,间质性肿瘤成分排列致密,增生活跃,有

多数核分裂象,宛似乳腺同型肿瘤。HE 低倍

STUMP及间质肉瘤中,CD34均为阳性,借此与非特异性间质肉瘤(如平滑肌肉瘤、横纹肌肉瘤)相鉴别。STUMP及间质肉瘤均表达PR。STUMP对Actin呈阳性反应,而间质肉瘤为阴性反应。STUMP是肿瘤性病变,可弥漫浸润前列腺,且常复发,但有的STUMP呈局灶性,临床上不进展也不复发,所以定为恶性潜能不肯定。

4.平滑肌瘤

真正的平滑肌瘤少见,要与良性前列腺增生时的间质平滑肌增生结节相区别。肿瘤结节直径至少1 cm,境界清楚,与周围间质无过渡,可看作是平滑肌瘤。平滑肌瘤样结节中可见核深染、畸形的细胞,但不见核分裂象,很像子宫的奇异型平滑肌瘤(图 6-28)。更严格的标准则认为前列腺平滑肌瘤只见于患前列腺结节状增生前的年轻患者,常为孤立性,不复发,其组织学同子宫平滑肌瘤。

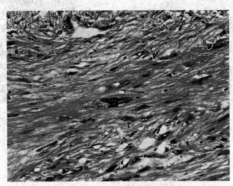

图 6-28　前列腺平滑肌瘤

示散在核大深染的畸形细胞,未见核分裂象,貌似子宫的奇异型平滑肌瘤。HE 中倍

(六)转移性肿瘤

前列腺周围器官发生的肿瘤,如直肠和膀胱的恶性肿瘤,可通过直接侵袭方式累及前列腺。远隔脏器的恶性肿瘤转移到前列腺的非常罕见,有肺的鳞状细胞癌,皮肤恶性黑色素瘤及肾细胞癌等。

(曾洲红)

第七章　内分泌系统肿瘤的病理诊断

第一节　原发性垂体肿瘤

一、原发性腺垂体肿瘤

原发性腺垂体肿瘤包括腺瘤、不典型腺瘤和癌,其中腺瘤占绝大部分。

(一)腺瘤

腺垂体腺瘤分类应根据组织学、免疫组化、超微结构、临床内分泌功能、影像学和手术所见综合考虑。腺瘤大小为 $0.1\sim10$ cm。$\leqslant1$ cm 者称为微小腺瘤或小腺瘤,>1 cm 为中等大腺瘤,$\geqslant10$ cm 为大腺瘤。腺瘤可位于鞍内或扩张至鞍外(如鞍上、蝶窦、鼻咽、海绵窦)等。一般为膨胀性生长,亦可侵袭性生长,侵犯硬脑膜、骨、神经及脑组织等(侵袭性腺瘤)。手术时所见腺瘤常为紫红色,质软。大腺瘤可有出血、坏死及囊性变。PRL 腺瘤可见砂粒体样小钙化灶。

所有腺瘤形态一致。瘤细胞似正常前叶细胞或稍大,瘤细胞弥漫成片或排成索、巢、假腺或乳头状结构,间质为血管丰富的纤细间质,瘤细胞可有一定的异型性但核分裂罕见。单凭 HE 形态不能鉴别上述分类中各种类别的腺瘤,只能用免疫组织化学结合临床内分泌功能才能进行正确分类。

1.生长激素细胞瘤

生长激素细胞瘤占垂体腺瘤的 $10\%\sim15\%$,占手术切除垂体腺瘤的 $25\%\sim30\%$。临床表现为肢端巨大症或巨人症。血清 GH 和胰岛素样生长因子-1 增高。有些患者血内 PRL 也可增高。

大体上这些肿瘤一般界限清楚,位于腺垂体的侧翼。根据电镜下瘤细胞内分泌颗粒的多少,分为多颗粒型和少颗粒型。多颗粒型主要由嗜酸性粒细胞构成,免疫组化:胞质 GH 强阳性(图 7-1)。核 Pit-1 强阳性,核周低分子量 CK 中度阳性,胞质可不同程度表达 α-亚单位。分泌颗粒圆形,$150\sim600$ nm。少颗粒型由排列成实性片块嫌色细胞构成,核异型性和核仁明显。核旁有中丝构成的球形纤维小体,此小体低分子量 CK 强阳性。GH 灶性弱阳性,核 Pit-1 阳性,分泌颗粒直径 $100\sim250$ nm。

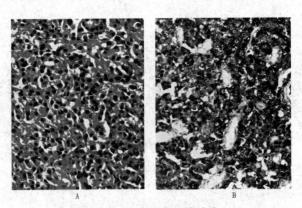

图 7-1　生长激素细胞腺瘤

A.HE 染色:瘤细胞多角形,胞质丰富,强嗜酸性;B.免疫组化 GH 强阳性

2.催乳素细胞腺瘤

催乳素细胞腺瘤是垂体腺瘤中最常见的一种,但半数是尸检时偶然发现,手术切除者并不多,占手术切除垂体腺瘤的 11%～26%。可能是这种肿瘤常常由内科治疗的缘故。年轻妇女多见,男性患者年龄相对较大,女性患者临床表现为泌乳和卵巢功能不正常如无月经和不育等。男性主要表现为性功能低下,偶尔可有泌乳。血清 PRL 升高(>250 ng/mL)。影像学显示女性患者常为小腺瘤而男性多数为大腺瘤并向鞍上伸展。

小腺瘤最常见于前叶的后侧部分,大腺瘤可侵入硬脑膜、鼻窦和骨。肿瘤软、红或灰色,质实,如有砂粒体则可有沙砾感。

少颗粒 PRL 腺瘤是最常见的一种亚型。嫌色细胞排列成乳头、小梁或实性片块,也可围绕血管形成假菊形团,可有钙化和砂粒体形成。免疫组化:PRL 强阳性呈核旁(相当于 Golgi 区)PRL 阳性小球,核 Pit-1 常阳性,ER 亦可阳性。分泌颗粒球形,少,大小 150～300 nm,分泌颗粒的异位胞吐是 PRL 瘤的电镜诊断标志。多颗粒型 PRL 腺瘤较少颗粒少见。由嗜酸性粒细胞构成,胞质弥漫性 PRL 阳性。分泌颗粒大者可达 700 nm,异位胞吐也为诊断指标。

3.腺瘤具有生长激素和催乳素细胞分化

(1)混合型 GH-PRL 细胞腺瘤:这种腺瘤具有少颗粒型 PRL 和多颗粒型 GH 腺瘤的临床表现和病理形态。

(2)生长催乳素细胞腺瘤:最常见于巨人症和年轻的肢端巨大患者。①病理:肿瘤主要由嗜酸性粒细胞构成,排列呈弥漫性或实性片块,其中可见散在嫌色细胞。②免疫组化:同一细胞可显 GH 和 PRL 阳性,α-亚单位可不同程度阳性,低分子量 CK 染色显核周阳性,像多颗粒 GH 瘤,核 Pit-1 强阳性,偶尔 ER 阳性。分泌颗粒核心色泽均匀,颗粒异型性明显,大者可达到 1 000 nm。可见异位胞吐。

(3)嗜酸性干细胞腺瘤:临床上有轻度高 PRL 血症,有或无肢端巨大,通常血清 GH 不高。此瘤多见于女性,生长快,呈浸润性生长。病理:由略嗜酸的大细胞形成实性片块,胞质空泡状(相当于巨大线粒体),PRL 强阳性,GH 散在阳性,有些肿瘤甚至检测不出 GH,电镜下胞质内充满大线粒体和巨型线粒体,可见散在含纤维小体或核旁成束 CK(+)中丝的细胞。分泌颗粒少,150～200 nm,可找到异位胞吐。

4.促肾上腺皮质激素细胞腺瘤

促肾上腺皮质激素细胞腺瘤占垂体腺瘤的 10%～15%。临床表现为库欣综合征(垂体依赖性高皮质醇血症)。血浆 ACTH 升高较异位分泌 ACTH 患者的血浆 ACTH 低。病理:引起库欣综合征最常见的为垂体嗜碱性细胞小腺瘤(由促皮质激素细胞构成,常位前叶的中心部位);而引起 Nelson 综合征者常为大腺瘤而主要是嫌色细胞或少颗粒细胞腺瘤。

(1)多颗粒 ACTH 腺瘤是最常见的 ACTH 瘤亚型,由嗜碱性细胞排列呈血窦样结构,免疫组化显示 ACTH、β-内啡肽和其他 POMC 来源的肽阳性。引起库欣综合征的腺瘤可见低分子量 CK(+),而 Nelson 综合征时肿瘤细胞不含角蛋白微丝,分泌颗粒大小形态和核心致密度不等,105～450 nm。

(2)少颗粒 ACTH 腺瘤:较多颗粒型少见,光镜下肿瘤由嫌色细胞构成。CK 强阳性而 ACTH 和其他由 POMC 衍生肽弱阳性。电镜下细胞器发育不好,少量分泌颗粒,颗粒的大小、形态和密度变异大。

(3)Nelson 瘤(双侧肾上腺切除后垂体长出的肿瘤)无 CK 阳性微丝。

(4)Crooke 细胞腺瘤:在高皮质醇血症反馈作用下正常垂体 ACTH 细胞可出现核周玻璃样物沉着,称 Crooke 变性。由 Crooke 变性细胞构成的腺瘤罕见,形态像多颗粒 ACTH 腺瘤。电镜下核周有成环状中丝(角蛋白)聚集,分泌颗粒被推致细胞边缘和包裹在高尔基区内,核异型性明显。

5.促甲状腺激素细胞腺瘤

促甲状腺激素细胞腺瘤罕见,仅占垂体腺瘤的 1% 左右。临床可表现为甲亢、甲低或甲状腺功能正常。由于大多数 TSH 腺瘤为浸润性大腺瘤,可影响视野。

病理:大体常为侵袭性和纤维化大腺瘤。光镜下瘤细胞为嫌色细胞,细胞界限不清,核不同程度异型性,间质纤维化较常见,偶尔可见砂粒体(图 7-2)。

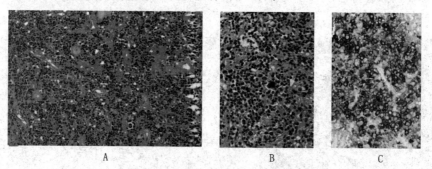

A   B   C

图 7-2 促甲状腺激素细胞腺瘤
A.光镜下为嫌色细胞;B.砂粒体;C.免疫组化 TSH 强阳性

免疫组化:TSH 阳性,分泌颗粒球形,大小 150～250 nm,沿胞膜排列。有些颗粒多的细胞,偶尔可见 350 nm 的大颗粒。

6.促性腺激素细胞腺瘤

虽然临床上可有性功能失常的表现,但主要临床症状为由于肿瘤造成的头痛,视野影响和脑神经损伤。中年男性多见。发生在绝经前年轻妇女可出现原发性卵巢功能衰退的症状。诊断此瘤必须有血清 FSH 或 LH 或二者均升高。一般是 FSH 升高或 FSH 和 LH 均高,单独 LH 升高者罕见。

病理:分男性型和女性型 2 种,均为嫌色细胞,排列成索、乳头或实性,可有假菊形团形成,灶性细胞嗜酸性变常见。

FSH/LH 男性型电镜下像无功能腺瘤,细胞器很少。FSH/LH 女性型瘤细胞内有丰富的轻度扩张的粗面内质网,高尔基体呈蜂窝状。二型分泌颗粒均很少,<200 nm,位于胞膜附近,免疫组化:α-亚单位、β-FSH 和 β-LH 不同程度阳性。

7.多激素垂体腺瘤

这种腺瘤可分泌多种激素,最常见为 GH＋PRL 或 GH、PRL 和 TSH 等。虽然分泌多种激素,但临床上常常仅表现一种激素的功能。

病理:形态和免疫组化可显示单一种细胞分泌多种激素或多种细胞分泌多种激素,即单一形态多激素腺瘤和多形态多激素腺瘤。

8.无功能细胞腺瘤

无功能细胞腺瘤约占垂体腺瘤的 1/3。无激素亢进症状,主要症状为头痛、视野受损、脑神经损伤,偶尔有海绵窦症状。如瘤细胞广泛坏死出血则可导致垂体功能低下症状或垂体卒中。

病理:诊断无功能垂体腺瘤主要靠形态。无功能促生长激素细胞腺瘤像少颗粒 GH 腺瘤。无功能催乳素细胞腺瘤和无功能促甲状腺激素细胞腺瘤形态与其相应的功能性腺瘤相似。无功能促皮质激素细胞腺瘤常伴有催乳素血症。此瘤的 Ⅰ 型像功能性多颗粒 ACTH 瘤,Ⅱ 型则像少颗粒 ACTH 瘤,无功能促性腺细胞腺瘤形态与其功能性腺瘤同,代表无功能腺瘤的最大一组。嗜酸性粒细胞瘤代表无功能促性腺细胞腺瘤伴广泛嗜酸性变。细胞排列成片或巢,含丰富的嗜酸性颗粒状胞质。

(二)不典型腺瘤

不典型腺瘤的形态特点是核分裂指数升高,一般良性腺瘤很难找到核分裂,而不典型腺瘤可以找到或>2/10HPF(图 7-3),Ki-67 指数>3%。

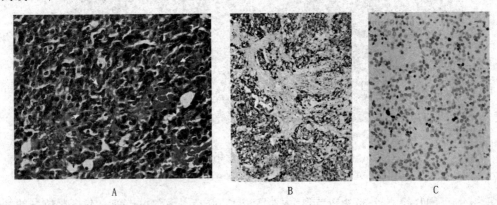

图 7-3　不典型腺瘤

A.瘤细胞核分裂明显增多;B.本例为 PRL 细胞腺瘤,PRL 阳性;C.Ki-67 指数高

这种腺瘤可能具侵袭性或潜在的复发性。15%不典型腺瘤表达 p53。良性腺瘤亦可侵犯垂体实质、腺周硬脑膜或邻近的骨和软组织,所以不典型腺瘤不是基于肿瘤的侵袭性而是根据核分裂、Ki-67 指数和 p53 表达。

(三)垂体癌

当垂体腺瘤侵犯破坏周围硬脑膜及骨组织时称为侵袭性腺瘤。诊断癌的指标是出现转移。垂体癌一般起始为垂体腺瘤,可引起种种激素异常,或临床上无功能。只有以后出现转移或侵犯脑组织才能确诊为癌。浸润转移部位有蛛网膜下腔、脑实质、颈淋巴结、骨、肝和肺等。

病理:形态上无特殊的改变,可出现细胞密集、坏死、出血、核分裂增多、核异型性明显。Ki-67 指数高,可高达 12%,而腺瘤仅 1%,侵袭性腺瘤 4.5%;但亦有的垂体癌 Ki-67 指数在腺瘤范畴内。

免疫组化:除 NSE、Syn、CgA 阳性外各种垂体激素亦可阳性。

遗传学:各种垂体腺瘤和垂体癌均有不同程度的染色体不平衡,如 GH 腺瘤、PRL 腺瘤和 ACTH 腺瘤的染色体不平衡为 48%~80%,GH 腺瘤中最常见,为 9、17 增多,18、1、2、11 丢失。PRL 腺瘤中常见的为 4q、5q 增多,1、2、11 和 13 丢失。ACTH 腺瘤中 5、8 和 11 丢失常见,促性腺激素细胞腺瘤中 13q 丢失常见。一般来说染色体不平衡在侵袭/复发腺瘤较腺瘤多见,癌又较侵袭/复发腺瘤多见,Nam 等研究结果认为 11q13 和 13q 的 LOH 对预测垂体腺瘤的侵袭性有意义。Rickert 等分析 4 例垂体癌转移,染色体不平衡平均为 8.3(增多 7,丢失 1.3),最常见的增多为 5、7p 和 14q,他们认为 14q 丢失可能与垂体癌的恶性进展和转移有关。

二、神经垂体和下丘脑原发性肿瘤

(一)节细胞瘤

节细胞瘤亦称神经节瘤。由成熟的神经元细胞构成,瘤细胞很可能来自下丘脑的神经节细胞。临床症状主要由肿块引起的症状如下丘脑调节异常,垂体功能低下和高催乳素血症。由于这些肿瘤能合成下丘脑肽类激素,所以有时可伴有其他激素症状包括肢端巨大症、性早熟或库欣综合征。

大体:肿瘤大小不一。

光镜:由成熟的神经节细胞构成,双核或多核细胞多见。瘤细胞分布于不等量的神经胶质-纤维组织构成的间质内,小血管增生。

免疫组化:Syn 和 NF(+)。

电镜:瘤细胞有丰富的内质网、线粒体和神经微丝。分泌颗粒集中于细胞胞突中。肢端巨大症的患者肿瘤常为组合性即节细胞瘤+少颗粒促生长激素细胞腺瘤。

(二)胶质瘤

胶质瘤包括星形细胞瘤、少突胶质细胞瘤和室管膜瘤,毛细胞星形细胞瘤是最常见的一种,多见于年轻人,发生在儿童的低恶性度的胶质瘤预后好。放射后的胶质瘤和累及视神经的胶质瘤侵袭性强和很快致死。

(三)脑膜瘤

鞍区脑膜瘤女性多见,占脑膜瘤总数的 20%,完全限于鞍内的脑膜瘤罕见。

(四)颗粒细胞瘤

颗粒细胞瘤见于神经垂体和垂体柄,大多数肿瘤体积小,为尸检偶然发现。手术切除肿瘤都因肿瘤大而引起临床症状。形态与身体其他部位的颗粒细胞瘤相同,肿瘤无包膜但界限清楚,GFAP 和 S-100 常常阴性。

(五)脊索瘤

发生在蝶鞍的脊索瘤患者年龄>30 岁,生长缓慢,但局部侵袭性。形态与其他部位脊索瘤同。免疫组化示低分子量 CK、EMA 和 S-100 阳性,有时 CEA 亦显阳性。

（六）神经鞘瘤

鞍内神经鞘瘤罕见，形态及免疫组化与其他部位神经鞘瘤同。

三、鞍区其他肿瘤和转移性肿瘤

（一）颅咽管瘤

颅咽管瘤由颅颊囊残留物发生，占颅内肿瘤的 2％～4％。是儿童最常见的蝶鞍肿瘤，约占儿童中枢神经肿瘤的 10％。颅咽管瘤任何年龄都能发生，高峰为 5～20 岁，第 2 个高峰为 50～60 岁。3/4 有肿块效应（头痛和视野缺损）。大多数患者有垂体功能低下，＜50％患者有高催乳素血症，约 25％患者有尿崩症。儿童可呈侏儒状。

影像学多数为囊性病变，仅 10％为实性。50％显蝶鞍增大和被腐蚀，＞50％鞍区钙化。肿瘤可浸润下丘脑，甚至第三脑室，由于此瘤的高浸润性，所以手术常切不净，以致术后复发率高，特别是年轻患者，可高达 10％～62％。术后放疗可降低复发率。颅咽管瘤为良性但局部浸润性，仅有个别恶变的报道。

病理：85％完全在鞍上，仅 15％有鞍内成分。大多数肿瘤诊断时＜1 cm，界限清楚但不一定有包膜。切面囊性多见，内含黏稠油样液（像黑泥）及胆固醇和钙化，光镜下在疏松的纤维间质中有上皮细胞岛和囊，胆固醇结晶，角化碎屑（成为钙化核心）。组织学类型可分为造釉细胞瘤型和乳头型。乳头型多见于成人，特点是假乳头状鳞状上皮；呈实性或囊状。一般没有纤维化和胆固醇，此型似较造釉细胞瘤型预后好。免疫组化：CK（＋），电镜可见张力纤维和细胞间连接，无分泌颗粒。

（二）生殖细胞肿瘤

生殖细胞肿瘤包括生殖细胞瘤、胚胎性癌、畸胎瘤、内胚窦瘤和绒癌，约占成人颅内肿瘤的＜1％，占儿童颅内肿瘤的 6.5％，最常见的部位为松果体，其次为鞍上。鞍区纯的生殖细胞瘤和纯的畸胎瘤最多见，也有混合性生殖细胞肿瘤。所有生殖细胞肿瘤形态与其他部位同。

（三）Langerhans 细胞组织细胞增生症

Langerhans 细胞组织细胞增生症（Langerhans cell histi-ocytosis，LCH）包括嗜酸性肉芽肿、HSC 症、L-S 病，可累及神经垂体和下丘脑，导致尿崩症，垂体功能低下和高催乳素血症。LCH 很少累及前叶，形态与其他部位同，免疫组化 CD-1a（＋），S-100（＋）。电镜下可找到 Birbeck 颗粒。

（四）间充质肿瘤

文献报道的有血管瘤、血管球瘤、血管网状细胞瘤、脂肪瘤、软骨瘤、软骨肉瘤、软骨黏液样纤维瘤、骨巨细胞瘤、软组织腺泡状肉瘤、骨肉瘤及纤维肉瘤等。形态与其他部位软组织肿瘤同。

（五）转移性肿瘤

由于垂体血运丰富，所以许多恶性肿瘤如肺、乳腺和胃肠道癌经血行转移到垂体并不少见，有的报道可高达 26.7％。累及神经垂体较腺垂体多见。

（窦 敏）

第二节 甲状腺肿瘤

一、甲状腺腺瘤

甲状腺腺瘤是由单一前体细胞发生基因突变或异常引起局灶性甲状腺滤泡细胞增生、增殖的结果,是最常见的甲状腺良性肿瘤,占所有甲状腺疾病的 16%～25%。TA 可以发生在各个年龄段,以 15～40 岁中青年妇女多见,呈散发性。肿瘤多为单发,表现为甲状腺实质内单个边界清楚的肿物,有完整的包膜,大小从直径数毫米到 3～5 cm,个别患者甚至可达 10 cm 以上。肿瘤内部有时可见囊性变、纤维化或钙化。临床病理分为滤泡性腺瘤和乳头状腺瘤两种,前者多见。

(一)临床表现

TA 多数无自觉症状,常在无意中偶然发现颈前区肿块;多数为单发,圆形或卵圆形,表面光滑,边界清楚,质地韧实,与周围组织无粘连,无压痛,可随吞咽上下移动。肿瘤直径一般为数厘米至十余厘米,生长速度较缓,病程可长达数十年,此类患者常可出现瘤体钙化而使瘤体触质坚硬。但如果一旦发生瘤体内出血,体积可迅速增大,且伴有疼痛和周围器官压迫症状,如呼吸困难和吞咽不适。部分肿块出血吸收后(一般是 2～3 个月)会缩小,部分瘤体生长速度过快,实质部分因血供不足而发生坏死、液化发生囊性变。少数增大的肿瘤逐渐压迫周围组织,引起气管受压、移位,患者会感到呼吸不畅或呼吸困难,特别是平卧时为重。胸骨后的 TA 压迫气管和大血管后可能引起呼吸困难和上腔静脉压迫症。多数典型的 TA 不影响甲状腺功能。需注意的是,中老年女性的 TA 常为滤泡性腺瘤,生长迅速,血运丰富,常伴有压迫症状,部分往胸骨后生长,术中肿瘤质脆而容易破裂,出血多而导致解剖不清,手术难度较大,容易引起喉返神经损伤致术后声音嘶哑。少数 TA 可发展为功能自主性腺瘤(20%)而引起甲状腺功能亢进,出现心慌、手抖、多汗、消瘦和易饥等症状。

(二)病理特征

临床上 TA 一般生长缓慢,体检时随吞咽而上下移动。肉眼:多为单发,圆或类圆形,切面多为实性,色暗红或棕黄,可并发出血、囊性变、钙化和纤维化。

其共同的组织学特点或病理诊断要点为:①有完整纤维包膜的单个结节;②肿瘤的组织结构与周围甲状腺组织不同;③瘤体内部结构具有相对一致性(变性所致改变除外);④对周围组织有挤压现象。根据肿瘤细胞形态学特点,一般将 TA 分为以下几种病理类型。

1.滤泡性腺瘤

滤泡性腺瘤是最常见的病理类型,占所有良性甲状腺肿瘤的 85%,根据滤泡分化程度,又可分为以下几种亚型。

(1)胚胎型腺瘤:又称梁状和实性腺瘤,瘤细胞小,大小较一致,分化好,呈条索状、小梁状或网片状排列,有少量不完整的滤泡状腺腔散在,无胶质,水肿的疏松纤维间质类似胚胎期甲状腺。

(2)胎儿型腺瘤:又称小滤泡型腺瘤,主要由小而一致、仅含少量胶质或没有胶质的小滤泡构成,上皮细胞为立方形,与胎儿期甲状腺组织相似。

(3)单纯型腺瘤:又称正常大小滤泡型腺瘤,肿瘤包膜完整,肿瘤组织由大小较一致、排列拥挤、内含胶质的滤泡组成,与成年人正常甲状腺相似的滤泡构成。

(4)胶样型腺瘤:又称巨滤泡型腺瘤,肿瘤组织由大滤泡或大小不一的滤泡组成,滤泡内充满胶质,并可互相融合成囊,肿瘤间质少。

2.乳头状腺瘤

滤泡上皮细胞排列成单层,呈乳头状向腺腔内突出,滤泡常形成大囊腔,故亦称囊性乳头状瘤。间质少,肿瘤常并发出血、坏死及纤维化。具有乳头状结构者有较大的恶性倾向,故良性乳头状腺瘤少见。

3.变异类型

(1)嗜酸性粒细胞型腺瘤,又称 Hürthle(许特莱)细胞腺瘤,较少见。瘤细胞大而多角形,核小,胞质丰富嗜酸性,内含嗜酸性颗粒。电镜下见嗜酸性粒细胞内有丰富的线粒体,即 Hürthle 细胞。瘤细胞排列成索网状或巢状,很少形成滤泡。

(2)不典型腺瘤,少见,瘤体包膜完整,质地坚实。其瘤细胞丰富,生长较活跃,有轻度不典型增生,可见核分裂象。瘤细胞排列成索或巢片状,很少形成完整滤泡,间质少,但无包膜和血管侵犯。此类型肿瘤术后应追踪观察,可做降钙素、上皮膜抗原(epithelial membrane antigen,EMA)和角蛋白等免疫组织化学检查,从而与甲状腺髓样癌和转移癌相鉴别。

(3)透明细胞腺瘤,发生于甲状腺的透明细胞型滤泡型腺瘤罕见,应与原发甲状腺透明细胞癌、异位的甲状旁腺腺瘤或转移性肾透明细胞癌鉴别。大体观瘤体包膜完整,切面淡红色,质软及韧。镜下见细胞体积较大呈多边形或圆形,胞质透明或细颗粒状,核异型不明显,包膜完整未见肿瘤细胞浸润。由于本病非常罕见,故容易误诊。因此当甲状腺肿瘤细胞胞质透明或嗜酸性时,应当充分取材、询问病史、行免疫组织化学检测及特殊染色以明确组织来源而排除转移性肾透明细胞癌、甲状旁腺腺瘤及甲状腺透明细胞癌,以免误诊而影响治疗。

(4)功能自主性腺瘤(autonomously functioning adenoma,AFA),又称毒性甲状腺腺瘤或高功能腺瘤,由于该腺瘤发生功能增强,产生大量甲状腺激素,外周血 T_3、T_4 水平增高,以 T_3 增高较为明显,从而引起甲亢的表现。查体时往往可以发现甲状腺有结节,SPECT 扫描多为热结节,而周围甲状腺组织的放射性核素分布往往缺乏或减低。

二、分化型甲状腺癌

甲状腺癌是起源于甲状腺滤泡细胞和滤泡旁细胞的恶性肿瘤,其发病率近年来呈上升趋势,发病人数也迅速增加。根据 WHO 病理分型主要包括以下四大类:甲状腺乳头状癌、甲状腺滤泡癌、甲状腺髓样癌和甲状腺未分化癌。依据组织学分化程度的不同又可将甲状腺癌分为分化型和未分化型。其中 PTC 和 FTC 属于分化型甲状腺癌(differentiated thyroid carcinoma,DTC),DTC 占所有甲状腺癌的 90% 以上,文献资料显示此类患者 30 年生存率亦超过 90%,预后佳。

(一)甲状腺乳头状癌

甲状腺乳头状癌(papillary thyroid carcinoma,PTC)是甲状腺癌中最多见的一型,既往流行病学资料显示 PTC 占甲状腺癌的 60%~90%,近年来全世界范围内其发病率呈明显上升趋势,天津医科大学肿瘤医院 2011 年的一项调查结果显示,该院 PTC 患者比重已经占全部甲状腺癌的 96.0% 左右,权重明显升高。其组织学亚型较多,临床特性呈多样化。

甲状腺乳头状癌的发病率因地区、营养状况及医疗水平而异。由于 PTC 远处转移率及病死率均较低,因此 PTC 属低度恶性肿瘤;但在某些特定人群中,如老年人及有射线接触史者,PTC 亦具有较强的侵袭性,并可侵犯喉返神经、气管、食管等。

1.临床表现

PTC 患者初期多无自觉不适,甲状腺肿物为最常见表现。除微小癌外,甲状腺触诊可及单发或多发肿物,质硬,吞咽时肿块移动度减低。随病情进展,晚期可出现声音嘶哑、呼吸困难、吞咽困难等表现。若肿瘤压迫颈交感神经节,可产生 Horner 综合征。颈丛浅支受侵犯时,患者可有耳、枕部、肩等处疼痛。此外,有些患者就诊时可出现颈淋巴结转移及远处脏器转移。需注意的是,目前有相当比例 PTC 患者为微小癌,其临床表现隐匿。这类患者多在常规体检时行颈部超声检查发现甲状腺肿物,或以颈部淋巴结转移为首要症状就诊。颈淋巴结转移是 PTC 较常见的临床表现,可高达 50% 以上。转移淋巴结部位以同侧Ⅵ区最为常见。Ⅱ、Ⅲ、Ⅳ区也可见转移。Ⅰ、Ⅴ区偶见。血型转移较少,多见于肺,亦可出现肝、脑、骨转移。

2.病理特征

(1)大体形态:肿瘤直径为数毫米至数厘米不等,可单发亦可多发,多为硬而坚实,亦可硬韧或呈囊实性。微小者多为实性,最小可为数毫米,倘不注意,易被忽略;癌灶多无包膜,常浸润正常甲状腺组织而无清楚分界,呈星芒状,有的似瘢痕组织结节。肿物较大者一般切面呈苍白色,胶样物甚少,常有钙化,切割时可闻磨砂音。可有包膜或不完整,有时可为囊性伴部分实性成分,有时可见乳头状突起,也有的肿物边界极不清楚,无明显肿物轮廓,切面呈散沙状。

(2)镜检:在镜下,典型的 PTC 乳头状结构表现为由中央为纤维血管轴心、表面衬覆一层肿瘤性上皮所构成。典型的乳头较长,有复杂的分支。衬覆在乳头表面和肿瘤性滤泡的上皮细胞核具有特征性改变。细胞核大、互相重叠在一起。核圆形或卵圆形,核边缘欠规则,呈锯齿状或有皱褶,可出现与核长轴平行的核沟。核染色质常平行排列,聚于核内膜下,致使核膜增厚,核空淡,呈毛玻璃样。核仁小,不明显。核分裂现象罕见或无。在乳头纤维血管轴心中、淋巴管内、实性上皮成分之间和肿瘤性滤泡之间的间质中常存在同心圆层状结构的砂粒体。

(3)分型:近年来,国内外认为 PTC 组织学上的多样性可能与其临床表现上的差异具有密切的联系。WHO 已于肿瘤国际组织学分类标准中对 PTC 的组织学分型进行了重新分类,其中主要包括:滤泡型、嗜酸性粒细胞型、弥漫硬化型、高细胞型、柱状细胞型等十余型。近年来也有研究将一类有纤维囊包裹的"滤泡亚型甲状腺乳头状癌"(EFVPTC)进行重新命名,现在它的名字则是"带有乳头状细胞核特征的非浸润性滤泡型甲状腺肿瘤"(NIFTP),此类型为极低度恶性潜能肿瘤,绝大部分肿瘤完整切除后已经可以治愈,不需要追加 RAI 治疗。

下面将对乳头状癌各分型的临床病理特征进行分述。

弥漫硬化亚型:该型常累及儿童和年轻成人,表现为双侧或单侧弥漫性甲状腺肿胀。大多数研究表明此型生物学上较经典型乳头状癌更具侵袭性,表现为更高的淋巴结转移率(几乎 100%)和较高的远处转移概率。经过充分的治疗,病死率与经典型相似,大概与患者发病时年轻有关。甲状腺实质被白色较硬的组织弥漫替代,切面有砂粒感。典型的组织学特征包括:①弥漫累及单侧腺叶或双侧腺叶;②重度淋巴浆细胞浸润伴生发中心形成;③丰富散在的砂粒体;④多灶而分散的位于淋巴管内的乳头状癌小岛,伴明显的鳞状上皮化生巢(图 7-4);⑤在鳞状分化区域乳头状癌核特征缺失。

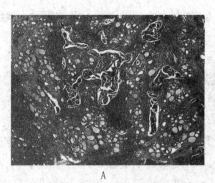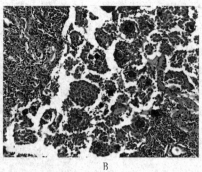

图 7-4　弥漫硬化型乳头状癌

A.桥本甲状腺炎的背景,多灶淋巴管内见乳头状癌巢(HE×50);B.较
多砂粒体形成伴鳞状细胞化生巢(HE×200)

实性亚型:指具有 50% 以上实性生长方式的乳头状癌。由纤细的纤维血管分隔肿瘤细胞岛,肿瘤细胞圆形或不规则形,具有乳头状癌核的特征(图 7-5,图 7-6)。不出现肿瘤坏死。与普通的乳头状癌相比,其远处转移的频率稍高,预后稍差。此亚型在术中冷冻切片诊断时具有一定难度,因其往往没有明显纤维化,核特征没有常规切片中明显,部分病例浸润性生长亦不明显,但仔细观察在肿瘤边缘多有异型的肿瘤性小结节形成。主要的鉴别诊断是低分化癌(核较深染,核分裂象常见,可见灶性坏死,Ki-67 增殖指数较高,多高于 10%)和髓样癌(点彩状染色质,淀粉样物,间质富于血管,降钙素阳性)。

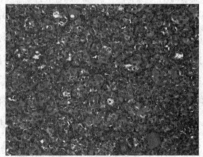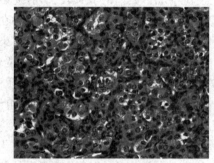

图 7-5　实性亚型乳头状癌(1)　　　　　图 7-6　实性亚型乳头状癌(2)

癌巢被纤细的纤维血管分隔(HE×200)　　　高倍显示可见肿瘤细胞核具有乳头状癌的核特征(HE×400)

高细胞亚型:肿瘤细胞的高度至少是宽度的三倍,呈典型乳头状癌特征的核大多位于基底。胞质丰富,因线粒体堆积而呈嗜酸性,有时胞质局灶透明(图 7-7)。常富于乳头及高度浸润性。肿瘤体积往往较大。更容易向甲状腺外扩展(2%~82%)。更具侵袭性(复发率 18%~58%,病死率 9%~25%)。

柱状细胞亚型:有包膜的肿瘤可有包膜浸润,有时有血管浸润。浸润性肿瘤常表现为甲状腺外扩散。以混合性乳头、复杂腺体、筛状和实性结构为特征。乳头和腺体被覆高柱状细胞,核呈假复层排列、深染、卵圆形或梭形(类似于结直肠癌或子宫内膜样腺癌)。可出现核下空泡及透明胞质(图 7-8)不同于高细胞亚型,柱状细胞更高,核深染,呈明显假复层排列,胞质缺乏嗜酸性改变,高细胞亚型更像典型的乳头状癌。

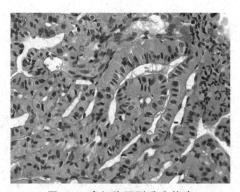

图 7-7 高细胞亚型乳头状癌

肿瘤细胞的高度是宽度的 3 倍以上,胞质嗜酸(HE×400)

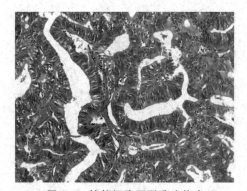

图 7-8 柱状细胞亚型乳头状癌

肿瘤细胞核拉长,类似结肠腺瘤或子宫内膜癌样(HE×200)

包膜内亚型:指完全由包膜包裹的乳头状癌。纤维性包膜可能显示或不显示肿瘤浸润,但淋巴结转移可能发生在无包膜或血管浸润的情况下。包膜内的乳头状癌形态多样,以乳头状和滤泡结构为最多见(图 7-9)。完全由滤泡组成的病例需仔细辨认核特征进行准确的评估。与经典型乳头状癌相比,患者较年轻,较少出现压迫症状,淋巴结转移率低,预后极好。

滤泡亚型:指全部或几乎完全由滤泡组成的乳头状癌。多数呈浸润性生长,无明显包膜,为滤泡浸润型;有完整包膜者,依据有无包膜浸润,又分为包膜完整亚型和包膜浸润亚型(图 7-10)。滤泡大小、形状不一,滤泡常常拉长,形状不规则,类胶质常常深染,边缘呈锯齿状。可出现砂粒体和间质硬化。诊断主要依靠乳头状癌典型的核特征,临床行为与经典的乳头状癌无明显差别。

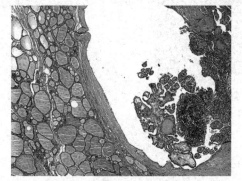

图 7-9 包膜内亚型乳头状癌

有完整包膜包裹,以乳头状为主(HE×50)

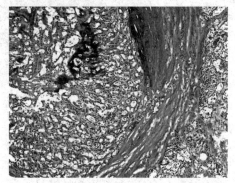

图 7-10 呈包膜浸润的滤泡亚型乳头状癌(HE×100)

Warthin 瘤样亚型:部分乳头状癌类似于唾液腺的 Warthin 瘤,呈乳头状生长,乳头轴心伴有大量淋巴浆细胞浸润(图 7-11)。乳头被覆细胞常常呈嗜酸性,可为立方或柱状细胞。该亚型往往伴有淋巴细胞性甲状腺炎或桥本甲状腺炎背景。

嗜酸性粒细胞亚型:主要由含丰富嗜酸性胞质的细胞组成,胞质可部分或全部透明(图 7-12)。具有典型的乳头状癌细胞核,核仁较明显。生物学行为及分子特征与经典型乳头状癌无差别。与嗜酸性粒细胞滤泡性肿瘤的鉴别非常重要,主要在于核特征及有无包膜和/或血管侵犯。

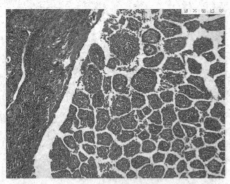

图 7-11　Warthin 瘤样亚型乳头状癌
乳头状结构,表面被覆嗜酸性肿瘤细胞,
间质为淋巴组织(HE×100)

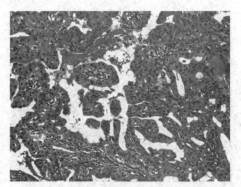

图 7-12　嗜酸性粒细胞亚型乳头状癌
肿瘤细胞胞质嗜酸,核具有异型性(HE×200)

透明细胞亚型:经典型乳头状癌和滤泡亚型可以主要由透明细胞构成,常常是乳头状结构占优势,有些可见到滤泡生长方式。肿瘤细胞显示广泛的透明胞质,一部分肿瘤可见到嗜酸性粒细胞和透明细胞相混合(图 7-13)。细胞核的特征与经典型乳头状癌一致。

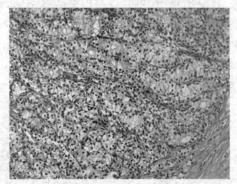

图 7-13　透明细胞亚型乳头状癌
瘤细胞胞质透明,细胞核具有乳头状癌的核特征(HE×200)

巨滤泡亚型:50%以上的区域由大滤泡组成。因为大多数这个亚型的肿瘤有包膜,容易与增生性结节或大滤泡腺瘤相混淆。巨滤泡的被覆细胞变扁,可能不显示乳头状癌的特征性核。然而,部分滤泡细胞含有大而亮的核和乳头状癌所特有的核沟和核内假包涵体用以明确诊断。这一亚型是以很少见到淋巴结转移为特点,当发生转移时,仍然保持原发肿瘤的大滤泡形态。

筛状-桑葚样亚型:罕见类型,以明显的筛状结构为特征,腔内缺乏类胶质;散在鳞状分化(桑葚样)岛(图 7-14)。其细胞核内常有轻度嗜酸性、均质、含生物素的包涵体。紧密排列的滤泡、乳头和小梁结构常混合存在。肿瘤细胞柱状、立方状或扁平。核染色质丰富,但局灶总可见典型的乳头状癌的核特征。肿瘤常界清,甚至有包膜,伴或不伴有包膜及血管浸润。易被误诊为高细胞/柱状细胞乳头状癌、玻璃样变梁状腺瘤、甲状腺低分化癌或腺癌。此亚型可发生于家族性腺瘤性息肉病(FAP,常为多中心)或为散发(常为孤立性)。发生于 FAP 患者的多数甲状腺癌属于这一亚型。女性明显多见(男女比例为 1:17),确诊时的平均年龄为 27.7 岁,有时先于 FAP 的诊断。此亚型确诊的意义在于提示临床医师警惕与 FAP 的相关性。β-catenin 免疫组织化学染色核阳性是该亚型独特而普遍的表型。

伴丰富结节性筋膜炎样间质的亚型:为少见亚型,乳头状癌伴有丰富的结节性筋膜炎或纤维瘤病样反应性间质（图7-15）。主体肿瘤由于很分散而不明显可能被掩盖，需仔细寻找，必要时需免疫组织化学染色辅助确诊。间质由梭形肌成纤维细胞组成，位于有外渗红细胞的含血管的纤维黏液基质中。间质与肿瘤的相互作用可能导致特殊的组织学结构，类似乳腺的腺纤维瘤、叶状肿瘤或纤维囊肿病。这些变化没有特殊不好的预后意义。

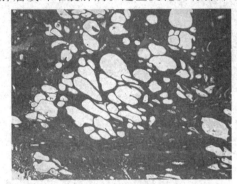

图7-14　筛状-桑葚样亚型乳头状癌
典型的混合性结构特征，可见筛状、实性及乳头状结构（HE×50）

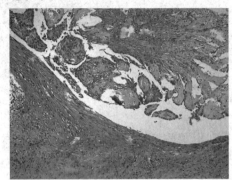

图7-15　伴结节性筋膜炎样间质的乳头状癌（HE×100）

小梁亚型：超过50%的肿瘤呈梁状生长。肿瘤细胞呈立方或柱状，在长直的小梁内垂直排列（图7-16）。肿瘤往往较大，具有侵袭性。预后较差，可能是乳头状癌的一种低分化亚型。

乳头状癌伴鳞状细胞癌或黏液表皮样癌：原发甲状腺鳞状细胞癌十分罕见。偶见乳头状癌与鳞状细胞癌混合存在（图7-17）。这种混合性癌不应与乳头状癌伴鳞状上皮化生相混淆，前者呈侵袭性临床过程，而后者临床行为与通常乳头状癌相同。乳头状癌也可与黏液表皮样癌相混合，通常不伴有嗜酸性变或桥本甲状腺炎。

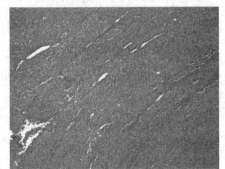

图7-16　小梁亚型乳头状癌
肿瘤细胞呈小梁状生长方式（HE×100）

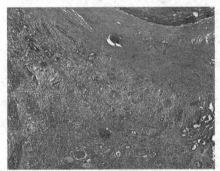

图7-17　乳头状癌伴鳞状细胞癌
右下为乳头状癌成分，左侧为鳞状细胞癌成分，右上为钙化成分（脱钙处理后切片）（HE×50）

去分化乳头状癌：指乳头状癌与未分化或低分化甲状腺癌并存的状态（图7-18）。未分化或低分化成分可出现于乳头状癌发生或复发时。这种转化可发生于原发灶或转移灶。由于高级别成分的存在，预后差，除非未分化或低分化成分仅占整体肿瘤的一小部分。

乳头状癌伴梭形细胞化生：少数乳头状癌中会出现梭形肿瘤细胞，所占比例多少不等。形态温和的梭形细胞形成短束状，与乳头状癌成分融合。

乳头状癌伴脂肪瘤样间质：有少数病例，脂肪细胞散在分布于乳头状癌内。

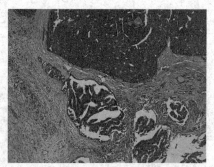

图 7-18　去分化乳头状癌

下方为乳头状癌成分,上方为低分化癌成分(HE×50)

(二)甲状腺滤泡癌

甲状腺滤泡癌(follicular thyroid cancer,FTC)是一种显示滤泡细胞分化,但缺乏乳头状癌特征的甲状腺恶性上皮来源肿瘤,与甲状腺乳头状癌同属于分化型甲状腺癌(DTC),是甲状腺癌第二种常见的组织学类型。目前,全球 FTC 患者比重占所有甲状腺癌的 9%~40%,其结果差异取决于人种、摄碘情况以及甲状腺乳头状癌滤泡亚型作为子诊断的应用等因素,例如文献报道低碘地区甲状腺滤泡癌相对偏多。美国 SEER 数据库统计 1992—2012 年的甲状腺癌患者,发现 75 992 例患者中 25.7% 为甲状腺滤泡癌,而我国的 FTC 占比以往为 10%~15%,但近年来有逐渐下降趋势。

1.临床表现

大部分患者的首发表现为甲状腺肿物,肿物生长缓慢,质地中等,边界不清,表面不光滑。早期随甲状腺的活动度较好,当肿瘤侵犯甲状腺邻近的组织后则固定,可出现不同程度的压迫症状,表现为声音嘶哑,发声困难,吞咽困难和呼吸困难等。与 PTC 相比,FTC 发生颈部和纵隔区域淋巴结转移较少,为 8%~13%,远处转移则较多,可高达 20% 以上,以肺部和骨转移为常见,其他脏器如脑、肝、膀胱和皮肤等也可累及。

2.病理特征

(1)大体表现:大多数甲状腺滤泡癌呈实性,瘤体存在包膜,剖面呈黄褐色或浅棕色。可发生继发性改变,如出血、囊性变。根据包膜是否完整,甲状腺滤泡癌可分两型:①有包膜,但有显微镜下血管和/或包膜浸润,此型称为包裹性血管浸润型(图 7-19);②包膜不完整并明显浸润周围甲状腺膜组织,此型称为浸润型(图 7-20)。包裹性血管浸润型滤泡癌肉眼观察像甲状腺滤泡性腺瘤。浸润型滤泡癌切面灰白色,可侵占大部分甲状腺组织并侵出甲状腺包膜外,与周围组织粘连或侵入周围组织如气管、肌肉、皮肤和颈部大血管并常累及喉返神经。

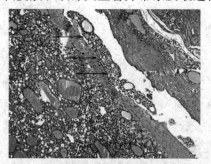

图 7-19　微浸润性滤泡癌(包裹型血管浸润型)

肿瘤栓子位于包膜血管内(箭头所示),表面被覆血管内皮细胞(HE×100)

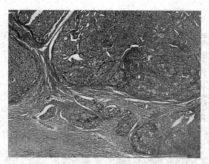

图 7-20　广泛浸润性滤泡癌
肿瘤广泛浸润邻近组织和多个血管(HE×50)

(2)组织学表现:甲状腺滤泡癌以滤泡状结构为主要组织学特征,无乳头状形成,淀粉样物少见。癌细胞一般分化良好,常似正常甲状腺组织,且滤泡中含胶体,有些似甲状腺肿结构,癌细胞可见轻度或中度间变,常见包膜、血管、淋巴管侵犯,癌组织在包膜外浸润性生长。根据滤泡大小,可将甲状腺滤泡癌分为大滤泡型、正常滤泡型及小滤泡型。呈小梁状或实性排列的肿瘤可称为梁状或胚胎型。

除典型的滤泡癌外,许特莱细胞癌和透明细胞癌为甲状腺滤泡癌的两个特殊亚型:①许特莱细胞癌,形态与许特莱细胞腺瘤相似,具有丰富的嗜酸性胞质,因线粒体积聚而呈颗粒状,有包膜、血管和/或邻近甲状腺实质浸润或有卫星结节形成。过去研究认为该种亚型预后较差,5 年生存率 20%～40%;而新近研究表明组织学特征能准确地预测许特莱细胞的行为,无浸润的肿瘤可行腺叶切除治疗。②透明细胞癌,罕见,肿瘤由具有透明胞质的癌细胞构成。癌细胞界限清楚,胞质内富含糖原。诊断甲状腺透明细胞癌必须先除外转移性肾透明细胞癌和甲状旁腺癌。

三、甲状腺髓样癌

目前占所有甲状腺癌的 1%～2%,较以往报道的比例有所下降。年龄高峰为 40～60 岁,亦可见于青少年和儿童。性别差别不大。髓样癌来自甲状腺的 C 细胞,能分泌降钙素。80%～90%的髓样癌为散发性,10%～20%为家族性。家族性髓样癌为常染色体显性遗传,常合并其他内分泌腺异常如嗜铬细胞瘤、甲状旁腺增生或腺瘤、黏膜神经瘤等,组成多发性内分泌腺肿瘤 2 型(2A 型和 2B 型)。肿瘤由于分泌过多的降钙素而造成患者严重腹泻。此外,肿瘤还能分泌异位激素如 ACTH、5-羟色胺、P 物质和前列腺素等,因此部分患者可合并库欣综合征或类癌综合征。

(一)大体

包膜可有可无,直径 1～11 cm,界限清楚。切面灰白色,质实。散发性髓样癌多为单个结节,体积较大。家族性髓样癌常伴 C 细胞增生,为多结节性。分布在甲状腺两侧叶的中上部。

(二)光镜

癌细胞呈圆形、多角形或梭形。核圆形或卵圆形,核仁不显,核分裂罕见。肿瘤可呈典型的内分泌肿瘤样结构,或形成实性片块、细胞巢、乳头或滤泡样结构。如滤泡样结构中充有嗜酸性物质则与滤泡癌所含的胶质很难鉴别。梭形细胞常呈旋涡状排列或呈肉瘤样。髓样癌的另一个特点是间质有淀粉样物质沉着。淀粉样物质的形成据认为是与降钙素的分泌有关。现在越来越多的材料指出髓样癌的形态可像滤泡癌或乳头状癌而且没有间质淀粉样物质。这种肿瘤应做免疫组化及电镜观察,髓样癌为降钙素 calcitonin 阳性(图 7-21)。

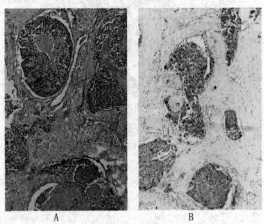

图 7-21　甲状腺髓样癌

A.癌细胞由小的圆形和卵圆形细胞构成,瘤细胞形成巢,有不等量的纤维组织分
隔,细胞之间和间质内有淀粉样物沉着;B.降钙素染色强阳性

(三)电镜

有直径 100～300 nm 的神经分泌颗粒。颗粒大小较一致,核心电子密度较高。分子生物学技术检查显示有 calcitonin mRNA 和 CGRP mRNA。

(四)遗传学

散发性髓样癌常有 1p、3p、3q、11p、13q、17p 和 22q 的杂合子丢失(LOH)以及 *RET* 基因突变。

约 2/3 病例手术时已有颈淋巴结转移。其他转移部位有上纵隔、肺、肝、肾上腺和骨等。手术时无淋巴结转移者预后好,10 年存活率可达 60%～70%;有淋巴结转移者 10 年存活率为40%左右。癌组织中有坏死、核分裂多和以梭形细胞为主者预后差。

近来发现越来越多的滤泡上皮和 C 细胞混合型癌,称为髓样-滤泡混合型癌或髓样-乳头混合型癌。光镜下癌细胞排列成小梁或滤泡样或乳头状结构。临床表现恶性度较高。

(五)鉴别诊断

髓样癌为 calcitonin 阳性、thyroglobulin 阴性。滤泡癌、乳头状癌和未分化癌均为 thyroglobulin 阳性、calcitonin 阴性。髓样-滤泡混合型癌和髓样-乳头混合型癌则 thyroglobulin 和calcitonin 均为阳性。

四、甲状腺未分化癌

甲状腺未分化癌(anaplastic thyroid carcinoma,ATC)又称为间变癌,而梭形细胞癌、巨细胞癌、多形性癌、肉瘤样癌、化生性癌或癌肉瘤也常隶属此类,这些名称都是以组织学形态特点或生物学行为来命名的。它是恶性程度最高的甲状腺肿瘤,也是所有甲状腺恶性肿瘤中预后最差的一种。

甲状腺未分化癌病因不明,其发生受遗传、环境和激素等因素的影响。病因学上一般认为,大多数患者是在原有乳头状癌、滤泡癌或低分化癌的基础上发生间变所致,部分患者有放射线接触史。甲状腺癌恶性程度进展被认为是一个多步骤的肿瘤演进过程,甲状腺滤泡细胞早期可发

生 *BRAF*、*RAS* 基因突变,导致分化型甲状腺癌的发生,而 P53 基因突变导致了上述细胞进一步失分化成甲状腺低分化癌(poorly differentiated thyroid carcinoma,PDTC)和 ATC。而与 ATC 发生密切相关的基因组改变主要包括 RAS/RAF/MAPK/ERK 信号通路、PI3K/Akt/mTOR 信号通路等。

(一)临床表现

甲状腺未分化癌好发于 60 岁以上老年人。该病临床表现复杂多变,常具有以下特点:①症状多样性。一般为几种症状同时或相互交错出现,或以消化、呼吸系统的某一症状为突出表现,如常伴有吞咽困难、声音嘶哑、呼吸不畅和颈区疼痛等症状;②颈前常可触及板样硬肿物且发展迅速,边界不清,触诊活动度差或相对固定,这是肿瘤广泛侵犯周围组织且与转移淋巴结相融合所致;③早期即可发生淋巴道和血道的转移,转移常可见于肺、肝、肾及上纵隔等部位。

(二)病理

组织学上甲状腺未分化癌全部或部分由未分化细胞组成,可直接发生于甲状腺滤泡细胞,亦可发生于分化较好的甲状腺癌细胞转化而来,此类细胞仅能通过免疫表型或超微结构辨认其上皮源性。由于在形态学上 ATC 表现形式多样,与其他甲状腺原发肿瘤可有部分形态重叠,甚至免疫与遗传学特点亦有重叠,因此其鉴别诊断比较困难。

甲状腺未分化癌往往体积大,质地硬,无包膜,可呈多结节状,切面呈灰白或棕褐色,常伴有坏死、出血,甚至囊性变。细胞学检查可见少量淋巴及单核细胞背景,肿瘤细胞单个或成簇分布,细胞呈鳞状、巨细胞样或梭形(图 7-22)。细胞质丰富,无明确边界,嗜酸性。细胞核明显异形或怪异,染色质粗块状,有单个或多个明显核仁,核分裂象多见,包括病理性核分裂象。

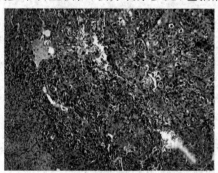

图 7-22 甲状腺未分化癌
可见上皮样及梭形肿瘤细胞弥漫分布,细胞异形性大并可见坏死(HE×100)

ATC 无统一的组织学形态,肿瘤之间差异较大,其组织学特点取决于梭形细胞、鳞状或上皮样细胞、巨细胞三种主要细胞成分的构成,表现为以梭形和巨细胞为主的肉瘤样形态,以上皮样细胞为主的癌样形态,或两者混合。

免疫组织化学方面与甲状腺乳头状癌和滤泡癌不同,ATC 的组织学形态更类似于软组织肉瘤,因此在病理诊断过程中常需要免疫组织化学的帮助。低分子量和高分子量角蛋白混合标记物 AE1/AE3 可出现在约 80% 的甲状腺未分化癌中,EMA 在 40% 左右的未分化癌患者中表达,CEA 表达一般不常见,TTF-1 表达呈弱阳性,以上标记物一般为局灶性表达,很少出现大面积的阳性区域。组织学上若未见明显的甲状腺滤泡上皮,则 Tg 不表达;若存在甲状腺球蛋白渗透,则可见 Tg 表达阳性。CD68 常在肿瘤组织中的破骨细胞样巨细胞中表达。此外,未分化癌一般很少出现如 desmin、S100、Myoglobin 等的阳性表达,除非含有横纹肌、软骨及平滑肌肉瘤成分,但常可见 SMA 或 Actin 的灶性阳性表达。

(三)鉴别诊断

1.软组织肉瘤

若肿瘤组织中未见明确的乳头状癌、滤泡癌或低分化癌成分,在组织学形态上很难与恶性纤维组织细胞瘤、纤维肉瘤等软组织肉瘤相区别,但患者常有甲状腺结节病史或甲状腺癌手术史,短期内颈部肿块可迅速增大,病情凶险,提示甲状腺未分化癌可能性大。必要时行连续切片,在肿瘤与正常甲状腺组织交界部位,常能发现原发病变。此外,免疫组织化学能帮助识别肉瘤样组织中残留的上皮性癌成分。

2.髓样癌

部分髓样癌完全由梭形细胞组成,在组织学形态上易与未分化癌相混淆,但髓样癌的梭形细胞形态较温和、异型性小,核分裂象也比未分化癌的少,且常有较多小血管分布,间质中可见淀粉样物质沉着。髓样癌免疫组织化学 Ct、CgA、Syn 常呈强阳性。

3.伴胸腺样分化的梭形细胞肿瘤(SETTLE)

大部分的 SETTLE 肿瘤呈双向分化,既有上皮样成分又有梭形细胞成分。但 SETTLE 常发生于儿童及青少年时期,而 ATC 则常见于老年人。相较于 ATC,SETTLE 细胞异型性不大、核分裂象也不常见,上皮样成分尽管可见腺管或乳头状结构,但细胞呈柱状,有时还能见到纤毛,腺腔内无胶质,这些特点可与甲状腺滤泡相区别。此外,免疫组织化学能帮助确认该上皮细胞是否为真正的滤泡上皮细胞。

(王海燕)

第三节 甲状旁腺肿瘤

一、甲状旁腺良性肿瘤

甲状旁腺良性肿瘤主要指甲状旁腺腺瘤和甲状旁腺囊肿。

甲状旁腺囊肿极少见,多见于老化的甲状旁腺,可以分为功能性和无功能性两种,无功能性囊肿占 85%,功能性囊肿占 15%,前者以女性多见,后者以男性多见。囊肿通常为单房性,壁薄光滑,囊内有澄清液体,PTH 含量高(图 7-23)。

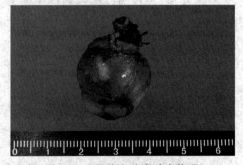

图 7-23 甲状旁腺囊肿大体观

甲状旁腺腺瘤以女性多见,男女性别比为 1：(3～4),多见于 40～60 岁,好发于下部的甲状旁腺,病变累及一个腺体者占 90%,2 个以上的多发性腺瘤仅占 1%～4%。重量 0.1～5 g,有完整包膜,红褐色,质软,光滑,呈椭圆形、哑铃形或泪滴形(图 7-24)。80% 以上的原发性甲状旁腺功能亢进是由于甲状旁腺腺瘤过多分泌甲状旁腺激素引起。

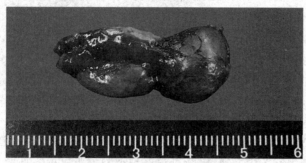

图 7-24　甲状旁腺腺瘤大体观

(一)临床表现

目前临床上约 85% 的原发性甲状旁腺功能亢进患者罹患甲状旁腺腺瘤,因此,文献报道的甲状旁腺腺瘤的主要临床症状和体征都是由于甲旁亢的高钙血症所致。在疾病早期或腺瘤小时,可以有相当一段时间无临床症状。随着肿瘤逐渐生长,分泌 PTH 增多,高钙血症程度增高,可以引起一系列全身症状与体征。在我国,由于血清钙测定不属于常规检查项目,因而极少发现早期病例。近年来超声检查、核医学检查及影像 MRI、CT 检查的广泛应用,早期病例有所增加。

甲状旁腺腺瘤的临床表现包括全身表现及肿瘤局部表现两部分。局部表现为:甲状旁腺腺瘤或囊肿初起很小,肿瘤本身不会引起局部症状,当肿瘤增大时许多患者常以甲状腺结节去医院就诊。当腺瘤伴有包膜内出血,局部可有刺激、疼痛感。

(二)病理

甲状旁腺腺瘤为良性肿瘤,由于腺瘤分泌大量 PTH,正常的甲状旁腺呈失用性萎缩,镜下观:甲状旁腺腺瘤有三种细胞类型。

1.主细胞腺瘤

主细胞腺瘤为边界不清的多角形细胞,直径为 6～8 μm。胞质甚少,核居中,呈圆形而深染,似淋巴细胞的核。多数腺瘤是以主细胞为主的腺瘤。

2.透明细胞腺瘤

透明细胞腺瘤又称水样透亮细胞。直径为 10～15 μm。其特点为细胞质多而不着色,呈透亮状。细胞边界清楚,核居中,其大小与染色均与主细胞相同。

3.嗜酸性粒细胞腺瘤

细胞直径为 11～14 μm,边界清楚。其形态特点为胞质内充满嗜酸性颗粒,经电镜证实为线粒体。核较大。呈卵型、染色较浅。这种细胞发生退变时,胞质呈均匀嗜酸性,核小而深染。

在主细胞和透明细胞之间尚存在过渡性细胞,称为水样透明过渡细胞,这种细胞的核与主细胞核相同,而胞质内出现大空泡。主细胞与嗜酸性粒细胞间也有过渡性细胞,称为嗜酸过渡细胞,此种细胞大多见于甲状旁腺增生时,由此可见,上述细胞往往相互关联。

二、甲状旁腺恶性肿瘤

甲状旁腺恶性肿瘤是一种极为罕见的恶性肿瘤,约占所有恶性肿瘤的 0.005%,占原发性甲状旁腺功能亢进症的 0.5%~5.0%。甲状旁腺恶性肿瘤最常见是腺癌。在美国和大部分欧洲国家甲状旁腺恶性肿瘤占甲状旁腺功能亢进症患者比例<1%,然而日本和意大利有高于5%报道。大部分甲状旁腺癌发病年龄在45~55岁,很少发生在儿童与青少年,性别分布较均一。近年来甲状旁腺癌的发病率有所增加,原因可能是:①血钙检测的普及;②甲状旁腺功能亢进症手术指征放松。

甲状旁腺癌的临床表现与甲状旁腺腺瘤大多相似,但少部分患者由于肿瘤局部生长和侵犯可出现吞咽困难、声音嘶哑等症状。甲状旁腺癌可出现血行转移至肺、肝、骨等。

病理:甲状旁腺癌的瘤体一般较大,呈白色,常无明显包膜,且与周围有广泛粘连。镜下肿瘤细胞较正常细胞大,胞质丰富,核趋向单形性,有包膜及血管的侵犯和核分裂象,肿瘤组织由纤维条索分隔及索条样生长模式是甲状旁腺癌的诊断标准,肿瘤是否侵出包膜有助于区分腺瘤与癌。应用免疫组织化学方法可以检测出细胞内有免疫活性的甲状旁腺素,神经特异性烯醇化酶可区别肿瘤是甲状腺来源或甲状旁腺来源;电镜可观察到细胞内丰富的粗面内质网及粗而致密的分泌颗粒,提示这种肿瘤为神经内分泌来源。

(于 层)

第四节　肾上腺肿瘤

一、肾上腺皮质肿瘤

(一)无功能性肾上腺皮质结节和腺瘤

大小自数毫米至数厘米。小者位于包膜内,大者突至包膜外。黄色或橘黄色。

光镜:主要由透明细胞构成。增生的结节与腺瘤的区别以直径 1 cm 为界,≥1 cm 者为腺瘤,<1 cm 者为结节。结节常为多发性和双侧性,多见于高血压患者,高血压患者皮质结节的检出率可 2~4 倍于正常人群。腺瘤直径1~5 cm。包膜完整或不完整。有纤维间隔将腺瘤分隔成小叶。大腺瘤常有出血、玻璃样变和黏液性变。

(二)无功能肾上腺皮质癌

无功能肾上腺皮质癌较少见。多数发生于成人。男女比例约 2:1。患者常因腹痛、腹块而就诊。癌体积可很大,大者直径>20 cm,重≥1 000 g。有包膜。切面黄色,常有广泛坏死、出血和囊性变。

光镜:纤维血管间隔将瘤组织分隔成大小不等的小叶,不同肿瘤甚至同一肿瘤的不同部位瘤细胞分化程度不一,有的分化好形如腺瘤,有的分化差,细胞呈梭形或有多量瘤巨细胞和核分裂。肾上腺皮质癌易侵入肾上腺静脉、下腔静脉和淋巴管。转移至肝、肺、淋巴结和其他脏器。手术后 5 年存活率约 30%。

鉴别诊断:腺瘤与癌的鉴别主要根据浸润和转移。其他形态指标如癌常显大片坏死、重量>100 g、有宽的纤维带、弥漫性生长、正常和不正常核分裂、血管浸润等,但这些指标无一特异,就以重量来说良性腺瘤重量可>1 000 g,而癌也可很小,重量仅 38 g。

功能性和无功能性肾上腺皮质肿瘤单从形态上不能鉴别。鉴别诊断主要依据临床症状、生化和激素测定。皮质肿瘤免疫组化显示 Syn 和 Melan-A 阳性,有时 α-inhibin 亦可阳性(图 7-25)。

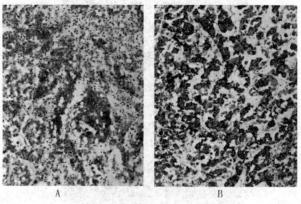

A B

图 7-25 醛固酮增多症的皮质癌

二、肾上腺髓质肿瘤

(一)嗜铬细胞瘤

WHO 2000 年版分类中将肾上腺和肾上腺外嗜铬组织来源的肿瘤统称为交感肾上腺副节瘤,其中包括嗜铬细胞瘤(又称肾上腺髓质副节瘤)、肾上腺外副节瘤和组合性嗜铬细胞瘤;WHO 2004 年版中又改为肾上腺髓质肿瘤,其中包括恶性嗜铬细胞瘤、良性嗜铬细胞瘤和组合性嗜铬细胞瘤、副节瘤;而肾上腺外嗜铬组织来源的肿瘤如肾上腺外交感神经节和膀胱等归入肾上腺外副节瘤。为简化起见,本节肾上腺髓质肿瘤仍按传统分类。

嗜铬细胞瘤是由嗜铬组织发生的较少见的肿瘤。90%来自肾上腺髓质,10%来自肾上腺外嗜铬组织。虽然大多数嗜铬细胞瘤为良性,但因它能合成和分泌去甲肾上腺素和/或肾上腺素,导致阵发性或持续性高血压以及有关并发症而威胁生命。除高血压外其他症状还有高血糖、便秘、消瘦、震颤和易激动等。这些症状是由于儿茶酚胺抑制胰岛素分泌,刺激肝糖原生成、降低胃肠道动力和刺激甲状腺功能亢进引起。嗜铬细胞瘤引起的高血压典型的是阵发性高血压,发作持续数秒至数天,多数在 15 分钟以内。发作时除高血压外还伴有出汗、心悸、剧烈头痛、眩晕和视力障碍等。由嗜铬细胞瘤引起的高血压只占高血压患者的 1%以下,切除肿瘤即可治愈。少数嗜铬细胞瘤只分泌多巴胺,这种病例临床上无高血压。

嗜铬细胞瘤多见于 20~50 岁。20%发生于儿童,儿童患者年龄高峰为 9~14 岁。性别无明显差异。肾上腺嗜铬细胞瘤右侧较多见,家族性嗜铬细胞瘤左侧较多见。约 10%为双侧性或多发性。肾上腺外嗜铬细胞瘤最常见的部位为沿后颈部到盆底的交感神经链,主要是腹膜后和后纵隔,30%~50%发生于 Zuckerkandl 器(位于从主动脉分叉到下肠系膜动脉根部之间的腹主动脉腹侧面的嗜铬组织),10%来自膀胱,其他少见部位有肝门、肾门、下腔静脉背侧、肛门、阴道、睾丸和尾骶部等。

大体:肿瘤重量平均 100 g,直径 1~10 cm,平均 3~5 cm。多数肿瘤界限清楚有完整包膜。位于肾上腺内的小肿瘤有一薄的纤维包膜或由周围被压迫的肾上腺组织构成的假包膜。膀胱的嗜铬细胞瘤位于膀胱肌层内(图 7-26),可突入膀胱腔,界限清楚,但无包膜。切面灰白或粉红色。经甲醛溶液固定后呈棕黄色或棕黑色。大肿瘤切面常有出血、坏死和囊性变,有时有钙化。

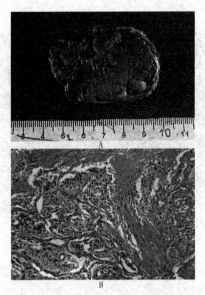

图 7-26　膀胱嗜铬细胞瘤

A.固定后的大标本切面灰棕色,周围为膀胱肌
壁;B.光镜下瘤细胞浸润于膀胱平滑肌层内

　　光镜:由包膜发出的纤维条索伸入瘤组织内将瘤组织分隔成分叶状。瘤细胞多数为多角形,少数为梭形或柱状。小的多角形细胞与正常髓质中嗜铬细胞大小相似,而大的多角形细胞可比正常嗜铬细胞大2～4倍。瘤细胞胞质丰富,颗粒状,丝状或空泡状。经甲醛溶液固定的组织,瘤细胞胞质嗜碱。瘤细胞核呈圆形或卵圆形,核仁明显,核异型性多见,但核分裂少或无。瘤细胞排列成巢、短索、小梁或腺泡状。有富含血管的纤维组织或薄壁血窦分隔(图 7-27)。有些肿瘤中可见到像神经母细胞样的小细胞,有些则可见成熟的神经节细胞。

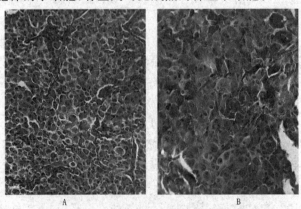

图 7-27　嗜铬细胞瘤(1)

光镜下形态:A.瘤细胞为圆形或多角形,胞质丰富;B.瘤细胞为大多角形核异型性明显

　　电镜:瘤细胞核呈圆形或卵圆形,有的则核形极不规则,有核内假包涵体。核仁明显,呈岩石或线团样。胞质内有丰富的细胞器如大量线粒体、丰富的粗面和光面内质网、核糖体和溶酶体等,高尔基体较发达。胞质内有不等量的神经分泌颗粒,其形态与正常髓质嗜铬细胞的分泌颗粒相似。分泌肾上腺素的颗粒直径 50～500 nm,形态不规则,除圆形和卵圆形外还有棍棒形、哑铃

形或逗点形等。分泌颗粒核心电子密度高,界膜与核心之间的空晕窄。分泌去甲肾上腺素的颗粒大小较一致,直径 100～300 nm,呈圆形或卵圆形。核心电子密度高,均质或花心状。核心偏位,空晕很宽以致有的颗粒像鸟眼。同时分泌去甲肾上腺素和肾上腺素的嗜铬细胞瘤,上述两种不同的颗粒一般储存在不同的瘤细胞内,但亦有同一瘤细胞内含两种颗粒者。

免疫组化:主要是 CgA 强阳性,epinephrine、Syn 也可阳性,其他标记有 NSE、Leu7、Leu-enkephalin、metenkepha-lin、somatostatin、calcitonin、VIP、ACTH 等,S-100 染色支柱细胞阳性(图 7-28),分子生物学技术检测出 CgA 和 CgB mRNA。

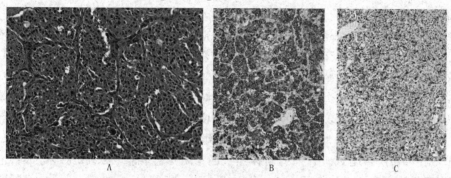

图 7-28　嗜铬细胞瘤(2)
A.光镜下瘤细胞排列成巢状,有薄壁血窦分隔;B.CgA 阳性;C.S-100 阳性的支持细胞

家族性嗜铬细胞瘤发病年龄早,双侧性多见(可高达 70%)。每一家族中发生嗜铬细胞瘤的患者的年龄和部位常常相同。这是一种常染色体显性遗传伴很高的外显率。由于有此遗传背景,所以家族性嗜铬细胞瘤常合并一些遗传基因缺陷病如 von Hippel-Lindau 病、神经纤维瘤病和脊髓发育异常等,亦合并其他内分泌肿瘤如甲状腺髓样癌、甲状旁腺增生或腺瘤,三者构成 MEN 2 型。

嗜铬细胞瘤的良恶性单从形态上不能鉴别,良性瘤中常可见显著的核异型性、瘤巨细胞,甚至奇形怪状核的细胞。另一些肿瘤的细胞形态规则,核分裂少甚至没有,这种形态上"良性"的肿瘤却可发生转移,至于包膜浸润或侵入血管亦不能成为诊断恶性嗜铬细胞瘤的可靠指标,只有广泛浸润邻近脏器与组织以及在正常没有嗜铬组织的器官或组织内发生转移瘤才能诊断为恶性嗜铬细胞瘤。近年有不少学者从形态、tenascin、Ki-67 指数、DNA 倍体等多方面探讨,试图找出可鉴别良恶性的指标。如 Salmenkivi 等研究结果显示恶性嗜铬细胞瘤 tenascin 免疫组化中-强阳性,良性则为弱阳性;Elder 等认为 Ki-67 指数和人端粒酶反转录酶(hTERT)表达对鉴别良恶性有意义。我们的研究结果认为 Ki-67 指数>3%,非整倍体,核分裂>1/10HPF 伴或不伴融合性凝固性坏死,这类肿瘤有很高的恶性潜能。由于嗜铬细胞瘤可多发,这些多发瘤可从在体内分布很广的嗜铬组织和副神经节发生,所以要确诊为转移瘤一定要先除外多发瘤。恶性嗜铬细胞瘤的发生率为 10%,但肾上腺外嗜铬细胞瘤的恶性率可高达 30%或更高。常见的转移部位为淋巴结、肝、肺和骨等。

嗜铬细胞瘤周围的脂肪常呈棕色脂肪性变,即脂肪组织像胚胎或冬眠动物的脂肪组织。据认为这是由于儿茶酚胺的溶脂作用所致。

遗传学:1p、3q、17p 和 22 丢失在散发性和家族性嗜铬细胞瘤中均较多见,1p 上至少有 3 个对嗜铬细胞瘤发生有关的暂定的抑癌基因位点。Dannenberg 等用 CGH 分析 29 例肾上腺和肾上腺外嗜铬细胞瘤,最常见的位点丢失依次为:1p11-p32、3q、6q、3p、17p、11q;最常见的位点增多为 9q 和 17q。6q 和 17p 的丢失与嗜铬细胞瘤的恶性进展密切相关。

鉴别诊断:有功能的嗜铬细胞瘤的诊断不困难。有少数功能不明显(只分泌多巴胺的肿瘤)与肾上腺皮质腺瘤、软组织腺泡状肉瘤、肾细胞癌等鉴别会有一定困难。电镜及免疫组化有一定帮助。嗜铬细胞瘤电镜下有典型的神经分泌颗粒,免疫组化显示 CgA 强阳性,Syn、NSE、CD15 阳性。皮质腺瘤 Syn、D11、α-inhibin 和 melan A 阳性,NSE 部分阳性;肾细胞癌 CK、EMA 和 vimentin 阳性;软组织腺泡状肉瘤 PAS 染色胞质内有晶状体样物,肌源性标记为阳性。

(二)副节瘤

副神经节包括颈动脉体、主动脉肺动脉体、颈静脉鼓室、迷走神经体、喉和散在于身体其他部位的副神经节。副神经节与副交感神经系统有密切关系,对血氧和二氧化碳张力的变异起反应,因此参与调节呼吸功能。颈动脉体位于颈总动脉分叉处的颈内动脉远端,通常是一个界限清楚的卵圆形结节,有时可含 2~4 个分散的部分。主动脉肺动脉体的界限不清,可位于动脉导管与主动脉弓之间、沿肺动脉主干、位于无名动脉根部或位于主动脉弓降部的前侧面。颈静脉鼓室副神经节分散在颈静脉球圆顶的外膜内,由数个小球组成。迷走神经体位于迷走神经的外膜内。喉副神经节散在分布于喉附近。各处的副神经节的组织形态相似,以颈动脉体为例,包膜不完整,从包膜发现纤维条索(小梁)将颈动脉体分隔成小叶和细胞巢。细胞为圆形或卵圆形或上皮样。胞质丰富,核圆,染色深,位于细胞中央,纤维小梁中除血管外有丰富的神经纤维。

副神经节发生的肿瘤(副节瘤)一般均以解剖部位命名如颈动脉体副节瘤。副节瘤一般无症状,约 1% 副节瘤可分泌儿茶酚胺或儿茶酚胺合成酶从而产生嗜铬细胞瘤样的临床症状。

1.颈动脉体副节瘤

副节瘤中以颈动脉体副节瘤最多见。各年龄段均能发生,最小 3 个月,但多数为 40~50 岁。女性稍多见。散发病例中 3%~8% 为双侧性,而有家庭史的病例中 38% 为双侧性。多数颈动脉体副节瘤最大径 3~6 cm,亦有 >20 cm 者。肿瘤界限清楚,可有假包膜。瘤细胞卵圆或多角形,较正常大。核可有异型性,但核分裂罕见。瘤细胞排列成巢(细胞球)、索或腺泡状。巢索之间有丰富的血窦(图 7-29),间质可硬化或血窦显著扩张而出血。恶性肿瘤发病率为 1%~10%,可转移至淋巴结、骨、肺、肝等。免疫组化示瘤细胞 CgA 强阳性,支持细胞 S-100 阳性。

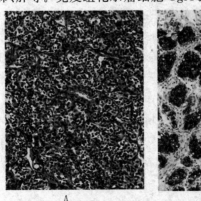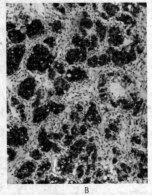

图 7-29　颈动脉体副节瘤

A.瘤细胞排列成巢(细胞球),有丰富的血窦分隔;B.CgA 阳性

2.颈静脉鼓室副节瘤

位于颅底和中耳,肿瘤体积小。解剖部位较清楚者有时可分为颈静脉副节瘤(位于颅底,与颈静脉外膜紧密相连)和鼓室副节瘤(位于中耳)。当肿瘤很大,不能分清解剖部位,则统称为"颈静脉鼓室副节瘤"。肿瘤可沿骨裂缝、裂隙和孔扩散,并侵犯骨质。

3.迷走副节瘤

由位于迷走神经头部(嘴部)的副神经节发生。肿瘤常靠近结状神经节,形态与颈动脉体副节瘤同。

4.喉副节瘤

由与喉相关的播散的副神经节发生,形态与颈动脉体副节瘤同。

5.主动脉肺副节瘤

由位于心底部与大血管相关的播散的副神经节发生。可分为心脏和心外副节瘤。这些肿瘤的相当一部分可功能活跃,分泌过量的儿茶酚胺而产生嗜铬细胞瘤样临床症状,这些肿瘤可能发生于功能活跃的主动脉肺副神经节。

其他少见部位副节瘤有眼眶、翼状窝、鼻咽、食管、气管、甲状腺、涎腺、口腔等。

遗传学:家族型和散发性副节瘤均可检出 11q22-23 和 11q13 LOH。相当部分副节瘤表达 RET,但无 RET 突变。

(三)神经母细胞瘤和神经节瘤

神经母细胞瘤和神经节瘤是一组来自神经母细胞的肿瘤,包括神经母细胞瘤、节细胞神经母细胞瘤和神经节瘤,它们与嗜铬细胞瘤均来自交感神经原细胞。神经母细胞瘤是这组中最不成熟和最恶性的肿瘤,神经节瘤是分化成熟的良性肿瘤,节细胞神经母细胞瘤则是从神经母细胞瘤向神经节瘤分化过程中的中间阶段。这三种肿瘤都能分泌儿茶酚胺和它的产物如去甲肾上腺素、香草扁桃酸(vanilmandelic acid,VMA)、多巴胺、高香草酸(homovanillic acid,HVA)和多巴。尿内多巴胺和 HVA 排出量的增加是神经母细胞瘤的特征。神经母细胞瘤本身含很小量的儿茶酚胺,而且所分泌的儿茶酚胺在肿瘤内很快代谢,故多数神经母细胞瘤患者无高血压的症状和体征。

1.神经母细胞瘤

神经母细胞瘤好发于婴幼儿,80%为 5 岁以下,35%为 2 岁以下。少数亦可发生于青少年或成人。成人年龄高峰 20～40 岁,最大者 70 岁以上。年龄与预后有密切关系,1 岁以下的患儿较 1 岁以上者预后好。神经母细胞瘤、Wilms 瘤、胶质瘤和白血病是儿童期主要的肿瘤。部分神经母细胞瘤有家族史。

神经母细胞瘤的好发部位为肾上腺髓质和腹膜后,占 50%～80%;其次为后纵隔脊椎旁、盆腔、颈部和下腹部交感神经链;偶尔亦可见于后颅凹或其他部位。

大体:肿瘤软,分叶状,有完整或不完整的包膜。重量多数为 80～150 g,亦有<10 g 者。切面灰红色。大肿瘤常有出血、坏死和/或钙化。

光镜:瘤组织由弥漫成片或片块状排列的淋巴细胞样细胞构成。瘤细胞呈圆形、卵圆形或短梭形。核深染。胞质极少。多数肿瘤中可找到假菊形团,假菊形团中央为纤细的神经纤维微丝。

电镜:瘤细胞细胞器极少。神经分泌颗粒小的直径 90～160 nm,大的 250～550 nm,细胞突起内含微丝和神经小管,有像突触样的结构和连接复合器。假菊形团中央的微丝直径约 10 nm。

神经母细胞瘤的转移发生得早而广泛。除局部浸润和局部淋巴结转移外,主要是由血行转移至肝、肺、骨和骨髓内播散。骨转移可呈溶骨性改变或伴新骨形成，以致 X 线下病变骨呈毛刺状或洋葱皮样。

肾上腺神经母细胞瘤的预后比肾上腺外的差。分子生物学技术检测有 $N\text{-}myc$ 癌基因表达者预后差。

一部分神经母细胞瘤及其转移灶可分化成神经节神经母细胞瘤或神经节瘤。1‰～2‰的神经母细胞瘤可自行消退。

鉴别诊断：主要与其他小细胞恶性肿瘤如淋巴瘤、Ewing/PNET 瘤、小细胞未分化癌和胚胎性横纹肌肉瘤鉴别。

电镜：有神经分泌颗粒和神经小管。

免疫组化：NF、Syn、NSE 及 CgA 阳性。

2.神经节神经母细胞瘤

神经节神经母细胞瘤是罕见的恶性肿瘤。约 1/3 发生于肾上腺，其余可位于腹膜后、纵隔和其他部位。多见于年龄较大的儿童和成人。镜下特点为由未分化神经母细胞、假菊形团、神经纤维和神经节细胞混合而成。神经节细胞越多预后越好。免疫组织化学 CgA、Syn、NSE、NF 及 S-100 阳性。

3.神经节瘤

神经节瘤是良性肿瘤。儿童和成人都能发生。最常见的部位为后纵隔和腹膜后，其他部位有肾上腺和有交感神经链处，亦可发生于消化道、子宫、卵巢和皮肤。神经节瘤可分泌过量儿茶酚胺而导致高血压。肿瘤为圆形，有包膜，质实。切面灰白色波纹状，可有散在的钙化和黏液性变区。

光镜：为无髓鞘的神经纤维中有成片或散在分化成熟的神经节细胞。

电镜：神经节细胞核大，核仁明显。胞质内含丰富的细胞器。有大量形态不一的线粒体、粗面内质网和扩张的光面内质网，高尔基体发达。神经分泌颗粒直径 100～700 nm。

免疫组化：S-100 和 NSE 阳性。

(四)组合性嗜铬细胞瘤/副节瘤

组合性嗜铬细胞瘤/副节瘤指由嗜铬细胞瘤或副节瘤与神经母细胞瘤系列肿瘤或外周神经鞘瘤组合而成的肿瘤。

三、肾上腺其他肿瘤

(一)髓脂肪瘤

髓脂肪瘤为肾上腺少见的良性肿瘤，由成熟的脂肪组织和造血组织构成。大部分为无功能性，近年来有少数功能性髓脂肪瘤的报道。症状有气短、腹痛、血尿、性激素分泌过多综合征或库欣综合征等。肿瘤大小差别很大，从显微镜下可见到直径 20 cm 或更大。肿瘤呈圆形。质软。常无包膜，但与残留的肾上腺组织界限清楚。切面红黄相间，红色区为造血组织，黄色区为脂肪组织。大肿瘤常有出血、钙化或骨化。

(二)肾上腺间叶组织肿瘤

间叶组织来源的肿瘤有血管瘤和血管肉瘤、淋巴管瘤、神经纤维瘤、神经鞘瘤、脂肪瘤、平滑肌瘤和平滑肌肉瘤等。

(三)淋巴瘤

除非洲 Burkitt 淋巴瘤常侵犯肾上腺外,肾上腺的原发和继发的淋巴瘤均罕见,继发淋巴瘤主要为非霍奇金淋巴瘤和浆细胞瘤。

(四)转移瘤

晚期肿瘤全身播散时可累及肾上腺,常见的转移癌来自肺、乳腺、胃和结肠,其他有皮肤黑色素瘤。肾上腺转移瘤因无症状,多数为尸检时偶然发现;仅少数因发生剧痛而手术。

(于 层)

第八章　女性生殖系统肿瘤的病理诊断

第一节　外阴肿瘤

一、表皮内肿瘤(vulvar intraepithelial neoplasia,VIN)

外阴表皮内肿瘤是指外阴鳞状上皮不典型增生-原位癌病变的系列连续过程,包括了以往称谓的"鲍温氏病""Queyrat 红斑"及"单纯型原位鳞癌"病变。实际上所谓"鲍温样丘疹病"和"Queyrat 红斑"都是临床诊断名词,尽管病变常见于妊娠或产后妇女,呈多发性、细胞异型性轻微并可以自行退缩,但在组织形态上很难与 VIN 鉴别,不推荐作为病理的诊断名词。

VIN 的组织形态特点是表皮的极向消失,细胞核有异型性,发生于表皮的不同层面。按病变层面不同,从下向上分为 VIN Ⅰ、Ⅱ、Ⅲ,病变可以累及皮肤附属器。发展为浸润癌的概率约为 10%。部分外阴表皮内肿瘤同时合并宫颈和/或阴道的表皮内肿瘤或癌,呈下生殖道的多中心性病变,通常与 HPV 感染相关。

病理形态:外阴表皮内肿瘤有 4 种组织学类型:经典型,基底样型(图 8-1)、湿疣样型(图 8-2)、单纯或分化型。前 3 型组织形态有重叠或同时并存,又被称作"混合型"或合并为"未分化型或经典型";形态诊断的关键是基底细胞有异型性,与 HPV 感染有关。病变可以累及皮肤附件,类似于宫颈病变的累腺。基底样型是异型的基底或基底旁细胞向上扩展,可达全层,病变通常扁平而不形成乳头状;有的似鲍温样,瘤细胞核大,胞质少,细胞界限不清楚,可见核分裂,表层有少数挖空细胞;此型常与外阴基底细胞样鳞癌移行。湿疣样型是异型的基底或基底旁细胞向上扩展的同时,表面伴有外生乳头状湿疣病变;可发展为外阴湿疣样鳞癌。免疫组化 p16 和 Ki-67 强而弥漫表达。

需要注意的是,经典型 VIN 可以累及皮肤附件,若又同时组织横切时,可以形成好像浸润的图像,这种似乎浸润的区域通常是多灶分布,基底部圆钝,由与表面 VIN 上皮类似的基底样细胞构成,包绕以基底膜样物质。真性的早期浸润轮廓不规则,胞质嗜酸性、细胞核空泡状而不保留基底细胞样特征;周围浸润的淋巴细胞没有意义,因为 VIN 累及附件同样也可伴有淋巴细胞浸润。早期浸润的过度诊断可能导致没有必要的淋巴结清扫,因为外阴癌>1 mm 的浸润深度时需要进一步清扫淋巴结。

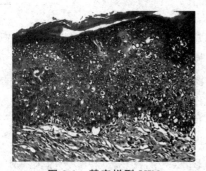

图 8-1 基底样型 VIN

由异型的基底或旁基底细胞向上扩展形成(HE)

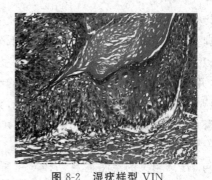

图 8-2 湿疣样型 VIN

异型的基底或旁基底细胞向上扩展的同时,表皮有挖空细胞(HE)

与以上"未分化型或经典型"相对应的是"分化型或单纯型"VIN,最少见,有时与硬化性苔藓伴随,又被称作"分化性或单纯性原位癌"。硬化性苔藓的病例一定要注意观察是否合并有此型VIN,以提示临床密切随诊。病变的特点是基底和/或旁基底细胞有轻微异型性,表现为细胞密集、细胞核深染异型(图 8-3)或出现单个或小簇细胞,胞质丰富嗜酸性即胞质成熟而细胞核异型,又称不良角化(逆向成熟);有时虽然核的大小较均匀,但发空、染色质较粗或有明显核仁。典型的形态是上皮脚增粗分支并逆向成熟,在其内出现角化珠(图 8-4)。正常基底细胞 p53 表达弱阳性,分化型 VIN 时表达强度增加,比例增多。此型 VIN 见于角化型鳞癌的癌周上皮,形态上虽然分化好,异常细胞仅位于底层而不是全层,但在分级上属于高级别上皮内病变(HSIL)。

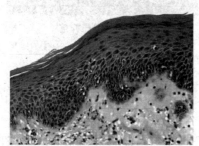

图 8-3 硬化性苔藓伴分化型 VIN

患者 68 岁,局部切除病灶。镜下除硬化性苔藓外,上皮的基底和旁基底细胞密集,有异型性和核分裂(HE)

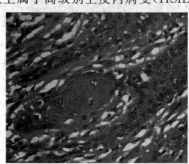

图 8-4 分化型 VIN

特点是细胞分化好,有不良角化,在上皮脚内出现角化珠(HE)

二、恶性肿瘤

(一)鳞状细胞癌

鳞状细胞癌占外阴恶性肿瘤的 80%～90%。可由上皮内肿瘤发展而来,但多数是直接发生。最常见的症状是局部瘙痒,多位于大阴唇,也可在小阴唇、会阴、阴阜,约 10% 发生在阴蒂。目前按肿瘤是否与 HPV 相关分为两大类。大多数外阴鳞癌病因不明,多见于老年妇女(平均63.3 岁),组织学为典型鳞癌。少数外阴鳞癌(35%)与 HPV 感染有关,被称作 HPV 相关外阴鳞癌。后者见于较年轻妇女(平均47.8 岁),癌旁常伴有 VIN 病变,有的可同时或先后伴有下生殖道其他部位的多中心性鳞状上皮肿瘤;手术治疗后复发率较高(4/13 例),但淋巴结转移率低(0/13 例),再次手术后效果较好;组织类型为 Bowen 样或湿疣样癌。

病理形态:大体呈实性结节状、疣状或形成边缘僵硬隆起的溃疡。

1.典型鳞癌

典型鳞癌又称角化鳞癌,分高、中、低分化。高分化者以大小不等的鳞状细胞巢为特点,表面常覆以大致正常的鳞状上皮。细胞巢略呈圆形,常可见桥粒结构;巢中心有角化珠,有时呈洋葱皮样,几乎取代整个细胞巢。中分化者的细胞巢内角化物较少,细胞分化略不成熟。低分化肿瘤的细胞呈实性片状、梁索状、小簇状分布,异型性明显,角化很少。癌周上皮可见分化型 VIN、硬化性苔藓、上皮增生或萎缩等改变,但亦可正常无变化。

2.与 HPV 相关的鳞癌

与 HPV 相关的鳞癌主要为 Bowen 样或湿疣样癌(图 8-5、图 8-6)。肿瘤表面为平坦、钝圆或毛刺样突起的乳头结构,乳头由角化过度的鳞状上皮和纤维血管轴心构成。瘤细胞巢内常见单细胞角化、角化珠或大的轮状角化物;细胞异型性明显,有挖空细胞、双核或多核细胞。肿瘤基底部不规则插入周围组织。

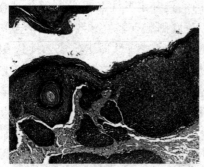

图 8-5　外阴 Bowen 样癌

表面由异型的基底或旁基底样细胞构成(HE)

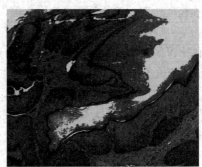

图 8-6　湿疣样癌

表面毛刺状突起的乳头由角化过度的鳞状上皮和纤维血管轴心构成(HE)

(二)疣状癌

此型癌多见于绝经后妇女,阴道、宫颈及子宫也可发生,多数与 HPV 感染无关。

病理形态:大体上肿瘤体积较大,呈菜花样外生性,不同于尖锐湿疣之处在于基底较固定,表面常有溃疡。镜下:鳞状上皮呈宽带状延伸并形成乳头状生长,乳头的表面有角化过度和角化不全,纤维血管轴心纤细。鳞状上皮分化成熟,棘细胞层明显增厚,仅基底部可有轻微异型性。基底部上皮脚粗大,呈球状或棍棒样挤压、推入上皮下间质(图 8-7)。小活检取材浅表,诊断需结合临床大体所见。

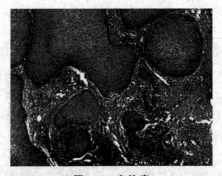

图 8-7　疣状癌

细胞分化成熟,上皮脚粗大,呈球状或棍棒样挤压或推入间质(HE)

鉴别诊断：主要与尖锐湿疣或湿疣样鳞癌鉴别。疣状癌的特点是：①体积较大，为孤立结节，表面有坏死及溃疡；而湿疣体积小，常多发；②乳头较细长，血管结缔组织轴心较纤细；③上皮分化成熟，仅基底部有轻微异型性；而湿疣样鳞癌的异型性明显，挖空细胞易见；④上皮脚向下呈压入和推移性生长，而湿疣样鳞癌是插入性浸润，并形成"角化珠"。临床上的所谓的"巨大湿疣"这一名词，目前仍有争议；其病理形态则可能为不典型尖锐湿疣、疣状癌或湿疣样鳞癌。

慢性非特异性炎或其他原因引起的"假上皮瘤样增生"，表面无明显疣状及乳头状突起，上皮内炎症水肿明显。高分化鳞癌的上皮脚不呈球状，而呈小团状、舌状或条索状浸润，异型性明显。

疣状癌切除不彻底可以复发，但很少转移；经局部手术完整切除病变治疗后的 5 年生存率为 94%。

(三)基底细胞癌

基底细胞癌见于老年妇女（70～80 岁），生长缓慢，与 HPV 不相关。镜下特征是瘤细胞巢边缘细胞呈栅栏状排列，形态同其他部位皮肤基底细胞癌。若出现鳞状分化，则称"鳞状基底细胞癌"；若出现腺样结构，就称"腺样基底细胞癌"；如含有大量色素可称"色素性基底细胞癌"。

腺样基底细胞癌与腺样囊性癌的区别是，肿瘤更实性而无含嗜酸性物质的小囊腔。与VIN，特别是基底细胞样 VIN 的区别是本病变没有异型性。

此癌局部浸润，可多发中心并有卫星结节，需仔细检查切缘，切除不彻底可复发，但极少发生转移。

(四)外阴腺癌

外阴的原发性腺癌罕见，可以来源于皮肤附件、乳腺样组织、小前庭腺、尿道旁腺、巴氏腺或其他异位组织如子宫内膜异位或泄殖腔残余等。诊断时要结合肿瘤的部位，并注意除外转移性。

1.前庭大腺癌

前庭大腺癌又称巴氏腺癌。临床多见于中老年妇女，表现为大阴唇后部的深在肿块，但有局部手术或外伤史的患者肿瘤部位可以不典型。组织学类型可以是分泌黏液的腺癌（约 40%）、鳞癌（约 40%）、腺样囊性癌、移行细胞癌、神经内分泌癌、未分化癌、混合型癌（图 8-8）等，有的可有乳头形成。其中腺样囊性癌的预后好于其他组织类型，鳞癌的预后也相对较好，腺癌有一定的淋巴结转移概率。肿瘤内常有残留的巴氏腺导管或腺泡可提示诊断。

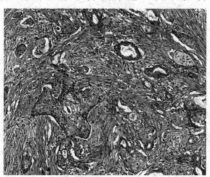

图 8-8 巴氏腺癌

患者 47 岁，发现外阴阴道口旁肿物 1 个月余，皮肤无红肿破溃，肿物

直径约 4 cm，界清、活动。镜下为鳞癌和黏液腺癌分化（HE）

在治疗上除了完整切除肿瘤外，还应探查双侧腹股沟淋巴结和辅助放疗。其中腹股沟淋巴

结阳性者盆腔淋巴结转移的概率为20%。有学者研究36例材料,其中鳞癌、腺癌、腺样囊性癌和腺鳞癌的发生分别为27例、6例、2例和1例;整体的淋巴结转移率为47%,但这些病例的5年生存率仍为77%。

2.其他类型腺癌

其他类型腺癌主要包括乳腺、汗腺、小前庭腺等来源的各型腺癌、腺样囊性癌、黏液表皮样癌等。其中尿道旁腺来源的腺癌免疫组化前列腺抗原PSA阳性。

原发肠型腺癌可以见于宫颈、阴道或外阴,罕见。形态上除癌之外,常伴有腺瘤、腺病或肠化的上皮,但并不是没有这些伴随成分就一定不是原发癌,例如原发宫颈肠型腺癌。来自一穴肛残留的肠型腺癌可见于外阴后联合阴道入口处(图8-9),因其胚胎残留组织多位于阴道后壁及直肠前壁;诊断时需与转移性肠癌鉴别。

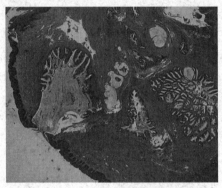

图8-9　外阴肠型腺癌

患者62岁,2007年发现外阴后联合阴道口旁小结节,疑为巴氏囊肿观察。2013年1月因肿大流脓手术。术后3个月检查,阴道直肠隔触及4 cm实性结节。图示镜下鳞状上皮黏膜下肠型腺癌(HE)

(五)外阴Paget病

外阴Paget病又称乳腺外Paget病,瘤细胞来自皮肤胚胎生发层的多潜能基底细胞;可与VIN同时存在。患者通常年长(平均69岁),术后复发率为32%。与乳腺Paget病不同的是仅20%～30%的病例其下方同时伴有浸润性腺癌,这些腺癌可位于皮肤附件、巴氏腺、宫颈、泌尿道或肛门-直肠区。

病理形态:通常可以分为3种类型。

1.Ⅰ型

最常见,是原发于皮肤的一型特殊外阴表皮内肿瘤或称表皮内腺癌,肿瘤细胞(Paget细胞)来自皮肤附属腺,沿导管到达表皮;由于肉眼不易识别病变的边缘可导致手术切除不完整而复发,通常需要术中冷冻证实,临床完整切除病变(包括边缘和皮下组织)预后好。

2.Ⅱ型

外阴表皮内腺癌(即Ⅰ型)伴有浸润(图8-10),伴有浸润的病变,尤其是深度超过1～3 mm者,可转移至淋巴结。

3.Ⅲ型

同时伴有原发性外阴皮肤或非皮肤腺癌如原位/浸润性直肠-肛门腺癌、宫颈腺癌或泌尿上皮肿瘤。

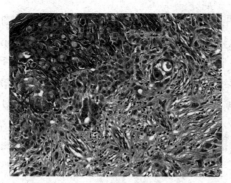

图 8-10 外阴 Paget 病
伴有间质浸润(HE)

以上各型 Paget 病的皮肤的镜下形态与乳腺 Paget 病相似。Paget 细胞吞噬黑色素时应注意与"Paget 样黑色素瘤"鉴别,来源于泌尿上皮癌的 Paget 样细胞胞质不含黏液,免疫组化有助于鉴别。外阴 Paget 病还可与 VIN 伴随发生,可能同样来源于多潜能的表皮基底细胞。对病变的进一步组织学分型是提供临床选择合理治疗方案和预后估价的重要依据。

(六)外阴皮肤 Merkel 细胞癌

Merkel 细胞癌是发生在黏膜皮肤的一种神经内分泌癌,临床高度恶性,通常 2~3 年死亡。很少发生在外阴,表现为老年妇女的真皮内结节。

镜下有 3 种类型:小梁型(类癌样)、中间型和小细胞型(燕麦细胞样)。可有腺样和鳞状分化,也可伴有 VIN 或浸润性鳞癌。肿瘤位于真皮,细胞小,排列成巢、小梁或弥漫成片,核分裂多见,呈浸润性生长,常见瘤栓。免疫组化低分子角蛋白呈细胞核周胞质点状阳性;神经内分泌标记如嗜铬粒蛋白 A、NSE、synaptophysin 均阳性,亦可显示其他肽类激素的免疫活性如 ACTH、生长激素释放抑制因子、降钙素等;但 S100 阴性。电镜下可找到神经分泌颗粒。病变可以同时伴有上皮内肿瘤或浸润性鳞癌成分,诊断时需除外转移性。外周神经外胚层肿瘤免疫组化 CD99 阳性可以与本瘤区别。

肿瘤常在一年内转移至淋巴结和之后的远处部位。

(七)外周神经外胚层肿瘤

有报道发生在儿童和生育年龄妇女的外阴。大体呈皮下或息肉样肿物。镜下瘤细胞小而一致,核分裂多见;细胞排列成多分叶状,有未分化区域、血窦样或小囊。

(八)外阴黑色素瘤

外阴黑色素瘤是继鳞癌之后的第二常见恶性肿瘤。发病年龄较其他部位的黑色素瘤长(高峰年龄大约 60 岁),但也可见于儿童和青年;多见于大阴唇、阴蒂、小阴唇。可以继发于色素痣恶变(约占 5%),但大多数是直接发生。病理特点及分型同皮肤黑色素瘤(略)。

三、其他少见肿瘤

主要包括各种间叶性(如血管、肌肉、脂肪、神经等)、巴氏腺、前庭腺、皮肤附属器及乳腺来源的少见良、恶性肿瘤。

(一)外阴侵袭性血管黏液瘤

外阴侵袭性血管黏液瘤是局部侵袭性肿瘤。多见于年轻妇女,也有发生在儿童的报道,高峰年龄40岁。主要位于外阴、阴道、会阴、腹股沟和盆腔软组织,与周围界限不清。

病理形态:肿瘤通常体积较大且边界不清,直径通常在5～10 cm或以上,质软似囊肿。切面呈胶冻状,均质柔软或灰白色质韧;有时肉眼可见黏液中的小血管,可以出血囊性变。镜下成片的疏松黏液样间质内有散在星芒状或小梭形细胞和少量胶原纤维(图8-11);其中有少量散在及成群分布、直径大小不等、管壁厚薄不一的毛细血管和有肌壁的中型小动脉,有时可见红细胞外渗;这些肌性血管旁常见簇状小平滑肌细胞。肿瘤主体为小梭形或星芒状成纤维细胞和肌成纤维细胞,免疫组化显示这些黏液中的细胞 SMA、MSA、vimentin 阳性,CD34、ER、PR 也常阳性。肿瘤无坏死、异型性、核分裂。

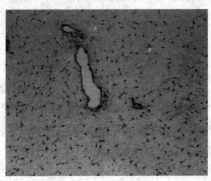

图 8-11　侵袭性血管黏液瘤

成片的黏液样间质内有散在星芒状或小梭形细胞,其中有少量血管(HE)

鉴别诊断:①血管肌成纤维细胞瘤的特点是肿瘤体积较小且边界清楚。镜下肿瘤细胞较大而丰富,有些呈上皮或浆细胞样;肿瘤内的血管为薄壁的毛细血管样小血管,血管周有较多上皮样的间质细胞。免疫组化(包括 ER、PR)没有鉴别意义;有时二者可重叠并存。②黏液样神经纤维瘤有黏液样成分,但缺乏相应的血管特点,S100 阳性。③各型黏液性软组织肿瘤如肌肉内黏液瘤多位于大腿或股部,缺乏该肿瘤的血管特征图像;黏液性纤维组织细胞瘤的异型性更明显等。

由于肿瘤生长缓慢并呈局部侵袭性,切除不彻底容易复发,复发率可高达72%;术后有必要长期随诊。复发瘤的治疗仍为手术切除,也有个别转移或致死的个例报道。

(二)血管肌成纤维细胞瘤

与上述侵袭性血管黏液瘤不同的是此瘤为良性肿瘤。常位于生育年龄和绝经前妇女的外阴,也有发生在阴道的报道。

肿瘤体积较小(<5 cm),界限清楚;质地柔软或稍韧,切面均质,浅粉或灰黄色。镜下由细胞稀少的水肿间质和富细胞区域混合存在,其中有丰富但不规则分布的毛细血管样薄壁小血管,血管有分支或扩张。细胞稀少的水肿间质区域由含有胶原纤维和炎细胞的梭形细胞构成,常看见较丰富的间质细胞包绕血管周围;富细胞区域的间质细胞核短梭形,胞质嗜酸,似上皮或浆细胞样。所有肿瘤细胞形态一致,异型性轻微,核分裂罕见;可见双核或多核细胞。

与侵袭性血管黏液瘤比较,该肿瘤有局部侵袭性,细胞稀少,血管少而且相对大,有的是厚壁的玻璃样变血管。

肿瘤完整切除后无复发,有的肿瘤合并有侵袭性血管黏液瘤成分则有局部侵袭性。

文献报道有伴肉瘤变的病例,见于老年妇女。镜下肉瘤区域有明显的异型性和核分裂。

(三)女性下生殖道肌成纤维细胞瘤

女性下生殖道肌成纤维细胞瘤又称表浅型肌成纤维细胞瘤,见于阴道、外阴或宫颈,多发生在 40～50 岁妇女。大体呈息肉样或结节状,累及真皮及皮下。镜下肿瘤边界清楚但无包膜,与表面的鳞状上皮之间有少量正常组织,很少累及上皮和上皮直下;此特点可与纤维上皮性息肉区别。肿瘤分叶状,由黏液样间质和小血管构成。瘤细胞核卵圆、短梭、星网状或波浪状埋置于胶原间质中,形成带状、网状、栅栏状,可以多核。常有黏液水肿区和散在炎细胞,有时可见陷入的皮肤附件,鳞状上皮或基底样细胞,很少有核分裂。免疫组化 vimentin、SMA、ER、PR 阳性,有时 CD34 也阳性,S100 阴性。

已报道病例证实为良性病变,仅有个例术后 9 年复发。

某医院的一例下生殖道肌成纤维细胞瘤患者 2 岁,表现为"阴道出血 10 天",检查发现盆腔肿物。术中见子宫 3 cm×3 cm×3 cm,在宫颈及阔韧带后叶有一肿物,直径约 4 cm。手术切除的肿物呈盘状,一侧表面被覆光滑的宫颈黏膜,肿瘤切面灰黄、实性、质地细腻。镜下为短梭形细胞肿瘤(图 8-12),免疫组化染色 vimentin、SMA 弥漫阳性,Calponin 散在阳性,证实为肌成纤维细胞,由于肿瘤同时混有散在和成簇的炎细胞,形态同软组织"炎性肌成纤维细胞瘤"。

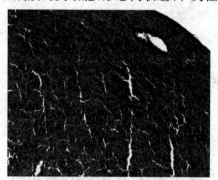

图 8-12 宫颈炎性肌成纤维细胞瘤
右上角为宫颈内膜组织,其下为片状梭形细胞肿瘤组织(HE)

临床多数为良性病程。治疗主要是手术切除,核分裂多和异型性突出的肿瘤复发概率增高;位于盆底、后腹膜的病变不易切除干净,约 1/3 也可能复发,复发瘤的治疗仍以手术为主。

(四)细胞性血管纤维瘤

细胞性血管纤维瘤是一种中年妇女外阴的少见良性肿瘤,极少见于阴道。大体上,肿瘤边界清楚但无包膜,质韧,灰白色;直径通常＜5 cm。镜下,肿瘤由形态一致的梭形细胞和含有胶原的纤维间质构成,肿瘤常伴有较多中、小型玻璃样变的厚壁血管。可以有局灶异型性,核分裂通常少见,但也有高达11/10 HPFs的报道。免疫组化 vimentin、CD34、ER、PR 阳性,S-100 和肌源性表达阴性。

与侵袭性血管黏液瘤的区别是细胞相对较丰富,纤维成分较多而黏液间质较少,并具有玻璃样变的血管壁。与血管肌成纤维细胞瘤的区别是细胞图像较单一,没有血管周围积聚的上皮样或浆细胞样细胞;而且血管肌成纤维细胞瘤的血管是薄壁血管。由于细胞性血管纤维瘤可以有少量脂肪成分,需要与梭形细胞脂肪瘤区别,后者含较多的脂肪成分而没有玻璃样变的厚壁小血管。

此肿瘤偶有局部复发的报道。

(五)平滑肌肿瘤

外阴的平滑肌肿瘤很少见,肌瘤与肌肉瘤的比例约为 3∶1。各部位发生概率的多少依次为大阴唇、巴氏腺区域、阴蒂或小阴唇。组织类型主要为梭形细胞性、上皮样型及黏液透明型,其中以后者相对常见。由于外阴的平滑肌肿瘤很少见,诊断的标准,尤其是良、恶性的判断标准一直不如子宫肌肉瘤明确。目前采取的标准是具有以下指标中的 3 项以上者诊断肌肉瘤,2 项为非典型肌瘤,1 项以下仍归为良性:①直径>5 cm;②核分裂数 5/10HPFs;③边缘浸润性生长;④细胞异型性中-重度。此标准虽然并没列出坏死,但若有明确的坏死则高度提示恶性。

(六)青春期前外阴纤维瘤

青春期前外阴纤维瘤又称"儿童不对称性外阴肿大"。至今已有数十例报道,年龄 3~13 岁。肿物位于单侧外阴黏膜或黏膜皮肤下方,偶见于双侧。镜下境界不清,由胶原水肿或黏液样间质中的梭形细胞构成,侵入正常血管、脂肪和神经组织,通常 CD34 阳性。

病变的性质可能是错构瘤,但更多的研究认为是生理性的。Vargas 收集的 14 例病例中,7 例术后复发,其中 1 例未经手术自行退缩;提出此病变是儿童期伴随乳腺发育的生理性改变。

(七)肌上皮癌

肌上皮癌又称上皮-肌上皮癌,发生在外阴罕见,来自巴氏腺或皮肤附件的多形性腺瘤(皮肤混合瘤)。国外报道的 2 例分别为 44 岁和 51 岁,瘤周均有正常巴氏腺成分,认为是来自巴氏腺的低度恶性肿瘤。

形态同涎腺的肌上皮癌,肿瘤呈分叶状结构,细胞成分呈片、小梁或网状,其间有黏液样或透明的间质(图 8-13);免疫组化:肌上皮细胞 SMA、S100、P63 均阳性,上皮细胞 AE1/AE3、CK7阳性。其侵袭和破坏性的生长方式可与良性肌上皮瘤鉴别。McCluggage 等报道的病例直径分别为 2 cm 和 3 cm,镜下还伴有腺样囊性癌成分。

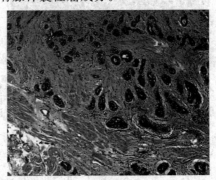

图 8-13 外阴肌上皮癌

外阴会阴部肿物,直径约 5 cm,累及局部阴道。镜下呈分叶状结构,小叶内有黏液样间质

肿瘤以局部侵袭为主,部分术后复发,属低度恶性,少数病例死于肿瘤。

四、转移性肿瘤

发生率约占外阴肿瘤的 8%。主要来源于泌尿生殖道如宫颈、子宫、卵巢、膀胱、尿道,以及肺、消化道、乳腺等,腹膜后或盆腔的恶性肿瘤也可转移至外阴。外阴原发的异位乳腺癌周围常有乳腺组织可与转移性鉴别。

(王海燕)

第二节 阴 道 肿 瘤

一、阴道良性肿瘤

(一)乳头状瘤

阴道乳头状瘤有两型:鳞状上皮乳头状瘤和米勒管乳头状瘤。前者多位于下段近处女膜,与湿疣的主要区别是缺乏典型的挖空细胞;后者多见于幼儿,常位于阴道上段,镜下为分支的短粗纤维血管轴心被覆矮柱状-立方上皮(图 8-14)。

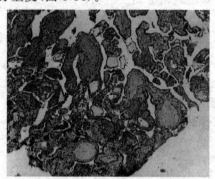

图 8-14 阴道米勒管乳头状瘤
患者 4 岁,阴道内上三分之一前后壁簇状新生物(HE)

(二)小管-鳞状上皮性息肉

罕见,息肉位于阴道上部或宫颈,多见于绝经后妇女。形态上以疏松的纤维间质肌膨胀性鳞状上皮巢和小管结构为特点,小管结构免疫组化前列腺标记阳性;可能来源于异位的尿道旁小 Skene 腺。

(三)其他良性肿瘤

阴道尚有其他少见的良性肿瘤,如:绒毛状管状腺瘤(相似于结肠直肠病变)、平滑肌瘤、横纹肌瘤、血管瘤、良性混合瘤(似涎腺混合瘤,由分化成熟的鳞状上皮、黏液腺体及小型间质细胞组成)等。阴道是良性横纹肌瘤较常见的部位,发病年龄较大,平均 45 岁。肉眼呈孤立的结节或息肉样,通常被覆完整的黏膜上皮。镜下的横纹肌细胞可以是成人型,也可以是胚胎型。诊断此类肿瘤时要注意与横纹肌肉瘤鉴别,前者分化良好,无明显异型性、核分裂少见,无病理核分裂。

二、阴道恶性肿瘤

阴道原发性恶性肿瘤少见,大多为其他器官转移或直接浸润的继发性恶性肿瘤,诊断这一部位的恶性肿瘤时需注意除外转移性。阴道常见的原发性恶性肿瘤主要为鳞癌,其他少见的肿瘤包括腺癌、黑色素瘤、葡萄状肉瘤、内胚窦瘤、平滑肌肉瘤及血管肉瘤等;其中的葡萄状肉瘤和内胚窦瘤多见于儿童。

(一)阴道表皮内肿瘤(vaginal intraepithelial neoplasia,VaIN)

发病率比下生殖道的其他部位如宫颈、外阴的上皮内肿瘤少得多。HPV 感染亦是其发病的重要因素。VaIN 的大体形态可以正常或为浅糜烂或为隆起的白斑,也可呈多灶性,主要分布在阴道的上 1/3 段。

(二)阴道鳞癌

发生在阴道的鳞癌比宫颈少得多,大约占妇女恶性肿瘤的 2%。早期鳞癌常无自觉症状,主要依靠中老年妇女的定期体检做细胞学及活检诊断。大体及光镜形态与宫颈或外阴等其他部位发生的鳞癌相似。

阴道的微浸润癌极少见,其诊断标准尚不明确。

肿瘤的复发主要在局部,常在术后 2 年内。临床预后主要与手术分期有关,而与癌的组织学类型和分化程度关系不大。Ⅰ、Ⅱ、Ⅲ 和 Ⅳ 期的 5 年存活率为 75%～80%、45%～60%、31%～43% 和 20%～40%,总体的 5 年存活率为 40%～50%。阴道鳞癌经典的发展模式为:鳞状上皮内肿瘤→早期浸润癌→浸润性鳞癌包括 Ⅰ、Ⅱ、Ⅲ 及 Ⅳ 期鳞癌。

(三)阴道疣状癌

疣状癌是鳞癌的一个亚型,也是发生在阴道的一种高分化的癌,很少见;发病因素可能与 HPV 感染有关。

大体呈明显外生性结节状、乳头状或蕈伞样。镜下特点为分化好的鳞状细胞呈宽大的乳头状生长,基底部压向并侵入间质(同外阴)。

疣状癌手术切除后可局部复发,但很少淋巴结转移。形态上合并有经典鳞癌成分时则侵袭性强,应归类为阴道鳞癌。

(四)阴道小细胞癌

阴道小细胞癌很少见,恶性度高。它可以呈现为单一的神经内分泌性小细胞癌,形态似肺的小细胞癌。以前单凭光镜形态特点可诊断为小细胞未分化癌,以后经免疫组化及电镜观察这类肿瘤的最大特点是细胞内有神经分泌颗粒及神经内分泌的标记,故将它列属于阴道神经内分泌肿瘤。既没有鳞、腺分化,也没有神经内分泌表达的肿瘤才归属为未分化或分化不良的小细胞癌。有的病例除小细胞癌结构外,尚可见腺癌或鳞状细胞癌的分化,具有一定比例此种组织学结构的肿瘤,也可称为复合性小细胞癌。阴道的神经内分泌肿瘤,除小细胞癌及复合性小细胞癌亚型外,也可表现为其他亚型包括经典的类癌及不典型的类癌形态结构。

(五)阴道腺癌

阴道原发腺癌少见,诊断时需注意除外来自子宫、宫颈、卵巢、输卵管、结直肠、泌尿道和乳腺的转移性癌。

病理形态:根据临床病理特点可以分为以下四型。

1.透明细胞癌

透明细胞癌最常见。光镜形态与子宫或卵巢的同类型癌相似。较老的文献称为中肾样癌,现在已公认它是起源于 Müllerian 上皮。免疫组化及电镜显示亦与发生子宫及卵巢的透明细胞癌相似。

患者以青年居多,平均年龄为 17 岁,12 岁前及 30 岁后很少。肿瘤位于阴道的任何部位和/或宫颈,60% 位于阴道,多在上段前及侧壁;临床预后通常较好,小的病变可以手术治愈,浸润深度 3 mm 以上者复发转移率增高。患者常有接触雌激素的历史,故提示这类型腺癌可能与雌激素或有关药物有关。

诊断时要注意与阴道腺病的微小腺体增生和 Arias-Stella(A-S)反应鉴别。二者均可发生在宫颈,也可见于阴道腺病。微小腺体增生时的腺体大小较一致,无明显癌性间质反应,细胞无明显异型性,透明细胞黏液染色强阳性等特点可与之鉴别;A-S 反应则以细胞核的退变为特征。

透明细胞癌除局部蔓延外,亦可经淋巴道或血行转移至盆腔淋巴结、肺部及锁骨上淋巴结等处。临床 5 年生存率约为 80%,Ⅰ期病例约为 100%,复发的时间多在 3 年内。提示预后较好的因素包括:早期病变,肿瘤体积小,组织学囊管状图像,核分裂少和异型性轻。

2.子宫内膜样腺癌

子宫内膜样腺癌第二常见。常位于阴道直肠间隔、阴道穹隆、后壁或侧壁,一般早期常并无阴道或直肠黏膜的侵及。它可以起源于阴道异位的子宫内膜,近年 Staats 等(2007)报道的 18 例病例中,14 例可见异位子宫内膜并存。临床早期的病例预后较好,在 Staats 等的 11 例Ⅰ期材料中有 2 例复发但均存活。

3.黏液腺癌

黏液腺癌可以来源于阴道腺病、尿道旁的 Skene 腺、子宫黏膜异位症、异位的肠黏膜或泄殖腔残留物。后者又称阴道泄殖腔肿瘤,患者无结肠癌病史,多见于中老年人;镜下与结肠腺癌相似,即肠型黏液上皮癌,有的还伴有腺瘤或正常腺体成分(图 8-15、图 8-16);免疫组化染色 CK20 和 CEA 阳性,CK7 阴性。来自阴道腺病的阴道黏液腺癌常伴有鳞化和肠化,免疫组化染色 CK7 和 CEA 阳性,CK20 阴性。尿道旁 Skene 腺来源的腺癌免疫组化前列腺标记阳性。

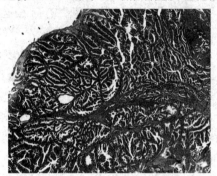

图 8-15　阴道黏液腺癌

患者 53 岁,阴道后穹隆 11°有一直径 3 cm 肿物,质硬、紫红色、菜花样,突出黏膜 2 cm,表面黏膜缺失;同时见近处女膜处质硬结节,表面黏膜完整,基底呈浸润性,直径约 3 cm。此图示阴道后穹隆活检低倍镜下很像结肠癌(HE)

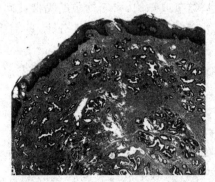

图 8-16　近处女膜处质硬结节活检

鳞状上皮下的黏液腺癌伴有腺瘤成分(HE)

由于阴道原发性腺癌少见,诊断时应注意有无宫颈、消化道或泌尿道癌的病史以除外转移性。还应注意有无子宫切除史,因为切除了子宫以后的输卵管可脱垂至阴道,在伴有炎症和增生时可以形态不典型,容易被误认为腺癌。

4.中肾管源性腺癌

这型癌仅有个案报道,似乎侵袭性不强,治疗以手术为主。常位于阴道侧壁,来源于中肾管残件。组织学呈现为分化较好的管状腺癌,腺体较规则,大小较一致,腺上皮为矮立方或矮柱状,胞质较透明或空泡状,需要注意与透明细胞癌鉴别。免疫组化 CD10、vimentin、Calretinin 阳性。

(六)阴道胚胎性横纹肌肉瘤或称葡萄状肉瘤

葡萄状肉瘤是阴道较少见的、恶性度较高的肿瘤。其临床病理主要特点为:①绝大多数为5岁以下幼儿,平均年龄2岁以下;②主要位于阴道前壁,大体呈多结节或息肉状互相融合的突起,紫红色,形似葡萄,因此而得名;③临床上主要症状为阴道出血,检查时葡萄状肿物充满阴道,有时可突出阴道外口;④光镜下特点为胚胎性横纹肌肉瘤的结构和上皮下的"生发层"。

病理形态:肿瘤呈结节或息肉状,突起的表面被覆鳞状上皮,可有糜烂或溃疡形成。息肉的间质为疏松水肿样富于黏液的幼稚的间叶组织,其上皮下可见不连续的"生发层",主要细胞为淋巴细胞样或成纤维细胞样的幼稚的间叶细胞和少量不成熟的横纹肌母细胞,后者形态上或为圆形胞质较宽、透明富于糖原的无明显肌性分化的幼稚肌母细胞,或似单核细胞样,或短带状突起的胞质强嗜酸性,或红颗粒状示有肌性分化的肌母细胞。有时在这些幼稚的间叶细胞及肌母细胞之间常可见分化较好横纹肌母细胞,它们具有明显的长短不一的带状胞质,有纵纹或横纹分化。在肿瘤细胞间还可见呈蝌蚪样或网球拍样的多核细胞,这些多核巨细胞胞质较红,仔细观察也可见纵纹或横纹分化。带状或网球拍样细胞是较典型横纹肌分化细胞。有时肿瘤分化较低,或经治疗后残留病变很少或有退化,常规染色无明显肌性分化细胞,则需借助于免疫组化协助证实诊断。有的肿瘤有灶性软骨岛,通常患者的年龄相对较大,预后相对较好。

阴道葡萄状肉瘤最主要的特点是婴幼儿阴道葡萄状肿物,肿物主要由富于黏液的幼稚的间叶组织构成,有横纹肌分化即可诊断。

鉴别诊断:①良性横纹肌瘤,此瘤大体可呈结节或息肉,但无明显葡萄状外观,婴幼儿少见;组织学上分化好,主要特点为似胚胎性分化的排列较规则的正常胚性横纹肌,或似正常成人成熟的横纹肌,无多量幼稚的间叶细胞或不成熟的肌母细胞及黏液性间质;②阴道息肉,常为单发,无葡萄状外观,间质可以有少数核大深染的异常细胞,无幼稚间叶细胞及横纹肌分化的细胞;③阴道内胚窦瘤,发生在婴幼儿,可呈结节或息肉,富于幼稚的黏液性间质,可与葡萄状肉瘤相似。但组织学内胚窦瘤除黏液性间质外,都可找见各种上皮性分化,鉴别诊断并不困难。

(七)阴道米勒管腺肉瘤

罕见,文献上仅有个例报道。临床常伴有或继发于反复复发的难治性子宫内膜异位症,表现为阴道内快速长大的包块。

病理形态:大体为结节或息肉样,直径1~20 cm(平均6.5 cm);切面实性或有小囊状裂隙或囊实性,囊内可含黏液样或血样物。

镜下肿瘤由两种成分混合构成即良性或少数异型的腺体和肉瘤性间质。腺体结构不规则,呈裂隙状和息肉样突入管腔(图 8-17),腺上皮有不同程度的萎缩、增生或复层化。所谓肉瘤性间质是指腺管周呈"剑鞘样"围以细胞丰富的成纤维细胞套,常有异型性和核分裂(图 8-18)。

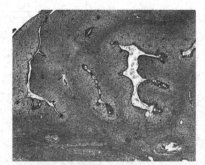

图 8-17　伴有难治性子宫内膜异位症合并的
阴道米勒管腺肉瘤(HE)

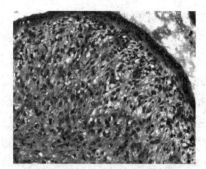

图 8-18　高倍镜下腺管周的密集细胞带(HE)

(八)其他

阴道原发性恶性肿瘤除上述各型外,尚可见平滑肌肉瘤、基底细胞癌、恶性黑色素瘤、恶性米勒管混合瘤、腺泡状软组织肉瘤、滑膜肉瘤、恶性神经纤维瘤及恶性纤维组织细胞瘤等。阴道的恶性黑色素瘤常位于下 1/3 段,小结节或息肉样,有时伴有表面溃疡,镜下形态经典的病例诊断不难;但梭形细胞亚型的黑色素瘤有时很像肉瘤,免疫组化除 S100 外,其他常用的黑色素瘤标记如 HMB45、Mean A 通常阴性,需要注意鉴别。

阴道的转移性肿瘤比原发性恶性肿瘤更常见,多来自女性生殖道、卵巢、下消化道及泌尿道等。有时临床上来自直肠的胃肠道间质瘤(GIST)可以很像阴道的平滑肌肿瘤,镜下常规的组织学形态也很难鉴别,但前者免疫组化 desmin 阴性。

(王海燕)

第三节　输卵管肿瘤

一、良性肿瘤及瘤样病变

(一)Walthard 细胞巢

在输卵管浆膜面可见单发,偶为多发的小结节状病变,有时临床误诊为转移性瘤结节。结节由扁平到立方样复层细胞构成,有时似复层上皮巢(图 8-19)。一般无角化及明显细胞间桥分化。有时上皮巢中有柱状上皮被覆腺腔样结构,似 Brenner 上皮巢。

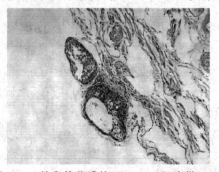

图 8-19　输卵管浆膜的 Walthard 细胞巢(HE)

(二)峡部结节状输卵管炎

这是一型特殊的慢性输卵管炎,临床可伴有不孕或异位妊娠。常为双侧性病变,在子宫角输卵管峡部有界限清楚结节状肿瘤样病变形成。光镜下间质纤维肌组织增生,肌纤维组织之间为小囊状扩张腺样增生上皮。炎症常不明显,似腺肌瘤结节。要注意与子宫角中肾管残件增生鉴别,后者与输卵管无关,无明显肌纤维组织增生,腺体无明显小囊状扩张。

(三)结节状蜕膜反应

常在其他原因摘除输卵管时偶然发现,由异位蜕膜形成结节状病变,可见于输卵管黏膜或浆膜。这种蜕膜结节可由于妊娠异位或药物引起。

(四)异位组织

异位的子宫内膜可位于输卵管黏膜或肌层内、浆膜或系膜内(图 8-20)。罕见的颗粒细胞小结节异位在黏膜皱襞的上皮下,可以是 2 个结节,容易误认为转移性肿瘤,被认为可能是与排卵有关。

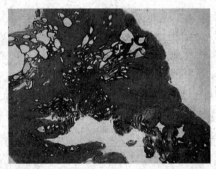

图 8-20　输卵管子宫内膜异位灶(HE)

在系膜内异位者常有平滑肌增生,形成卵管样结构或腺肌瘤样结节。也可继发出血或出血坏死结节,或胆固醇性肉芽肿。卵管系膜还可有肾上腺异位。

(五)化生性乳头状肿瘤

化生性乳头状肿瘤不常见,典型的病变是产后做绝育术时偶然发现,也可见于妊娠妇女;病变体积小,通常不形成明确的肿物。镜下病变体积小,仅累及部分输卵管皱襞,很像浆液性交界瘤,特点是乳头被覆细胞的胞质嗜酸性,有异型性和细胞出芽,但核分裂少见。偶尔为黏液上皮,分化很好;有时伴有间质细胞蜕膜样变。与输卵管早期癌的区别是体积小,无管壁浸润,细胞异型性轻微,并与妊娠有关。病变的性质是化生性还是肿瘤性不清楚,但迄今为止已报道的少数病例随诊结果均为良性。

(六)腺瘤样瘤

腺瘤样瘤是良性间皮源性肿瘤,多见于输卵管和子宫角的浆膜面。大体为界限清楚的实性小结节,少数为多发性,偶见大者或囊性者。镜下肿瘤细胞呈假腺样、隧道样或血管瘤样,被覆单层的矮立方或低柱状上皮,核分裂罕见。间质由增生和玻璃样变的纤维、平滑肌构成。肿瘤可以呈浸润性生长,不要误诊为癌。免疫组化和电镜证实为间皮细胞肿瘤。

(七)乳头状瘤、囊腺瘤和囊腺纤维瘤

多数为浆液性上皮,发生率远较卵巢少见,这些病变也可见于阔韧带。

(八)平滑肌瘤

平滑肌瘤很少见,与子宫平滑肌瘤相似。

二、输卵管上皮交界瘤

输卵管的交界瘤少见,组织类型和形态学诊断标准同卵巢。有报道输卵管还可发生交界性腺纤维瘤,影像学上很像输卵管妊娠,组织类型以子宫内膜样上皮为主。

某医院的1例为宫内孕47天合并输卵管肿物,因临床怀疑肿瘤破裂而急诊手术,术中见输卵管远端肿物6 cm×4.5 cm×4 cm大小,并有水样液体和乳头状物从输卵管伞端溢出,肿瘤并无破裂。镜下形态同卵巢的浆液性交界瘤(图8-21)。

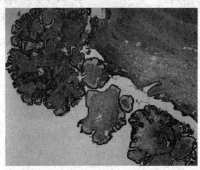

图8-21 输卵管上皮交界瘤(HE)

三、输卵管癌

输卵管原发癌少见,发生率在宫颈癌、宫体癌、卵巢癌、外阴癌和阴道癌之后,居末位。但是输卵管伞端的癌,甚至上皮内癌或交界性病变,在病变早期就可以播散至盆腔,导致腹膜癌和卵巢癌而输卵管并不形成包块,这些被忽略的输卵管癌被认为是其发生率低的主要原因。

能够在输卵管形成肿物的卵管癌,临床绝大部分患者为绝经后妇女,主要表现为下腹痛、阴道分泌物增多或流血及盆腔可触性包块。这三种症状卵巢肿瘤也可以出现,故输卵管癌很少(约5%)能术前诊断。

病理形态:肿瘤大多是单侧性,也可双侧,多发生在输卵管远侧1/3处(壶腹部)。输卵管膨大增粗、扩张或结节状,也有些仅轻度变粗;伞端闭锁并可与周围粘连,早期很像慢性卵管炎、积水或积脓。打开输卵管,癌组织呈灰白色实性或小囊性结节,或呈绒毛、息肉状充填管腔,有出血及坏死呈混浊的脓样液体,或形成溃疡性肿物侵蚀管壁。晚期可侵出管壁或从伞端突出。

光镜:所有卵巢癌的组织学类型均可在输卵管发生,其中以浆液性最常见(图8-22、图8-23),其次为子宫内膜样、移行细胞癌或未分化癌等,黏液性和透明细胞癌很少见。少数也可见其他如鳞癌、腺鳞癌、淋巴上皮样癌等。这些多样的组织类型反映了米勒上皮的多向分化潜能。

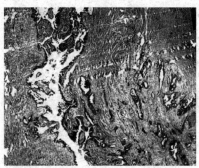

图8-22 输卵管癌浸润卵管壁(HE)

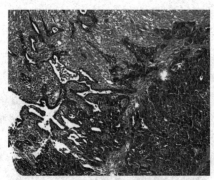

图 8-23　输卵管低分化浆乳癌伴未分化癌

48 岁,肿瘤广泛浸润双卵巢、子宫壁全层达内膜、宫颈外膜及腹膜(HE)

关于输卵管上皮内癌,有学者提出严谨的形态学与免疫组化结合的诊断方案。形态学指标包括细胞核增大(>2 倍,与周围正常黏膜无纤毛细胞比较)和/或变圆;明显多形性;染色质异常(增粗或空泡核伴核仁突出);≥1 核分裂(正常或不正常);上皮复层(>2 层);细胞核模铸;凋亡小体。这些形态学指标具备 2 项以上,并在数量上>10 个无纤毛细胞,且免疫组化 p53 阳性>75%,同时 Ki-67 指数>10%者就可以诊断为上皮内癌。

四、上皮-间叶混合型肿瘤

(一)输卵管腺肉瘤

输卵管腺肉瘤很少见,形态学诊断标准同子宫腺肉瘤(图 8-24、图 8-25)。

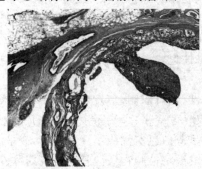

图 8-24　输卵管腺肉瘤

患者 43 岁,术中见卵巢-输卵管粘连,镜下卵管壁可见异位的子宫内膜(左上),同时见输卵管皱襞的间质细胞密集和个别小腺管(HE)

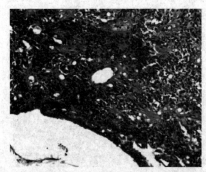

图 8-25　左图卵管皱襞高倍可见上皮下的间质肉瘤成分(HE)

（二）输卵管恶性混合瘤

输卵管恶性混合瘤或称癌肉瘤,很少发生在输卵管。患者多为绝经后妇女,表现为腹部不适或阴道出血。形态学诊断标准见子宫。

五、其他少见肿瘤

其他少见肿瘤主要为生殖细胞肿瘤、软组织肿瘤、恶性淋巴瘤/白血病和转移性肿瘤。文献报道的输卵管原发的生殖细胞肿瘤以囊性畸胎瘤为主,少数为未成熟畸胎瘤或单胚层畸胎瘤如类癌或卵巢甲状腺肿,偶有与卵黄囊瘤混合存在的病例报道。输卵管的转移性肿瘤大约89%来自卵巢,其次为子宫内膜,也有来自消化道、乳腺和盆腔外包括胆囊的个例报道。

Wolffian 管来源的肿瘤(tumors of Wolffian origin,FATWO)罕见,来源于阔韧带输卵管系膜残留的中肾管上皮。这些残留的小管被厚厚的肌层包绕,可以形成囊肿或肿瘤,往往是偶然被发现。大体上肿瘤通常单侧性,大小不等的团块,质地较韧,悬挂于阔韧带或输卵管系膜;切面淡黄色,实性,可有微囊。镜下很像宫颈的中肾管瘤,形成实性、弥漫梭形或密集的小梁、小管状结构,彼此交错存在;小管中常有 PAS 阳性的嗜酸性物质。免疫组化 CK 及 vimentin 阳性,EMA阴性,提示中肾管来源。由于 FATWO 的 Inhibin(+)、Calretinin(+),免疫组化表达不能与性索-间质肿瘤鉴别。FATWO 多为良性,但由于有术后复发和预后不良的报道,应视为低度恶性,术后密切随诊。

（王海燕）

第九章　乳腺肿瘤的临床治疗

第一节　乳腺平滑肌瘤

乳腺平滑肌瘤是一种少见的乳腺良性肿瘤。细胞来自乳头、乳晕区的平滑肌及乳腺本身的血管平滑肌。发生于乳头的称乳头平滑肌瘤,发生在乳头以外乳腺其他部位的称乳腺平滑肌瘤。根据其生长部位、细胞来源和结构的不同又可分为三个类型:来源于乳晕区皮肤平滑肌的浅表平滑肌瘤,来源于乳腺本身血管平滑肌的血管平滑肌瘤,来源于乳腺本身血管平滑肌和腺上皮共同构成的腺样平滑肌瘤。

一、病理

肿瘤呈圆形或卵圆形,边界清楚,可有包膜,直径 0.5～3 cm,实性,质中等硬,切面灰白色或淡粉色,稍隆起,呈编织状,偶见血管样腔隙或有黏液样物。镜下观察肿瘤由分化成熟的平滑肌细胞构成。瘤细胞呈梭形,胞质丰富、粉染,边界清楚并可见肌原纤维。胞核呈杆状,两端钝圆,位于细胞中央,不见核分裂。瘤细胞排列呈束状、编织状或栅栏状,间质为少量的纤维组织。血管平滑肌瘤由平滑肌和厚壁血管构成,血管腔大小不等,内含红细胞。腺样平滑肌瘤在平滑肌细胞之间夹杂着数量不等的由柱状或立方腺上皮构成的乳腺小管。

二、诊断

在临床中很容易被误诊为乳腺纤维腺瘤。乳腺 X 线摄片可以显示一个质地均匀、中等密度、边界清楚的圆形块影,无内部结构紊乱,无局部皮肤增厚,无钙化的良性病灶。

三、治疗

乳腺部分切除术。完整切除肿块和其周围 1 cm 正常乳腺组织。偶有复发的报道,复发性乳腺平滑肌瘤的治疗方法仍为手术切除。

（吕春燕）

第二节 乳腺纤维腺瘤

乳腺纤维腺瘤常见于青年妇女。早在 19 世纪中叶,国外学者即对本病进行了阐述及命名。在对本病的认识过程中,曾被称为乳腺纤维腺瘤、腺纤维瘤、腺瘤等。实际上这仅仅是由构成肿瘤的纤维成分和腺上皮增生程度的不同所致,当肿瘤构成以腺管上皮增生为主,而纤维成分较少时则称为纤维腺瘤;如果纤维组织在肿瘤中占多数,腺管成分较少时,则称为腺纤维瘤;肿瘤组织由大量腺管成分组成时,则称为腺瘤。但上述 3 种情况只是具有病理形态学方面的差异,而 3 种肿瘤的临床表现、治疗及预后并无差别,所以准确分类并无必要。

一、发病率

乳腺纤维腺瘤的发病率在乳腺良性肿瘤中居首位。好发年龄 18～25 岁,月经初潮前及绝经后妇女少见。Demetrekopopulos 报道,本病在成年妇女中的发病率为 9.3%。

乳腺纤维腺瘤是良性肿瘤,但文献报道少数可以恶变。肿瘤的上皮成分恶变可形成小叶癌或导管癌,多数为原位癌,亦可为浸润性癌,其癌变率为 0.038%～0.12%。肿瘤间质成分也可以发生恶性变,即恶变为叶状囊肉瘤,此种恶变形式较为常见,为叶状囊肉瘤的发生途径之一。如果肿瘤的上皮成分及间质成分均发生恶变即形成癌肉瘤,此种恶变形式少见。纤维腺瘤恶变多见于 40 岁以上患者,尤以绝经期和绝经后妇女恶变危险性较高,临床上应予注意。

二、病因

乳腺纤维腺瘤虽好发于青年女性,但详细发病机制不详,一般认为与以下因素有关。

(1)性激素水平失衡:如雌激素水平相对或绝对升高,雌激素的过度刺激可导致乳腺导管上皮和间质成分异常增生,形成肿瘤。

(2)乳腺局部组织对雌激素过度敏感。

(3)饮食因素:如高脂、高糖饮食。

(4)遗传倾向。

三、临床表现

乳腺纤维腺瘤可发生于任何年龄的妇女,多见于 20 岁左右。多为无意中发现,往往是在洗澡时自己触及乳房内有痛性肿块,亦可为多发性肿块,或在双侧乳腺内同时或先后生长,但以单发者多见。肿瘤一般生长缓慢,怀孕期及哺乳期生长较快。

查体:本病好发于乳腺外上象限,一般乳腺上方较下方多见,外侧较内侧多见。肿瘤多为单侧乳房单发性肿物,但单乳或双乳多发肿物并不少见,有时,乳腺内布满大小不等的肿瘤,临床上称为乳腺纤维腺瘤病。肿瘤直径一般在 1～3 cm,亦可超过 10 cm,甚或占据全乳,临床上称为巨纤维腺瘤,青春期女性多见。肿瘤外形多为圆形或椭圆形、质地韧实、边界清楚、表面光滑、活动、触诊有滑动感,无触压痛,肿瘤表面皮肤无改变,腋窝淋巴结不大。对该肿瘤的详细触诊,是对该病诊断的重要手段,仔细触诊,虽肿瘤光滑,但部分肿瘤有角状突起或分叶状。有学者将本病临床上分为三型。

(一)普通型

普通型最常见,肿瘤直径在 3 cm 以内,生长缓慢。

(二)青春型

青春型少见,月经初潮前发生,肿瘤生长速度较快,瘤体较大,可致皮肤紧张变薄,皮肤静脉曲张。

(三)巨纤维腺瘤

巨纤维腺瘤亦称分叶型纤维腺瘤。多发生于 15～18 岁青春期及 40 岁以上绝经前妇女,瘤体常超过 5 cm,甚至可达 20 cm。扪查肿瘤呈分叶状改变。以上临床分型对本病的治疗及预后无指导意义。

四、病理

(一)大体形态

肿瘤一般呈圆球形或椭圆形,直径多在 3 cm 以内,表面光滑、结节状、质韧、有弹性、边界清楚,可有完整包膜。肿瘤表面可有微突的分叶。切面质地均匀,灰白色或淡粉色,瘤实体略外翻。若上皮成分较多则呈浅棕色。管内型及分叶型纤维腺瘤的切面可见黏液样光泽,并有大小不等的裂隙。管周型纤维腺瘤的切面不甚光滑,呈颗粒状。囊性增生型纤维腺瘤的切面常见小囊肿。病程长的纤维腺瘤间质常呈编织状且致密,有时还可见钙化区或骨化区。

(二)镜下观察

根据肿瘤中纤维组织和腺管结构的相互关系可分为 5 型。

1.管内型纤维腺瘤

管内型纤维腺瘤主要为腺管上皮下结缔组织增生形成的肿瘤,上皮下平滑肌组织也参与肿瘤形成,但无弹力纤维成分。病变可累及一个或数个乳管系统,呈弥漫性增生,早期,上皮下结缔组织呈灶性增生,细胞呈星形或梭形,有程度不等的黏液变性。增生的纤维组织从管壁单点或多点突向腔面,继而逐渐充填挤压管腔,形成不规则的裂隙状,衬覆腺管和被覆突入纤维组织的腺上皮因受挤压而呈两排密贴。在断面上,因未切到从管壁突入部分,纤维组织状如生长在管内,故又称为管内型纤维腺瘤,纤维组织可变致密,并发生透明变性,偶可见片状钙化。上皮及纤维细胞无异形。

2.管周型纤维腺瘤

管周型纤维腺瘤病变主要为腺管周围弹力纤维层外的管周结缔组织增生,弹力纤维也参与肿瘤形成,但无平滑肌,也不呈黏液变性。乳腺小叶结构部分或全部消失,腺管弥漫散布。增生的纤维组织围绕并挤压腺管,使之呈腺管状。纤维组织致密,常呈胶原变性或玻璃变,甚至钙化、软骨样变或骨化。腺上皮细胞正常或轻度增生,有时呈乳头状增生。上皮及纤维细胞均无异型。

3.混合型纤维腺瘤

混合型纤维腺瘤一个肿瘤中以上两种病变同时存在。

4.囊性增生型纤维腺瘤

囊性增生型纤维腺瘤为乳腺内单发肿块,与周围乳腺组织分界清楚,可有包膜。肿瘤由腺管上皮和上皮下或弹力纤维外结缔组织增生而成。上皮病变包括囊肿、导管上皮不同程度的增生、乳头状瘤病、腺管型腺病及大汗腺样化生等。上皮细胞和纤维细胞无异型。本病与囊性增生病的区别在于后者病变范围广泛,与周围组织界限不清,且常累及双侧乳腺,镜下仍可见小叶结构。

5.分叶型纤维腺瘤(巨纤维腺瘤)

本瘤多见于青春期和 40 岁以上女性,瘤体较大,基本结构类似向管型纤维腺瘤。由于上皮下结缔组织从多点突入高度扩张的管腔,又未完全充满后者,故在标本肉眼观察和显微镜检查时皆呈明显分叶状。一般纤维细胞和腺上皮细胞增生较活跃,但无异型。本型与向管型的区别在于,分叶型瘤体大、有明显分叶。与叶状囊肉瘤的区别在于,后者常无完整包膜、间质细胞有异型,可见核分裂。以上几种分型与临床无明显关系。

五、诊断

乳腺纤维腺瘤的诊断一般较为容易,根据年轻女性、肿瘤生长缓慢及触诊特点,如肿瘤表面光滑、质韧实、边界清楚、活动等,常可明确诊断。对于诊断较困难的病例,可借助乳腺的特殊检查仪器、针吸细胞学检查甚至切除活检等手段,以明确诊断。

(一)乳腺钼靶片

乳腺纤维腺瘤表现为圆形、椭圆形、分叶状,密度略高于周围乳腺组织且均匀的块影,肿瘤边界光滑整齐,有时在肿瘤周围可见一薄层透亮晕,病程长者可有片状或弧形钙化,但无沙粒样钙化。瘤体大小与临床触诊大小相似。乳腺钼靶拍片不宜用于青年女性,因为此阶段乳腺组织致密,影响病变的分辨,且腺体组织对放射线敏感,过量接受放射线会造成癌变。

(二)B 超

B 超是适合年轻女性的无创性检查,且可以重复操作。肿瘤为圆形或卵圆形,实质性,边界清楚,内部为均质的弱光点,后壁线完整,有侧方声影,后方回声增强。B 超可以发现乳腺内多发肿瘤。

(三)液晶热图

液晶热图显示肿瘤为低温图像或正常热图像,皮肤血管无异常。

(四)红外线透照

红外线透照显示肿瘤与周围正常乳腺组织透光度基本一致,瘤体较大者边界清晰,周围没有血管改变的暗影。

(五)针吸细胞学检查

乳腺纤维腺瘤针吸细胞学检查的特点是可以发现裸核细胞或有黏液,诊断符合率可达 90％以上。

(六)切除活检

切除活检既是一种诊断手段,又是一种治疗手段。但对于有以下情况者不宜盲目行切除活检,宜收入病房,并在快速冰冻病理监测下行肿瘤切除活检。①患者年龄较大,或同侧腋下有肿大淋巴结;②乳腺特殊检查疑有恶性可能者;③有乳腺癌家族史者;④针吸细胞学有异形细胞或有可疑癌细胞者。

六、治疗

乳腺纤维腺瘤的治疗原则是手术切除。

(一)关于手术时机

(1)对于诊断明确且年龄小于 25 岁的患者,可行延期手术治疗。因为该病一般生长缓慢、极少癌变。

（2）对于已婚，但尚未受孕者，宜在计划怀孕前手术切除。妊娠后发现肿瘤者，宜在妊娠 3～6 个月间行手术切除，因妊娠和哺乳可使肿瘤生长加速，甚至发生恶变。

（3）对于年龄超过 35 岁者，均应及时手术治疗。

（4）如肿瘤短期内突然生长加快，应立即行手术治疗。

(二)手术注意事项

因本病患者多为年轻女性，手术应注意美观性。放射状切口对乳腺管损伤较小，对以后需哺乳者较为适宜；环状切口瘢痕较小，更美观。乳晕附近的肿瘤可采取沿乳晕边缘的弧形切口；乳腺下部近边缘的肿瘤，可沿乳房下缘做弧形切口，瘢痕更隐蔽。临床触摸不到的纤维腺瘤可以 B 超定位下手术治疗。

近年来，出于美学的要求，开展了麦默通微创手术治疗乳腺纤维腺瘤。麦默通微创旋切装置需在 B 超或钼靶 X 线引导下进行，切口一般选择在乳腺边缘，0.3～0.5 cm，术后基本不留瘢痕，且一个切口可以对多个肿瘤进行切除。但肿瘤最大直径应小于 3 cm，术后加压包扎。该方法价格较为昂贵。手术切除的肿瘤标本一定要送病理组织学检查，以明确诊断。

七、预后

乳腺纤维腺瘤手术时，应将肿瘤及周围部分正常乳腺组织一并切除，单纯肿物摘除，增加术后复发的机会。乳腺纤维腺瘤如能完整切除，则很少复发。但同侧或对侧乳腺内仍发生异时性乳腺纤维腺瘤，仍应手术切除。

（吕春燕）

第三节　乳腺分叶状瘤

乳腺分叶状瘤是罕见的乳腺良性肿瘤，占所有乳腺良恶性肿瘤的 0.3%～1%。大多发生在 50～70 岁的女性，发病原因至今仍不清楚，也找不出发病的相关因素。它和乳房纤维腺瘤一样，来源于小叶内间质，不同的是乳腺分叶状瘤具有巨大的生长潜能，可以比纤维腺瘤大数倍，甚至占据整个乳房后仍然向外膨胀性生长。

它的特点是瘤体生长很快，在过去它常常以一个大得难以预料的肿块出现在临床。手术中和切下的标本肉眼观：是一个大的分叶状的肿块，形状怪异，质地较硬，肿块和正常组织间有明显的分界，它的周边正常组织如腺组织和胸肌组织往往是受到推挤而未受到浸润，有些很大的乳腺分叶状瘤内可见有囊性分隔。

显微镜下，它是纤维上皮瘤，分支状的增生的导管被过度生长的乳腺间质所包围。它的主要成分是纤维，但细胞数目比纤维腺瘤更多，细胞可能会有一些异型。

一、临床诊断

(一)临床表现

乳腺分叶状瘤是以局部膨胀性生长为特点的乳腺良性肿瘤。常单个乳房发生，肿块常在几个月内成倍地长大,两三年后甚至可以大到长 30～40 cm,表面成块状的凹凸不平,质硬,但与皮肤无粘连,其基底部也可以活动。当肿块巨大时,患侧乳房常常严重变形,皮色光亮或微紫,乳房皮下静脉迂曲扩张,有的触诊时有囊样感。早期常无疼痛,但当肿块大到一定程度后,开始出现疼痛,步行时或受到挤压、碰击时会痛,巨大的肿块会有触痛,常不伴腋下淋巴结肿大。

乳腺分叶状瘤无明显家族史及遗传倾向。在其体积较小的时候,如 1～5 cm 大小时,很难与纤维腺瘤鉴别。在这种时候,观察它的生长速度便是一个重要的方面。

(二)相关检查

1.乳腺 X 线摄影

早期的乳腺分叶状瘤呈现圆形、卵圆形、分叶形的类似纤维腺瘤的 X 线摄影图像,当它长大以后呈不规则形的大块影,一般边界较清楚,密度增高,其内密度均匀或不均匀,可伴见较大的钙化灶。一般即使肿块大,但边缘光滑呈弧形,而不像乳腺癌常有角状凸起或毛刺等征象。

2.B 超检查

B 超可以显示实质性的低回声的肿块,圆形或卵圆形,常有分叶,大肿块可以呈不规则形,边缘清楚,光滑圆整,结构致密,其内回声可不甚均匀。有的巨大肿块内还可以探及有低回声的呈分隔状的囊性变。

3.CT 扫描

它也可以见到一个与周边组织分界清楚的乳房肿块,多呈分叶形,在使用对比增强的方式后,可以看到肿块常无明显的增强。

值得注意的是,凭病史、临床表现和相关检查,对于有上述特征的大的生长迅速的肿块,不难想到它是乳腺分叶状瘤。但是它与另外一个发病率更少的恶性疾病即乳腺分叶状囊肉瘤,则很难用临床的这些方式进行鉴别,病理切片几乎是唯一的鉴别方式。

由于这类肿瘤生长迅速,一旦发现都以手术切除获得病理结果。如果穿刺细胞活检,很难区别是乳腺分叶状瘤还是乳腺分叶状囊肉瘤,或处于它们中间的良恶性交界状态,所以不主张选用针吸活检,而应当直接手术活检。

二、治疗

乳腺分叶状瘤在术中冰冻活检明确诊断之后,一般应当施行单乳全切术,一些发现早的病例可以考虑行扩大范围的肿块切除术,即至少连同其周边 1～2 cm 范围内的组织也一并切除,术后应复查追踪。另外,由于它和乳腺分叶状囊肉瘤在临床中难以鉴别的缘故,应实行限期手术,以获得可靠的病理诊断。

乳腺分叶状瘤应先手术治疗,待手术得到准确的病理结果后,可以开始中医调理及预防局部复发。它的治法与纤维腺瘤很接近,仍然以理气化痰散结为主法,适当增加少许扶正的中药。基本处方还是以逍遥散合二陈汤加减。

炙黄芪 30 g,当归 6 g,白芍 10 g,陈皮 12 g,莪术 6 g,生牡蛎 10 g,茯苓 15 g,甘草 6 g,白术 12 g,郁金 10 g,枸杞子 15 g,柴胡 10 g,枳壳 10 g,泡参 15 g,浙贝 12 g。

每天 1 剂,服用 1～2 个月即可。治疗中可以根据舌脉和症状随证加减。

耳压治疗选用胸、肝、脾等穴,两耳交替进行,每周 3 次,可使用 1～2 个月。

三、预后

乳腺分叶状瘤是良性疾病,一般手术完整切除后预后很好,但有个别术后局部复发,特别是那些仅行了肿块切除术或扩大范围的肿块切除术的患者。对复发病灶的处理,就是手术再次切除病灶,如果上次手术保留了患侧乳房,复发是应当考虑做单乳切除术,连复发病灶带残留的乳腺组织一并切除。另外,在随后的追踪访问中,要多留心其对侧乳房的情况,它或有双乳发生的可能。

(吕春燕)

第四节 乳 腺 癌

乳腺癌是危害妇女健康的主要恶性肿瘤,全世界每年约有 120 万妇女发生乳腺癌,有 50 万妇女死于乳腺癌。北美、北欧是乳腺癌的高发地区,其发病率约为亚、非、拉美地区的 4 倍。我国虽是乳腺癌的低发地区,但其发病率正逐年上升,尤其沪、京、津及沿海地区是我国乳腺癌的高发地区,以上海最高,上海的乳腺癌发病率为 20.1/10 万,1988 年则为 28/10 万,是女性恶性肿瘤中的第 2 位。

一、病因学

(一)月经初潮年龄和绝经年龄

月经初潮年龄和绝经年龄与乳腺癌的发病有关。初潮年龄早于 13 岁者发病的危险性为年龄大于17 岁者的 2.2 倍,绝经年龄大于 55 岁者比小于 45 岁的危险性增加 1 倍,绝经年龄小于 35 岁的妇女,乳腺癌的危险性仅为绝经年龄大于 50 岁的妇女的 1/3,行经 40 年以上的妇女比行经 30 年以下的妇女,发生乳腺癌的危险性增加 1 倍。

(二)生育因素

生育因素中与乳腺癌发病危险性最有关的是初次足月产的年龄,20 岁以前有第一胎足月产者,其乳腺癌的发病率仅为第一胎足月生产在 30 岁以后者的 1/3,危险性随着初产年龄的推迟而逐渐增高。初产年龄在 35 岁以后者的危险性高于无生育史者。

哺乳可降低乳腺癌发病的危险性。第一次生产后哺乳期长者乳腺癌危险性降低。哺乳总时间与乳腺癌危险性呈负相关。可能因哺乳推迟了产后排卵及月经的重建,并使乳腺组织发育完善。

(三)遗传

妇女有第一级直亲家族的乳腺癌史者,其乳腺癌的危险性是正常人群的 2～3 倍。其危险性又与家属的乳腺癌发生年龄及单侧或双侧有关。

(四)乳腺良性疾病

乳腺良性疾病与乳腺癌的关系尚有争论。一般认为乳腺良性疾病可增加乳腺癌的危险性。Warren 等认为病理证实的乳腺小叶增生或纤维腺瘤患者发生乳腺癌的危险性为正常人群的 2 倍,多数认为乳腺小叶有上皮高度增生或不典型增生时可能与乳腺癌的发病有关。有些良性

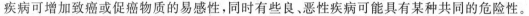

疾病可增加致癌或促癌物质的易感性,同时有些良、恶性疾病可能具有某种共同的危险性。

(五)激素

长期应用雌激素治疗或用避孕药与乳腺癌的关系尚待研究。在更年期长期服用雌激素可能增加乳腺癌的危险性。在卵巢未切除的妇女,如应用雌激素的总量达 1 500 mg 以上,其发生乳腺癌的危险性是未用者的 2.5 倍。口服包括雌激素及黄体酮的避孕药并不增加乳腺癌的危险性。

可见乳腺癌的发病与体内激素情况有关。乳腺受体受多种内分泌激素的作用,如雌激素、孕激素、催乳素、生长激素、皮质激素、甲状腺素及胰岛素等,以维持乳腺的生长、发育及乳汁分泌的功能。激素在乳腺癌的发生过程中有十分重要的作用。雌激素中的雌酮及雌二醇对乳腺癌的发病有直接的关系,雌三醇与孕酮被认为有保护作用,而催乳素则在乳腺癌发展过程中有促进作用。但各种因素间的联系尚未完全明了。

(六)饮食

近年的研究指出,饮食习惯的改变,尤其是脂肪饮食,可以改变内分泌环境,加强或延长雌激素对乳腺上皮细胞的刺激及增加乳腺癌的危险性。一般认为人类恶性肿瘤中有 1/3 与饮食有关。动物试验中,应用高脂肪饮食喂饲小鼠,可使乳腺癌发病率增加,而脂肪中不饱和脂肪酸的作用似大于饱和脂肪酸。高脂肪饮食可使二甲基苯蒽诱发小鼠乳腺癌的时间缩短,说明脂肪在乳腺肿瘤形成过程中的促癌阶段起作用。脂肪增加乳腺癌的危险性可能与脂肪加速儿童期生长发育、提早性成熟,使乳腺上皮细胞较早暴露于雌激素及催乳素中,从而增加癌变机会。此外脂肪能增加雄烯二酮转化为雌激素,也可能有增加垂体释放催乳素作用。

(七)电离辐射

放射电离辐射与乳腺癌的发病有关,其危险性随照射剂量的增加而增大。在长崎及广岛原子弹爆炸时的幸存者中,乳腺癌发病率有增高趋势,接受放射线治疗产后急性乳腺炎以及儿童胸腺增大用放射线照射后乳腺癌的发病率亦增加。

由于乳腺癌的发病与电离辐射有关,Bailer 提出在乳腺癌筛查时反复应用乳腺摄片是否可能增加乳腺癌的危险性。从目前资料看,由于摄片筛查能早期发现乳腺癌,可能降低乳腺癌的死亡率,因而是利大于弊。但摄片时应尽量减少乳腺所受的射线剂量。

(八)其他

多种治疗高血压的药物,包括利血平、吩噻唑、甲基多巴和三环类镇痛药有增加催乳素分泌的作用。Kelsty 认为利血平与乳腺癌发病率之间的关系并不明确,但以后 Willams 等认为长期应用可能有正相关,而短期应用则呈负相关。目前利血平与乳腺癌发病率的关系尚难定论。其他如乳汁因子、吸烟、饮酒及染发剂的应用等与乳腺癌发病的关系也尚不肯定。

二、诊断

(一)临床表现

乳腺位于身体表面,一旦发生病变容易发现,当患者就诊时,临床医师必须仔细分析病史,认真进行检查,必要时配合 X 线乳腺摄影、超声显像、热图检查或 CT 等。在决定治疗前,除了解肿瘤的良恶性外,还应估计肿瘤的生物学行为、浸润范围、淋巴结转移情况及是否有远处转移等,根据所有资料来制订治疗计划。

1.无痛性肿块

乳房的无痛性肿块常是促使患者就诊的主要症状。为确定肿块的性质,应对肿块发生的时间、生长速度、生长部位、肿块大小、质地、活动度、单发或多发、与周围组织的关系以及是否同时伴有区域性淋巴结肿大等情况做全面的检查,结合患者的年龄、全身情况及有关病史才能作出比较正确的诊断及鉴别诊断。乳腺癌应当与炎性肿块、乳腺增生病及良性肿瘤相鉴别。乳腺癌的肿块呈浸润性生长,即使肿块很小,如累及乳腺悬韧带时可引起皮肤粘连,较大的肿块可有皮肤水肿、橘皮样变、乳头回缩或凹陷,淋巴结肿大等症状,后期可出现皮肤卫星结节甚至溃疡。但在早期阶段,有时很难与良性疾病相鉴别。

2.乳头溢液

乳头溢液可以是生理性或病理性的,非妊娠哺乳期的乳头溢液发生率为 $3\%\sim8\%$。乳腺导管尤其是大导管上皮增生、炎症、出血、坏死及肿瘤等病变都可能发生乳头溢液。溢液可以是无色、乳白色、淡黄色、棕色、血性等;可以呈水样、血样、浆液性或脓性;溢液量可多可少,间隔时间也不一致,常因溢液污染内衣而为患者发现。癌性溢液应当与生理性、非肿瘤性乳腺疾病、全身性疾病引起的乳头溢液相鉴别。乳腺癌原发于大导管或为管内癌者,合并乳头溢液较多,但乳腺癌以乳头溢液为唯一症状者少见,多数伴有乳腺肿块。管内乳头状瘤恶变,乳头湿疹样癌等亦可有乳头溢液。

3.乳头和乳晕异常

当病灶侵犯到乳头或乳晕下区时,乳腺的纤维组织和导管系统可因肿瘤侵犯而缩短,牵拉乳头,使乳头偏向肿瘤一侧,病变进一步发展可使乳头扁平、回缩、凹陷,直至完全缩入乳晕下,看不见乳头。有时因乳房内纤维组织挛缩,使整个乳房抬高,临床可见两侧乳头不在同一水平面上。乳头糜烂也是 Paget 病的典型症状。

少数病例以腋淋巴结肿大作为首发症状而就诊,其乳腺内原发病灶很小,临床难以扪及,称为隐性乳腺癌。

炎性乳腺癌时局部皮肤呈炎症样表现,颜色由淡红到深红,开始时比较局限,不久即扩大到大部分乳腺皮肤,同时伴有皮肤水肿。触诊时感皮肤增厚、粗糙、表面温度升高。

当肿瘤发生远处转移时出现相应症状。

(二)病理

1.组织学分类

乳腺癌的组织形态较为复杂,类型众多,往往在同一块癌组织中、甚至在同一张切片中,可有两种以上的类型同时存在,因此,乳腺癌的组织学分类较为混乱。目前,国内将乳腺癌分类分为非浸润性癌、早期浸润性癌和浸润性癌 3 大类。

(1)非浸润性癌:又称原位癌。指癌细胞局限在导管基膜内的肿瘤,需取较多组织块,并经连续切片及网状纤维染色证实。按其组织来源,又可分为小叶原位癌和导管内癌两类。

小叶原位癌:来自乳腺小叶内导管或小叶内末梢导管。约占乳腺癌的 1.5%。发病年龄较其他类型乳腺癌早 8~10 年,累及双侧乳腺的机会较多。小叶原位癌常为多中心性,累及多数小叶。临床往往无明确的肿块触及。肉眼检查病变常不明显,或可见粉红色或半透明、稍硬的颗粒状区,往往和小叶增生并存。在切除的乳腺标本内有 42%~70% 为多灶性病变。显微镜下可见小叶结构存在,小叶增大,小叶内末梢导管和小叶内导管增粗,可因癌细胞充塞而成实质性;细胞大小形状不一,极性丧失;看不到正常导管的双层结构;核大而圆,较一致,染色质细,可见核分裂,但分裂象不多。小叶原位癌可和其他类型的癌并存,有时在浸润性癌的肿块旁发现小的原位癌病灶。小叶原位癌发展缓慢,预后良好。

导管内癌:是来自乳腺中小导管的肿瘤,癌细胞局限于导管内。临床可扪及肿块,部分病例伴有乳头 Paget 病。肉眼见癌组织切面呈颗粒状,质脆,有时管腔内充满灰黄或灰白色半固体物,可挤出牙膏样的条索状物。显微镜下根据导管内癌细胞的组织结构特征分为实质型、筛状型和乳头状型三个亚型。本病倾向于多中心性生长,双侧乳腺同时或先后发病的频发率也较高,彻底切除后预后良好。

(2)早期浸润性癌:乳腺癌从非浸润性的原位癌到浸润性癌,是一个逐渐发展的过程,其间需经过早期浸润阶段,即癌组织开始突破基膜,刚向间质浸润的时期,既不同于原位癌,又不同于一般的浸润癌。根据形态不同分为早期浸润性小叶癌和早期浸润性导管癌两类。

(3)浸润性癌:癌组织向间质内广泛浸润,形成各种结构的癌组织和间质相混杂的图像。国内将具有特殊组织结构的浸润性癌归为特殊型癌,其余为非特殊型和罕见型癌。特殊型癌的预后较非特殊型好。非特殊型癌包括浸润性小叶癌、浸润性导管癌、单纯癌、髓样癌、硬癌和腺癌。

浸润性小叶癌:小叶内癌的癌细胞突破基膜及小叶范围,向间质内浸润,癌细胞常围绕导管,呈同心圆结构而形成靶样图像,是浸润性小叶癌的形态特征。

浸润性导管癌:导管内癌的癌细胞突破基膜,向间质内浸润,部分区域内尚可见到导管内癌成分。

单纯癌:是最常见的乳腺癌类型,占 80% 以上。体积往往较小。形态特点是癌组织中主质和间质的比例相当,其形态复杂、多样,癌细胞常排列成巢、索、腺样或呈片块状。

髓样癌:较单纯癌少见,肿块体积常较大,位于乳腺组织的深部,质地较软,边缘整齐,与周围组织分界清楚。肿瘤切面呈灰白色,常见出血、坏死。镜下特点是主质多、间质少,癌细胞体积大,形态不一,胞质丰富,核大呈空泡状,核仁清楚,分裂象多见。淋巴结转移率较低。有淋巴细胞浸润的髓样癌预后较好。

硬癌:常与其他类型的乳腺癌并存。本病侵袭性强,易转移,恶性程度高。肉眼检查肿块体积较小,边界不清,与周围组织呈放射状交界,质地较硬。显微镜下见癌细胞形成小巢状或条索状,细胞异形性显著,核分裂易见,间质多于主质,致密的纤维组织可发生胶原变性、钙化或骨化。

黏液腺癌:本病发病年龄较大,生长缓慢,转移发生迟,预后较好。巨检肿瘤体积较大,边界清楚,呈不规则形,切面半透明,呈胶冻状。显微镜下可见间质内有丰富的黏液,癌细胞分隔成岛状或小巢状,胞质内有小空泡,核小而圆,染色深,偏于一侧,分裂象少。由于本类乳腺癌含有大量细胞外黏液,癌细胞数量少,故在生化法测定雌激素受体时往往出现假阴性结果,用免疫组化法检查时可见细胞内有阳性颗粒。

Paget 病:又名湿疹样癌。乳头及乳晕皮肤有湿疹样改变,显微镜下见乳头及乳晕表皮内有体积大的 Paget 细胞,胞质丰富,核大而圆,核仁清楚,分裂象多,有时胞质内可见色素颗粒。单纯的湿疹样癌发展慢,预后好,尤其临床无肿块及淋巴结转移者。但单纯的湿疹样癌极少,往往和导管癌或其他浸润癌伴发,其预后取决于乳腺实质中伴发的癌的类型和淋巴结转移情况。

乳头状癌:较少见,多发生在乳腺大导管内,部分患者有乳头溢液,多为血性。本病可单发或多发,多数生长缓慢,转移较晚,预后好。肉眼见肿瘤呈棕红色结节,质脆。显微镜下见癌细胞排列成乳头状,细胞大小、形态不一,核深染,分裂象常见。

腺管样癌:较少见,发展慢,恶性程度低。肿瘤常为双侧性和多中心性,体积较小,镜下为高度分化的浸润性癌,癌细胞无明显异形,排列成腺管状。

其他罕见的癌有大汗腺癌、鳞形细胞癌、黏液表皮样癌、类癌、未分化癌及分泌型癌等。

2.分期

长久以来对乳腺癌的分期有很多种方法,如 Steinthal 根据有无远处转移、局部病变及病变速度等将乳腺癌分为 3 期,Paterson 等根据临床症状分期,Haagensen 及 Stout 又根据原发肿瘤范围、区域淋巴结及有无远处转移将乳腺癌分为 4 期。为了有一个统一的标准,国际抗癌联盟提出的 TNM 分期法(1988)已被广泛应用于各种肿瘤中。

(1)TNM 国际分期法。

原发肿瘤(T)分期

T_x:原发肿瘤情况不详(已被切除)。

T_0:原发肿瘤未扪及。

T_{is}:原位癌(包括小叶原位癌及导管内癌),Paget 病局限于乳头,乳房内未扪及块物。

T_1:肿瘤最大径小于 2 cm。

T_{1a}:肿瘤最大径在 0.5 cm 以下。

T_{1b}:肿瘤最大径 0.5~1 cm。

T_{1c}:肿瘤最大径 1~2 cm。

T_2:肿瘤最大径 2~5 cm。

T_3:肿瘤最大径超过 5 cm。

T_4:肿瘤任何大小,直接侵犯胸壁和皮肤。

T_{4a}:肿瘤直接侵犯胸壁。

T_{4b}:乳房表面皮肤水肿(包括橘皮样水肿),皮肤溃疡或肿瘤周围皮肤有卫星结节,但不超过同侧乳房。

T_{4c}包括 T_{4a} 及 T_{4b}。

$T_{4天}$:炎性乳腺癌。

注:①皮肤粘连、乳头回缩或其他皮肤改变除了 T_{4b} 外,可以出现在 T_1、T_2、T_3 中,不影响分期。②Paget 病时如乳房内有肿块,则按照肿瘤大小区分。③胸壁指肋骨、肋间肌及前锯肌,不包括胸肌。

区域淋巴结(N)分期

N_0:区域淋巴结未扪及。

N_X:区域淋巴结情况不详(以往已切除)。

N_1:同侧腋淋巴结有肿大,可以活动。

N_2:同侧腋淋巴结肿大,互相融合,或与其他组织粘连。

N_3:同侧内乳淋巴结有转移。

远处转移(M)分期

M_X:有无远处转移不详。

M_0:无远处转移。

M_1:远处转移(包括同侧锁骨上淋巴结转移)。

临床分期

根据以上不同的 TNM 可以组成临床不同分期。

0 期

$T_{is}N_0M_0$

Ⅰ期

$T_1:N_0M_0$

Ⅱ$_a$期：$T_0N_1M_0$

$T_1:N_1*M_0$（ * N_1 的预后同 N_0）

$T_2:N_0M_0$

Ⅱ$_b$期：$T_2N_1M_0$

$T_3:N_0M_0$

Ⅲ$_a$期：$T_0N_2M_0$

$T_1:N_2M_0$

$T_2:N_2M_0$

$T_3:N_{1,2}M_0$

Ⅲ$_b$期：T_4，任何 N，M_0

任何 T，N_3M_0

Ⅳ期：任何 T，任何 N，M_1

在此分期中，T_{is}在临床上只能有 Paget 病限于乳头者，其他原位癌均不能作临床诊断，而 N_3（内乳淋巴结的转移）在临床亦是不能触及的。

（2）病理分期：临床检查与病理检查间有一定的假阴性或假阳性率。因而从预后来讲，术后病理分期较临床分期更为正确。在病理分期中，把 N_1 又分为微小转移灶（即淋巴结内的转移病灶小于0.2 cm）、大转移灶（即转移灶大于 0.2 cm）或有包膜侵犯。淋巴结内有微小转移灶者预后较好。Huvos 等报道纽约纪念医院 62 例腋淋巴结无转移病例 8 年生存率为 82%（51/62），下群淋巴结内有微小转移灶者为 94%（17/18），而有明确的大转移灶者为 62%（28/45）。因而 TNM分期又根据病理检查进行分类，称 PTNM，具体如下：

PT：原发病灶，与 TNM 分期相同。

PN：区域淋巴结。

N_0：同侧腋淋巴结无转移。

N_1：同侧腋淋巴结转移，但不融合。

N_{1a}：淋巴结内仅切片上可见转移灶。

N_{1b}：肉眼可见转移灶。

包括：①微小转移灶，小于 0.2 cm。②1～3 淋巴结转移（大于 0.2 cm）。③4～6 淋巴结转移。④转移灶超过淋巴结包膜。⑤转移淋巴结超过 2 cm。

$N_{2\sim3}$同 TNM 分期。

（3）哥伦比亚（Columbia）分期：另一种常用的临床分期是哥伦比亚分期。

A 期：无皮肤水肿、溃疡，肿瘤不与胸壁固定，临床腋淋巴结不大。

B 期：无皮肤水肿、溃疡，肿瘤不与胸壁固定，腋淋巴结肿小于 2.5 cm，与皮肤及腋窝深部组织无粘连。

C 期：凡有以下 5 个症状中的任何一个：①皮肤水肿，不超过乳房表面的 1/3。②皮肤溃疡。③胸壁固定。④腋淋巴结肿大超过 2.5 cm。⑤腋淋巴结与皮肤及深部结构固定。

D 期:包括以下情况:①C 期 5 个症状中的 2 个。②皮肤广泛水肿,超过乳房表面的 1/3。③皮肤有卫星结节。④炎症样癌。⑤临床有锁骨上淋巴结侵犯。⑥胸骨旁结节(临床为乳内淋巴结转移)。⑦同侧上肢水肿。⑧远处转移。

3.播散转移

(1)局部扩散:乳腺癌绝大多数起源于乳腺导管上皮,癌细胞沿导管蔓延(有学者认为是导管上皮继续癌变),或沿筋膜间隙伸展,继而侵及皮肤,先累及乳腺悬韧带,使之缩短,皮肤表面出现牵扯状凹陷。如皮下淋巴管被癌细胞堵塞,引起淋巴回流障碍,可出现真皮水肿,皮肤表面呈"橘皮样"改变。继而皮肤增厚、变硬、变色,可陆续出现多数硬癥块,皮肤表现为铠甲状。淋巴管内癌细胞继续生长,可发展成为分散的皮肤结节,即"卫星结节"。癌细胞侵及皮肤及深部小血管,使局部血流不畅,导致充血,在临床上出现"毛细管扩张样癌""丹毒样癌"或"炎性癌"。肿瘤同时可向深部发展,侵及胸肌筋膜或胸肌,后期可侵及肋间肌、肋骨及胸壁。随着肿瘤的生长,局部血供不足,肿瘤内发生坏死,形成溃疡。

(2)淋巴道转移:癌细胞沿小叶周围的细小淋巴管网引流到乳头部位,进入乳晕下淋巴管丛,再由外侧干或内侧干两条较大的输出淋巴管向腋窝淋巴结引流,从腋窝淋巴结进而转移到锁骨下淋巴结。锁骨下淋巴结有较大的输出淋巴管,向上与来自颈部及纵隔的其他淋巴干汇合,形成总淋巴干,右侧于锁骨下静脉或颈静脉汇合处进入血道,左侧进入胸导管,或在颈内静脉与锁骨下静脉汇合处进入血道,发生血道转移;或进入颈下深淋巴结,引起锁骨上淋巴结转移。也可直接进入纵隔淋巴结。

乳腺癌患者腋下淋巴结转移率很高,文献报道患者在就诊时有 50%～70%已有腋淋巴结转移。腋淋巴结转移情况与原发肿瘤大小有关,肿瘤体积越大,病期越晚,腋淋巴结转移率越高,转移数越多。沈镇宙报道 2 189 例乳腺癌腋淋巴结转移情况,临床 I 期病例腋淋巴结转移率为 20.3%,Ⅲ期病例的转移率为 76.6%。

即使临床未扪及腋下有肿大淋巴结,术后也常发现有淋巴结转移,临床与病理间误差为 22%～46%,这与检查是否仔细及医师的经验有关。常规病理检查阴性的淋巴结再作连续切片检查,可发现 18%～33%的阴性淋巴结实际为阳性。

乳腺的任何部分,特别是内侧和中央的肿瘤,可随乳内血管的肋间穿刺引流到内乳淋巴结链,内乳淋巴结向上终于颈深淋巴结组最低位的淋巴结,左侧最终进入胸导管,右侧进入右淋巴导管,或直接进入颈内静脉与锁骨下静脉汇合处。内乳淋巴结和腋淋巴结同样是乳腺癌转移的第 1 站淋巴结。内乳淋巴结转移率与病灶部位及病期有关。沈镇宙等报道内乳淋巴结的转移率,外侧病灶的为 12.9%,病灶位中央的为 22.0%,病灶位内侧的为 21.9%;临床 I 期病例为 4.7%,临床 Ⅱ 期病例为 14.2%。有腋淋巴结转移的病例内乳淋巴结转移率增高,临床检查腋淋巴结无肿大的病例,病理证实内乳淋巴结转移率为 9.1%,有腋淋巴结肿大的病例,内乳淋巴结转移率为 21%;病理检查腋淋巴结无转移的病例,内乳淋巴结转移率为 6.0%,有转移的病例,内乳淋巴结转移率为 28.6%。

锁骨上淋巴结是乳房淋巴引流的第 2 站,其转移主要是经腋淋巴结或内乳淋巴结,多数是同侧的,也可转移到对侧锁骨上淋巴结,淋巴结位于锁骨内侧段的后上方,胸锁乳突肌深面。出现锁骨上淋巴结肿大常表示病期较晚,不宜做根治性手术。

肿瘤细胞也可通过逆行途径转移到对侧腋窝或腹股沟淋巴结。当乳内淋巴干受阻时,癌细胞可逆流,沿皮肤深筋膜淋巴管经腹直肌筋膜通向膈下淋巴结,引起肝脏和腹腔内转移,原发肿瘤位于乳房内下方时较易发生。

当肿瘤侵犯胸壁时,癌细胞可通过肋间的收集淋巴管,随肋间血管流向肋间后淋巴结,再进入胸导管和锁骨上淋巴结,癌栓可反流引起胸膜或脊柱转移。

(3)血道转移:乳腺癌细胞也可直接侵入血管引起远处转移。肋间旁支可通过胸廓内静脉进入同侧无名静脉后进入肺循环。乳腺深部组织、胸肌和胸壁的静脉汇入腋静脉,进入锁骨下静脉和无名静脉,是肺转移的重要途径。肋间静脉流向奇静脉、半奇静脉,最后经上腔静脉入肺,奇静脉系统可通过椎间静脉、椎外静脉丛后组与椎内静脉相连,椎静脉系与腔静脉的血流在腹内压改变时可互相流动,因此,有些患者在未出现腔静脉系(如肺)转移前,先出现颅骨、脊柱、盆骨等转移。

远处转移发生率与原发肿瘤的大小、淋巴结转移数目和病理分级有关,受体情况、肿瘤倍增时间、细胞增殖周期中的 S 期细胞比例、肿瘤细胞内 DNA 含量等也影响远处转移发生率。

最常见的远处转移为肺,其次为骨、肝、软组织、脑、肾上腺等。乳腺癌患者临床确诊时5%～15%已有远处转移。有腋下淋巴结转移的患者术前作全身骨扫描,发现约 20% 有异常改变,但患者常无临床症状。Cote 用单克隆抗体法检测,发现可手术的乳腺癌病例中 35% 骨髓中可见癌细胞,淋巴结阴性和阳性病例中,分别有 27% 和 41% 骨髓内可找到癌细胞。死于乳腺癌的病例作尸检,60%～80% 有肺转移,50%～60% 有肝转移,50% 有骨转移。

肺转移:癌细胞在肺毛细管内停留、生长、继之侵出血管,形成转移瘤。肿瘤侵及肺组织的淋巴管和肺静脉,引起肺淋巴组织的转移或全身转移。肺转移多数表现为肺内大小不等的结节,偶为单个结节。少数病例表现为癌性淋巴管炎,临床上有明显的咳嗽、气急、发绀,早期 X 线片无异常或仅见肺纹增多,容易误诊。

骨转移:以胸、腰椎和盆骨最多,其次为肋骨、股骨等;多数为溶骨性改变,少数为成骨性;长骨转移时可发生病理性骨折,脊柱转移时由于脊髓受压可引起截瘫。临床上有进行性加剧疼痛,早期时 X 线片可能无阳性发现,骨扫描较 X 线片敏感,平均可提前 3 个月发现骨转移,因此,乳腺癌患者出现持续性疼痛时,应作骨扫描检查。放疗对骨转移的疼痛有明显姑息作用,经放疗后90% 病例疼痛缓解,并可延迟或防止脊髓压迫所引起的截瘫。

肝转移:早期症状不明显,患者有乏力、食欲减退等,容易忽略,超声显像及 CT 检查有助于早期发现肝转移。肝转移患者预后差,化疗及激素治疗效果不理想。

胸膜转移:常继发于肺转移,偶亦有单纯胸膜转移者,主要表现为胸腔积液,可为血性,有时胸腔积液内可找到癌细胞。治疗可用全身化疗加胸腔内化疗。

脑转移:在女性脑转移瘤中,乳腺癌是常见的原发灶,CT 检查对诊断有帮助。全头颅放疗可取得暂时性症状缓解,但治疗效果不理想。

(三)实验室及其他检查

1.X 线检查

乳腺照相是乳腺癌诊断的常用方法,分为干板照相及低剂量 X 线照相。干板照相又称静电摄影,其优点是对微小钙化点的分辨率较高,检查时能紧贴胸壁,包括乳房后间隙,这正是 X 线照相易遗漏的部位。但干板照相每次接受的 X 线量较大,干板的装置还有些机械方面的问题。

钼靶 X 线照相又称软 X 线照相,适用于软组织及乳腺照相。目前采用低剂量片一屏组合系统、高分辨增感屏和单向感光乳剂细颗粒胶片,每次剂量为 0.2～0.3 rad。每次检查应用 2 个位置,中线所接受的剂量为 0.3～0.8 rad,这种剂量所致的放射致癌危险性已接近自然发病率。

Dodd 的研究指出，假定以35～39岁的人群摄乳房片作为基线，对 100 万妇女在 40 岁以后每年作乳房照相，那么在这些人群的一生中最少有 150 人，最多有 1 000 人可能有因放射线而致乳腺癌，但这 100 万人可以在早期作出诊断，治疗后生存率很高。乳腺照相有时可看到微小钙化灶而检出导管原位癌。但在片子上乳腺癌与其他增生性疾病或管内乳头状瘤不易鉴别。乳腺疾病在 X 线片上表现一般可分为肿块或结节病变，钙化影及皮肤增厚征群，导管影改变等。85％的乳腺癌的 X 线表现为边界不规则的肿块或结节阴影，肿块的密度较高，边缘有毛刺征象时对诊断十分有助。毛刺较长超过病灶直径时称为星形病变。X 线片中显示肿块常比临床触诊为小，此亦为恶性征象之一。片中的钙化点应注意其形状、大小、密度，同时考虑钙化点的数量和分布。乳腺癌中 30％～50％在片中可见钙化点，颗粒甚小，密度很不一致，呈点状、小分支状或呈泥沙样，当钙化点群集时，尤其集中在 1 cm 范围内则乳腺癌的可能性很大。钙化点超过 10 个以上时，恶性可能性很大。有时有 3～4 个钙化点，但有发病高危因素时亦应考虑做活检。其他的一些X 线征象如导管影增生、导管扭曲、皮肤增厚改变等常是间接的征象。

X 线片可以查出导管原位癌，主要表现在导管影增厚及微小钙化点。如果摄片发现有可疑时应在定位摄片下做病灶切除。方法是将亚甲蓝注入或用金属针插入后摄定位片。切除的病灶应作标本的 X 线检查以观察病灶是否已被切除。如标本摄片未发现病灶，则应再作活检或在活检所造成的肿胀、组织反应消退后再作摄片检查。

年轻妇女的乳腺组织容易受放射线的损伤，同时其乳腺组织较致密，一般不易作出诊断及鉴别，因而对 35 岁以下的妇女常不主张作乳腺照相检查。乳腺照相临床上常用于鉴别乳腺良、恶性病变，用于普查可以发现临床上未能触及的肿块。临床应用于：①乳腺癌的术前检查：有时可以发现一些隐性或多发性的病灶，术前常规检查也可能发现同时存在的双侧乳腺癌，即对侧的隐性病灶。②乳腺病变的鉴别诊断。③临床有乳头排液、溃疡、酒窝征，或乳头回缩、皮肤增厚时的辅助诊断。④对高危险因素患者的随访及普查时的应用：如一侧乳腺癌治疗后随访对侧乳腺，有母系乳腺癌家属史，月经初潮早或绝经迟，第一胎足月生产在 35 岁以上者，有乳腺良性疾病史，乳腺增大或缩小而临床不易检查者以及腋下、锁骨上或其他部位有转移性腺癌，乳腺摄影可作为寻找原发灶方法之一。

2.超声显像检查

超声显像检查无损伤性，可以反复应用。对乳腺组织较致密者应用超声显像检查较有价值，但主要用途是鉴别肿块系囊性还是实质性。囊性肿块有时可在超声显像引导下作针吸，如果吸出液体可以不必手术。超声显像对乳腺癌诊断的正确率为80％～85％，对肿块在 1 cm 以下者诊断正确率不高，目前正在改进中，如应用高分辨率的探头，改进检查方法如用水浴式多头探测等方法。超声显像对明确肿块大小常较正确，因而可以用来比较非手术治疗方法（如化疗、放疗、内分泌治疗等）的疗效。

3.其他影像学检查

(1)热图像检查：常用有液晶及远红外热图像两种方法。热图像是利用肿瘤细胞代谢快，无糖酵解产生的热量较周围组织高，因而在肿块部位显示热区。但热图像对较小肿瘤检出率低，假阳性及假阴性较多，经广泛评价后，目前大多已不将热图作为诊断乳腺癌的主要依据。热图有时可能预报乳腺癌的危险性，乳腺癌有明显异常温度记录者预后较差。

(2)近红外线扫描：近红外线的波长为 600～900 μm，易穿透软组织。利用红外线透过乳房不同密度组织显示出各种不同灰度影，从而显示乳房肿块。此外红外线对血红蛋白的敏感度强，

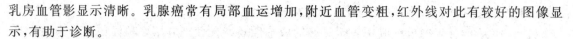

乳房血管影显示清晰。乳腺癌常有局部血运增加,附近血管变粗,红外线对此有较好的图像显示,有助于诊断。

（3）CT检查:CT检查可作为乳腺摄影的补充,而不是作为常规方法。CT可用于不能扪及的乳腺病变活检前定位,确诊乳腺癌的术前分期,检查乳腺后区、腋部及内乳淋巴结有无肿大,有助于制订治疗计划。

（4）磁共振检查:浸润性导管癌的磁共振表现为边界不清、不规则毛刺的低信号强度肿块,但磁共振不能显示微细钙化点。有一组120例妇女用照相及磁共振比较,前者阳性率高于后者。

4.实验室检查

理想的生物学标志物应具备以下条件:①特异性强:可作用于特定的肿瘤。②敏感性高:微小肿瘤即可显示标志物的量变。③方法简便。目前能用于乳腺癌诊断的生物学及生化学标记物有多种(表9-1),但其特异性均不甚理想。较有参考价值的有以下数种。

表9-1　乳腺癌诊断的生物学及生化学标记物

类别	可能应用的标记物
肿瘤胎儿抗原	CEA、γ-胎儿蛋白
胎盘标记物	人绒毛膜促性腺激素(HCG)、人胎盘催乳素(HPL)
乳腺或乳汁有关抗原	酪蛋白、大囊性病液体蛋白(GCDFP)
其他异位激素	降钙素
酶	碱性磷酸酶、唾液酸转移酶、丙种谷酰胺转肽酶
正常机体组成物	铁蛋白、血型物质、羟脯氨酸、N_2-二甲鸟苷、1-甲肌苷、酸性糖蛋白
组织病理学标记物	免疫球蛋白
蛋白	前清蛋白、糖蛋白
单克隆抗体	
其他	

（1）癌胚抗原（CEA）:近年来由于放射免疫测定的进展,证实CEA不仅存在于胃肠道肿瘤及胎儿组织内,在其他肿瘤及非肿瘤性疾病(如溃疡性结肠炎,肝炎,肝硬化等)中也有存在。乳腺癌术前检查20％～30％血中CEA含量升高,而晚期及转移性癌中则有50％～70％出现CEA高值。Haagensen等报道CEA与治疗反应呈正相关,CEA值增高时提示病变在进展,降低时好转。因而目前对CEA的研究集中于作为预后及随访指标。Wang等于乳腺癌手术后10天时测定CEA,如阳性者复发率达65％,阴性者仅20％。

（2）降钙素:以往认为是甲状腺髓样癌所特有,但目前发现在其他肿瘤中也有,如肺癌(40％)、结肠癌(33％)、胰腺癌(46％)等有不同程度的增高,乳腺癌患者中38％～100％有血浆降钙素的上升,但在早期病例中仅25％有上升,因而早期诊断的参考价值不大。

（3）铁蛋白:血清铁蛋白反映体内铁的储存状态,在很多恶性肿瘤如Hodgkin病、白血病、胰腺癌、胃肠道肿瘤、乳腺癌中有铁蛋白的升高。从肿瘤中测出的铁蛋白称癌胚铁蛋白,但肿瘤内铁蛋白浓度升高是由于基质反应,而非肿瘤合成。Tappin报道50例乳腺癌术前有42％病例铁蛋白含量升高,且与病期有关。治疗后有复发者铁蛋白亦升高。

（4）单克隆抗体:用于乳腺癌诊断的单克隆抗体CA15-3对乳腺癌诊断符合率为33.3％～

57%。对早期诊断尚有困难,主要是没有找到特异性抗原。

目前的生物学标记物单一应用尚无足够的敏感性及特异性。应用多种标记物作为联合指标,可以提高诊断价值,但亦只限于较晚期的病例,对早期病例亦无足够的敏感性。

5.细胞学及组织学检查

(1)脱落细胞学检查:对有乳头溢液的病例,可将液体做涂片细胞学检查,对早期管内癌有乳头排液者阳性率为50%,有时尚未有肿瘤可扪及前,已可被检查出。乳头糜烂怀疑 Paget 病时可做糜烂部位的刮片或印片进行细胞学检查,阳性率为70%~80%。

(2)细针吸取细胞学检查:是简单易行的方法,目前已被广泛采用。细针吸取是利用癌细胞黏着力低的特点,将肿瘤细胞吸出作涂片,其准确率较高。Scanlon 报道一组 6 000 例有怀疑的病灶,应用细针吸取,其中 12% 是阳性的。据报道应用细针吸取法与切除活检法,患者的生存率无差别,但操作时应注意避免造成肿瘤的播散。对较小或临床有怀疑的病灶即使细胞学检查为阴性时亦应做活组织检查,以免延误诊断。

(3)活组织检查:明确诊断必须做活组织检查。除非肿瘤很大,一般均以做切除活检为好,宿曜等报道一组 142 例乳腺癌随访 15 年,其中切除活检 75 例,切取活检 67 例,切除活检组的 5 年、10 年、15 年生存率明显高于切取活检组($P<0.05$)。切除活检时应将肿瘤连同周围少许正常乳腺组织一并切除,最好能做冰冻切片检查。如果是恶性的则作根治性手术,标本应同时作激素受体测定。如无冰冻切片条件,可在病理证实后再手术,希望能不迟于 2~4 周。

三、治疗

(一)手术治疗

对能手术治疗的乳腺癌,手术的目的是获得局部及区域淋巴结的最大限度地控制,减少局部复发,同时得到必要的资料以判断预后及选择术后的辅助治疗。在满足以上要求后,再考虑外形及功能越接近正常越好。

1.手术适应证

乳腺癌的手术适应证为符合国际临床分期的 0、Ⅰ、Ⅱ 期及部分 Ⅲ 期而无手术禁忌证的患者。

2.手术禁忌证

(1)全身性禁忌证:①肿瘤已有远处转移。②一般情况差,恶病质。③全身主要脏器有严重疾病,不能耐受手术者。④年老、体弱不能耐受手术者。

(2)局部病灶的禁忌证:三期病例有以下情况之一时:①皮肤橘皮水肿,超过乳房面积一半以上。②皮肤有卫星结节。③肿瘤直接侵犯胸壁。④胸骨旁淋巴结肿大,病理证实为转移。⑤锁骨上淋巴结证实为转移。⑥患侧上肢水肿。⑦急性炎性乳腺癌。

有以下 5 种情况中任何 2 项以上者:①肿瘤溃破。②皮肤橘皮水肿,占全乳面积 1/3 以上。③肿瘤与胸大肌固定。④腋淋巴结最大直径超过 2.5 cm 以上。⑤淋巴结彼此粘连或与皮肤或深部组织粘连。

根治术前必须有组织学的证实,不能单根据临床诊断。细针细胞学检查有一定的假阳性或假阴性,因而一般不作为确定诊断的最后依据。明确诊断最好是采用冰冻切片,在做好根治术的准备下将肿瘤切除送检,如证实为恶性时即选择适当的根治性手术。如果无冰冻切片的条件时应将肿块做完整的切除,术时彻底止血,在病理检查为恶性时及时手术。活检与根治术的间隔时间一般越短越好，Copeland 等提出最好在活检后 72 小时内进行手术，Baker 等认为对乳腺肿块进行门诊活检，应具备的条件是外科医师的熟练手术、快速石蜡或冰冻切片及确诊后能及时手术治疗。目前大多数学者同意此观点，对从活检到手术间隔时间的安全范围认为应为 2～4 周。肿瘤切除后标本应同时送有关检测，如激素受体的测定等，为以后进一步治疗提供客观指标。

3.手术方式

目前对乳腺癌手术切除范围的分歧很大，原发灶的切除可有肿瘤切除，1/4 乳房切除，全乳房切除及同时包括胸肌的切除，术后再合并放疗。腋淋巴结的切除范围可做腋淋巴结全部清除，部分清除，单做活检，或暂时不处理，有肿大淋巴结出现后再手术。内乳淋巴结的处理有做手术清除，活检或暂不处理，放疗等。因而常用的手术方式有乳腺癌根治术、乳腺癌改良根治术、乳腺癌扩大根治术、全乳房切除以及小于全乳房切除的部分乳房切除等方式。各种手术方式很多，但没有一个统一的手术方式能适合于各种乳腺癌的不同情况，手术方式的选择还是要根据病变部位、病期、手术医师的习惯以及各种辅助治疗的条件而定。

一般腋淋巴结的数字自 7～72 个，差别之大除了个体原因外，与病理科医师检查详细与否有关。但预后主要与淋巴结的阳性数有关，淋巴结转移数越多其预后亦越差。淋巴结的转移数亦与病理检查情况有关，对区域淋巴结的治疗目前亦有很大分歧，有些学者认为区域淋巴结有一定的免疫功能，清除了淋巴结可以损伤局部的免疫功能，亦有学者认为腋下群淋巴结无转移时很少有上、中群淋巴结的转移，为了分期的目的，仅需要取淋巴结做活检即可。但是免疫功能应是全身性的，NSABP 对 1 665 例比较了全乳切除、全乳切除加放疗、根治术的疗效，经 6 年随访，根治术及腋部放疗者腋淋巴结的复发率明显减少，亦证实腋淋巴结的处理并不影响免疫机制。进行淋巴结清除，还可了解淋巴结的转移数及分群，将有助于术后辅助治疗的选择。部分患者腋淋巴结清除后可减少局部复发，提高了生存率。因而腋淋巴结的清除是局部治疗的重要组成部分。

(1)乳腺癌根治术：Halsted 及 Meyer 分别发表乳腺癌根治术操作方法的手术原则为：①原发灶及区域淋巴结应做整块切除。②切除全部乳腺及胸大、小肌。③腋淋巴结做整块彻底的切除。Haagensen 改进了乳腺癌根治手术，并强调除了严格选择病例外，手术操作应特别彻底，主要有①细致剥离皮瓣。②皮瓣完全分离后，从胸壁上将胸大、小肌切断，向外翻起。③解剖腋窝，胸长神经应予以保留，如腋窝无明显肿大淋巴结者则胸背神经亦可以保留。④胸壁缺损一律予以植皮。此手术方式目前仍是乳腺癌手术的常用方式。

由于乳腺癌根治术未清除内乳淋巴结，因而很多学者提出术后应予以内乳区做放疗，尤其是病灶位于内侧及中央者。

手术后的并发症常有上肢水肿、胸部畸形及皮瓣坏死影响伤口愈合等。

Haagensen 报道根治术的 10 年生存率在 Ⅰ 期时为 72.5%，Ⅱ 期为 42.3%（哥伦比亚分期）；局部复发率 Ⅰ 期为 3.7%，Ⅱ 期为 12.0%。上海医科大学肿瘤医院报道根治术的 10 年生存率在 Ⅰ、Ⅱ、Ⅲ 期分别为 74.0%，50.6% 及 25.3%。

(2)乳腺癌扩大根治术：亦即根治术时同时清除内乳区淋巴结。Turher-Warwick 用放射性核素注入乳房，证实 75% 的淋巴流向腋淋巴结，25% 流向内乳淋巴结。Handler 及很多学者指出内乳淋巴结的转移率 17%～22%（表 9-2）。

清除内乳淋巴结自 1～4 肋间淋巴结，术时需切除第二、第三、第四肋软骨。手术方式有胸膜内法（Urban 法）及胸膜外法（Margottini 法）。

表 9-2 内乳淋巴结的转移率

学者	例数	内乳淋巴结转移率(%)			
		外侧	中央	内侧	合计
Handley	1 000				22
Dahl-Iversen		12		30	
Andreassen	100				17
Caceres	600	13	21	28	
沈镇宙	1 091	12.7	21	22	17.7

Margottini 报道 900 例扩大根治术的远期疗效较根治术为好,Urban 亦有同样的报道。沈镇宙等比较了扩大根治术与根治术的远期疗效,在Ⅰ期病例两种术式无差别,但Ⅱ、Ⅲ期病例应用扩大根治术较根治术为好。但这些报道均是回顾性的。Lacour 等(1983)把 1 453 例乳腺癌随机分成根治术组 750 例,扩大根治术组 703 例,两组的 10 年生存率分别为 53%和 56%,在病灶位于内侧或中央同时有腋淋巴结转移的 10 年生存率分别为 52%和 71%。扩大根治术目前的应用较以往为少,大多认为内乳淋巴结有转移者的预后较差,也可以应用放射或其他方法来代替手术。但应用放射等方法疗效不如手术(表 9-3)。由于内乳淋巴结有一定的转移率,术前尚无有效的方法能估计内乳淋巴结有无转移,同时内乳淋巴结亦是预后的重要指标,因而对某些病例,主要是临床Ⅱ、Ⅲ期,尤其是病灶在中央及内侧者,应用扩大根治术有其实用意义。

表 9-3 内乳淋巴结转移者不同的处理方法与预后

学者	例数	处理方法	5 年生存率(%)	10 年生存率(%)
Donegan	113	根治术,内乳活检(+),观察	24.0	4.0
Handler	400	根治术,内乳活检(+),放疗	36.0	16.0
沈镇宙等	221	扩大根治术	46.1	27.5

扩大根治术的并发症同根治术,但增加了肺部的并发症。应用胸膜外扩大根治术,术后应注意引流管的通畅,鼓励咳嗽等可以防止及减少胸腔并发症。上海医科大学肿瘤医院已施行扩大根治术 1 700 例,无手术死亡及严重并发症,10 年生存率在Ⅰ、Ⅱ、Ⅲ期患者分别为 88.2%、69.3%和 41.3%。

(3)乳腺癌改良根治术:Patey 和 Dyson 认为胸肌筋膜相对无淋巴管,因而肿瘤很少经此转移,手术时可以将胸肌筋膜切除而保留胸肌。以后 Auchincloss 认为腋淋巴结无广泛转移时,腋上群淋巴结很少有转移,因而术时只需清除腋中、下群淋巴结。由此产生了乳腺癌的改良根治手术,其有两种手术方式:①保留胸大肌,切除胸小肌的改良根治一式(Patey 手术)。②保留胸大、小肌的改良根治二式(Auchincloss 手术)。前者的腋淋巴结清除范围基本与根治术相仿,后者则清除了腋窝中、下群淋巴结。

改良根治术目前已成为常用的手术方式,其保存了胸肌使术后外形较为美观,同时亦便于以后整形。术时常采用横切口,同时必须保留胸前神经及胸肩峰动脉,以免术后造成胸肌萎缩。

Lesnick 等曾报道Ⅰ、Ⅱ期乳腺癌应用根治术与改良根治术的疗效相似。Maddox 等对 311 例乳腺癌随机分为根治术与改良根治术组,5 年生存率前者为 84%,后者为 76%(P=0.14),但 3 年复发率前者为 3%,后者为 10%。由于改良根治术(尤其是改良根治术二式)在清除腋淋巴结时常受到一定的限制,因而对该手术方式大多认为适用于临床Ⅰ、Ⅱ期的病例,尤其是肿瘤位于乳房外侧而腋淋巴结无转移的病例,对腋淋巴结已有明确转移者还是应用根治术为好。

(4)全乳房切除术:Mcwhirter首先提出乳腺癌可做单纯乳房切除术,术后应用放射线照射腋部,其Ⅰ、Ⅱ期病例的治疗效果与根治术相仿。以后Crile等也提出,在临床早期病例如无肿大淋巴结者,腋淋巴结可暂不处理,待有明显转移时再做手术切除。但很多资料表明腋淋巴结的临床与病理检查间常有一定的误差,腋淋巴结有隐性转移时手术清除后的效果与无转移者相似。全乳切除的手术范围亦必须将整个乳腺切除,包括腋尾部及胸大肌筋膜。此手术方式适宜于原位癌及微小癌、年老体弱不适合做根治术者以及局部病灶已趋晚期,作为综合治疗的一部分。

(5)小于全乳房切除的保守手术:应用局部切除治疗乳腺癌已有较长的历史。Mustakallio首先报道肿瘤切除后放疗,保留乳房的方法对淋巴结未能扪及的病例取得较好的效果。近年来,由于放疗设备的进步,发现的病灶较以往为早以及患者对术后生存质量的要求提高,因而报道有很多小于全乳房切除的保守手术方式。手术的方式自局部切除直到1/4乳房切除,术后有些应用放疗。

保留乳房的手术并非适合于所有乳腺癌病例,亦不能代替所有的根治术,而是一种乳腺癌治疗的改良方式,应注意避免局部复发。其适应证大致如下:①肿瘤较小,适用于临床T_1及部分T_2(小于4 cm)以下病灶。②周围型肿瘤,位于乳晕下者常不适宜。③单发性病灶。④肿瘤边界清楚,如肉眼或显微镜下看不到清楚边界者常不适宜。⑤腋淋巴结无明确转移者。治疗的效果与以下因素有关:肿瘤切缘必须有正常的边界,如果切缘有足够的正常组织者预后较好;原发肿瘤的大小及组织学分级;术后放疗,术后如不做放疗,局部复发率较高。

(二)放疗

放射线应用在乳腺癌的治疗已有近百年的历史,但在早年,仅作为术后补充治疗或晚期、复发病例的姑息性放疗。Mcwhirter首先用单纯乳房切除加放射来代替根治术,使放射在乳腺癌的治疗中跨进了一步。其后Baclasse提出用单纯放射来根治乳腺癌。近年来,随着放射设备和技术的改进提高以及放射生物学研究的进展,放射可使局部肿瘤获较高剂量,而周围正常组织损伤较少,放疗效果明显提高。Mustakallio首先采用肿块摘除加放疗早期乳腺癌,受到同行的重视。肿块摘除,局部广泛切除或1/4乳腺切除后给较高剂量放射(即所谓小手术、大放射)对临床Ⅰ、Ⅱ期病例治疗后,其生存率、局部复发率及转移率与根治术无明显差别。放疗后如有局部复发,再做根治手术,仍可获得较好疗效。对没有手术指征的局部晚期乳腺癌,放疗也能比其他方法获得较好的局部控制及提高生存率。Sheldon等报道对Ⅲ期乳腺癌放疗后5年生存率为41%。陈志贤报道Ⅲa期乳腺癌放射后5年生存率为41%,Ⅲb期5年生存率为14%。上海医科大学肿瘤医院Ⅱ期乳腺癌放射后5年生存率为83.3%,Ⅲ期为36.3%。放疗正成为乳腺癌局部治疗的手段之一。

1.放疗的方法

(1)射线种类选择:乳腺癌起源于上皮细胞,需要较高的放射剂量,才能杀灭肿瘤细胞,故应采用能量较高的射线,如^{60}Co的γ线或高能X线。由于乳腺癌往往有皮肤及皮下组织浸润,因此,使用加速器不加填充物照射时,宜应用4～6 MV的X线,不宜选用大于6 MV的X线,以免使贴近皮肤的浅层组织照射剂量不足。外放射结束后,对残余肿瘤或肿瘤床可作间质内治疗,或选用适当能量的电子束作加量放射,以减少正常组织的损伤。

(2)射野设置:我国妇女的体格及乳房体积一般较小,经常用四野进行照射,各射野的设置如下:①原发灶:采用双侧切线野,以减少胸内脏器的曝射量。设野时患者平卧,患侧上肢外展90°,手置于头下,内侧切线野超过中线 2 cm,外侧切线野位于腋中线,照射野上缘与锁骨野下缘相接,下界达乳房皱褶或皱褶下 1~2 cm,射野大小及位置应根据肿瘤部位、大小及患者体型、乳房大小而改变,但必须包括全乳房及骨性胸壁,并尽可能避免肺组织照射过多。射野一般长15~20 cm,宽度应超过乳房高度 1 cm。②淋巴引流区:锁骨上、下及腋窝区常设一前野,用^{60}Co照射,射野上缘达环甲膜水平,内侧沿胸锁乳突肌前缘向下达前中线,外侧位于肩胛盂边缘,避开肱骨头,下界与切线野上缘相接于第 2 前肋间,线束方向垂直或外倾斜10°~15°以保护喉、气管及脊髓。腋顶部需另设腋后野补充剂量,腋后野呈不规则形,设野时患者俯卧,上肢外展90°,射野上缘在肩胛冈边缘,内侧沿骨性胸壁边缘向下,外侧为肱骨内缘,下界至腋后皮肤皱褶。一般不设内乳野照射,如患者体格特大,切线间距太宽时,可另设内乳野照射。此时,内侧切线野需移至内乳野外缘,内乳野上缘与锁骨下缘相接,内侧位于前正中线,下界到第 6 肋骨上缘,一般宽5 cm。双侧内乳区不进行常规照射。

(3)照射剂量:原发灶剂量以切线野间距的中点计算,剂量 50~60 Gy/5~6 周,外放射结束后残余肿瘤或肿瘤床加量 20~40 Gy/2~3 周。锁上区以皮下 2 cm 深度计算剂量,给 50~60 Gy/5~6 周。腋窝区以腋部前后径的中心点为剂量计算点。

切线野照射时必须精确计算照射角度,以保证治疗的正确性。可采用切线尺直接测量或用计算法计算角度。

切线野照射不加填充物时,乳腺区剂量不均匀,剂量差别超过 20%。加用填充物后剂量分布较均匀,但皮肤剂量增加,容易发生湿性脱皮。使用楔形滤片可使剂量分布均匀,应根据患者体形及乳房大小选用合适的楔形角及使用比例。有条件的单位应尽量使用治疗计划系统(TPS)来设计治疗方案。

2.术前放射

在化疗广泛应用于临床前,对局部晚期乳腺癌常采用术前放射加根治术治疗。术前放射:①可以提高手术切除率,使部分不能手术的患者再获手术机会。②由于放射抑制了肿瘤细胞的活力,可降低术后复发率及转移率,从而提高生存率。③由于放射,延长了术前观察时间,能使部分已有亚临床型远处转移的病例避免一次不必要的手术。术前放射的缺点是增加手术并发症,影响术后正确分期及激素受体测定。而且,放射与手术一样,都是局部治疗,不能解决治疗前可能已存在的亚临床型转移灶,因此近年来已有被术前化疗取代的趋势。

术前放射指征如下:①原发灶较大,估计直接手术有困难者。②肿瘤生长迅速,短期内明显增大者。③原发灶有明显皮肤水肿,或与胸肌粘连者。④腋淋巴结较大或与皮肤及周围组织有明显粘连者。⑤应用术前化疗肿瘤退缩不理想的病例。

术前放射常采用三野照射,即二切线野及锁、腋部照射野。设野方法同单纯放射。一般不设腋后野及内乳野。原发灶照射剂量为 40~50 Gy/4~5 w,锁骨区为 50 Gy/5 w。放射结束后4~6周施行手术最为理想。

3.术后放射

根治术后是否需要放射,曾经是乳腺癌治疗中争论最多的问题。近年来,国外较多学者认为术后放射对Ⅰ期病例无益,对Ⅱ期以后患者可能降低局部及区域性复发率;Wallgren、Host、Tubiana等认为术后放射对病灶位于乳腺内侧者能降低复发率,提高生存率。目前,根治术后并不作常规放疗,但对于有复发可能性的病例,选择性地应用放疗可以降低复发率、提高生存质量。

术后放疗指征如下：①单纯乳房切除术后（照射胸壁及淋巴引流区）。②根治术后病理报告有腋中群或腋上群淋巴结转移者。③根治术后病理证实转移性淋巴结占检查的淋巴结总数一半以上，或有4个以上淋巴结转移者。④病理证实乳内淋巴结转移的病例（照射锁骨上区）。⑤原发灶位于乳房中央或内侧者做根治术后，尤其有腋淋巴结转移者。

术后放射应尽量采用电子束照射，也可用 ^{60}Co或 ^{60}Co加深度X线照射胸壁及内乳区前，应做CT或超声显像测定胸壁厚度，根据厚度选择适当能量，以免肺及纵隔受到过多照射。

根治术后照射锁骨区及内乳区，设野时患者平卧，头转向对侧，上肢放于体侧，射野设置如前述，一般不常规照射双侧内乳区。单纯乳房切除术后照射胸壁，照射野应包括全前胸壁直至瘢痕下端。术后放射剂量为50 Gy/5周。以往术后常先做放疗，放疗结束后再化疗，近年来认为延迟化疗将影响疗效。可采用放疗与化疗同时应用的方法，或在化疗间隙期做术后放疗。

乳腺组织疏松，易随体位的变动而改变形态，因此，在设置各照射野时应当采用同一体位。照射时也应完全按照设野时的体位。在设野及照射时应尽可能避免在射野连接处造成热点或冷点。

（三）内分泌治疗

1.双侧卵巢切除术

是绝经期前晚期乳腺癌常用的治疗方法。卵巢切除后可降低或阻断女性激素对肿瘤的作用，从而使肿瘤退缩。未经选择的病例应用卵巢切除的有效率为30%～40%，而激素受体阳性的病例有效率可达50%～60%。有效病例术后亦能获得较长的生存期，Veronesi报道有效者术后平均生存31个月，无效者为9个月。去除卵巢的方法有手术切除或放射疗法。手术治疗的作用较快，放疗在照射16～20 Gy后亦能达到同样效果，但从治疗到发生作用常需要较长的时间。有些临床因素可影响卵巢切除的疗效，在绝经前或绝经1年以内的患者疗效较好，亦即在45～50岁者，绝经1年以上或年龄小于35岁者疗效较差；手术与复发间隔时间长，尤其超过2年以上者常可期望获得较好疗效；对软组织、骨、淋巴结及肺转移的疗效较好，而肝及脑转移常无效。

乳腺癌手术后作预防性卵巢切除的疗效目前尚有争议。Taylor首先报道术后放射疗法去除卵巢与对照组的4年生存率无差别，此后很多学者报道预防性去除卵巢可推迟自手术到复发的间期，尤其是淋巴结有转移的病例，但总的生存率并不提高。

对预防性去除卵巢目前的争议主要在于去除卵巢后是否延长生存期、预防性与治疗性去除卵巢的效果是否相同以及预防性去除卵巢的指征等。激素受体阳性的病例是属于内分泌依赖性肿瘤，但并不是需要去除卵巢的指征。目前预防性去除卵巢主要用于绝经前（尤其45～50岁）淋巴结转移较广泛的高危险复发病例，同时激素受体测定阳性者。对绝经后或年轻病例则不适合做预防性去除卵巢。

2.肾上腺切除与脑垂体切除术

Huggins报道应用双侧肾上腺切除治疗晚期乳腺癌，同时期Luft等介绍用脑垂体切除术。此两种手术均用于绝经后或已去除卵巢的妇女，以进一步去除体内雌激素的来源。

绝经后妇女体内雌激素大多由肾上腺网状层所分泌的皮质酮及孕酮转化而来，部分由饮食或机体中脂肪组织经芳香化后转换而成。肾上腺切除可消除雌激素的来源，使肿瘤消退。肾上腺切除的有效率平均为32%，对以往用卵巢切除有效者或激素受体阳性病例有效率可达50%～60%。有效病例术后的生存期较无效者有显著的延长，平均为1～2年。

肾上腺切除对骨、软组织转移以及有些单个的肺或胸膜转移的效果较好，对肝、脑转移常无效。从手术到复发间隔时间超过 2 年以上者有效率高,小于 2 年者常无效。

肾上腺切除术后常需补充可的松,每天 50～70 mg,手术有一定的死亡率。近年来应用氨鲁米特,可起药物肾上腺切除作用,故双侧肾上腺切除术已很少应用。

脑垂体切除术亦为去除绝经后妇女体内雌激素的来源。垂体切除去除了垂体分泌的催乳素及生长激素,同时去除了绒毛膜促性腺激素,降低卵巢的雌激素及黄体酮水平,但由于术后ACTH 的降低而使肾上腺的糖皮质激素、雌激素及黄体素的合成减少,因而手术后需补充肾上腺皮质激素、甲状腺素及血管减压素等,亦需同时治疗糖尿病。

脑垂体切除可用经额途径或经蝶鞍途径,经额途径切除较完善。但两种途径作用效果相似。亦有切断垂体柄使垂体坏死,但作用常不完全。脑垂体切除有效率平均为 34%,而激素受体阳性的病例有效率可达 60%。绝经 10 年以上者的效果较好。软组织、淋巴结、骨及胸膜转移的效果较好,而肝、脑及肺淋巴道转移者常无效。以往用内分泌治疗有效者的效果亦较好。应用脑垂体切除术后可不必再做肾上腺切除,同样肾上腺切除术后也不必再做脑垂体切除术。

3.内分泌药物治疗

(1)雌激素:Alexander、Haddow 报道绝经后妇女应用雌激素可使肿瘤缓解,以后有很多报道用雌激素的有效率约 30%。雌激素治疗乳腺癌的作用机制尚不完全明了,可能是通过机体内分泌环境的改变而限制癌细胞的生长。实验室研究发现低剂量雌激素可刺激人乳腺癌细胞株MCF-7 的生长,而在 β-雌二醇或乙菧酚的浓度超过 10^{-7} mol/L 时反而抑制其增殖。亦有学者认为生理剂量的雌激素可使细胞质内的雌激素受体含量增加,而治疗剂量时可使雌激素受体由细胞质内转向核内,使细胞质内的雌激素受体得不到补充,从而抑制 DNA 合成。雌激素对绝经前妇女常无效,而对绝经后 5 年以上者效果较好;对激素受体阳性者的有效率可达 55%～60%;对皮肤、软组织转移的有效率较高,肺及骨转移次之,肝及中枢神经系统转移常无效。雌激素治疗有效病例如果肿瘤复发时停用雌激素,有 30% 的病例可以显效。此种反跳现象可作为再次选用内分泌治疗的指标。常用的雌激素制剂为乙菧酚,5 mg,每天 3 次;炔雌醇每天 3 mg;premarin每天 3 次,每次 10 mg。常见的不良反应有恶心、厌食、呕吐等,此外雌激素可引起乳头、乳晕部色素沉着,乳房肥大,皮肤松弛,阴道排液增加、流血,有时因膀胱括约肌松弛而出现尿频,尿急等。雌激素还可引起体内钠潴留水肿,有时可引起高血钙等。有 10% 患者应用雌激素治疗可造成肿瘤的发展。

(2)雄激素:Murlin、Lacassagne 等报道应用雄激素对晚期乳腺癌有一定的疗效,对绝经后晚期患者的有效率为 20%～31%,比应用雌激素为低。激素受体阳性者有效率为 46%,阴性者仅8%。有效者平均生存 18～20 个月。无效者 7～10 个月。雄激素的作用机制尚不完全明了。但雄激素可抑制垂体的促生殖腺激素、滤泡刺激素及黄体生成素,从而使乳腺萎缩,雄激素注入体内后可经 5 甲-还原酶转化成二氢睾酮,与雄激素受体结合转入细胞核内。二氢睾酮还可经5 酮-还原酶代谢成雄烯二酮,再转化成雌激素,与雌激素受体结合。生理性剂量的雄激素可通过雄激素受体的结合,从而刺激细胞生长;药用剂量时可使雌激素受体由细胞质转向核内,防止胞质内雌激素受体的再合成。雄激素的效果在停经后的妇女较停经前者好。但卵巢切除术后立即用睾丸素是错误的,因雄激素代谢后可转为雌激素,从而刺激细胞的生长。骨转移者用雄激素的效果较好,80% 患者可以得到症状缓解,因而不论绝经前后的骨转移患者应首选雄激素治疗。对软组织及淋巴结转移的有效率为 20%,内脏转移者很少有效。雄激素同时可刺激骨髓,使血常规上升,食欲增加,自觉症状改善。常用的制剂有丙酸睾酮,每次 50～100 mg,肌内注射,每周

2～3次,总量可达4～6 g;去氢睾酮内脂每天1～2 g,肌内注射;二甲睾酮每天4次,每次50 mg,口服;氟甲睾酮每天2次,每次10 mg,口服。雄激素的不良反应主要是男性化症状,用药2～3个月后出现痤疮、皮脂腺分泌多、多毛、脱发、声音嘶哑、肛门瘙痒、闭经等,停药后症状常自行消失,其他不良反应有高血钙和钠潴留等。

(3)黄体酮类药物:应用黄体酮类药物治疗乳腺癌的作用机制尚不完全了解,大剂量的黄体酮有拮抗雌激素、对抗雌激素对乳腺及子宫内膜的作用,其机制可能是抑制了垂体前叶分泌催乳素及促性腺激素。黄体酮的有效率为16%～20%。一般对软组织转移、局部复发者效果较好,骨转移次之;对内脏转移的效果较差,对绝经后患者和激素受体阳性者的疗效也较好。常用的黄体酮制剂有甲羟孕酮(MPA),每天肌内滴注100 mg,近来认为大剂量每天可达1 000～1 500 mg,肌内注射效果较好。近年来认为甲地孕酮(MA)每天4次,每次40 mg,其疗效更明显,对三苯氧胺无效的病例用MA的有效率为30%,有时可与三苯氧胺或乙菧酚合用。其他如达那唑,每天100～200 mg,有效率可达18.9%(7/37)。黄体酮类药物不良反应较少,有时有高血压、阴道流血、皮疹等,减量或停药后可自行消失。黄体酮类药物的缓解期与其他内分泌类药物相似,一般常作为二线药物。

(4)肾上腺皮质激素:大剂量肾上腺皮质激素可产生类似肾上腺切除或脑垂体切除的作用,抑制垂体的ACTH的生成。但大剂量应用时常有一定的不良反应,故很少单独应用。目前常用于联合化疗中,同时亦用于一些较严重的情况,如肺部广泛转移时的气急、肝转移引起黄疸和脑转移有脑水肿等。应用肾上腺皮质激素可以减轻肿瘤所引起的水肿及炎症,从而减轻症状。此外肾上腺皮质激素亦可改善患者的一般情况,缓解症状,改善终末期患者的主观症状和治疗肿瘤转移或内分泌治疗后的高血钙症。

(5)抗雌激素药物:近年来内分泌治疗的一个重要进展就是非甾体激素的抗雌激素类药物的发展,如氯美酚、苯甲啶和三苯氧胺。前两者有一定的不良反应,因而并不常用,三苯氧胺已被临床广泛应用,安全且有效。三苯氧胺的结构式与雌激素相似,其作用机制是与雌二醇在靶器官内争夺雌激素受体,减少胞质内雌激素受体的含量,从而阻断雌激素进入癌细胞,也阻断了核内雌激素生成基因的转录,延缓细胞分裂,防止雌激素受体的再合成。此外在组织培养中可见受体阳性细胞的生长可直接被三苯氧胺所抑制。三苯氧胺的用量为每天20～80 mg,但增加剂量并不一定能提高疗效,Rose比较每天30 mg或90 mg,有效率分别为36%及37%。不良反应有恶心、呕吐、潮热、外阴瘙痒、阴道流血等,偶有脱发,白细胞降低,少数病例可引起视神经炎、眼球疼痛、视力降低等。三苯氧胺的有效率在未经选择的患者中为30%～40%,激素受体阳性病例为55%～60%。三苯氧胺对绝经后的患者疗效较绝经前为好,Fabian报道绝经前患者的有效率为26%,而绝经后患者为38%,同时对绝经前患者三苯氧胺并不能替代卵巢切除。对软组织及骨转移的效果较好,而内脏转移较差。有效病例常在用药数周后出现效果,维持时间约8个月(4～40个月)。对以往用内分泌治疗有效者有效率高,无效者则有效率较低。Ingle和Stewart等比较三苯氧胺与乙菧酚的疗效,认为两组间无差别,但乙菧酚的不良反应较大。Westerberg比较绝经后患者应用氟甲睾酮与三苯氧胺的疗效,前者有效率为19%,后者为30%。三苯氧胺可与其他内分泌药物如乙菧酚或黄体酮类制剂合用,但未发现能提高疗效。三苯氧胺亦作为绝经后,尤其是激素受体阳性病例的术后辅助治疗,可以降低术后早期复发率,但对生存率的影响尚待随访。

(6)雌激素合成抑制剂:氨鲁米特是巴比妥类药物的衍生物,原是作为抗抽搐药物,但在应用中发现其能抑制甾体激素的合成,导致肾上腺功能的不足,从而起到药物肾上腺切除的效果。氨鲁米特可以抑制肾上腺分泌的胆脂醇转化为孕酮的碳链酶的转换。肾上腺本身并不分泌雌激素,但其分泌的雄烯二酮亦可在肾上腺外经芳香酶转化成雌酮,后者可能是绝经后妇女体内雌激素的主要来源,但芳香酶的作用几乎能被氨鲁米特所完全阻断。氨鲁米特能加速糖皮质激素如地塞米松、泼尼松的代谢,故应用时可使肾上腺可的松的分泌减少,而使脑垂体促肾上腺皮质激素水平升高,抵消氨鲁米特对芳香酶及碳链酶的阻断作用。因而在应用氨鲁米特时需同时应用氢化可的松。氨鲁米特有一定的不良反应,常见的有嗜睡、恶心(33%),20%患者有皮肤瘙痒、皮疹等,有4%～8%患者有共济失调及肌肉痉挛等。不良反应可能与肝脏对药物的乙酰化率有关,乙酰化快,不良反应小。氨鲁米特的常用剂量为250 mg,每天2次,同时服氢化可的松每天100 mg(上午10时25 mg,下午5时25 mg,临睡前50 mg),服用2周后如无不良反应可改为氨鲁米特250 mg,每天4次,氢化可的松25 mg,每天2次。氨鲁米特的有效率在未经选择的病例中30%～35%,而雌激素受体阳性病例则可达50%～55%。有效病例的平均生存期为11～17个月。氨鲁米特与肾上腺切除或脑垂体切除的治疗效果无差别,而且亦无肾上腺切除后功能不足等现象,停药后亦不需长期补充激素类药物。Santen等报道4例经肾上腺切除后失效病例,再用氨鲁米特,其中有2例获得缓解。对以往用其他内分泌治疗(如三苯氧胺等)有效病例,在失效后再用氨鲁米特治疗,有一半患者仍可能有效;以往内分泌治疗无效者,用后有20%患者可获得肿瘤缓解。用氨鲁米特有效病例,如失效后再用其他内分泌药物(如三苯氧胺等),其有效率为9%～10%。因而氨鲁米特目前常作为内分泌治疗的二线药物。

(四)化疗

1.单一药物治疗

自从第1个非激素类的抗癌药物氮芥问世以来,已有很多抗癌药物进入乳腺癌的临床应用,目前对乳腺癌较有效的药物有环磷酰胺(CTX)、氟尿嘧啶(5-FU)、甲氨蝶呤(MTX)、阿霉素(ADM)、丝裂霉素(MMC)、长春新碱(VCR)、长春碱(VLB)、长春地辛(VDS)及洛莫司汀(BCNU)等,各种药物单药应用的疗效如表9-4。单一药物的平均有效率20%～30%。烷化剂类药物中环磷酰胺的有效率较高,且与用药途径及方式关系不大。但异环磷酰胺等则有效率很低。抗代谢类中常用的氟尿嘧啶及甲氨蝶呤的有效率较高,但其他如阿糖胞苷、6-MP等则无效。植物类药物中如长春新碱等有效率并不高,还可有神经系统的不良反应。单一药物中最有效的是阿霉素,常用剂量40～75 mg/m²,每3～4周1次,在以往未用过化疗的病例的有效率可达38%～50%;低剂量应用即30 mg/m²,以28天为1个疗程,在第1、第8天时,在以往用过其他化疗药物时有效率为30%。

表9-4 各种化疗药物对乳腺癌的疗效

药物类别	药物名称	例数	有效率(%)
烷化剂类	环磷酰胺(CTX)	529	34
	美法仑(L-PAM)	177	22
	噻替派(TSPA)	162	30
抗代谢类	氟尿嘧啶(5-FU)	1 263	26
	甲氨蝶呤(MTX)	356	34
抗肿瘤抗生素	阿霉素(ADM)	193	40

续表

药物类别	药物名称	例数	有效率(%)
	丝裂霉素(MMC)	60	38
植物类抗肿瘤药	长春新碱(VCR)	226	21
	长春碱(VLB)	95	20
杂类	BCNU	76	21
	CCNU	155	12
	Me-CCNU	33	6

2.晚期乳腺癌的联合化疗

由于联合化疗成功地用于白血病、淋巴瘤的治疗,因而对乳腺癌亦陆续开展了多药联合化疗。1963 年时 Greenspan 报道应用噻替派(Thio-TEPA)、甲氨蝶呤、氟尿嘧啶,同时合并泼尼松及丙酸睾酮治疗晚期乳腺癌,有效率达 60%。1969 年 Cooper 报道 60 例用内分泌治疗无效病例应用多药联合化疗(表 9-5),其有效率达 90%。此方案以后被称为 Cooper 方案(简称 CMFVP),但其他学者未能重复出如此高的有效率,一般为 50%~60%,但仍明显高于单药化疗,且其有效期也延长。目前对 Cooper 方案的应用有很多修正的方案。长春新碱单用时有效率不高,人们在此方案内去除了长春新碱,发现并不影响有效率。对泼尼松的应用与否亦有争论,有些学者认为应用泼尼松并不增加疗效,有的认为应用泼尼松可以使化疗反应减轻,激素类药物以提高化疗的耐受性。单一药物的有效率一般约 30%,联合化疗则可以明显地提高疗效,并不增加毒性。

表 9-5 乳腺癌常用的化疗方案

方案与药物	给药方法
Cooper	
环磷酰胺	每天 2.5 mg/kg,口服
甲氨蝶呤	每周 0.7 mg/kg,静脉注射×8 周
氟尿嘧啶	每周 12 mg/kg,静脉注射,以后隔周 1 次
长春新碱	每周 35 μg/kg×4~5 周
泼尼松	每天 0.75 mg/kg,以后 1/2 量×10 天,5 mg/d×3 周
CMF(ECOG)	
环磷酰胺	每天 100 mg/m²,口服,第 1~4 天
甲氨蝶呤	30~40 mg/m²,静脉注射,第 1、第 8 天
氟尿嘧啶	400~600 mg/m²,静脉注射,第 1、第 8 天
	28 天为 1 个疗程
CFP	
环磷酰胺	每天 150 mg/m²,口服×5
氟尿嘧啶	每天 300 mg/m²,静脉注射×5
泼尼松	30 mg/d×7

目前常用的化疗方案有 CMFVP、CMF、CMFP 等。

阿霉素是单一药物中有效率最高的,目前也应用于联合化疗中,其有效率比单一应用时有提高,显效快,但是否能延长生存期尚不清楚。但阿霉素的毒性反应较大,其对心脏的影响与剂量有关,因而其临床应用常受到一定的限制。包括阿霉素在内的联合化疗(有 AV、CA、CAF 等)与CMF 方案间并无交叉耐药性,两组间的疗效也相似,因而两组可以交替应用(表 9-6)。

表 9-6　联合阿霉素化疗的 3 种方案

方案与药物	给药方法	有效率(%)
AV		52
阿霉素	75 mg/m², 静脉注射, 第 1 天	
长春新碱	1.4 mg/m², 静脉注射, 第 1、第 8 天每 21 天重复	
CA		74
环磷酰胺	200 mg/m², 静脉注射, 第 3~6 天	
阿霉素	40 mg/m², 静脉注射, 第 1 天每 21~28 天重复	
CAP		82
环磷酰胺	100 mg/m², 口服, 给药 14 天	
阿霉素	30 mg/m², 静脉注射, 第 1、第 8 天	
氟尿嘧啶	500 mg/m², 静脉注射, 第 1、第 8 天每 28 天重复	

晚期乳腺癌联合化疗的有效率 30%~80%,可使生存期延长,完全缓解者中位生存期可达2 年以上,但大多数患者最终还是出现复发和产生耐药性。这种难治性患者的特点是:①大多数患者均接受过化疗、放疗及其他治疗。②病变部位以内脏及混合型为主。肿瘤负荷大。③患者一般情况差,骨髓常处于抑制状态。

随着新的抗癌药物的研究成功,现已有些较成熟,有效的新的联合化疗方案治疗一些难治性病例,常用药物有表柔比星、米妥蒽醌等,这些方案的作用类似阿霉素联合方案,但其不良反应特别是对心脏毒性较小,治疗指数较高。其疗效尚有待进一步观察。

3.术后辅助化疗

对肿瘤进行综合治疗是提高治愈率的有效措施之一,其中对乳腺癌的术前、后辅助化疗是较为成熟的。术前、后辅助化疗的目的是消灭一些亚临床的转移病灶,以提高生存率,尤其是对腋淋巴结有转移的病例。

Fisher 领导的 NSABP 在 1957 年时开始用噻替派,手术时用 0.4 mg/kg,术后第 1、第 2 天各0.2 mg/kg,对绝经前有 4 个以上淋巴结转移病例可提高生存期。北欧国家亦开展了术后短期化疗。对 1 026 个病例随机分成两组,治疗组 507 例,对照组 519 例,治疗组每天给环磷酰胺30 mg/kg,手术日起连用 6 天。自术后第 9 年起两组生存率有差别,术后第 10 年时治疗组生存率较对照组高 10%。

早期的术后辅助治疗常应用短程化疗,目的是杀灭手术操作所引起的癌细胞的播散,但以后认识到术后的复发常是由于术前已存在的微小转移灶所造成,同时亦认识到术后化疗可以提高生存率。术后化疗有一些有利的特点:①由于巨块肿瘤去除后,根据一级动力学原则,最小的肿瘤负荷易被抗癌药物所杀灭。②肿瘤负荷小,倍增时间短,增殖比率大,对抗癌药物敏感性较高。③肿瘤负荷小;相对容积大,血供充足,发生耐药机会较少,化疗治愈的可能性大。

有两组前瞻性的随机分组研究已为临床术后辅助化疗提供了有益的经验。

Fisher 在随机应用噻替派的基础上应用美法仑(L-PAM),患者在手术后随机接受L-PAM

每天 0.15 mg/kg,共 5 天,每 6 周重复给药,共给药 2 年。经 10 年随访,用药组的无复发率较对照组高 8%($P=0.06$),生存率高 5%($P=0.05$);有 1～3 个淋巴结转移的绝经前患者有显著差别,绝经后者无差别。以后在用 L-PAM 的基础上加用 5-FU,每天 5-FU 300 mg/m²,静脉注射共 5 天,每天L-PAM 4 mg/m²,共 5 天,同样每 6 周重复一次,共给药 2 年,其疗效亦较单用为好。

意大利米兰的癌症研究所 Bonadonna 应用 CMF 联合化疗,其剂量是环磷酰胺每天 100 mg/m²,连服 14 天;甲氨蝶呤 40 mg/m²,氟尿嘧啶 400 mg/m²,均是术后第 1,第 8 天应用,每 28 天重复 1 次,共用12个疗程。经 8 年随访,用药组较对照组效果好,主要对绝经前有 1～3 个淋巴结转移者,而绝经后妇女的疗效并不显著。

Canellos 等曾比较 CMF 联合化疗与单用 L-PAM 的效果,认为联合化疗的效果较好。

应用 L-PAM 或 CMF 联合化疗的 10 年随访结果表明,辅助化疗对绝经前的患者有显著提高疗效的结果,而绝经后者无显著差别。Bonadonna 认为可能有以下原因:①绝经后患者接受的剂量不足,研究表明凡接受化疗剂量大于原计划方案的 85% 以上者,不论绝经前或绝经后患者均有显著疗效,而小于 65% 以下者,不论绝经与否均无效。②绝经后患者对化疗敏感性较低。③肿瘤的生物行为不同,绝经前患者早期复发率高。

由于阿霉素对治疗晚期乳腺癌有较好的疗效,因而也有用联合阿霉素的方案作为术后辅助治疗,常用的有 CAF 方案。环磷酰胺 400 mg/m²,静脉注射,第 1 天;阿霉素40 mg/m²,静脉注射,第 1 天;氟尿嘧啶 400 mg/m²,静脉注射,第 1,第 8 天;每 28 天重复给药,共 8 个疗程。

对术后化疗应用的时间目前还有争议。Bonadonna 比较了 6 个疗程与 12 个疗程 CMF 化疗的结果,随访 5 年两组并无差别。由于术后化疗主要是杀灭亚临床型转移灶,因而 6 个疗程的化疗已可达到目的。如果 6 个疗程以后还有残余肿瘤,那可能说明此肿瘤细胞对化疗并不敏感,或需要改用其他化疗方案。

目前对辅助化疗提出以下一些看法:①辅助化疗宜术后早期应用,如果待病灶明显后再用,将降低疗效。②辅助化疗中联合化疗比单药化疗的疗效为好。③辅助化疗需要达到一定的剂量,达到原计划剂量的 85% 时效果较好。④治疗期不宜过长。

对淋巴结无转移患者是否应用辅助化疗的意见尚不一致。近年来美国国立癌症研究所提出,除原位癌及微小癌(即肿瘤直径小于 1 cm,无淋巴结转移者)外,所有患者均应采用辅助化疗,但对此尚有争议。临床上一期患者术后 5 年生存率可达 85% 以上,而小于 1 cm 时可达 90%。然而淋巴结阴性者也有 25% 最终可出现远处转移,因而对淋巴结阴性的患者如有高危险复发因素者应采用辅助化疗。

目前对术后辅助治疗大致有以下意见:①绝经前淋巴结阴性者,如有高危复发因素时宜应用辅助性联合化疗。②淋巴结阳性者,不论激素受体情况,宜应用辅助性联合化疗。③绝经后淋巴结阴性者,除有高危复发因素外,一般不必用辅助治疗。④淋巴结阳性,激素受体阴性者应采用辅助性联合化疗,激素受体阳性者可选用三苯氧胺治疗。

(吕春燕)

第十章　消化系统肿瘤的临床治疗

第一节　食　管　癌

食管癌指来源于食管上皮（包括黏膜下腺体上皮）的恶性肿瘤。临床上以进行性吞咽困难为其最典型的症状，手术切除仍是主要治疗方法，预后取决于诊断治疗时的分期。

一、流行病学

全世界每年约40万人死于食管癌，几乎所有国家及民族均有发病，我国是食管癌发病大国，占半数以上。食管癌的流行病学有以下几个特点。①地域性分布：不同的地区发病率差别巨大。我国北部是食管癌的高发地区，河南省发病率达130/10万；②男性多于女性：低发区平均为2：1，高发区约为1.5：1；③年龄因素：食管癌的发病率随年龄增加而增加，35岁以前极少患食管癌，50岁后发病可占全部患者的80%以上；④种族差别：我国以新疆哈萨克族发病率最高，苗族最低。

二、病因学

食管癌的具体病因目前仍不清楚，但流行病学的研究表明，食管癌有高发区提示这些地区具有其发生的高危因素，如存在强致癌物、促癌物、缺乏一些食管癌的保护因素及该区域居民的遗传易感性等。吸烟与饮酒、亚硝胺类化合物、营养与微量元素、真菌感染、环境污染、遗传易感性等与其他肿瘤具有相似之处。

在食管癌的众多病因中，食管上皮的慢性物理损伤应引起重视。过烫、干硬、粗糙食物及进餐速度过快等是食管癌发病的重要危险因素之一。实验表明，70℃以上的烫食严重影响食管黏膜上皮细胞的增殖周期，并为细胞在有害代谢产物作用下产生癌变创造有利条件。

三、病理学

与其他肿瘤类似，食管癌的发生也常经历一个长期演变过程，是一个漫长的过程，但在吞咽梗阻等临床症状出现后，病情发展即明显加快。研究发现从重度不典型增生发展到原位癌，可能需要5年甚至更长的时间；而从原位癌进展到出现明显临床症状，X线检查发现明显的食管黏膜中断、充盈缺损、管腔狭窄及溃疡等进展期癌，还需要3~5年的时间；而由进展期食管癌到最终死亡的自然病程一般不超过1年。因此认识食管癌的发展规律，及早发现治疗食管癌是提高生存率的关键。尽管癌前病变可以长期稳定不变,但仍应引起病理学家和临床医师的高度重视。

(一)食管癌的癌前病变

1.Barrett食管及其不典型增生

正常食管下段鳞状上皮(粉红色)与胃黏膜柱状上皮(橘红色)交界形成齿状线。食管下端的鳞状上皮在长期反流性损伤及修复过程中逐渐化生为柱状上皮,称为Barrett食管。此时,齿状线形态变化,橘红色柱状上皮化生常向食管侧舌样或岛样伸展,也可在食管下段见孤立的橘红色柱状上皮化生岛。Barrett食管被公认为是食管腺癌的癌前病变,其患癌的危险性为正常人的40~120倍。在西方国家,近30年来食管腺癌的发病率迅速上升,目前已超过鳞癌,其演进过程可概括为长期胃食管反流→反流性食管炎→Barrett食管→不典型增生→原位癌→进展期腺癌。

2.食管鳞状上皮异型增生

对早期食管癌的研究发现,食管中存在着单纯增生→不典型增生→癌多点病变,且各点独立,呈现一连续病变过程,原位癌处于不典型增生的包围中。食管癌的周围组织也常见不同程度的不典型增生的鳞状上皮。

(二)食管癌的大体病理

1.早期食管癌

早期食管癌指原位癌(肿瘤局限于基底膜内)和无淋巴结转移的早期浸润癌(肿瘤局限于黏膜或黏膜下层),形态上大体分为4型。

(1)隐伏型:此为食管癌的最早期,食管黏膜仅有轻度充血或黏膜粗糙,内镜下不易辨认,需要特殊染色或内镜窄带光成像才能发现。

(2)糜烂型:黏膜可见浅的糜烂,形状大小不一,边界分界清楚,状如地图。原位癌与早期浸润癌约各占一半。

(3)斑块型:表面黏膜稍隆起,高低不平,病变范围大小不一,大约原位癌占1/3,早期浸润癌占2/3。

(4)乳头型:肿瘤呈乳头样向腔内突出,癌细胞分化较好,绝大多数是早期浸润癌,是早期癌最晚的类型。

2.中晚期食管癌的大体病理

(1)肿块型:此型肿瘤最常见,约占70%,肿瘤呈结节状或菜花状突出管腔,使管腔有不同程度的狭窄。

(2)溃疡型:约占20%,病变呈大小、形状不一的溃疡,边缘不光滑,呈堤坎状隆起,溃疡底部凹凸不平,常有坏死组织覆盖。

(3)缩窄型:约占10%,病变食管形成环状狭窄,表面粗糙不平,可有糜烂及结节,触之易出血,严重狭窄可致内镜无法通过。

(三)食管癌的组织病理

食管癌是来源于食管上皮包括黏膜下腺体上皮的恶性肿瘤,主要有以下3种组织学类型。

1.鳞状细胞癌

鳞状细胞癌(简称鳞癌),是来自食管鳞状上皮的实体肿瘤,在我国是最常见的组织类型,占90%~95%。镜检:分化好或较好,鳞癌镜下常见癌细胞呈不同程度的角化现象,形成癌株,也可见细胞间桥。

2.腺癌

在我国,食管原发腺癌仅占7%,但在西方国家,腺癌与鳞癌的发病率相当。食管腺癌多来源于Barrett食管的柱状上皮,故食管腺癌大多数(约80%)位于食管下段。

鳞状上皮下及黏膜下层中鳞癌广泛浸润,癌细胞异型性明显,呈巢团状,其中可见角化珠。

3.腺鳞癌

腺鳞癌指腺癌与鳞癌两种成分共存于一个瘤体内,但其中任意一成分必须占瘤体的20%以上。否则只占瘤体成分>80%的细胞类型而不能称为腺鳞癌。因鳞状细胞更易化生,腺鳞癌的生物学行为近似于腺癌。

(四)食管癌的扩散

食管癌常见的转移方式包括直接浸润、淋巴和血行转移。

1.直接浸润

肿瘤随病期进展可逐渐侵犯黏膜下、食管肌层及外膜,穿透食管壁后可累及邻近的器官和组织,还可沿食管长轴及周径蔓延。颈段食管癌可累及喉、气管等。胸段食管癌可累及气管、支气管、肺门、胸主动脉、奇静脉、胸导管、下肺静脉、心包、左心房、膈肌等。腹段食管癌可累及贲门、胃、肝脏、胰腺等。

2.淋巴转移

淋巴转移是食管癌的主要转移方式,手术标本约40%可查到淋巴结转移。主要是沿食管纵轴向上或向下进行,上段者多向上,下段者多向下。向上转移可达纵隔和颈部,向下可至腹部。

3.血行转移

肿瘤经血行转移较淋巴转移的发生率低,但如果出现,提示为晚期食管癌征象,可转移至肺、胸膜、肝、脑、骨、肾和肾上腺等。

四、临床表现

患者症状的严重程度并不完全反映食管癌的病期,比如缩窄型食管癌很早就可出现吞咽困难症状,而溃疡型食管癌、腔内型食管癌可以在很晚才出现吞咽困难。

(一)早期症状

多数早期食管癌患者可无明显症状,常见的症状有:①进食时,尤其是大口进食或进干硬食物时,出现轻微的哽噎感;②胸骨后不适感,闷胀、疼痛或烧灼感;③吞咽异物感,进食时感觉到食管有异物存留,或进食食物挂在食管上不能咽下;④胸骨后疼痛,吞咽时胸骨后食管内刺痛或隐痛感。上述症状常常间歇出现,持续数年,但总体是缓慢、进行性加重。

(二)进展期症状

1.进行性吞咽困难

这是进展期食管癌最常见、最典型的临床表现,绝大多数(大于90%)的进展期食管癌患者出现此症状。特点为短时间(数月)内,患者呈现持续性、进行性加重的吞咽困难,即先咽下干硬食物困难,继之为半流质,最后连进食流质食物也困难,并伴有进食呕吐。值得注意的是,患者的吞咽困难可因肿瘤坏死脱落而一时缓解,也可因食物阻塞食管腔而突然加重到滴水不入。

2.吞咽疼痛

患者在吞咽困难的同时,可发生咽部、胸骨后、剑突下或上腹部的烧灼痛、刺痛或钝痛等,其发生原因可能与肿瘤和炎症刺激引起食管肌肉的痉挛、食物潴留食管诱发的食管肌肉强力收缩

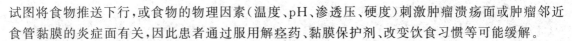

试图将食物推送下行,或食物的物理因素(温度、pH、渗透压、硬度)刺激肿瘤溃疡面或肿瘤邻近食管黏膜的炎症面有关,因此患者通过服用解痉药、黏膜保护剂、改变饮食习惯等可能缓解。

3.食物反流

食物反流可在吞咽困难早期出现,但最多发生于吞咽困难明显时,原因为食管癌病变引起病理性唾液和食管黏液分泌增多,受食管梗阻所限而滞留于食管内并刺激食管发生逆蠕动而吐出。呕吐成分以黏液和泡沫为主,呈蛋清样,有时混入血迹或食物残渣,偶尔有脱落坏死的肿瘤组织。呕吐量可达每天数百毫升甚至数千毫升,如果在呕吐时发生误吸,可致呛咳和吸入性肺炎。

4.胸背疼痛

患者表现为胸骨后、背部持续性隐痛、钝痛、烧灼痛或沉重不适感,尤以溃疡性或髓质型伴有表面溃疡患者多见,为肿瘤溃疡面受刺激或肿瘤生长累及食管及周围感觉神经所致,如出现剧烈疼痛,或伴有呕血、发热者,多为肿瘤侵犯椎体或行将穿孔破溃的表现。

5.消瘦或体重下降

消瘦或体重下降也是食管癌的一个常见表现,食管癌患者的体重减轻较其他癌症患者更严重,因为食管癌直接影响患者进食,是由营养下降及肿瘤消耗双重原因所致。

五、检查

(一)内镜检查

只要患者没有内镜检查的禁忌,应首选内镜检查,尽早获得病理学依据。内镜是直视食管癌大体病理的最好方法,通过内镜可取组织活检,从而明确组织病理诊断,明显优于食管吞钡造影、CT 等影像学检查。

(二)食管吞钡造影

当患者不适宜行内镜检查时,可选用此方法。中晚期食管癌典型的 X 线表现为管腔狭窄、充盈缺损、龛影,病变段食管僵硬,蠕动中断,近端食管扩张。

(三)胸部 CT 检查

食管癌的 CT 表现为食管腔内软组织肿块,管壁增厚,管腔呈不规则或偏心性狭窄,并可显示纵隔淋巴结肿大以及有无肺部转移。通过注射造影剂以增强 CT 扫描,有助于判断食管癌对邻近脏器的侵犯情况,了解肿瘤分期,判断肿块能否切除,对合理制订食管癌的治疗方案有一定帮助。

六、食管癌的鉴别诊断

(一)早期食管癌的鉴别诊断

1.慢性咽炎

慢性咽炎为咽部黏膜、黏膜下组织的慢性炎症及淋巴滤泡增生,表现为咽部干燥、异物感、灼痛感等,常伴有咽喉部黏稠分泌物,急性发作时甚至可因咽部组织水肿引起吞咽困难,甚至呼吸困难。一般慢性咽炎症状病程时间长,不会随吞咽动作加重。咽喉镜检查可见咽部黏膜充血、肿胀及淋巴滤泡增生等。但有时仍需行内镜及黏膜染色活检以排除早期食管癌变。

2.癔症球

多见于青年女性,时有咽部球样异物感,无吞咽梗阻,症状受心理状态影响较大,内镜检查无器质性食管病变证据。

(二)中晚期食管癌的鉴别诊断

1.贲门失弛缓症

贲门失弛缓症是指由于食管下段肌层的神经节细胞变性、减少,妨碍了正常神经冲动的传递,而致食管下端贲门部不能松弛,且食管体部失去正常蠕动功能。贲门管的功能性狭窄常继发狭窄近端食管病理性扩张。本病多见于20~50岁的青壮年,主要症状为间歇性吞咽梗阻,呕吐食物无酸味,胸骨后饱胀不适,症状时轻时重,多数病程较长。发作常与精神紧张有关,过冷或过热的食物可使症状加重。诊断应先行内镜检查,可见食管扩张,贲门部闭合,但胃镜通过无阻力。然后再行食管吞钡造影,特征性表现为食管体部蠕动消失,食管下端及贲门部呈鸟嘴状,边缘整齐,上段食管常明显扩张。

2.食管良性肿瘤

食管良性肿瘤较少见,平滑肌瘤是最常见的食管良性肿瘤。其临床表现主要取决于肿瘤的部位和大小,可有不同程度的吞吐困难、呕吐、消瘦、咳嗽和胸骨后压迫感。内镜可见突向食管腔内的肿瘤,表面覆盖正常食管黏膜,发现时多在2~8 cm大小。超声内镜显示肿瘤起源于食管固有肌层。食管钡餐造影可见食管平滑肌瘤导致的钡剂充盈缺损。

3.食管良性狭窄

一般有吞服强酸、强碱史,或有长期反酸、胃灼热史,吞咽困难病史长,进展缓慢。内镜见食管腔内可有慢性炎症、瘢痕等改变,应行黏膜活检以排除癌变。食管钡餐造影呈食管狭窄、黏膜皱襞消失,管壁僵硬、光滑,管腔狭窄与正常食管逐渐过渡。

4.食管结核

食管结核比较少见,以食管周围淋巴结结核累及食管壁常见,患者可有进食哽噎及吞咽疼痛。患者发病年龄早于食管癌患者,钡餐造影呈食管腔狭窄、管壁僵硬、可有较大溃疡,但充盈缺损及黏膜破坏较轻。确诊需内镜取活检,抗酸染色明确诊断。

5.食管外压性狭窄

某些疾病如肺癌纵隔、肺门淋巴结转移、纵隔肿瘤、纵隔淋巴结增生以及先天性血管畸形等,均可压迫食管造成管腔狭窄,严重者引起吞咽困难症状,可误诊为食管癌。通过CT检查及胃镜检查,可以发现病变在食管腔外,尤其是腔内超声胃镜检查,可见受累部食管管壁结构完整,可排除食管癌诊断。对于异常走行的异位迷走血管,增强CT检查可明确血管发出部位、走行情况及与食管的关系。

七、治疗

(一)手术治疗

对Tis或$T_{1\sim2}N_0$期的食管癌,手术切除能达到根治效果,应属首选治疗方法。随着外科、麻醉技术的不断发展,高位食管癌和高龄有并存疾病的食管癌手术切除比例增加,手术范围扩大,近年手术切除率已达90%以上,并发症发生率下降,病死率降至1%~3%。不幸的是,大部分患者在诊断时已进入中晚期,即使提高手术切除率,远期效果仍不令人满意。

1.治疗原则

食管癌的治疗方案,要依据癌的分期、位置、细胞类型、生物学特性和患者的全身情况,全面考虑确定。

2.手术类型

(1)根治性切除:主要适用于 0 期至部分 Ⅲ 期($T_3N_1M_0$)患者,对于某些虽局部外侵明显(T_{4a})但尚局限,如患者条件允许,应力争彻底切除肿瘤及其相应淋巴结,以达到根治目的。

(2)姑息性切除:是指癌已侵及邻近器官(T_{4b})并有区域淋巴结明显转移(N_1),或伴有主要脏器的功能障碍,难以施行根治性切除,亦应争取原发灶的姑息切除,以利术后应用综合治疗,延长生存时间。

(3)减症手术:一般用于邻近器官已有严重受侵、不能切除的病例,可按术中具体情况,采用食管胃反流手术、腔内置管术、胃或空肠造瘘术等减轻食管梗阻,改善营养状况,以利术后开展放化疗等综合治疗。

3.手术方法

(1)经左胸径路剖胸手术:常用切口有左后外侧切口、左腋下切口等。优点:①对胸中段及其以下的病变显露好,便于操作及切除病变;②便于胸、腹两腔操作、颈/胸不同高度的吻合重建,由于无肝脏阻挡,可从胸部切口经膈肌进行腹腔操作,包括对胃的游离及腹腔淋巴结,尤其是胃左血管旁淋巴结的清扫;③左腋下切口剖胸,具有不切除肋骨、损伤小、出血少、疼痛轻、开关胸时间短、术后恢复快等优点。但也有缺点,当病变位于主动脉弓右后方及上段食管癌时游离肿块困难,手术切除率低,且由于切开膈肌,术后肺部并发症多,患者肥胖或胸膜粘连时选择左腋下切口剖胸,切口显露不佳,不利于手术操作。左胸径路剖胸目前在我国用于绝大多数食管癌胸下段及大部分胸中段病变者。

(2)经上腹、右胸径路手术:常用切口有右腋下切口及右胸、腹正中、颈三切口。优点:因无主动脉弓遮挡,病变甚至食管全长及其周围组织显露良好,利于解剖游离;能对颈、胸、腹三野淋巴结进行彻底清扫,手术根治性好,更符合肿瘤切除原则;膈肌无切口,对呼吸功能干扰较少;吻合口在颈部,不污染胸腔,即使发生瘘,一般无致命危险,通过换药即能愈合。缺点:术后胃排空障碍发生率高,这与右胸胃易在幽门部成角有关;右胸、腹正中、颈部三切口手术创伤大,手术时间长,不适用于体质较差的患者;对于有上腹部手术史,腹腔粘连明显,门脉高压脾大者不宜用该切口。右胸径路剖胸适用于胸上段癌及部分胸中段癌。

(3)胸腹联合切口手术:兼有开胸、开腹的优点,暴露好,利于解剖与吻合。采用此切口能对腹腔某个脏器部分或全部切除。缺点:①本术式创伤大,影响患者呼吸功能,不利于患者术后恢复;②病变淋巴结位于主动脉弓水平以上时,手术解剖多为非直接操作,不符合外科原则,易造成出血;③在摘除上纵隔肿大淋巴结时有一定困难,无法达到彻底清扫的目的。本术式适用于食管胸中下段癌手术,特别是有腹、盆腔手术史,腹腔严重粘连,不能经腹完成手术者。

(4)食管内翻拔脱术。优点:不开胸,不损伤膈肌,对心肺功能影响小;手术简单,吻合在颈部,较安全;创伤小,手术时间短,出血少,患者恢复快,可使过去被认为无手术指征的高龄及合并心肺等重要脏器疾病的胸上段食管癌患者获得手术机会。缺点:游离食管的非直视性使其存在胸内出血甚至大出血的可能;易损伤喉返神经,发生气管、支气管膜部撕裂伤等并发症;无法清扫纵隔淋巴结。该术式适用于早期(0~Ⅰ期)食管癌、颈段食管癌和下咽部癌,且无局部淋巴结转移。

(5)经膈肌裂孔食管癌切除术:目前已成为流行的姑息手术方式,在国外有很多医师将其作为食管癌的首选术式。优点:①保全膈肌的完整性。有利于咳嗽、排痰和呼吸功能恢复,预防术后肺部并发症和低氧血症发生;②膈裂孔较完整,减少或避免术后膈疝;③较好保留膈肌脚的"弹簧夹"作用,可减少术后胃食管反流;④不经胸切除食管,手术创伤小,疼痛轻,术后患者恢复较快,并发症减少。缺点:非直视手术,不能切除食管周围组织及清扫淋巴结;术中及术后出血量大。

(二)放疗

1.术前放疗

术前给予适当剂量的放疗,目的是要使瘤体缩小,外侵的瘤组织退变软化,与相邻器官的癌性粘连转变为纤维性粘连而便于手术切除。对于术前检查病变位置较高、瘤体较大、外侵较多、估计手术切除困难的患者均可行术前放疗。至于放疗剂量,目前认为以 30～40 Gy 为好,手术时间一般以放疗后间隔 2～3 周为佳。

2.术后放疗

对术中发现癌组织已侵及邻近器官而不能彻底切除或术中发现食管旁纵隔有淋巴结行清扫可能不彻底者应行术后放疗。一般认为术后放疗可提高局部控制率,但在改善远期生存率上无意义,术后放疗不宜作为根治性食管鳞癌的辅助治疗手段。

3.单纯放疗

单纯放疗多用于颈段、胸上段食管癌,因手术难度大,手术并发症多,疗效常不满意,也可用于有手术禁忌证而病变不长,尚可耐受放疗者。

(三)化疗

1.术前化疗

对于预防和治疗肿瘤全身转移,化疗是目前唯一确切有效的方法。近年来,化疗已逐步成为食管癌综合治疗的重要组成部分。食管癌术前化疗的目的:首先是控制食管原发灶,使肿瘤体积缩小,临床分期降低,以利于手术切除;然后是提高对微小转移灶的控制,以减少术后复发和播散。

2.术后化疗

术后辅助性化疗又称保驾化疗,是指食管癌经根治性切除术后,为了进一步消灭体内可能存在的微小转移灶而加用的化疗。目前认为化疗时机越早越好,一般要求在术后 2 周内进行,最迟不超过 4 周。

放疗、手术、化疗三者联用,是目前治疗食管癌的流行趋势。目的是更彻底地治疗食管癌,以求得到更好的局部控制率、无病生存期和远期生存率。

(四)食管癌的微创治疗

1.内镜下黏膜切除术及剥离术

内镜下黏膜切除术(EMR)及内镜下黏膜剥离术(ESD)适合于 0～ⅠA 级黏膜内病灶的治疗,其 T 分期在术前依靠超声内镜明确肿瘤侵犯深度,术后病检再次确定其肿瘤分期,若发现癌症病变超过黏膜肌层时,应追加手术治疗。基于正确肿瘤分期基础上的这种微创治疗,其 5 年生存率可达 91.5%,与外科手术治疗肿瘤的效果相同。由于微创治疗保留了食管的结构,因此,从保护食管功能、减少术后并发症等方面优于传统外科手术。

2.内镜局部注射化疗药物

内镜局部注射化疗药物是一种微创的姑息治疗,内镜下对肿瘤注射化疗药物可提高肿瘤局部药物浓度,药物可以通过淋巴引流到相应淋巴结起治疗作用,全身毒副作用小。这种治疗方式常与放疗联合应用,具有放射增效作用。

3.食管支架置入

当患者失去手术机会,吞咽梗阻严重时,可通过内镜在狭窄的食管部位置入记忆合金支架,术后即可解除吞咽困难症状,改善生活质量,这种微创的症状姑息治疗对癌细胞没有杀伤作用,因此必须配合放疗及化疗。近年来,应用于临床的^{125}I离子支架,由于在支架表面覆有一层^{125}I,起到局部放疗作用,具有缓解吞咽梗阻和抑制肿瘤细胞的双重作用。

4.光动力学疗法

光动力学疗法是利用光敏剂对肿瘤组织特殊的亲和力,经激光或普通光源照射肿瘤组织后产生生物化学反应,即光敏效应,杀灭肿瘤细胞。食管癌的光动力治疗对晚期患者也只有姑息性疗效。

5.胸腔镜手术

1992年开始用于临床,国内许多医院亦相继开展。采用电视胸腔镜下食管癌切除,创伤小,可以清扫淋巴结,但手术操作时间较长,延长了单肺通气的时间。淋巴结清扫需要丰富的经验,术后是否能降低并发症的发生尚需证实,因而这一技术需要进一步研究,但需严格掌握适应证。

(吕春燕)

第二节 胆 管 癌

胆管癌是指原发于胆管上皮细胞的恶性肿瘤,按照部位分为肝内胆管癌、肝门区胆管癌和肝外胆管癌。胆管癌较少见,占胆道手术的0.3%～1.8%。在欧美胆囊癌为胆管癌的1.5～5倍,日本则胆管癌多于胆囊癌。发病男女之比为(1.5～3.0)∶1。发病年龄多为50～70岁,但也可见于年轻人。

胆管癌的病因尚不清楚,胆道慢性感染与其发病可能有关,包括中华分枝睾吸虫感染、幽门螺杆菌感染、胆结石等。另外,胆总管囊肿、溃疡性结肠炎等因素可能增加胆管癌发病的危险。丙型肝炎病毒的感染可能与肝内胆管细胞癌有一定的关系。

一、临床表现

(一)症状

肝内胆管癌早期往往无症状,或仅仅表现为食欲缺乏、消瘦、低热、上腹不适。肝门区和肝外胆管癌则以胆道梗阻为主要表现,临床表现为黄疸、瘙痒、尿色加深、白陶土样便等。如合并胆结石及胆道感染,可有畏寒、发热等,且有阵发性腹痛及隐痛。

(二)体征

体格检查可见肝大、质硬。如为胆总管下端部,则可扪及肿大的胆囊。如肿瘤破溃出血,可有黑便或大便潜血试验阳性、贫血等表现。

二、诊断依据

应当结合患者的临床表现、实验室检查、影像学检查和组织病理学等进行胆管癌的诊断和鉴别诊断。

（一）实验室检查

1.胆红素

梗阻性黄疸表现为总胆红素升高，以直接胆红素升高为主。

2.肝功能

肝功能异常，以碱性磷酸酶和谷氨酰转肽酶升高为主。

3.肿瘤标志物

癌胚抗原和 CA19-9 等肿瘤糖链抗原升高，但特异性不强，升高的患者可作为肿瘤的动态监测指标。

（二）影像学检查

1.超声检查

B超检查简便无损伤可反复使用，是首选检查方法。B超检查可显示扩张的胆管梗阻的部位，由于胆管扩张发生在黄疸之前，B超具有诊断早期胆管癌的价值。

2.CT 和 MRI

CT/MRI 扫描对胆管癌敏感性和特异性较高。增强 CT/MRI 可以发现肝内外胆管癌的大小、肝内转移、远处转移和周围淋巴结转移。磁共振胰胆管造影（magnetic resonance cholangiopancreatography，MRCP）可帮助区分良恶性病变，了解肿瘤浸润程度、门脉受侵和淋巴结转移情况。

3.胆管造影

经皮穿刺肝胆管成像（percutaneous transhepatic cholangiography，PTC）是诊断肝门和肝外胆管癌的主要方法，它能显示胆管癌的位置和范围，确诊率可达 94%。PTC 和经内镜逆行胆胰管成像（encoscopic retrograde cholangio-pancreatography，ERCP），可显示梗阻远端胆管，显示肝内胆管和胆总管是否受侵犯，同时通过获得的引流液进行细胞学检查明确诊断。在诊断的同时，进行外引流和支架置入的内引流，解除局部梗阻、使黄疸消退，也为下一步的手术创造条件。

三、病理

（一）大体部位分类

在解剖学上根据癌发生的部位分为肝内胆管癌、肝门区胆管癌（位于左右肝管汇合部位，又称为 Klatskin 瘤）和肝外胆管癌。

（二）胆管癌的组织学类型

90% 是腺癌。根据癌细胞的类型、分化程度及癌组织生长方式可分为以下 6 型：乳头状腺癌、高分化腺癌、低分化腺癌、未分化癌、印戒细胞癌和鳞状细胞癌。

肝内胆管癌的转移以肝内转移为主，常合并门脉癌栓。肝外胆管癌发生转移主要是沿胆管壁向上向下浸润直接扩散，肝门部淋巴结和腹腔其他部位的淋巴结转移，血行转移可见于晚期，一般较少。

四、分期

目前常用 AJCC 分期。

（一）肝内胆管癌

1.肝内胆管癌分期

肝内胆管癌分期见表 10-1。

表 10-1　肝内胆管癌分期

分期	描述
T 分期（原发肿瘤）	
T_x	原发肿瘤无法评价
T_0	无原发肿瘤的证据
T_{is}	原位癌，导管内癌
T_1	肝内单发肿瘤，没有侵犯血管
T_2	
T_{2a}	单发肿瘤，侵犯血管
T_{2b}	多发肿瘤，侵犯或未侵犯血管
T_3	肿瘤穿透脏腹膜，或直接侵犯肝外器官
T_4	肿瘤沿着肝内胆管周围广泛浸润
N 分期（区域淋巴结）	
N_0	无局部淋巴结转移
N_1	有局部淋巴结转移
M 分期（远处转移）	
M_0	无远处转移
M_1	有远处转移

2.肝内胆管癌分期标准

肝内胆管癌分期标准见表 10-2。

表 10-2　分期标准

分期	T	N	M
0	T_{is}	N_0	M_0
Ⅰ 期	T_1	N_0	M_0
Ⅱ 期	T_2	N_0	M_0
Ⅲ 期	T_3	N_0	M_0
ⅣA 期	T_4 或 T	N_0 或 N_1	M_0 或 M_0
ⅣB 期	任何 T	任何 N	任何 M_1

(二)肝门区胆管癌

1.肝门区胆管癌分期

肝门区胆管癌分期见表 10-3。

表 10-3　肝门区胆管癌分期

分期	描述
T 分期（原发肿瘤）	
T_x	原发肿瘤无法评价
T_0	无原发肿瘤的证据

分期		描述
T_{is}		原位癌
T_1		肿瘤局限于胆管内，未侵及肌层或纤维层
T_2		
	T_{2a}	肿瘤侵出胆管壁达到周围脂肪组织
	T_{2b}	肿瘤侵犯邻近的肝脏实质
T_3		肿瘤侵犯门脉或者肝动脉的一侧分支
T_4		肿瘤直接侵犯门脉主干或者门脉的双侧分支；或者侵犯肝动脉；或者双侧二级胆管；或者肿瘤侵及单侧二级胆管和对侧门脉或者肝动脉

N 分期（区域淋巴结）

N_0	无局部淋巴结转移
N_1	有局部淋巴结转移（包括沿着胆管、肝管、肝动脉和门脉周围的淋巴结）
N_2	转移到主动脉、下腔静脉、肠系膜上动脉和/或腹主动脉周围的淋巴结

M 分期（远处转移）

M_0	无远处转移
M_1	有远处转移

2.肝门区胆管癌分期标准

肝门区胆管癌分期标准见表 10-4。

表 10-4　分期标准

分期	T	N	M
0	T_{is}	N_0	M_0
I 期	T_1	N_0	M_0
II 期	$T_{2a\sim b}$	N_0	M_0
III$_A$ 期	T_3	N_0	M_0
III$_B$ 期	$T_{1\sim3}$	N_1	M_0
IV$_A$ 期	T_4	$N_{0\sim1}$	M_0
IV$_B$ 期	任何 T	N_2 或任何 N	M_0 任何 M_1

（三）肝外胆管癌

1.肝外胆管癌分期

肝外胆管癌分期见表 10-5。

表 10-5　肝外胆管癌分期

分期	描述
T 分期（原发肿瘤）	
T_x	原发肿瘤无法评价
T_0	无原发肿瘤的证据

分期	描述
T_{is}	原位癌
T_1	肿瘤局限于胆管内
T_2	肿瘤侵出胆管壁
T_3	肿瘤侵犯邻近的器官,包括胆囊、胰腺、十二指肠,但未累及腹主动脉和肠系膜上动脉
T_4	肿瘤侵犯到腹主动脉,或者肠系膜上动脉
N 分期(区域淋巴结)	
N_0	无局部淋巴结转移
N_1	有局部淋巴结转移
M 分期(远处转移)	
M_0	无远处转移
M_1	有远处转移

2.肝外胆管癌分期标准

肝外胆管癌分期标准见表 10-6。

表 10-6 分期标准

分期	T	N	M
0	T_{is}	N_0	M_0
Ⅰ_A期	T_1	N_0	M_0
Ⅰ_B期	T_2	N_0	M_0
Ⅱ_A期	T_3	N_0	M_0
Ⅱ_B期	$T_{1\sim3}$	N_1	M_0
Ⅲ期	T_4	任何 N	任何 M_0
Ⅳ期	任何 T	任何 N	任何 M_1

五、治疗原则

(一)化疗

1.辅助化疗或辅助放化疗

术后辅助化疗缺乏大规模的临床研究数据,2011 年美国国立综合癌症网络指南推荐肝内胆管癌术后切缘阴性的患者进行观察或者参加临床研究,切缘阳性者需要多学科综合讨论,可考虑二次手术、射频消融、化疗或者同步化放疗等治疗。肝门区和肝外胆管癌术后切缘阴性且淋巴结阴性的患者,可选择单纯观察、参加临床研究、辅助化疗或者同步化放疗;肝门区和肝外胆管癌 $T_2 \sim T_4$(肿瘤侵犯到胆管壁及以外);或 N+;或 R1 切除的患者,术后需要多学科综合讨论进行个体化治疗,包括辅助化疗或者同步化放疗。胆管癌常用的辅助化疗为 5-FU 或者吉西他滨为主的方案。

2.晚期胆管癌的化疗

治疗以全身化疗为主,对一般情况较好的患者推荐联合化疗。2009 年英国多中心、随机对照Ⅲ期临床研究 UKABC-02 研究比较了吉西他滨单药与吉西他滨联合顺铂(GP)方案对晚期胆系肿瘤的疗效。324 例患者中位随访 6.1 个月的结果显示，GP 组与单药组的中位 OS 分别是 11.7 个月和 8.2 个月（HR＝0.68，P＝0.002），GP 组死亡风险减低了 32%。GP 组与单药组的中位 PFS 分别是 8.5 个月和 6.5 个月（HR＝0.70，P＝0.003）。两组毒副作用相似，GP 组的中性粒细胞减少发生率稍高于单药组。GP 方案在延长生存期上显著优于吉西他滨单药化疗，目前成为晚期胆管癌的标准一线方案。其他常用的化疗方案还有：吉西他滨联合奥沙利铂、吉西他滨联合 5-FU/卡培他滨。对于一般状况差的患者，可选择单药 5-FU 或者吉西他滨化疗。在化疗联合靶向治疗方面，2011 年美国临床肿瘤学会韩国报道了 268 例局部晚期无法手术或者远处转移的胆管癌、胆囊癌和壶腹癌患者，随机进入吉西他滨联合奥沙利铂±厄洛替尼两组，结果发现，180 例胆管癌患者联合靶向治疗后 PFS 延长（5.9 个月 $vs.$ 3.0 个月），结果有统计学意义。

(二)放疗

术后放疗对胆管癌有一定减少术后复发的作用，可采用 5-FU 进行同步化放疗。2011 年美国国立综合癌症网络指南推荐肝内胆管癌 R1 或者 R2 切除的患者可以选择术后 5-FU 同步放疗。肝外胆管癌术后无论切缘是否阳性，有无淋巴结转移均可选择术后 5-FU 同步化放疗。复发或者局部晚期胆囊癌可进行局部姑息放疗及 5-FU 同步化放疗。

(三)其他治疗

国外有研究报告晚期肝内胆管癌采取光动力治疗，可以联合支架植入术。

六、随访和监测

胆管癌患者术后每 3 个月随访 1 次，最长 6 个月进行癌胚抗原、CA199 检测和影像学检查。连续 2 年后，改为 6 个月随访 1 次，每 12 个月 1 次检查。

七、预后

胆管癌患者预后不良，5 年生存率低。文献报道 647 例肝内胆管癌术后 T_1、T_2、T_3 的 5 年总生存率分别为 35%、20% 和 5% 左右。

(李中辉)

第三节　胰　腺　癌

胰腺癌是指发生在胰腺腺泡或导管腺上皮的恶性肿瘤，是消化系统恶性程度很高的一种肿瘤。

一、致病因素

虽然胰腺癌和壶腹部癌的具体发病原因至今尚不清楚；但是有些因素，尤其是与胰腺癌的发病有密切关系。

(一)吸烟

大样本调查研究结果表明，吸烟者胰腺癌的发病率比不吸烟者高 1.5 倍。随着吸烟量的增加，发病率也随之增高；若每天吸烟量多出 1 包，其发病率在女性高出 2 倍，而在男性则高出

4 倍。Robert M.Beazley 也认为虽然胰腺癌的高危人群尚不能清楚确定,但是抽烟比不抽烟者的发病率高 2.6 倍。吸烟者的发病年龄也比不吸烟者提早 10～15 年。

(二)饮食

经调查显示胰腺癌的发病与长期摄入高热量饮食有关。多摄入富含脂肪和蛋白质食物、油炸食物和低膳食纤维食物,均可增加胰腺细胞的更新和胰腺细胞对致癌物质的敏感性,促进胰腺癌的发生。多摄入新鲜水果和蔬菜可减低致癌危险。

(三)糖尿病

统计胰腺癌患者中 80% 的病例患有糖尿病,而糖尿病患者中胰腺癌的发病率又比健康成人高出 2～4 倍,尤其是女性患者可更高,说明糖尿病可能是与胰腺癌发病因素有关。

(四)慢性胰腺炎

因为慢性炎症过程的反复刺激,可导致胰腺导管狭窄、梗阻,胰液潴留,小胰管上皮增生以致癌变。若有胰管结石、组织钙化,可能性就更大。

(五)胃切除手术或恶性贫血者

胃酸可抵抗致癌物质,缺乏胃酸者发病率可增加 2～3 倍。

(六)饮酒和咖啡

曾一度被少数研究认为与胰腺癌发病有关,但多数研究未能证实其有关系。

(七)遗传与基因突变

大多数胰腺癌的发病是散在性的,但是近代分子遗传学研究发现 20%～50% 病例有继承性遗传缺陷。在人类所有肿瘤中最常见的是抑癌基因 p53 和 p16 的突变。90% 胰腺癌患者有 p16 基因突变;50%～75% 有 p53 基因突变,50% 有 DPC4 基因突变。

二、临床表现

由于胰腺癌早期无特异性症状,常被误诊为胃病、肝病、胆道病等,使正确诊断延迟 2～3 个月,影响了疾病的预后,应引起警惕。以下是常见的症状和体征。

(一)临床症状

1.上腹疼痛

早期胰腺癌无特异症状,上腹不适或疼痛占 70%～90%,胰腺疼痛常位于上腹部,表现为模糊不清而无特殊性,可能在餐后发生。1/4 的患者可能发生背部放射痛,若固定于背部疼痛则要考虑胰腺体尾部癌肿,疼痛的程度可反映肿瘤大小和后腹膜组织被浸润情况。严重疼痛提示癌肿浸润内脏神经,病变已属中晚期。

2.体重减轻

胰腺癌患者常有体重减轻占 70%～100%。可能由多因素所致,如休息性能量消耗增加、食量减少热量降低和脂肪吸收障碍有关。后者乃因胰管阻塞致使胰腺外分泌功能不全所致。

3.黄疸

如癌肿发生在胰头部,肿瘤可直接压迫胆总管末段,则可早期出现梗阻性黄疸,占 80%～90%,无痛性进行性黄疸是胰头癌和壶腹部癌的特征,尤其是后者可更早出现黄疸。胰腺体尾部癌肿亦可发生黄疸,往往提示已有广泛肝转移。

4.胰腺炎

临床上可见到少数胰腺癌患者,可发生急性或亚急性胰腺炎症状,此为胰腺管被堵塞所致。

此对无暴饮暴食和非胆源性者更应提高警惕,应做进一步检查。

5.浅表性血栓性静脉炎

不到5%的胰腺癌患者,有反复发作的迁徙性血栓性浅静脉炎(Trousseau's征)的病史。这可能是由于肿瘤组织细胞阻塞胰管,导致胰蛋白酶进入血液循环,使凝血酶原转变为凝血酶,促进了血栓形成。

6.精神抑郁症

50%的胰腺癌患者,在做出癌症诊断之前有精神抑郁症。其发生率比其他腹部恶性肿瘤为高。此发现的原因不清,可能与胰腺癌的神经内分泌物质有关。这些物质影响着中枢神经系统。

7.其他

胰腺癌起始的模糊而无特异性症状还包括乏力、食欲缺乏、食量降低。大约10%病例伴有不同程度的不规则性发热,可能为癌组织坏死和其代谢产物被吸收所致。一般均为低热,但亦可出现38~39 ℃中、高热。后者若伴有畏寒或疼痛时,在有黄疸患者应排除是否有胆道感染。患者反映尿色不断加深、大便色淡发白,亦应引起注意是否胆管有阻塞。

(二)体征

除了临床上出现黄疸外,典型的体征如下。

1.胆囊肿大

如临床上有无痛性进行性黄疸,再加上右上腹扪到肿大的胆囊(Courvoisier's征),乃是典型的肝胰壶腹周围癌的体征,占少于1/3的病例。

2.脾大

有30%~50%的患者可扪及肝大。中、晚期胰体尾部癌肿可压迫脾静脉或脾静脉血栓形成引起脾大。

3.腹部肿块

只有5%~10%的胰头癌患者可能扪到右上腹部肿块,而胰腺体尾部癌肿有20%患者可在上腹或左上腹扪到肿块。

三、诊断

胰腺癌隐蔽于腹膜后,早期又无特异性症状和体征,诊断较为困难。但对40岁以上的胰腺癌高危人群,若出现以下情况,应高度怀疑胰腺癌的可能,应尽早进行深入详细的检查,争取早期做出正确诊断:①梗阻性黄疸;②近期发生不能解释的体重减轻,超过原体重的10%者;③不能解释的上腹部饱胀、不适和腰背疼痛;④模糊而不能解释的消化不良,X线胃肠检查阴性者;⑤无家族史、无肥胖者而在近期发生糖尿病;⑥突然发生不能解释的腹泻;⑦特发性胰腺炎反复发作;⑧重度抽烟者。

(一)实验室检查

1.常规化验

除了梗阻性黄疸外,一般均在正常范围。高胆红素血症和碱性磷酸酶升高,或有氨基转移酶增高,或其他肝功能异常,均不能作为鉴别手段。血清淀粉酶和血清脂肪酶升高,亦只能鉴别胰腺炎。

2.肿瘤标志物

20年来有许多肿瘤标志物用于胰腺癌的诊断和术后随访。目前发现与胰腺癌相关肿瘤标志物有十多种,但至今为止尚未找出一种敏感性和特异性均令人满意的胰腺癌标志物。现在常用的胰腺癌标志物有 CA19-9、CA50、CA242、CA72-4、CA125、CA153、CA494、POA、CEA、DUPAN-2、TPA、Span-1、CAM17-1、IAPP、PCAA 等。

(1)CA19-9:为临床上最常用、最有价值的一种肿瘤相关抗原,是由单克隆抗体 116NS19-9 识别的涎酸化 Lewis-a 血型抗原,是目前公认的在各类标志物的血清学检测中阳性率最高的标志物。它的发展起始于 1979 年 Koprowski 等的研究,来自人类的结直肠癌细胞。虽然其来自结直肠癌,然而不同于 CEA 抗体,对检测胰腺癌最为敏感。一般认为 CA19-9 超过 200 kU/L 即有诊断价值。其敏感性可达 90%(69%~90%),准确性达 80%,特异性也在 90% 左右。它可作随访监测预后和治疗效果,反映肿瘤有否复发,是判断预后的一种良好指标。因为正常胆管和胰管上皮中也存在着微量的 CA19-9 抗原,在慢性胰腺炎和胆管炎时,由于炎症刺激管壁增生、化生,使产生 CA19-9 细胞数量增加,特别是有黄疸时 CA19-9 也可明显升高,但随着炎症消退、黄疸解除而下降。

(2)CA50:1983 年首先由 Lindholm 等报道,也是来自人类结直肠癌细胞,一种涎酸化糖类抗原,因此与 CA19-9 有交叉免疫性。有部分人群(大约为 10%)不产生 CA19-9,只产生 CA50。故若 CA19-9 阴性时可监测 CA50,其阳性率略低于 CA19-9,敏感性为 70%~80%,特异性为 70%。CAS0 阳性也可见于大肠癌。

(3)CA242:一种肿瘤相关性糖链抗原,主要为胰腺癌所产生。其敏感性、特异性和准确性均略低于 CA19-9,前者为 70%,中者为 90%,后者为 80%。

(4)CA72-4:一种肿瘤相关糖蛋白抗原,若为阳性多见于低分化胰腺癌。其敏感性仅为 38%~45%。对胰腺囊腺性肿瘤中的液体做 CA72-4 测定,可鉴别其良、恶性。

(5)CA125:1980 年 Bast 报道主要是卵巢癌产生的一种肿瘤相关糖蛋白抗原,也可见于胰腺癌。在卵巢癌的诊断中,其特异性的阳性率为 97%。该抗原在胰腺癌Ⅰ、Ⅱ期较低(48%),Ⅲ、Ⅳ期较高(75%),与肿瘤分期有关,对早期诊断无意义。

(6)CA494:是诊断胰腺癌特异性最高的一种肿瘤相关抗原,可达 94%。其敏感性为 90% 与 CA19-9 相仿。糖尿病患者并不升高,对胰腺癌和胰腺炎的鉴别很有帮助。

(7)胰胚抗原(POA):1974 年 Banwo 等报道,主要存在于胎儿胰腺和胰腺癌组织中,其阳性率在 56%~76%。在高分化胰腺癌中阳性率高,低分化胰腺癌的阳性率低。正常值低于 9.0 kU/L。

(8)CEA:主要存在于大肠癌组织中,但也存在于胎儿消化道上皮组织中,故称为癌胚抗原。早在 1965 年由 Gold 等就作为结直肠癌细胞的标志物。其正常值(RIAs,放射免疫分析法)为低于 2.5 μg/L,胰腺癌也可升高至 20 μg 以上,其阳性率可达 70%,但欠缺特异性和低敏感性,限制了其在临床上的使用。测定血清 CEA 水平的结果与肿瘤大小、转移和扩散呈正相关。在肿瘤复发时也可升高,所以也可作为随访观察用。

(9)Dupan-2:1982 年 Metzar 在 Duke 大学(DU)用胰腺癌患者(pancreas 的简写 pan-2)腹水中的癌细胞作为免疫原制出的单克隆抗原。正常值在 150 kU/L 以下。临床上以 400 kU/L 以上为阳性,其敏感性为 47.7%,特异性为 85.3%,准确性为 74.1%。可用作随访检测。

(10)组织多肽抗原(TPA):为癌胎蛋白,于 1957 年由瑞典 Bjorklund 所发现,存在于癌组织细胞膜和细胞质内,其阳性率可达 81%。血清正常值为(81±23)U/L,胰腺癌可高达(277±219)U/L。

(11)CAM17-1:一种 IgM 抗体,在胰腺组织中呈过度表达,对胰液中的黏蛋白有很高的特异性,达到 90%,其敏感性为 86%。

(12)胰岛淀粉样多肽(IAPP):胰腺癌细胞分泌出的一种可溶性 IAPP 释放因子,刺激胰岛细胞分泌 IAPP,可早期诊断胰腺癌。

(13)胰腺癌相关抗原(PACC):主要存在于胰腺导管上皮细胞内,但在正常人的其他多种组织内也有。其正常值为 0.1~22.5 μg/mL,胰腺癌的阳性率为 67%。

(二)影像检查

1.X 线检查

(1)钡餐检查:主要通过钡餐显示胃十二指肠形态改变的间接征象,如胃十二指肠壁有外来性压痕;十二指肠框(降部、水平部)呈 C 形扩大,其内侧壁僵硬,框内有反 3 字征象。用十二指肠低张造影,可突显其表现,更有诊断价值。但是对早期胰头癌和早期胰体尾部癌则无明显改变。

(2)经皮穿刺肝胆道成像(PTC):对梗阻性黄疸患者,其梗阻近端的胆管均有一定程度扩张。PTC 可显示梗阻的部位和梗阻端的形态,对判断病变的位置和性质很有价值。若为胰头癌则可见肝内、外胆管呈现明显扩张和胆囊肿大,梗阻末端形态呈偏心性的被压、不规则狭窄和充盈缺损,管壁僵硬等表现。由于梗阻性黄疸,胆管内压力很高,若单做 PTC 会发生胆漏和胆汁性腹膜炎,应置入导管做胆管内减压引流(PTCD),可作为术前减黄用。

(3)经内镜逆行胆胰管成像(ERCP):通过内镜可观察十二指肠乳头情况,再经造影可显示胆管和主胰管情况。若为胰头癌除可见肝内外胆管扩张外,还可显示主胰管阻塞,若为胰体部癌则显示主胰管不规则狭窄和狭窄后扩张。对胰腺癌的早期诊断很有帮助,其敏感性和准确性均可达到 95%。通过 ERCP 还可收集胰液做细胞学检查和送做 CEA、POA、CA19-9 测定。对重度梗阻性黄疸患者,还可经内镜下放置鼻胆管引流或逆行置管内引流。ERCP 后有一定的并发症,如胆管炎和胰腺炎,虽然其发生率仅 3%~4%,但应严密注意,给予抗生素等预防措施。

2.超声检查

(1)腹部 B 超:超声检查具有简便、易行、无创、廉价等优点,腹部 B 超是目前临床上对拟诊腹部疾病首选的检查方法。其缺点是易受胃肠胀气而影响探查结果。为获得最佳效果,提高准确性,尤其是对疑诊深位的胰腺疾病时,应做好查前准备。通常是在早晨空腹时或禁食 8 小时后做检查。必要时在检查前日服用轻泻剂,晨起排便后做检查。统计表明对直径超过 2 cm 的胰腺肿瘤,其敏感性和准确性可达 80%以上。也可发现直径<2 cm 肿瘤的报道。对胰头癌者还能见到肝内外胆管扩张、胆囊肿大、胆总管末端梗阻以及主胰管扩张等间接征象。

(2)内镜下超声(EUS):将超声探头经内镜送入胃、十二指肠,在胃后壁和十二指肠内侧壁上探查胰腺,不受肥胖的腹壁和胃肠胀气的影响,其高频超声探头分辨率高。对胰头、胰体、胰尾肿瘤均能探到,其准确性可达到 90%。并可了解胰周是否有淋巴结转移,对胰腺癌分期也有帮助。

(3)管腔内超声(IDUS):在内镜下,将高频超声微探头伸入胰管内进行探查,受外界影响最小。可准确地探查出胰腺实质内的小胰腺癌。对胰管良性或恶性狭窄的鉴别也有帮助。

(4)术中 B 超(IOUS):这种检查可直接在胰腺表面作探查,不受胃肠胀气的影响。可发现胰腺内小肿瘤的存在,并可指导细针穿刺做细胞学检查(涂片或活检)。也可探查肝脏有否转移病灶,以及门静脉和肠系膜上静脉有否被浸润,对选择术式有重要参考价值。

3.计算机断层扫描(CT)

CT 是目前对胰腺疾病最常用和最主要的检查方法,可精确显示胰腺的轮廓和形态,及其与

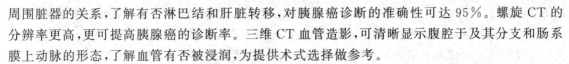

周围脏器的关系,了解有否淋巴结和肝脏转移,对胰腺癌诊断的准确性可达95%。螺旋CT的分辨率更高,更可提高胰腺癌的诊断率。三维CT血管造影,可清晰显示腹腔干及其分支和肠系膜上动脉的形态,了解血管有否被浸润,为提供术式选择做参考。

4.磁共振成像(MRI)和磁共振胰胆管成像(MRCP)

MRI更具有良好的软组织对比度,能清晰地显示全胰腺的轮廓形态以及腺体内的异常影像。胰腺癌时 T_1 和 T_2 时间延迟,其 T_1 加权影像呈低信号,T_2 加权影像呈稍高信号。在被强化的胰腺组织可清晰显示出癌性病灶。MRI对胰周血管和淋巴结有否浸润和转移的判断能力更好。

MRCP是近年来发展起来的一种无创伤性胰胆管显像技术。可显示胆管和胰管全貌,反映出病变的位置、程度和原因,其准确性几乎达100%。

5.胰管镜(PS)

胰管镜(PS)即母子镜技术,先将十二指肠镜(即母镜)送到十二指肠降部找到乳头开口,再将一根 $1\sim2$ mm 的子镜从其活检操作空间伸入直至胰管,由此即可观察胰管内情况,并通过套管做抽吸、活检等检查,发现早期胰腺癌和鉴别诊断。

6.血管造影

采用 Seldinger 法,经右侧股动脉穿刺插管至腹腔干和肠系膜上动脉进行选择性血管造影。若要超选择性地还可将造影导管伸入到肝动脉、胃十二指肠动脉、胰十二指肠下动脉或胰背动脉造影。分动脉期、毛细血管期、静脉期等三种时相,以观察胰腺和胰周的情况。胰腺癌是一种少血供的肿瘤,只能见到少血管区或缺血区表现,而其周围动脉和静脉呈现受压、移位、僵直、狭窄、中断以及有侧支循环等表现。因为血管造影是有创而操作比较复杂的检查方法,目前已较少使用;在许多情况下,无创或微创影像技术,如B超、CT、MRA、ERCP等已能满足临床诊断的要求。血管造影的目的主要是观察癌灶与周围血管的关系,确定血管有否被侵犯,作为术前评估和制定手术方案。

7.电子发射断层显像(PET)

这种显像技术是将极其微量的正电子核素示踪剂注射到人体内,由体外测量装置探测这些正电子核素在体内分布情况,再通过计算机断层显像方法,显示出人体全身主要脏器的生理代谢功能和结构。这些正电子核素都是构成人体的基本元素的超短半衰期核素或性质极其相似的核素,如碳(C)、氮(N)、氧(O)、氟(F)等。运载这些正电子核素的示踪剂是生命的基本物质,如葡萄糖、水、氨基酸;或是治疗疾病的常用药物,如抗癌药氟尿嘧啶等。因此,PET 具有多种不同功能的检查项目,临床应用非常广泛。因为 PET 显像是采用与生命代谢密切相关的示踪剂,所以每项 PET 显像结果实质上是反映了某种特定的代谢物(或药物)在人体内的动态变化。因此,PET 检查是一项代谢功能显像,是在分子水平上反映人体是否存在病理变化。对于胰腺癌来说就是利用其癌组织细胞内的糖代谢比正常组织和良性病变组织明显增加,采用葡萄糖的类似物——氟脱氧葡萄糖(FDG)进入癌组织细胞内聚集释放正电子,而被扫描显示出高密度断层图像。其敏感性和特异性可达100%,对转移性淋巴结和肝转移灶也能良好显示,并可鉴别慢性胰腺炎。对糖尿病患者可能出现假阳性。

8.PET/CT 显像

PET/CT 是目前医学影像学最新的设备,将 CT 显像和 PET 显像两种不同成像原理的装置整合在一个系统工程中,通过一次的检查可完成两次的影像扫描,再由重建融合技术使其形成一幅叠加的PET/CT图像。可作全身扫描或局部扫描,这种图像既具有多层螺旋 CT 显示清晰的解剖结构和高分辨率的图像,弥补了 PET 的空间分辨率不足的缺点,又有 PET 的功能成像、灌注成像及时间——代谢四维成像的优势,显著地提高了螺旋 CT 的诊断价值,尤其是对肿瘤(如胰腺癌、转移癌)的早期诊断起到重要作用。

(三)细胞学检查

细胞学标本的来源主要是由细针穿刺活检:对于胰腺癌来说,一般不主张在术前经皮操作,以免发生穿刺道种植或播散。术中或在 B 超引导下进行穿刺活检,对确定癌肿有一定帮助。细胞学标本的另一来源是通过 ERCP 收集胰液,其阳性率 70%～80%。

(四)基因诊断

在肿瘤学的研究工作中,随着细胞分子生物学技术的发展,我们现在可以检测细胞的基因缺陷。细胞癌基因的前身是未被激活状态的基因,称为原癌基因,若被激活即成为癌基因。在正常细胞中有一种为使机体不易变癌的基因,称为抑癌基因。近年来已证实癌的发生与癌基因和抑癌基因有密切关系,即原癌基因被激活和抑癌基因失活所致。目前已知胰腺癌有很高的 K-ras 癌基因表达,而在正常胰腺组织和胰腺炎组织中无表达,因此可将 K-ras 基因突变作为胰腺癌的肿瘤标志物,从胰液、胆汁、血液、粪便、细针穿刺的肿瘤组织中测定,用作早期诊断和鉴别诊断手段,也可作为肿瘤复发的检测和预后的随访。

四、分期

(一)TNM 国际胰腺癌癌分期

TNM 国际胰腺癌癌分期见表 10-7。

表 10-7　TNM 国际胰腺癌分期

分期		描述
T 分期(原发肿瘤)		
T_x		原发肿瘤无法评估
T_0		无原发肿瘤的证据
T_{is}		原位癌(包括高级别导管上皮内瘤变,导管内乳头状黏液性肿瘤伴重度异型增生,导管内管状乳头状肿瘤伴重度异型增生黏液性囊性肿瘤伴有重度异型增生)
T_1		
	T_{1a}	肿瘤最大径≤0.5 cm
	T_{1b}	0.5 cm<肿瘤最大径<1 cm
	T_{1c}	肿瘤最大径 1～2 cm
T_2		2 cm<肿瘤最大径≤4 cm
T_3		肿瘤最大径>4 cm
T_4		肿瘤侵及腹腔动脉,肠系膜上动脉,和/或肝总动脉,无论肿瘤大小
N 分期(区域淋巴结)		
N_x		区域淋巴结不能评价
N_0		无区域淋巴结转移
N_1		1～3 个区域淋巴结转移
N_2		4 个以上区域淋巴结转移

续表

分期	描述
M 分期(远处转移)	
M_0	无远处转移
M_1	有远处转移

(二)分期标准

分期标准见表 10-8。

表 10-8　分期标准

分期	T	N	M
0	T_{is}	N_0	M_0
Ⅰ A期	T_1	N_0	M_0
Ⅰ B期	T_2	N_0	M_0
Ⅱ A期	T_3	N_0	M_0
Ⅱ B期	T_1	N_1	M_0
Ⅱ B期	T_2	N_1	M_0
Ⅱ B期	T_3	N_1	M_0
Ⅲ期	T_1	N_2	M_0
Ⅲ期	T_2	N_2	M_0
Ⅲ期	T_3	N_2	M_0
Ⅲ期	T_4	AnyN	M_0
Ⅳ期	AnyT	AnyN	M_1

术前 CT 检查对准确分期很有成效,MRI 和内镜下超声波探查可进一步观察到肿瘤的大小范围、淋巴结的受累和原发肿瘤的来源(如肝胰壶腹癌或胰头癌)。更加准确的术前分期,对选择采用手术或非手术的姑息性治疗很重要。不少患者在剖腹探查才发现有小的肝脏转移和腹膜的种植而做切除,因此有些学者认为腹腔镜检查应作为术前分期的一部分。若见有远处转移,则应考虑非手术的姑息性治疗。但是否要常规使用腹腔镜检查仍有争论。

Hermreek 的胰腺癌肉眼分期法,简单、明了、实用,对手术的术式选择和预后的判定很有帮助,也被广泛使用。Ⅰ期,病变局限在胰腺;Ⅱ期,病变已累及周围组织或脏器,如十二指肠、门静脉、胰周组织;Ⅲ期,已有区域淋巴结转移;Ⅳ期,已有远处转移。

五、治疗

对患者全身情况差,不能耐受手术者或患者晚期无法施行手术切除者,应给予非手术治疗。

(一)化疗

常用的药物是氟尿嘧啶、吉西他滨、奥沙利铂等。

(二)放疗

分为单纯放疗、放疗及化疗联合治疗及立体定位的 γ 刀治疗。

(三)免疫治疗

除了影响癌肿患者预后的共同因素：如肿瘤病期、大小、淋巴结转移程度、手术彻底性等以外，还有患者全身情况的差异，即免疫能力的差异因素。由于癌症患者均有不同程度免疫能力低下，所以近数年来常使用各种生物反应调节剂，以增加治疗效果。目前常用的有白细胞介素-2(IL-2)、干扰素(IFN)、胸腺素等。

(四)激素治疗

常用药物有雄激素(如丙酸睾酮)、他莫昔芬(三苯氧胺)、醋酸氯羟甲烯孕酮、LHRH 类似物生长激素释放抑制因子类似物等。

(五)胆道介入治疗

对不能切除的胰头癌患者，因肿瘤压迫或侵犯胆总管可发生严重的梗阻性黄疸。可考虑施行经皮经肝穿刺胆道引流术(PTCD)以减轻黄疸肝损害和改善症状延长患者生命。

(陈志彪)

第四节　大　肠　癌

一、大肠解剖学

大肠是消化管的末段，全长约 1.5 m，以盲肠起始于右髂窝，末端终止于肛门，围在空、回肠周围。大肠可分为盲肠、结肠和直肠三部分，大肠的主要功能是吸收水分，将不消化的残渣以粪便的形式排出体外。

(一)盲肠和阑尾

盲肠为大肠的起始部，长 6～8 cm，通常位于右髂窝内，约在右腹股沟韧带外侧半的上方，左接回肠，上续升结肠。但其位置并不固定，在胚胎发育过程中，盲肠可停留在肝下面或下降过低而位于盆腔内。小儿盲肠位置较高，随着年龄增长而逐渐下降。盲肠为腹膜内位器官，活动性较大，但有的人盲肠后壁无腹膜，它与阑尾共同直接贴附于腹膜后结缔组织内，失去其活动性，造成手术中寻找阑尾的困难。回肠末端向盲肠的开口，称回盲口，此处肠壁内的环行肌增厚，并覆以黏膜而形成上、下两片半月形的皱襞称回盲瓣，它可阻止小肠内容物过快地流入大肠，以便食物在小肠内被充分消化吸收，并可防止盲肠内容物逆流回小肠。临床上常将回肠末段、盲肠、升结肠起始部和阑尾统称为回盲部。在回盲口下方约 2 cm 处，有阑尾的开口。阑尾是附属于盲肠的一段肠管，是一条细长的盲管，其长度因人而异，一般长 7～9 cm，阑尾的外径介于 0.5～1.0 cm，管腔狭小。阑尾通常与盲肠一起位于右髂窝内，但变化甚大，因人而异，为腹膜内位器官。上端开口于盲肠的后内侧端，下端游离，活动范围较大。阑尾根部位于盲肠的后内方，其位置较恒定。阑尾本身可有多种位置变化，可在盲肠后、盲肠下，回肠前、回肠后以及向内下伸至骨盆腔入口处等。根据国人体质调查资料，阑尾以回肠后位和盲肠后位较多见。盲肠后位阑尾，有的位于盲肠后壁与腹后壁壁腹膜之间，有的位于腹膜后间隙。由于阑尾位置差异较大，毗邻关系各异，故阑尾发炎时可能出现不同的症状和体征，这给阑尾炎的诊断和治疗增加了复杂性，但由于三条结肠带均在阑尾根部集中，故沿结肠带向下追踪，在手术时可作为寻找阑尾的标志。阑尾根部的体表投影以右髂前上棘至脐连线的外、中 1/3 交界处做标志,此处称麦氏点,阑尾炎时该点有压痛。阑尾系膜呈三角形,较阑尾短,内含血管、淋巴管和神经,致使阑尾缩曲成襻状或半圆弧形。

（二）结肠

结肠起于盲肠,终于直肠,整体呈"M"形,包绕于空、回肠周围。结肠分为升结肠、横结肠、降结肠和乙状结肠四部分。结肠的直径自起端 6 cm,逐渐递减为乙状结肠末端的 2.5 cm,这是结肠腔最狭窄的部位。结肠具有三种特征性结构,即结肠带、结肠袋和肠脂垂。结肠带有三条,由肠壁的纵行肌增厚形成,沿大肠的纵轴平行排列,三条结肠带均汇集于阑尾根部。结肠袋是由横沟隔开向外膨出的囊状突起,是因结肠带短于肠管的长度使肠管皱缩形成的。肠脂垂是沿结肠带两侧分布的许多小突起,由浆膜和其所包含的脂肪组织形成。

升结肠为腹膜间位器官,长约 15 cm,在右髂窝处,起自盲肠上端,沿腰方肌和右肾前面上升至肝右叶下方,转折向左前下方移行于横结肠,转折处的弯曲称结肠右曲或称肝曲。升结肠无系膜,其后面以疏松结缔组织与腹后壁相邻,其外侧为右结肠旁沟,内侧和前方为系膜小肠,位置较为固定。

横结肠横列于腹腔中部,为腹膜内位器官,长约 50 cm。起自结肠右曲,先行向左前下方,后略转向左后上方,形成一略向下垂的弓形弯曲,至左季肋区,在脾的脏面下方处,折转成结肠左曲或称脾曲,向下续于降结肠。横结肠后方借横结肠系膜附着于腹后壁上。系膜右侧有中结肠动脉,在胃肠吻合手术中切开横结肠系膜时,应注意防止损伤此动脉。横结肠上方有胃结肠韧带与胃大弯相连,下方与大网膜相连。横结肠的两端固定,中间部分下垂,有时可达盆腔。

降结肠为腹膜间位器官,长约 20 cm,起自结肠左曲,沿左肾外侧缘和腰方肌前面下降,至左髂峰处续于乙状结肠。降结肠亦无系膜,其后面借结缔组织与腹后壁相邻,其前方和内侧为小肠,外侧为左结肠旁沟。

乙状结肠为腹膜内位器官,长约 45 cm,在左髂峰处起自降结肠,沿左髂窝转入盆腔内,全长呈"乙"字形弯曲,至第三骶椎平面续于直肠。乙状结肠有较长的系膜,活动性较大,可向下至骨盆腔,也可移动至右下腹,在阑尾手术时应注意与盲肠相区别。如乙状结肠系膜过长,则易引起乙状结肠扭转。

结肠血管的分布特点:结肠的血液供应来自回结肠动脉,左、右结肠动脉,中结肠动脉和乙状结肠动脉。这些动脉的分布特点是在接近肠壁前均相互吻合成弓形的结肠缘动脉,然后从结肠缘动脉发出终末动脉至肠壁,升结肠和降结肠的动脉均位于肠管内侧。因此,升结肠的手术应从肠管外侧切开较为安全。由结肠缘动脉发出的终末支又分长支和短支,以与肠管垂直的方向进入肠壁,相互吻合较差。在结肠手术中分离肠脂垂时,不能牵连过紧,以免把浆膜下终末动脉分支切断。又因中结肠动脉左支与左结肠动脉的升支在结肠脾曲处吻合较差,有时缺如,故在手术时应防止中结肠动脉左支的损伤,以免横结肠左侧部的坏死。结肠的静脉与动脉伴行,常经肠系膜上、下静脉进入肝门静脉。有关血流动力学的研究证明,肠系膜上静脉的血液沿肝门静脉右侧多流入右半肝,脾静脉和肠系膜下静脉的血液沿肝门静脉左侧多流入左半肝。

结肠的淋巴结可分为四组:①结肠上淋巴结,位于肠壁脂肪垂内;②结肠旁淋巴结,位于边缘动脉和肠壁之间;③右、回结肠淋巴结,位于右、回结肠动脉周围;④腰淋巴结,位于结肠动脉的根部及肠系膜上、下动脉的根部。肠壁的淋巴汇集于肠系膜淋巴结。肠系膜上、下淋巴结与腹腔淋巴结的输出管共同组成肠干,但有一部分结肠淋巴管注入腰淋巴结而入腰干。

(三)直肠

位于盆腔后部、骶骨前方,全长10~14 cm。起始部在相当于第三骶椎上缘高度接续乙状结肠,沿骶、尾骨前面下行,向下穿盆膈延续为肛管。它不再具有结肠带、脂肪垂和系膜。直肠并不直,在矢状面上形成两个弯曲:骶曲和会阴曲。骶曲与骶骨弯曲相一致,凸向后,距肛门7~9 cm;会阴曲绕尾骨尖转向后下,凸向前,距肛门3~5 cm。在冠状面上,直肠还有三个不甚恒定的侧方弯曲,一般中间的一个弯曲较大,凸向左侧,上下两个凸向右侧。在进行直肠镜或乙状结肠镜检查时,应注意这些弯曲,以免损伤肠壁。直肠上端与乙状结肠交接处管径较细,直肠腔下部明显膨大称直肠壶腹,一般直肠腔内有三个半月形的横向黏膜皱襞,称直肠横襞。其中位于右侧中间的直肠横襞最大,也最恒定。

直肠的血管:分布于直肠的动脉主要有直肠上动脉和直肠下动脉。直肠上动脉为肠系膜下动脉的分支,在直肠上端分为左右两支,分布于直肠壁内。直肠下动脉为髂内动脉的分支,主要分布于直肠的前下部。肛管由肛动脉分布。直肠的静脉与同名动脉伴行,在直肠壁内形成丰富的直肠静脉丛。静脉丛的血液,一部分通过直肠上静脉回流入肠系膜下静脉,再至肝门静脉,另一部分通过直肠下静脉和肛静脉,经会阴部内静脉和髂内静脉汇入下腔静脉。

直肠的淋巴回流:直肠的大部分淋巴管沿直肠上血管向上注入直肠上淋巴结,小部分淋巴管向两侧沿直肠下血管走行,入髂内淋巴结。直肠的淋巴管与乙状结肠、肛管以及邻近器官的淋巴管之间有广泛交通,故直肠癌可沿这些路径进行转移。

二、大肠癌的流行病学

大肠癌是世界上最常见的恶性肿瘤之一,在全世界范围内,大肠癌的发病率处于所有恶性肿瘤的第三位,死亡率处于第四位,严重威胁着人类的生命和健康。

(一)大肠癌的发病率

根据世界卫生组织下属的国际癌症研究机构发布的2012年全球肿瘤流行病统计数据,2012年全球大肠癌新发病例1 361 000例,占所有恶性肿瘤的9.7%,为第三位常见的恶性肿瘤。其中,男性746 000例,占所有恶性肿瘤的10%,是男性第三位常见的恶性肿瘤,紧随肺癌和前列腺癌之后;女性614 000例,占所有恶性肿瘤的9.2%,是女性第二位常见的恶性肿瘤,仅次于乳腺癌。2012年全球大肠癌年龄标化发病率为17.2/10万,其中欧洲、北美、亚洲和非洲分别为29.5/10万、26.1/10万、13.7/10万和5.8/10万。

在我国,随着经济的发展,人们的生活方式尤其是饮食习惯和饮食结构的改变,近年来大肠癌在大多数地区已成为发病率上升最快的恶性肿瘤之一。王宁等分析了2009年全国72个肿瘤登记处提供的发病数据,结果显示大肠癌已成为我国第三位常见的恶性肿瘤,其发病粗率达到29.44/10万(男性32.38/10万,女性26.42/10万),仅次于肺癌和胃癌。2012年诊断的全球1 361 000例大肠癌病例中,我国的新发病例数达到253 000例,占全球的18.6%,是新发病例最多的国家。

从20世纪90年代开始,欧美等发达国家以及亚洲的日本和新加坡等发达国家大肠癌的发病率开始逐年下降,但是亚洲发展中国家的发病率仍在逐年上升。美国的监测、流行病学和最终结果项目的数据显示,其大肠癌的发病率从20世纪80年代的61/10万持续下降至2006年的45/10万;从2001年至2010年,总人群大肠癌发病率每年下降3.4%,尤其是50岁以上人群的发病率每年下降3.9%。而我国大肠癌的发病率呈持续上升的态势。陈琼等报道,2003—

2007 年全国大肠癌的发病率以 3.33% 的速度增长。2012 年第八届上海国际大肠癌高峰论坛的有关数据显示,我国内地大肠癌的发病率呈明显上升趋势,以 4.71% 逐年递增,远超 2% 的国际水平,大城市尤为明显。近年来,上海男、女发病率年均增加分别为 5% 和 5.1%,北京分别为 5% 和 4%。

(二)大肠癌的死亡率

根据 CLOBCAN 2012 数据,2012 年全球大肠癌年死亡病例 694 000 例,占恶性肿瘤死亡总数的 8.5%。全球结直肠癌死亡粗率在男性为 10.5/10 万,位于肺癌、胃癌和肝癌之后,居恶性肿瘤死亡的第四位;在女性为 9.2/10 万,仅次于乳腺癌和肺癌,居第三位。大肠癌死亡粗率在欧洲、北美、亚洲和非洲分别为 31.7/10 万、19.1/10 万、8.5/10 万和 2.8/10 万。我国大肠癌死亡率高于世界平均水平,王宁等统计,2009 年我国大肠癌的死亡率位居恶性肿瘤死亡的第五位,为 14.23/10 万(男性 15.73/10 万,女性 12.69/10 万)。2012 年我国大肠癌死亡病例超过 139 000 例,占恶性肿瘤死亡总数的 6.3%。

由于人口的老龄化,大肠癌的死亡粗率在全球均呈现上升趋势,但是年龄标化死亡率在主要发达国家和地区均呈现下降趋势。根据 SEER 的数据,全美大肠癌的死亡率从 20 世纪 70 年代开始逐年降低,从 1975 年的 28.5/10 万下降至 2006 年的 17/10 万。Edwards 等报道,1997—2006 年全美大肠癌年死亡率在男性每年下降 2.9%,在女性每年下降 1.9%。而我国大肠癌死亡率呈上升趋势,20 世纪 90 年代比 70 年代大肠癌死亡率增加 28.2%,2005 年比 1991 年死亡率又增加了 70.7%,即年均增加 4.71%。陈琼等也报道,2003—2007 年全国大肠癌死亡率以年均 3.05% 的速度增长。

(三)大肠癌的地区分布

大肠癌的发病率有明显的地区差异,经济发达地区明显高于经济不发达地区。大肠癌发病率最高的地区是澳大利亚和新西兰、欧洲和北美,发病率最低的是非洲和中亚。根据 CLOBCAN 2012 的数据,发病率最高的澳大利亚和新西兰其大肠癌的发病率(ASR 男性 44.8/10 万,女性 32.2/10 万)是发病率最低的西非国家(ASR 男性 4.5/10 万,女性 3.8/10 万)的 10 倍左右,男女差异相似。随着社会经济的发展,一些中低收入的国家和地区大肠癌的发病率快速增长,据报道大肠癌新发病例所占比例在经济较发达地区从 2002 年的 65% 下降到 2008 年的 59%,在 2012 年又下降到 54%。

大肠癌死亡率的地区分布大部分与其发病率相一致,但在某些大肠癌高发的国家其死亡率相对较低(如摩尔达维亚、俄罗斯、黑山共和国、波兰和立陶宛等)。2012 年全球 694 000 例大肠癌死亡病例中,有近 52%(361 000 例)发生在不发达地区。大肠癌死亡率最高的是中欧和东欧国家(ASR 男性 20.3/10 万,女性 11.7/10 万),死亡率最低的是西非地区(ASR 男性 3.5/10 万,女性 3.0/10 万),男女比例分别为 6 倍和 4 倍。

我国大肠癌的发病率及死亡率亦有明显的地域特征,长江中下游及沿海地区大肠癌发病率高,而内陆各省发病率低,即经济发达地区高于经济不发达地区,城市高于农村。据统计,2010 年我国大肠癌新发病例 2/3 发生在城市,1/3 发生在农村。2003—2007 年对我国城市和农村大肠癌发病率和死亡率分析显示,发病粗率和死亡粗率比分别为 2.38∶1 和 1.90∶1;城市大肠癌新发病例和死亡病例分别占全部癌症发生和死亡的 11.93% 和 9.03%,而农村仅为 5.46% 和 4.15%。2012 年第八届上海国际大肠癌高峰论坛的有关数据显示,大肠癌死亡率以上海最高,已达到 11/10 万,而甘肃最低,仅为 1.8/10 万。

(四)大肠癌的发病年龄

大肠癌主要发生在中老年人,50 岁以下发病率低,20 岁以前发病很少。亚洲、非洲等发病率较低的国家大肠癌发病年龄明显提前,其平均发病年龄在 50 岁以下,而欧美等发达国家平均发病年龄大多超过 60 岁,对于大肠癌发病率低的国家其发病年龄年轻化更加明显。

大肠癌发病率随着年龄的增长而逐渐增加。根据美国 SEER 数据,2000－2007 年美国 59％的大肠癌患者为 70 岁以上,49 岁以下的年轻大肠癌患者仅占 6％。据估计,美国 60 岁以上人群的 1.40％将在未来的 10 年内罹患大肠癌。我国大肠癌的发病年龄也逐渐增大,据报道20 世纪 60 年代的平均发病年龄为 48 岁,到 90 年代已上升至 55 岁,这可能与我国社会的人口老龄化有关。根据 Zheng 等分析,2010 年我国大肠癌的发病率在 40 岁前较低,40 岁后大幅增加,80～84 岁到达峰值。在我国经济发达的城市,大肠癌的年龄构成与欧美国家越来越相似,70 岁以上老年大肠癌所占的比例越来越大。第 17 届全国临床肿瘤学大会数据显示,在上海市区,1990 年时 70 岁以上的老年大肠癌患者占 31.9％,49 岁以下的年轻大肠癌患者占 15％;而到 2006 年时70 岁以上的比例达到 56.8％,而 49 岁以下仅占 7.9％。

(五)大肠癌的发生部位

从发病部位看,国外研究发现,大肠癌的发病部位逐渐右移。Takada 等分析日本 1974－1994 年大肠癌的发生部位,发现右侧结肠癌比例增加,直肠癌的比例持续下降。Cucino 等分析了美国退伍军人管理局 1970－2000 年的大肠癌资料,发现白种人男性和女性右侧结肠癌的比例增加了 16.0％,黑种人男性增加了 22.0％。

我国大肠癌好发于直肠和乙状结肠,国内一组 20 世纪 80 年代的资料显示,直肠、左半结肠和右半结肠癌分别占 66.9％、15.1％和 15.4％。李明等报道,在 20 世纪 80 年代与 90 年代,肿瘤最常发生在直肠,但直肠癌所占比例由 80 年代的 71.2％下降到 90 年代的 66.7％;横结肠癌和升结肠癌所占比例明显上升,右半结肠癌比例由 10.9％升至 15.2％。尽管我国直肠癌仍然占大肠癌的多数,但在相对发达地区,结肠癌的上升比例已经超过直肠癌。CSCO 2014 数据显示,从1973 年至 2007 年,上海市区男性和女性结肠癌的标化发病率每年以 3.44％和 3.35％的比例上升,而直肠癌的上升比例仅 1.53％和 1.07％。

三、大肠癌的诊断和检查方法

(一)内镜诊断

近年来,由于饮食结构和生活习惯的改变,我国大肠癌的发病率和死亡率明显增加。对早期大肠癌及时进行治疗可有效提高患者的生存率与生活质量,而实现这一目标的关键在于早期发现和早期诊断。结肠镜检查是发现早期大肠肿瘤的重要方法,但目前国内对早期大肠癌的检出率仍远不尽如人意,文献报道的早期大肠癌检出率平均不到 10％。近年来随着内镜成像技术的不断发展,目前已有不少成熟的技术开始应用于早期大肠癌及腺瘤的诊断及治疗,包括放大内镜技术、内镜下黏膜染色技术与窄带显像技术等,均有助于提高早期大肠肿瘤,尤其是扁平腺瘤的检出和诊断准确度。下面对早期大肠癌的内镜下新型诊断技术做一介绍。

1.放大内镜

放大内镜除了具有普通内镜观察及取活检的功能外,在镜身前端置有一个放大装置,可将病灶放大 100～150 倍,从而能细致观察大肠黏膜腺管开口,即隐窝的形态。放大内镜在诊断大肠肿瘤时具有以下优点:首先,通过它能近距离地从正面、侧面或者中等距离甚至远距离观察病灶,以了解其肉眼形态、发育样式、有无凹陷、局部性状和范围;其次,可观察病灶的硬化程度和周围皱襞的集中情况,可利用空气量的变化使病灶形状发生改变,并以此判断病灶的黏膜下侵犯程度;最后,它能接近病灶有助于观察其微小构造并进行隐窝的具体分型,这一方法使肿瘤侵犯程度的判断准确率显著提高。放大内镜可在不做黏膜活检的条件下判断是否有肿瘤,并了解病灶的组织学类型。在做大肠肿瘤的切除治疗时,亦可通过对切除后病灶周围的放大观察确定是否已完整切除病灶,这对大肠肿瘤的治疗非常重要。

目前,放大内镜多与染色内镜或与窄带显像内镜相结合用于诊断大肠黏膜病变。

2.染色内镜

由于大肠黏膜色泽单一,病变颜色与正常黏膜色泽差异亦不大,因此,常规内镜下观察大肠黏膜无法呈现良好的对比,对微小病变及病变边缘、表面微细结构的显示均不理想。利用与黏膜颜色有良好对比的染色剂如0.4%的靛胭脂溶液或0.5%的亚甲蓝溶液进行黏膜染色后可更清晰地观察病变。靛胭脂溶液不能被黏膜上皮吸收,色素贮留在黏膜凹陷部,使病灶凹凸明显,显示隆起、平坦、凹陷的微小病灶的边界,从而可以观察到原来普通内镜不能观察到的病变;亚甲蓝溶液可被黏膜上皮吸收使其着色,而腺管开口不染色,这样可清楚显示腺管开口的形态,根据其形态变化可以帮助鉴别病灶的性质。染色方法结合放大内镜观察,可明显提高微小病变的识别率及观察肿瘤表面的腺管开口类型。日本学者Kudo等将大肠黏膜隐窝形态分为五型。Ⅰ型为圆形隐窝,排列比较整齐,无异型性,一般为正常腺管开口而非病变。Ⅱ型呈星芒状或乳头状,排列尚整齐,无异型性,腺管开口大小均匀,多为炎性或增生性病变而非腺瘤性。Ⅲ型分两个亚型:ⅢL称为大腺管型,隐窝形态比正常大,排列规则,无结构异型性,为隆起性腺瘤的基本形态,其中约86.7%为腺瘤,其余为黏膜癌;ⅢS称为小腺管型,是比正常小的隐窝集聚而成,隐窝没有分支,为凹陷型肿瘤的基本形态,此型多见于高级别上皮内瘤变的腺瘤,也可见于黏膜癌(28.3%)。Ⅳ型为分支及脑回样,此型隐窝为隆起性病变多见,类似珊瑚样改变,是绒毛状腺瘤特征所见,黏膜内癌可占37.2%。Ⅴ型包括ⅤA(不规则型)或ⅤN(无结构型),此型隐窝形态紊乱或结构消失,见于癌,黏膜下癌可占62.5%。

Tamura等研究发现,按隐窝形态分类标准对大肠黏膜病变进行诊断,染色放大内镜诊断与组织病理学诊断的一致性可达90%。另一项研究也发现,染色放大内镜鉴别肿瘤性与非肿瘤性病变的敏感性为98%,特异性为92%。故认为染色放大内镜可与组织病理学相媲美。

染色内镜操作的注意事项及误区如下:①染色前必须将病变部位冲洗干净,一般应用温饮用水冲洗;②如病变部位已冲洗干净,可通过内镜活检孔道直接将染色剂喷洒至病变周围,喷洒时应尽量减少冲洗压力,因压力过大时,染色剂可能会在病变附近溅开,使病变附近形成很多小水泡或小水珠,影响观察,且对于肿瘤性病变,喷洒压力过大时,染色剂也会引起病变部位出血;③对于一些疑似平坦或凹陷型病变,不应为了省时省事、怕麻烦而未进行黏膜染色,对于此类可疑病变,操作者应有时刻进行黏膜染色的观念。

3.窄带显像技术

窄带显像技术(NBI)是一种利用窄带光波的成像技术,其原理是使用窄带光(415 nm的蓝光,540 nm的绿光)进行成像观察,只有窄带波段的蓝光和绿光可通过NBI滤片,生成NBI影像。由于消化道黏膜中血管内的血红蛋白对415 nm蓝光及540 nm绿光有很强的吸收,因而能清晰显示血管,黏膜表面血管显示为褐色,黏膜下层的血管显示为青色。另外,415 nm蓝光可在黏膜表面产生强反射,使黏膜表面的形态结构清晰鲜明,从而可显著强调黏膜的微细结构及病变的边界。因此,NBI成像特点可概括为更好地显示黏膜血管及黏膜表面微细结构,有助于微小病变的发现及对肿瘤性质的判断。

目前常用的NBI分型有Sano分型和Showa分型。Sano分型简单、实用,分为三型。Ⅰ型:黏膜表面结构呈规整的蜂巢样,血管网不可见;Ⅱ型:黏膜表面结构呈蜂巢样圆形,周围可见规整的血管网,血管管径均匀;Ⅲ型:围绕腺管开口周围的血管呈不规整分支状中断,血管粗细不均。多项研究显示,NBI放大内镜与染色放大内镜区分大肠肿瘤性和非肿瘤性病变的准确率相似。Su等分别使用NBI放大内镜和色素放大内镜对78例患者进行检查,结果显示NBI内镜和染色内镜区分肿瘤性和非肿瘤性大肠息肉的敏感性、特异性和准确性相同。Hirata等用NBI放大内镜和色素放大内镜做了对比研究,发现两者对腺管开口分型的诊断一致率为Ⅱ型88%、ⅢS型100%、ⅢL型98%、Ⅳ型88%、ⅤA型78%和ⅤN型100%。但与染色内镜相比,NBI内镜检查仅需在两种光源间进行转换,无须喷洒色素,更方便、省时,并避免了色素对人体潜在的危害。

4.内镜智能分光比色技术

内镜智能分光比色技术(FICE)通过模拟色素内镜,可以再现黏膜表层细微结构及毛细血管走向。其通过电子分光技术将彩色CCD采集到的不同色彩元素进行分解、纯化,根据内镜主机预设置的参数,从白光显像的全部光谱信息中抽提出相应信息后进行图像再合成,不仅能形成以上波段的组合光谱,更可提供400～600 nm间任意波长组合的图像处理模式,根据想要的波长进行图像重建,能清晰地观察组织表层结构和毛细血管走向,以及黏膜细微凹凸变化。与既往普通的色素内镜相比,FICE无须染色便可清晰地观察黏膜腺管的形态,因此称为电子染色。利用FICE技术可以更清晰地观察肠道黏膜腺管开口的形态与黏膜血管的形态。此外,FICE还有放大模式,即FICE放大内镜。FICE放大模式下可更清晰显示腺管开口形态及毛细血管结构,有助于提高病变诊断的准确率。FICE放大内镜对腺管开口分型的诊断优于常规放大内镜,与染色内镜相似。由于血红蛋白吸收波长在415 nm左右,FICE放大内镜更易观察到浅表毛细血管形态。FICE模式下肿瘤性血管较非肿瘤性血管颜色更深,直径粗大,伴有血管扭曲变形、结构紊乱,部分血管网的破坏。但该项技术在大肠癌临床诊断方面的应用还有待进一步深入研究。

5.共聚焦激光显微内镜

共聚焦激光显微内镜是一种新型的内镜检查方法,是由实验室光学显微镜衍生来的。将激光扫描显微镜结合于内镜上,在内镜检查时可获得病变的组织学诊断。这种技术不仅可将镜下的图像放大1 000倍,还可对黏膜进行一定深度的断层扫描成像,实时显示组织细胞的显微结构,从而有助于内镜下做出组织学诊断并指导靶向活检。在使用共聚焦激光显微内镜时,为了得到高对比性的图像,需要使用荧光对比剂。最常使用的是荧光素钠(10%)和盐酸吖啶黄素(0.05%)。二者联合应用可以更清晰地显示细胞和微血管结构,分析结肠隐窝的结构和杯状细胞的分布,对大多数患者的组织学诊断进行正确的预测。Sakashita等在2003年首次提出了大肠高级别上皮内瘤变和癌症的共聚焦诊断标准,肿瘤性病变的特征是细胞核任何结构异常和清晰可见的存在,其预测大肠肿瘤性病变的敏感性为60%。随后Kiesslich等研究发现,与病理诊断相比,共聚焦激光显微内镜诊断大肠肿瘤的敏感度为97.4%,特异度为99.4%,准确度为99.2%。但目前该技术还未大规模应用,国内外仅有少数医院将其应用于临床,其对早期大肠肿瘤的诊断有效性有待进一步验证。

6.超声内镜

超声内镜具有普通内镜及超声显像的功能,目前应用于临床的超声内镜可分为两类:一类是内镜前端安装超声探头,对于肠道隆起较高的病变或肠腔外病变的诊断较适用,但在进行超声检查的同时无法进行内镜观察;另一类是通过内镜的活检孔插入细直径的超声小探头,主要适用于肠道表浅性病变的探查,其优点是插入容易,可以在内镜观察的同时实施超声检查,并可进行活检。超声内镜的优势是既可直接观察黏膜形态进行组织活检,又可超声扫描观察肠壁全层及邻近脏器的超声影像,对于癌变的浸润深度、邻近脏器的侵犯以及淋巴结转移进行准确的诊断并行TNM分期,这对大肠癌的术前诊断、分期、选择治疗方案、术后监测、判断预后均有重大意义。Harewood等前瞻性评估了80例直肠癌患者,手术前应用超声内镜检查,提示超声内镜对T分期和N分期的准确性分别为91%和82%。

7.结肠胶囊内镜

由于常规结肠镜检查会引起疼痛,经常需要麻醉,故其广泛应用仍受到限制。近年来发展的结肠胶囊内镜技术,由于其良好的安全性和耐受性,可用于结肠镜检查不能耐受的受检者,尤其适用于合并有严重心、脑、肾多脏器疾病,难以承受有创性检查的老年患者。其可以用于结肠疾病如结肠癌、结肠息肉的诊断和筛查。

目前国外多中心的临床研究表明,结肠胶囊内镜的检查过程中患者无明显痛苦,病变的诊断率较高,具有很好的可行性与实用性。对于大肠病变的检出率,一项系统性综述表明,结肠胶囊内镜发现各类息肉的敏感性为73%,特异性为89%。对有意义的息肉(>6 mm的息肉或多于3个息肉且不论大小)其敏感性是69%,特异性是86%。然而现阶段的结肠胶囊内镜还局限于病变的诊断和检测,不能进行组织活检和治疗;并且,结肠胶囊内镜在肠道内的运动完全依靠消化道自身动力和重力作用,不能进行人为控制,限制了它对特定部位进行检查。近期一种具有爬行功能的微型机器人结肠镜正在研究中,将其从肛门塞入后能自行利用其双臂爬向回盲部,还能利用其"手臂"对病变部位进行活检,钳取病理组织。其他如基于磁力的胶囊内镜等或许亦能在未来提高结肠胶囊内镜的应用价值。

8.早期大肠肿瘤的内镜下肉眼形态分类

早期大肠癌的内镜下肉眼形态分为两类基本型:隆起型和平坦型。隆起型(Ⅰ型):病变明显隆起于肠腔,基底部直径明显小于病变的最大直径(有蒂或亚蒂型);或病变呈半球形,其基底部直径明显大于病变头部直径。此型根据病变基底及蒂部情况分为以下三种亚型。①有蒂型(Ip):病变基底有明显的蒂与肠壁相连。②亚蒂型(Isp):病变基底有亚蒂与肠壁相连。③广基型(Is):病变明显隆起于黏膜面,但病变基底无明显蒂部结构,基底部直径小于或大于病变头端的最大直径。对于平坦型大肠肿瘤的定义与分型见下文。

(二)提高内镜医师诊断早期大肠癌的策略

新型的内镜诊断技术,如染色放大内镜、NBI放大内镜的开展为内镜医师识别微小病变和平坦型病变提供了新视野,尤其能加强对早期大肠癌和癌前病变的识别能力。所以对内镜医师进行专门的培训显得尤为重要,其对策如下。

(1)通过行业学会或组织进行学术活动及讲座,加深内镜医师对早期大肠癌病变,尤其是平坦型病变的认识,提高对这些病变的内镜下直接征象和间接征象的识别能力。

(2)在全国范围内推广应用染色内镜和放大内镜,并进行普及。在大医院建立内镜培训中心,系统培训肠镜医师,并通过读片制度提高内镜医师对大肠平坦型病变的识别能力。

(3)建议相关专业杂志多刊登规范化诊断治疗平坦型病变的个案报告。这类报告实质上比高例数回顾研究报告对医师更有益,其可直接指导和规范平坦型病变的诊治工作,引导内镜医师对这类病变的重视程度。

四、大肠癌的分型

根据肿瘤累及深度可将大肠癌分为早期癌与进展期癌。

(一)肉眼大体类型

1.早期癌

(1)息肉隆起型:肿瘤呈息肉状向腔内突出。可分为有蒂与无蒂或广基型。

(2)扁平隆起型:肉眼观呈斑块状隆起,似钱币状。

(3)平坦型:肿瘤与周围黏膜持平,无隆起,也无凹陷。

(4)凹陷型:肿瘤局部呈浅的凹陷。

(5)扁平隆起伴凹陷型:呈盘状,边缘隆起,中央凹陷。

2.进展期癌

(1)隆起型:肿瘤主体向肠腔内突出呈结节状、息肉状或菜花状隆起,境界清楚,有蒂或广基。切面观,肿瘤与周围肠壁组织境界清楚,浸润通常较表浅局限。若肿瘤表面坏死,形成浅表溃疡,形如盘状,称盘状型亚型。

(2)溃疡型:肿瘤面有深在溃疡,深度达或超过肌层。根据肿瘤生长方式及溃疡外形又可分为两个亚型。

局限溃疡型:肿瘤外观似火山口状,中央坏死,有不规则深溃疡形成。溃疡边缘肿瘤组织呈围堤状明显隆起于黏膜面。肿瘤底部向肠壁深层浸润,边界一般尚清楚。

浸润溃疡型:肿瘤主要向肠壁深层呈浸润性生长,与周围组织分界不清。肿瘤中央坏死形成深溃疡。溃疡边缘围绕肠黏膜,略呈斜坡状抬起,无明显围堤状结构。溃疡型在大肠癌最为常见,占51.2%。

(3)浸润型:肿瘤在肠壁内呈弥漫性浸润,局部肠壁增厚,但无明显溃疡或向腔内隆起的肿块。肿瘤常累及肠管全周,并伴有明显纤维组织增生,肠管周径明显缩小,形成环状狭窄,其浆膜面常可见因纤维组织收缩而形成的缩窄环。本型约占10%。组织学上多数为低分化腺癌。

(二)播散和转移

1.局部扩散

肿瘤沿着肠壁局部扩散,或呈环形浸润,累及肠管全周形成环状狭窄,或向纵轴蔓延,沿黏膜下浸润。对距肛缘4~6 cm的直肠下段高分化癌切除可采用保留肛门括约肌手术。肿瘤向管壁外直接浸润可累及邻近组织或器官。盲肠癌可累及右侧腹股沟及腹壁;横结肠癌可累及胃、胰、胆囊及脾;升结肠及降结肠癌可累及腹膜后组织;乙状结肠及直肠癌可累及盆腔脏器、膀胱、前列腺及阴道等。

2.淋巴道转移

大肠癌淋巴道转移率为40%~50%,其中早期癌转移率约为10%。淋巴道转移还与肿瘤的肉眼类型、分化程度及生长方式密切相关。隆起型及局限溃疡型、高分化及呈推进性生长方式者,其转移率明显低于浸润型及浸润溃疡型、低分化及浸润性生长者。淋巴道转移通常顺着淋巴流向累及相应区域淋巴结,而直肠旁淋巴结可不受累。跳跃式转移的发生率大约10%。逆向转移系指癌转移至肿瘤下方肠管所引流的淋巴结内。通常是由上面淋巴管被癌阻塞所致。发生率在直肠癌为3.5%~5%。

3.血道转移

肝为大肠癌血道转移最常见的部位,其次为肺、肾上腺、卵巢、脑、肾及皮肤等。直肠下段癌通过两个静脉丛直接转移至骶骨及脊柱。此外,大肠癌转移至睾丸、颌骨、鼻咽部、盆腔以及指(趾)骨等处也有少数病例报道。

4.种植性转移

盲肠、横结肠及乙状结肠癌容易穿透浆膜种植于腹膜面。种植转移可在直肠子宫陷窝或直肠膀胱窝,并形成直肠指诊时可触及的肿块。种植转移也可累及卵巢,形成库肯勃瘤。

(三)与预后有关的因素

与大肠癌预后有关的因素很多,其中病理因素归纳起来包括肿瘤固有特点、宿主对癌反应的形态学表现以及肿瘤扩散程度的病理学标准等几个方面。在大多数研究中,大肠癌治疗性切除后 5 年生存率在 40%～60%,手术失败的病例局部复发和/或局部淋巴结转移的发生超过 90%,其中半数病例仅局限于这些部位。所有复发病例中,2 年内明显复发者 71%,5 年内为 91%。

(四)临床病理分期

早期大肠癌的预后与癌组织浸润的深度密切相关。将浸润深度分为 6 个级别。

M1:癌组织位于黏膜固有层一半以内。

M2:癌组织位于黏膜固有层一半以上。

M3:癌组织深达黏膜肌层。

SM1:癌组织深达黏膜下层的浅部。

SM2:癌组织深达黏膜下层的中部。

SM3:癌组织深达黏膜下层的深部接近固有肌层。

(五)病理类型

大肠腺癌主要由柱状细胞、黏液分泌细胞以及未分化细胞构成,肿瘤可含有少量神经内分泌细胞及潘氏细胞。根据肿瘤细胞的组成及其组织结构特点,大肠腺癌可分为以下类型。

1.乳头状腺癌

癌组织呈粗细不等的乳头状分支状结构,乳头中心索为少量纤维血管间质,表面癌细胞呈柱状,具有不同程度异型性。深部肿瘤组织常呈小的乳头状囊腺癌结构,乳头一般较短。

2.管状腺癌

癌组织内出现管状排列结构。根据大肠腺癌的分化程度,可将其分为三级。

(1)高分化腺癌:癌细胞均排列成腺管状结构,腺管由单层癌细胞构成,胞核位于基底侧,异型性较轻。腺腔侧可见明显胞质带。

(2)中分化腺癌:癌细胞大多排列成腺管结构,部分癌细胞呈实性条索状或团块状结构。腺管内衬的细胞分化较差,细胞排列参差不齐,呈假复层,胞质较少,腺腔侧胞质带消失。

(3)低分化腺癌:癌细胞大多呈实性条索状或巢状结构,仅少数呈腺管状。癌细胞分化差,异型性明显,胞质很少。

3.黏液腺癌

本型以出现大量细胞外黏液为其特点,黏液可局限于囊状扩张的腺腔内,囊壁常衬以分化较好的黏液分泌上皮;黏液也可进入间质形成黏液湖,其中可见漂浮的癌细胞片段。所含黏液占肿瘤组织的 1/2 以上。

4.印戒细胞癌

肿瘤由弥漫成片的印戒细胞构成,无特殊排列结构。印戒细胞胞质可呈红染颗粒状,或呈细小空泡状,或呈大的黏液空泡;胞核一般呈不规则形,深染,偏于胞质一侧。

5.未分化癌

癌细胞弥漫呈片或呈团块状、条索状排列,无腺管形成。癌细胞核大而明显,胞质少,无黏液分泌。

6.鳞状细胞癌

大肠鳞状细胞癌罕见。诊断鳞状细胞癌需排除其他部位恶性肿瘤如肺鳞癌的大肠转移,排除鳞状细胞上皮瘘管所引起的鳞状细胞癌,排除肛门鳞状细胞癌的蔓延。

7.腺鳞癌

大肠腺鳞癌罕见,占大肠癌的 0.025%~0.05%。腺鳞癌分布部位与普通型腺癌相同,约半数发生于直肠或乙状结肠,20%发生在盲肠,大体类型及临床表现与腺癌没有区别。组织学类型上,肿瘤由腺癌及鳞癌两种成分构成。鳞癌一般分化较差,侵袭性强;而腺癌与普通腺癌相同,分化一般较好。

8.小细胞癌

小细胞癌又称恶性类癌、燕麦细胞癌以及神经内分泌癌。发生于大肠的小细胞癌甚为罕见,约占大肠恶性肿瘤的 0.2%,以直肠和右半结肠多见,其次为盲肠、升结肠、横结肠、乙状结肠、脾曲。临床上,小细胞癌为一种高度恶性的肿瘤,早期出现血道转移,70%~75%有肝转移,64%的患者在 5 个月内死亡。

(1)肉眼:多数呈溃疡型,少数呈隆起型或浸润型。

(2)镜下:癌细胞常排列成片,没有特殊结构;癌细胞有两种形态,一种呈卵圆形或多边形,胞质量少,呈嗜双色性,胞核圆形或卵圆形,染色质分布较均匀,核仁不明显;另一种似肺燕麦细胞癌,胞质不明显,核呈纺锤形,深染,也无明显核仁。常有坏死。大约21%伴有鳞状上皮化生,45%伴有腺瘤。

(3)免疫组化:角蛋白单克隆抗体 AE1/AE3、抗肌内膜抗体 EMA 阳性;神经元特异性烯醇化酶(neuron specific enolase,NSE)、神经元中丝蛋白(neurofilaments,NF)阳性。

9.类癌

肠道类癌最常见于阑尾,其次为回肠,直肠居第三位,结肠较少。直肠类癌的发现率大约为每 2 500 例直肠镜检查有 1 例。临床表现多无症状,多数为其他肠道病变做检查时被发现。年龄高峰为 41 岁,平均年龄 52 岁,男女之比为 1.7∶1。

(1)肉眼:扁平或略凹陷的斑块,或呈息肉样病变。类癌最独特的特征之一是经过甲醛(福尔马林)固定后呈黄色。

(2)镜下:小而一致的细胞于间质中浸润,呈彩带状分布,可伴有隐窝细胞微小增生灶。也存在少量产生黏蛋白的管状或腺泡细胞,亲银和嗜银反应常呈阴性。

(3)免疫表型:NSE、嗜铬素、突触素、癌胚抗原(CEA)阳性;常表达生长抑素、胰高血糖素、P 物质和 YY 肽、人绒毛膜促性腺激素(HCG)以及前列腺酸性磷酸酶;少数表达胃泌素、降钙蛋白、胰多肽和促胃动素。

(4)处理方法:小于 2 cm 且局限于黏膜或黏膜下层的直肠类癌最好是局部切除。体积较大或表现为肌层浸润的类癌,需要根治性手术治疗。

10.类癌腺癌混合

多见于阑尾,也可发生于胃、小肠及大肠。肉眼和一般类癌相似。

镜下:癌细胞排列呈巢状、条索状、腺泡状或管状,由三种类型的细胞构成,一种为胞质呈空泡状,核位于基底部,类似于印戒细胞或杯状细胞,胞质内含有黏液;第二种细胞较大,胞质略呈嗜酸性,核居中,常可见亲银或嗜银颗粒,有时胞质内也有黏液并存;第三种为潘氏细胞,存在于部分腺类癌中,所有上述细胞胞核小而一致,染色质细颗粒状,核分裂罕见。

五、大肠癌的化疗

化疗是大肠癌多学科综合治疗中的一个重要组成部分。对Ⅱ、Ⅲ期患者,它可以配合手术及放疗,通过杀灭微小的远处转移灶及局部术野的脱落癌细胞,减少术后复发和转移,提高生存率。对Ⅳ期患者或术后复发转移的患者,化疗更是主要的治疗手段。研究表明,对一般状况良好的Ⅳ期患者,接受全身化疗组的中位生存期比单纯支持治疗组延长 8～10 个月,联合靶向药物治疗中位生存期可以延长 14 个月,而且有客观疗效的患者往往伴有症状的改善和生活质量的提高。同步放化疗时,化疗药物还可以起到放射增敏剂的作用。因此,化疗无论是联合手术和放疗,还是单独使用,都有其独特的地位。

大肠癌的常用化疗药物有三类:氟尿嘧啶类药物、奥沙利铂和伊立替康,它们是从数十种化疗药物中筛选出来的对大肠癌有确切疗效的药物。大肠癌的常用化疗方案多为这三类药物排列组合而成。需要注意的是一些广谱的化疗药物如紫杉醇、吉西他滨、培美曲塞、阿霉素、甲氨蝶呤、长春瑞滨等对大肠癌均无明确疗效,不推荐常规使用。

(一)常用药物

1.氟尿嘧啶类

氟尿嘧啶类药物是大肠癌化疗的基石。其中氟尿嘧啶(5-fluorouracil,5-FU)自 1957 年应用于临床以来,一直是治疗大肠癌的主要药物,在转移性疾病和术后辅助治疗方面的地位举足轻重。5-FU 的衍生物有替加氟、尿嘧啶替加氟(优福定)、去氧氟尿苷、卡莫氟、卡培他滨、替吉奥等。目前在全世界范围内临床应用最广泛的 5-FU 衍生物是卡培他滨。替吉奥对亚洲人大肠癌疗效不亚于卡培他滨,尽管 NCCN 指南等并未将其列入,但值得我们进一步研究。替加氟、尿嘧啶替加氟、去氧氟尿苷、卡莫氟等由于有更好的药物替代,目前已经很少使用。

2.氟尿嘧啶(5-fluorouracil,5-FU)

5-FU 是抗嘧啶类合成的抗代谢药物,在体内转变为氟尿嘧啶脱氧核苷酸(5-FU dUMP),与胸苷酸合成酶(TS)的活性中心形成共价结合,抑制该酶的活性,使脱氧胸苷酸生成减少,导致肿瘤细胞的 DNA 生物合成受阻。在这个过程中如果加入甲酰四氢叶酸(leucovorin,LV),则 5-FU dUMP、TS、LV 三者可以形成牢固、稳定的三元复合物,对 TS 的抑制作用大大增加,从而提高 5-FU 的疗效。因此在临床工作中,5-FU 和 LV 往往是联合使用的。

(1)5-FU 也可代谢为氟尿嘧啶核苷,以伪代谢物形式掺入 RNA 中,干扰肿瘤细胞 RNA 的生理功能,影响蛋白质的生物合成。5-FU 对增殖细胞各期都有抑制作用,对 S 期细胞最敏感。

(2)5-FU 的用法有静脉推注、静脉输注、持续静脉输注、肝动脉灌注化疗以及腹腔内灌注化疗等。

(3)5-FU 最常见的不良反应有腹泻、口腔炎、轻至中度白细胞减少等。比较多见的不良反应有食欲减退、轻度恶心、呕吐、皮肤色素沉着、轻度脱发等。5-FU 的不良反应随药物剂量、用法改变而不同,例如 5-FU 持续静脉输注时手足综合征增多,而血液系统和胃肠道系统毒性反应明显减少。

(4)5-FU 经代谢后主要分解成二氢氟尿嘧啶而失活,其中起关键作用的限速酶是二氢嘧啶脱氢酶(DPD)。

(二)常用化疗方案

大肠癌常用的三类化疗药物——氟尿嘧啶类药物(5-FU/LV、卡培他滨、替吉奥)、奥沙利铂、伊立替康经过排列组合,可以组成若干种化疗方案,但最重要的有三种方案:5-FU/LV、FOLFOX、FOLFIRI。

5-FU/LV 是所有方案的基石。根据 5-FU 和 LV 不同的用法和剂量,5-FU/LV 的使用方案有 Mayo 方案、Roswell Park 方案、de Gramont 方案、AIO 方案等。de Gramont 方案又称为"双周疗法(LV5FU2)",后被改为"简化的双周疗法(sLV5FU2)",相对上述其他方案,其疗效和不良反应均更易被接受,因此目前应用最为广泛,本文中如无特殊说明,5-FU/LV 方案均按"简化的双周疗法"用药。

5-FU/LV 联合奥沙利铂是 FOLFOX 方案,5-FU/LV 联合伊立替康是 FOLFIRI 方案,5-FU/LV、奥沙利铂、伊立替康三药联合是 FOLFOXIRI 方案。将 5-FU/LV 更换为卡培他滨,联合奥沙利铂是 CapeOX 方案(也称 XELOX 方案),联合伊立替康是 CapeIRI 方案(也称 XELIRI 方案)。将 5-FU/LV 更换为替吉奥(S1),联合奥沙利铂是 SOX 方案,联合伊立替康是 IRIS 方案。

1.氟尿嘧啶类单药方案

(1)5-FU/LV 方案(sLV5FU2):14 天为一周期。

(2)卡培他滨方案:21 天为一周期。

(3)替吉奥方案:21 天为一周期。

2.奥沙利铂、氟尿嘧啶类两药联合方案

(1)FOLFOX:mFOLFOX6 14 天为一周期。

(2)CapeOX:21 天为一周期。

(3)SOX:21 天为一周期。

3.伊立替康、氟尿嘧啶类两药联合方案

(1)FOLFIRI:14 天为一周期。

(2)CapeIRI(不推荐使用):21 天为一周期。

(3)IRIS:21 天为一周期。

4.奥沙利铂、伊立替康两药联合方案

IROX 21 天为一周期。

5.奥沙利铂、伊立替康、氟尿嘧啶类三药联合方案

FOLFOXIRI 14 天为一周期。

6.伊立替康单药方案

21 天为一周期。

(陈志彪)

第五节 小肠良性肿瘤

成人小肠全长为 5～7 m,小肠长度约占全胃肠道的 75%,其黏膜表面积占整个胃肠道表面积的 90% 以上,但小肠肿瘤的发病率较其他胃肠道部位低,仅占消化道肿瘤的 5% 左右,其中大部分为良性肿瘤约占 4/5,恶性肿瘤约占 1/5。

小肠良性肿瘤好发于回肠(49%),其次是空肠(30%),十二指肠最少见(21%)。小肠良性肿瘤多来源于小肠黏膜上皮或间质组织。按照组织起源,上皮性来源的良性肿瘤主要是腺瘤(包括错构瘤),是所有小肠良性肿瘤中最常见的。非上皮性来源的良性肿瘤按其发病率依次为平滑肌瘤、脂肪瘤、血管瘤、神经纤维瘤、纤维瘤和淋巴管瘤。神经纤维瘤、纤维瘤和淋巴管瘤在临床上极其罕见。小肠良性肿瘤多无临床症状,是在尸检或者外科手术剖腹探查时发现,部分患者因为腹部包块、消化道出血、穿孔及肠梗阻等临床症状就诊被发现。小肠良性肿瘤诊断比较困难,小肠镜和胶囊内镜是确诊的有效手段,容易延误治疗。

一、流行病学

小肠肿瘤是一种少见肿瘤,占全胃肠道肿瘤的 1%～5%,而小肠良性肿瘤则更罕见,占小肠肿瘤的 80%。小肠良性肿瘤的发病年龄为 40～60 岁,男女发病率基本无差异。小肠肿瘤发病率低的原因尚不清楚,可能与以下因素有关:①小肠内容物稀薄,黏膜不易受损;②肠内容物流动较快,潜在的致癌物质不能长期滞留;③小肠内偏碱性 pH 以及高浓度的苯芘羟化酶可使潜在的致癌物质失活;④小肠本身具有的强大免疫功能,其黏膜内聚集大量浆细胞和淋巴细胞。

二、病因学

小肠良性肿瘤的确切病因不明,可能与感染、遗传、自身免疫及环境等因素有关。其中,比较明确的是一种导致小肠多发腺瘤样息肉的遗传学疾病,称为 Peutz-Jeghers 综合征(PJ 综合征),该病是由皮肤黏膜黑斑合并消化道息肉,是一种少见的常染色体显性遗传病,主要致病基因是 $STK 11/LKB 1$,有很高的外显率,男女均可携带因子,有 30%～50% 患者有明显的家族史。息肉分布的广泛性与遗传并不一定有直接的关系,但黑斑的发生部位常较一致。息肉的性质大部分为腺瘤或错构瘤。

三、病理学

(一)腺瘤

小肠腺瘤起源于小肠上皮细胞,其发病率占小肠良性肿瘤的 14%,多见于十二指肠和回肠,腺瘤瘤体上的腺泡和腺细胞分化程度不一。腺瘤可以是单个发生,也可以是多个大小不等累及整个肠段。小肠腺瘤按病理分型可分为管状腺瘤、绒毛状腺瘤、管状绒毛状腺瘤,其中绒毛状腺瘤易发生癌变。

(二)错构瘤

最常见的是黑斑息肉综合征(PJ 综合征),有家族史,是一种以皮肤黏膜色素沉着和全胃肠道多发息肉为特征的常染色体显性遗传病,空肠和回肠多发息肉,息肉体积从数毫米到数厘米巨大,显微镜下可见小肠病变呈错构瘤样改变,包含正常腺体和各类型细胞结构,但无显著性增殖表现。

(三)平滑肌瘤

小肠平滑肌瘤起源于小肠固有肌层,与周围组织分界明显。多发于空、回肠,十二指肠则少见。根据生长方式可分为腔内型、腔外型、壁间型,多为单发,直径大小不一。平滑肌瘤病理形态为瘤细胞稀疏,呈长梭形,富含酸性原纤维,平滑肌肌动蛋白、desmin 免疫组织化学染色呈强阳性,CD34 及 CD117 染色阴性。

(四)脂肪瘤

脂肪瘤起源于黏膜下层,为脂肪组织异常沉着生长所致。发病率次于平滑肌瘤,空、回肠均可发生,以回肠末端多见。肿瘤可单发或多发,有明显的界线,为脂肪组织肿块,可以从黏膜下膨胀性生长而压迫肠腔,也可向浆膜层生长而突出肠壁外。肠套叠发生率达 50%,临床表现以肠梗阻多见。

(五)血管瘤

小肠血管瘤占小肠良性肿瘤的 7%~8%,起源自黏膜下层血管丛,可累及黏膜层、肌层、浆膜层,其病理本质属于血管畸形,组织学上分为毛细血管瘤、海绵状血管瘤、混合血管瘤以及血管扩张症,其中以海绵状血管瘤最常见。一种罕见的蓝色橡皮疱痣综合征即以小肠多发的隆起样静脉瘤为主要表现,病理为海绵状血管瘤。在形态上,多为隆起的结节样,在小肠各段均可发生,空肠多见,可单发或者多发。小肠血管瘤的临床表现主要是消化道出血,通常表现为不明原因的慢性失血,少数可出现消化道大出血。此外,还可以引起肠梗阻、肠套叠、肠穿孔等。

(六)纤维瘤/神经纤维瘤

纤维瘤是较少见的一种边界清楚的小肠肿瘤,由致密的胶原囊及多少不等的成纤维细胞组成,可累及黏膜下层、肌层或浆膜层。纤维瘤有纤维肌瘤、神经纤维瘤、肌纤维瘤等类型,临床表现主要是肠套叠。

四、临床表现

小肠良性肿瘤的临床表现取决于肿瘤的类型(如外生型、壁间型、腔内型)、瘤体的大小、生长部位、生长方向与生长速度。小肠良性肿瘤生长缓慢,多数无临床症状。消化道出血、腹痛、腹块和肠梗阻为主要临床表现。

(一)消化道出血

平滑肌瘤和血管瘤出血最为常见,出血量往往较大,且呈间歇性,特别是平滑肌瘤,主要与瘤体表面丰富的毛细血管受到侵蚀有关,少数瘤体甚至可见小动脉喷血。血管瘤出血常呈间歇性,以黑便为主要表现,也有少量的腺瘤、脂肪瘤合并出血。

(二)腹痛

腹痛常由肠梗阻或肠套叠、肿瘤恶变及肿瘤囊性变并发感染引起,多呈间歇性、痉挛性。常见于小肠多发息肉(腺瘤)引起的腹痛。

(三)肠梗阻与肠套叠

肠梗阻与肿瘤生长的部位及病理类型有关,常见于直径 3 cm 以上的巨大腺瘤或息肉,因息肉牵拉引起肠套叠,如不及时处理可引起绞窄。

五、辅助检查

(一)X线钡餐造影检查

小肠的钡餐尤其是气钡双对比造影是常用的检查方法,包括小肠灌肠和口服钡剂追踪。小肠良性肿瘤钡剂造影表现各不相同,腺瘤表现为类圆形的充盈缺损,带蒂者可见滑动,平滑肌瘤腔内生长时可发现偏肠腔一侧的圆形充盈缺损,可伴有中央实影。

(二)CT检查

CT扫描能较清楚地显示小肠肿瘤的大小、形态、向腔内外侵犯的范围,多层螺旋CT能提高CT图像的质量,在此基础上的小肠三维CT重建技术(CTE)可清晰显示冠状位小肠模拟影像,可有效评估小肠良性肿瘤(尤其是直径1 cm以上息肉)的部位和大小,以及引起套叠的征象。小肠腺瘤在CT上显示高密度的团块,可伴有增强后血管强化(提示血供丰富)。平滑肌瘤在CT中能显示为突向肠腔内外的分界清楚的实性软组织肿块,偶尔瘤体内可见钙化,也能显示肿瘤表面低凹的溃疡面,增强CT可表现为肿瘤均匀增强。脂肪瘤在CT上表现为特征性的脂肪组织密度影中夹杂不等量的纤维条索影,增强后不强化。

(三)血管造影检查

选择性肠系膜上动脉造影对血管瘤、血管丰富的平滑肌瘤诊断意义较大,当小肠肿瘤合并活动性出血且出血量>0.5 mL/min时,选择性肠系膜动脉造影可根据造影剂外逸征象作出定位判断。

(四)胶囊内镜检查

目前应用于小肠疾病检查的内镜方法主要有气囊辅助式小肠镜(BAE)和胶囊内镜(CE)两种。胶囊内镜也是一种可供选择的有效诊断小肠良性肿瘤的手段,优点是体积小、无痛苦,便于携带,可一次完成全小肠的检查,并对图像资料进行分析,但存在定位不准确、不能取活检等局限性。对于小肠出血患者,剖腹探查结合胶囊内镜检查,能够明确出血部位及出血原因,达到诊断治疗的目的。国内报道CE对不明原因出血患者小肠病变的检出率可达到62%~86%。

(五)小肠镜检查

气囊辅助式小肠镜(BAE)包括双气囊小肠镜(DBE)和单气囊小肠镜(SBE),二者均可完成全小肠的直视检查,而且可在病变部位进行活检、黏膜染色、息肉摘除等操作,必要时结合内镜下超声等辅助手段,可进一步明确小肠肿瘤的性质,是一种安全、直观、可靠的检查手段,是诊断小肠黏膜和黏膜下层肿瘤的最理想方法。小肠镜可以直接诊断小肠息肉、静脉瘤、平滑肌瘤等病变。

(六)超声内镜检查

小肠镜目前尚未实现自带超声的功能,多以超声内镜探头代替,可以观察病变的深度、层次结构、有无浸润、周围脏器和淋巴结情况,可引导黏膜活检,但是对发现病变无优势,对判定小肠肿瘤的性质有一定价值。

六、诊断与鉴别诊断

小肠良性肿瘤缺乏特异性临床表现,往往诊断困难,易被延误诊断。有肠梗阻临床症状时要考虑小肠肿瘤,血管瘤和平滑肌瘤常以出血作为首发临床症状,不明原因的营养不良、贫血、体重下降也要考虑小肠肿瘤的可能。诊断小肠肿瘤的主要检查方法有X线钡餐造影、CT、血管造影和小肠镜、胶囊内镜检查。需要注意的是,部分黏膜下病变如平滑肌瘤、脂肪瘤和神经纤维瘤的表面黏膜正常,活检没有意义,而血管瘤或静脉瘤禁忌活检。除此之外,病变的组织活检对于鉴别病变的良恶性有较高价值。最终确诊需要依赖完整病变的内镜下或手术切除,获得最终病理结果。

七、治疗

(一)外科手术

外科手术既往是小肠良性肿瘤首选的治疗原则,良性肿瘤的切除率可达100%。小的或带蒂的良性肿瘤可连同周围肠壁组织一起作局部切除,较大的或局部多发的肿瘤做部分肠切除吻合术。对于小肠的息肉,多采用外科手术中予以小肠造口,辅以结肠镜切除小肠的较大息肉。进入腹腔后探查,在小肠最大的息肉处(最好在小肠的中段)切开,切除息肉后,肠壁切口不缝合,在切口边缘用4号丝线做荷包缝合后牵出腹壁切口外,在切口周围加盖无菌治疗巾防止污染。内镜医师及插镜者将内镜从小肠切口插入后,适当收紧荷包缝合线打结。由1名术者固定保护切口处肠管,内镜先向小肠近端插入,一直插到十二指肠降部,然后退镜。息肉直径达1.0~1.5 cm时,当即用圈套器行内镜摘除。但是这种方法耗时长、术中残留息肉多,无法定期切除,因此难以广泛开展。目前主张对于发生肠套叠、癌变倾向或基底广泛的小肠良性肿瘤行外科手术,其余均可在内镜下治疗。

(二)小肠镜下肿瘤切除术

随着内镜技术的发展,内镜在小肠良性肿瘤的治疗上逐渐显示出优势,部分小肠良性肿瘤可选择行小肠镜下切除术。可采用治疗型DBE(活检孔道直径2.8 mm)或SBE,选取直径>1 cm的巨大息肉,用圈套器一次或分次完整切除,切除功率60 W,切除后创面用止血夹夹闭预防出血或穿孔。国内目前开展小肠镜治疗的单位不多,长海医院报道行小肠镜治疗的38例PJ综合征患者(男性14例,平均年龄30.5岁),平均住院次数为(1.4±0.6)次,共行DBE治疗102次,切除息肉1 000余枚。1例患者发生术后延迟出血,经内镜下止血夹止血后缓解,3例患者发生小肠穿孔,其中1例保守治疗成功,2例转至外科手术治疗。空军总医院对86例PJ综合征患者行237例次的小肠息肉摘除,穿孔和出血并发症发生率为3.5%,证实该技术安全有效。另外,对于基底部有亚蒂、直径<3 cm的平滑肌瘤和脂肪瘤等,也可圈套切除。

(三)小肠镜下黏膜切除术

为提高小肠镜切除腺瘤或巨大息肉的安全性,也可以采用小肠镜下黏膜切除术(EMR)。选取直径>2 cm的巨大息肉,对于短蒂息肉(蒂长<1 cm)和无蒂息肉切除息肉前,先于息肉基底部的黏膜下层注射盐水肾上腺素液(0.9%生理盐水、0.001%肾上腺素及0.002%靛胭脂),然后用同等功率的圈套器一次或分次完整切除。切除后创面用夹闭。但该方法目前的临床经验不多。

(四)小肠镜下静脉瘤套扎术

对于有亚蒂、直径<1.5 cm的小肠静脉瘤,可尝试内镜下尼龙环套扎术治疗,使病变缺血坏死脱落,也是一种安全有效的手段。

(五)药物治疗

已有证据表明,选择性COX-2抑制剂对于胃和结肠息肉的生长具有显著抑制作用,而PJ综合征的息肉大部分为错构瘤,80%以上的PJ综合征息肉存在COX-2的异常高表达。因此,理论上 COX-2 抑制剂应该能够显著延长患者的息肉生长周期,从而降低对外科手术以至小肠镜治疗的需求,但目前国内外尚无相关研究报道。此外,沙利度胺对于抑制血管生长有显著作用,是否可以抑制小肠静脉瘤/血管瘤的生长需要进一步观察。

八、预后

小肠良性肿瘤中,平滑肌瘤的恶变率为 $10\%\sim20\%$,腺瘤被认为是癌前病变之一,其癌变率为 33.6%,易引起出血、梗阻等并发症。因此一旦发现均应及时经内镜或手术切除。文献报道腺瘤及平滑肌瘤局部切除后 5 年复发率为 17%。

临床医师除需重视切除范围外,术后长期随访、定期复查,对进一步改善预后至关重要。

（王　骁）

第十一章 内分泌系统肿瘤的临床治疗

第一节 甲 状 腺 癌

甲状腺癌是最常见的内分泌系统恶性肿瘤,内分泌恶性肿瘤中占 89%,占内分泌恶性肿瘤病死率的 59%,占全身恶性肿瘤的 0.2%(男性)~1%(女性),约占甲状腺原发性上皮性肿瘤的 1/3。国内的普查报道,其发生率为 11.44/10 万,其中男性为 5.98/10 万,女性为 14.56/10 万。甲状腺癌的发病率一般随年龄的增大而增加,女子的发病率约较男子多 3 倍,地区差别亦较明显,一般在地方性甲状腺肿的流行区,甲状腺癌的发病率较高,而在地方性甲状腺肿的非流行区则甲状腺癌的发病率相对较低。近年来统计资料显示,男性发病率有逐渐上升的趋势,可能与外源性放射线有关。甲状腺癌的发病率虽不是很高,但由于其在临床上与结节性甲状腺肿、甲状腺腺瘤等常难以鉴别,在具体处理时常感到为难,同时,在诊断明确的甲状腺癌进行手术时,究竟应切除多少甲状腺组织,以及是否行颈淋巴结清扫及方式等方面尚存在诸多争议。

一、病因

与其他肿瘤一样,甲状腺癌的发生与发展过程至今尚未完全清楚。现代研究表明,肿瘤的发生与原癌基因序列的过度表达、突变或缺失有关。在甲状腺滤泡细胞中有多种原癌基因表达,对细胞生长及分化起重要作用。最近从人甲状腺乳头状癌细胞中分离出所谓 *ptc* 癌基因,被认为是核苷酸序列的突变,有研究发现,*ptc* 癌基因位于Ⅱa 型多发性内分泌瘤(MEN-Ⅱa)基因染色体 11 的近侧长臂区,其机制尚不清,*ptc* 基因仅出现于少数甲状腺乳头状癌。*H-ras*、*K-ras* 及 *N-ras* 等癌基因的突变形式已被发现于多种甲状腺肿瘤。在髓样癌组织中发现高水平的 *H-ras*、*c-myc* 及 *N-myc* 等癌基因的表达,*P53* 多见于伴淋巴结或远处转移的甲状腺癌灶,但这些癌基因也可在其他癌肿或神经内分泌疾病中被检出。实际上甲状腺癌的发生和生长是复杂的生物过程,受不同的癌基因和多种生长因子的影响,同时还有其他多种致癌因素的作用。已知的可能致甲状腺癌的因素包括以下几种。

(一)缺碘

缺碘一直被认为与甲状腺的肿瘤发生有关,但这种观点在人类始终未被证实。一些流行病学调查资料提示,甲状腺癌不仅在地方性甲状腺肿地区较多发,即使沿海高碘地区,亦较常发。地方性甲状腺肿地区所发生的多为甲状腺滤泡或部分为间变癌,而高碘地区则多为乳头状癌;同时在地方性甲状腺肿流行区,食物中碘的增加降低了甲状腺滤泡癌的发病率,但乳头状癌的发病

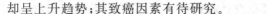

却呈上升趋势；其致癌因素有待研究。

(二)放射线的影响

放射线致癌的机制被认为是放射线诱导细胞突变，并促使其生长，在亚致死量下可杀灭部分细胞而致减少 TSH 分泌，反馈到脑垂体的促甲状腺细胞，增加 TSH 的产生，从而促进具有潜在恶性的细胞增殖、恶变。Winships 等(1961)收集的 562 例儿童甲状腺癌，其中 80% 过去曾有射线照射史，其后许多类似的报道相继出现。放射线作为致甲状腺癌的因素之一，已经广为接受。放射线致癌与放射方式有关，放射线致癌皆产生于 X 线外照射之后；从放疗到发病的时间不一，有报道最短为 2 年，最长 14 年，平均 8.5 年。

(三)家族因素

在一些甲状腺癌患者中，可见到一个家庭中一个以上成员同患甲状腺乳头状癌者，Stoffer 等报道，甲状腺乳头状癌家族中 3.5%～6.2% 同患甲状腺癌；而甲状腺髓样癌，有 5%～10% 甚至 20% 有明显家族史，是常染色体显性遗传，多为双侧肿瘤。

(四)甲状腺癌与其他甲状腺疾病的关系

这方面尚难肯定。近年关于其他甲状腺病合并甲状腺癌的报道很多，据统计甲状腺腺瘤有 4%～17% 可以并发甲状腺癌；一些甲状腺增生性病变，如腺瘤样甲状腺肿和功能亢进性甲状腺肿，分别有约 5% 及 2% 合并甲状腺癌。另有报道，桥本甲状腺炎的甲状腺间质弥漫性局灶性淋巴细胞浸润超过 50% 的患者易伴发甲状腺乳头状癌。但甲状腺癌与甲状腺疾病是否有因果关系尚需进一步研究。

二、病理和临床表现

甲状腺癌按细胞来源可分为滤泡源性甲状腺癌和 C 细胞源性甲状腺癌两类。前者来自滤泡上皮细胞，包括乳头状癌、滤泡状癌和未分化癌等类型；后者来自滤泡旁(C)细胞，称甲状腺髓样癌。乳头状癌和滤泡状癌又可归于"分化性癌"，与未分化癌相区别。不同类型的甲状腺癌，其生物学行为包括恶性程度、发展速度、转移规律和最终预后等有较大差别，且病理变化和临床联系密切。

(一)乳头状癌

1.病理

乳头状癌为甲状腺癌中最常见类型，一般占总数的 75%。此外，作为隐性癌在尸检中屡被发现，一般占尸检的 6%～13%，表明一定数量的病变，可较长时期保持隐性状态，而不发展为临床癌。乳头状癌根据癌瘤大小、浸润程度，分隐匿型、腺内型和腺外型三大类型。

小的隐匿型(直径≤1 cm)，病变局限，质坚硬，呈显著浸润常伴有纤维化，状似"星状瘢痕"，故又称为隐匿硬化型癌，常在其他良性甲状腺疾病手术时偶尔发现。

大的直径可超过 10 cm，质硬或囊性感，肿瘤呈实质性时，切面粗糙、颗粒状、灰白色，几乎无包膜，半数以上可见钙化的砂粒体。镜下癌组织由乳头状结构组成，乳头一般皆细长，常见三级以上分支，有时亦可粗大，间质水肿。乳头的中心为纤维血管束，覆盖紧密排列的单层或复层立方或低柱状上皮细胞。细胞大小不均匀，核间变一般不甚明显。

乳头状癌最重要的亚型是乳头状微小癌、滤泡状癌及弥漫性硬化型癌。新近的 WHO 分型，将乳头状微小癌代替隐匿型癌。该型指肿瘤直径<1 cm。其预后好，很少发生远处转移。

对甲状腺乳头状癌的病理组织学诊断标准，近年已基本取得一致意见，即乳头状癌病理组织中,虽常伴有滤泡癌成分,有时甚至占较大比重,但只要查见浸润性生长且有磨砂玻璃样核的乳头状癌结构,不论其所占成分多少,均应诊断为乳头状癌。

2.临床表现

甲状腺乳头状癌,好发于 20～40 岁,儿童及青年人常见,女性发病率明显高于男性。70%儿童甲状腺癌及 50%以上成人甲状腺癌均属此型。肿瘤多为单发,亦有多发,不少病例与良性肿瘤难以区别,无症状,病程长,发展慢。肿瘤质硬,不规则,表面不光滑,边界欠清,活动度较差。呈腺内播散而成多发灶者可达 20%～80%。淋巴转移为其特点,颈淋巴结转移率为 50%～70%,而且往往较长时间局限于区域淋巴结系统。病程后期可发生血行转移。肺和其他远处转移少于 5%。有时颈淋巴结转移可作为首发症状。由于生长缓慢,早期常可无症状,若癌组织侵犯周围组织,则出现声音嘶哑、呼吸困难、吞咽不适等症状。

(二)滤泡状癌

1.病理

滤泡状癌占全部甲状腺癌的 11.6%～15%,占高分化癌中第二位。大体形态上,当局部侵犯不明显时,多不易与甲状腺腺瘤区别。瘤体大小不一,圆形或椭圆形,分叶或结节状,切面呈肉样,褐红色,常被结缔组织分隔成大小不一的小叶。中心区常呈纤维化或钙化。较大的肿瘤常合并出血、坏死或静脉内癌栓。

镜下本型以滤泡状结构为其主要组织学特征,瘤细胞仅轻或中度间变,无乳头状形成,无淀粉样物。癌细胞形成滤泡状或腺管状,有时呈片状。最近,世界卫生组织病理分类将胞质内充满嗜酸性红染颗粒的嗜酸性粒细胞癌亦归入滤泡癌中。

滤泡状癌多见于中老年女性,病程长,生长慢,颈部淋巴转移较少。而较早出现血行转移,预后较乳头状癌差。

2.临床表现

此癌 40～60 岁多见。与乳头癌相比,男性患病相对较多,男与女之比为 1∶2,患病年龄以年龄较大者相对为多。一般病程较长,生长缓慢,少数近期生长较快,常缺乏明显的局部恶性表现,肿块直径一般为数厘米或更大,多为单发,少数可为多发或双侧,实性,硬韧,边界不清,较少发生淋巴结转移,血行转移相对较多,主要转移至肺,其次为骨。

(三)甲状腺髓样癌

在胚胎学上甲状腺滤泡旁细胞与甲状腺不是同源的。甲状腺髓样癌起源于甲状腺滤泡旁细胞,故又称滤泡旁细胞癌或 C 细胞癌,可分泌降钙素,产生淀粉样物质,也可分泌其他具有生物活性物质,如前列腺素、5-HT、促肾上腺皮质激素、组胺酶等。

甲状腺髓样癌分为散发型(80%～90%)、家族型(8%～14%)及多发性内分泌瘤(少于10%)三种。甲状腺髓样癌可以通过常染色体显性遗传发展为不同的类型。甲状腺髓样癌是甲状腺癌的一个重要类型,较少见,恶性度中等,存活率小于乳头状瘤,而远大于未分化癌。早期诊断、治疗可改善预后,甚至可以治愈。甲状腺髓样癌的发病率占甲状腺癌的 3%～10%,女性较多,中位年龄在 38 岁左右,其中散发型年龄在 50 岁;家族型年龄较轻,一般不超过 20 岁。

其发病机制、病理表现及临床表现均不同于一般甲状腺癌,独成一型。

1.病理

瘤体一般呈圆形或卵圆形,边界清楚,质硬或呈不规则形,伴周围甲状腺实质浸润,切面灰白色、浅色、淡红色,可伴有出血、坏死、纤维化及钙化,肿瘤直径平均 3～4 cm,小至数毫米,大至

10 cm。镜下癌细胞多排列成实体性肿瘤,偶见滤泡,不含胶样物质。癌细胞呈圆形或多边形,体积稍大,大小较一致,间质有多少不等的淀粉样物质,番红花及刚果红染色皆阳性。淀粉样物质为肿瘤细胞产生的降钙素沉积,间质还可有钙沉积,似砂粒体,还有少量浆细胞和淋巴细胞,常见侵犯包膜和气管。在家族性甲状腺髓样癌中,总是呈现双侧肿瘤且呈多中心,大小变化很大,肿瘤具有分布在甲状腺中上部的特点。在散发性甲状腺髓样癌中一般局限于一叶,双侧多中心分布者低于5%。

2.临床表现

所有的散发型甲状腺髓样癌及多数家族性甲状腺髓样癌都有临床症状和体征。通常甲状腺髓样癌表现为颈部肿块,70%~80%的散发型患者,因触及无痛性甲状腺结节而发现,近10%可侵及周围组织出现声嘶、呼吸困难和吞咽困难。临床上男女发病率大致相仿。家族性为一种常染色体显性遗传性疾病,属多发性内分泌肿瘤Ⅱ型(MEN-Ⅱ),它又分为Ⅱa型和Ⅱb型,占10%~15%,发病多在30岁左右,往往累及两侧甲状腺。临床上大多数为散发型,发病在40岁以后,常累及一侧甲状腺。MTC恶性程度介于分化型癌与未分化型癌之间,早期就发生淋巴结转移。临床上,MTC常以甲状腺肿块和淋巴结肿大就诊,由于MTC产生的5-HT和前列腺素的影响,约1/3患者可发生腹泻和面部潮红的类癌综合征。本病可合并肾上腺嗜铬细胞瘤,多发性唇黏膜神经瘤和甲状腺瘤等疾病。有B型多发性内分泌瘤(MEN-Ⅱ)和髓样癌家族史患者,不管触及甲状腺结节与否,应及时检测基础的五肽胃泌素激发反应时血清降钙素水平,以早期发现本病,明显升高时常强烈提示本病存在。此外,甲状腺结节患者伴CEA水平明显升高,也应考虑此病存在可能,甲状腺结节细针穿刺活检或淋巴结活检常可作出明确诊断。

(四)甲状腺未分化癌

未分化癌为甲状腺癌中恶性程度最高的一种,较少见,占全部甲状腺癌的5%~14%,主要是指大细胞癌、小细胞癌和其他类型癌(鳞状细胞癌、巨细胞癌、腺样囊性癌、黏液腺癌以及分化不良的乳头状癌、滤泡状癌等)。未分化癌以老年患者居多,中位年龄为60岁,女性中常见的是小细胞弥漫型,男性常是大细胞型。

1.病理

未分化癌生长迅速,往往早期侵犯周围组织。肉眼观癌肿无包膜,切面呈肉色、苍白,并有出血、坏死。镜下组织学检查未分化癌可分为大细胞型及小细胞型两种。前者主要由巨细胞组成,但有梭形细胞,巨细胞体积大,奇形怪状,核大、核分裂多;后者由圆形或椭圆形小细胞组成,体积小,胞质少,核深染、核分裂多见。有资料提示表明,有的未分化癌中尚可见残留的形似乳头状或滤泡状的结构,提示这些分化型的甲状腺癌可能转变为未分化癌,小细胞型分化癌与恶性淋巴瘤在组织学上易发生混淆,可通过免疫过氧化酶染色做出鉴别。

2.临床表现

该病发病前常有甲状腺肿或甲状腺结节多年,在巨细胞癌此种表现尤为明显。肿块可于短期内急骤增大,发展迅速,形成双侧弥漫性甲状腺巨大肿块,质硬、固定、边界不清,往往伴有疼痛、呼吸或吞咽困难,早期即可出现淋巴结转移及血行播散。细针吸取细胞学检查可做出诊断,但需不同位置穿刺,因癌灶坏死、出血及水肿会造成假阴性。

三、诊断

声嘶、吞咽困难、哮喘、呼吸困难和疼痛是常见的症状。甲状腺癌的诊断是一个困难而复杂的问题,临床上甲状腺癌多以甲状腺结节为主要表现,而甲状腺多种良性疾病亦表现为甲状腺结节,两者之间无绝对的分界线。对一个甲状腺结节患者,在诊断的同时始终存在着鉴别诊断的问题,首先要确定它是非癌性的甲状腺结节、慢性甲状腺炎或良性腺瘤,还是甲状腺癌;其次由于不同的甲状腺癌、同种甲状腺癌的不同分期其治疗方法及预后差异很大,诊断时还要决定它是哪种甲状腺癌以及它的病期(包括局部生长情况、淋巴结转移范围和有无远处转移)。由于目前所具备的辅助检查绝大多为影像学范围,对甲状腺癌的诊断并无绝对的诊断价值,而细胞组织学检查虽有较高的诊断符合率,但患者要遭受一定的痛苦,且因病理取材、检验师的实践经验等影响,存在一定的假阴性。故而,常规的询问病史、体格检查更显出其重要性。通过详细地询问病史、仔细体检获得一个初步的诊断,再结合必要的辅助检查以取得进一步的佐证是诊断甲状腺癌的正确思路。

(一)诊断要点

1.临床表现

患者有甲状腺结节性肿大病史,如有下述几点临床表现者,应考虑甲状腺癌的可能:①肿块突然迅速增大变硬。②颈部因其他疾病而行放疗者,尤其是青少年。③甲状腺结节质地硬、不平、固定、边界不清、活动差。④有颈部淋巴结肿大或其他组织转移。⑤有声音嘶哑、呼吸困难、吞咽障碍。⑥长期水样腹泻、面色潮红、伴其他内分泌肿瘤。

2.辅助检查

进一步明确结节的性质可行下列检查。

(1)B超检查:应列为首选。B超探测来区别结节的囊性或实性。实性结节形态不规则、钙化、结节内血流信号丰富等则恶性可能更大。

(2)核素扫描:对实性结节,应常规行核素扫描检查;如果为冷结节,则有 $10\%\sim20\%$ 可能为癌肿。

(3)X线检查(包括 CT、MRI):主要用于甲状腺癌转移的发现、定位和诊断。在甲状腺内发现砂粒样钙化灶,则提示有恶性的可能。

(4)针吸细胞学检查:诊断正确率可高达 $60\%\sim85\%$,但最终确诊应由病理切片检查来决定。

(5)血清甲状腺球蛋白测定:采用放射免疫法测定血清中甲状腺球蛋白(Tg),在分化型腺癌其水平明显增高。

实际上,部分甲状腺结节虽经种种方法检查,仍无法确定其良恶性,需定期随访、反复检查,必要时可行手术探查,术中行快速冰冻病理学检查。

(二)甲状腺癌的临床分期

甲状腺癌的临床分期以往较杂,现统一采用国际抗癌学会关于甲状腺癌的 TNM 临床分类法,标准如下。

1.T——原发癌肿

T_0:甲状腺内无肿块触及。

T_1:甲状腺内有单个结节,腺体本身不变形,结节活动不受限制。同位素扫描甲状腺内有缺损。

T_2:甲状腺内有多个结节,腺体本身变形,腺体活动不受限制。

T_3:甲状腺内肿块穿透甲状腺包膜,固定或侵及周围组织。

2.N——区域淋巴结

N_0：区域淋巴结未触及。

N_1：同侧颈淋巴结肿大，能活动。

N_{1a}：临床上认为肿大淋巴结不是转移。

N_{2b}：临床上认为肿大淋巴结是转移。

N_2：双侧或对侧淋巴结肿大，能活动。

N_{2a}：临床上认为肿大淋巴结不是转移。

N_{2b}：临床上认为肿大淋巴结是转移。

N_3：淋巴结肿大已固定不动。

3.M——远处转移

M_0：远处无转移。

M_1：远处有转移。

根据原发癌肿、淋巴结转移和远处转移情况，临床上常把甲状腺癌分为四期。

Ⅰ期：$T_{0\sim2}N_0M_0$（甲状腺内仅一个孤立结节）。

Ⅱ期：$T_{0\sim2}N_{0\sim2}M_0$（甲状腺内有肿块，颈淋巴结已肿大）。

Ⅲ期：$T_3N_3M_0$（甲状腺和颈淋巴结已经固定）。

Ⅳ期：$T_xN_xM_1$（甲状腺癌合并远处转移）。

四、治疗

甲状腺癌除未分化癌外，主要的治疗手段是外科手术。其他，如放疗、化疗、内分泌治疗和中医中药治疗等，仅是辅助性治疗措施。

（一）外放疗

不同病理类型的甲状腺癌放疗的敏感度不同，其中尤以未分化癌最为敏感，而其他类型癌较差。未分化癌由于早期既有广泛浸润或转移，手术治疗很难达到良好的疗效，因而放疗为其主要的治疗方法。即使少数未分化癌患者做手术治疗，也仅可达到使肿瘤减量的目的，手术后仍可继续放疗，否则复发率较高。部分有气管阻塞的患者，只要条件允许，仍可行放疗。分化型腺癌首选手术根治而无须放疗。对无法完全切除的髓样癌，术后可行放疗，虽然本病放疗不甚敏感，但放疗后，肿瘤仍可缓慢退缩，使病情得到缓解，有的甚至完全消除。甲状腺癌发生骨转移并不多见，局部疼痛剧烈，尤其在夜间。放疗可迅速缓解其症状，提高患者生活质量。

（二）放射性碘治疗

手术后应用放射性碘治疗可降低复发率，但不延长生命。应用放射性碘治疗甲状腺癌，其疗效完全视癌细胞摄取放射性碘的多少而定；而癌细胞摄取放射性碘的多少，多与其分化程度成正比。未分化癌已失去甲状腺细胞的构造和性质，摄取放射性碘量极少，因此疗效不良；对髓样癌，放射性碘也无效。分化程度高的乳头状腺癌和滤泡状腺癌，摄取放射性碘量较高，疗效较好；特别适用于手术后45岁以上的高危患者、多发性乳头状腺癌癌灶、包膜有明显侵犯的滤泡状腺癌以及已有远处转移者。

如果已有远处转移，对局部可以全部切除的腺体，不但应将患者的腺体全部切除，颈淋巴结亦应加以清除，同时还应切除健叶的全部腺体。这样才可用放射性碘来治疗远处转移。腺癌的远处转移，只能在切除全部甲状腺后才能摄取放射性碘。但如果远处转移摄取放射性碘极微，则在切除全部甲状腺后,由于垂体前叶促甲状腺激素的分泌增多,反而促使远处转移的迅速发展。对这种试用放射性碘无效的病例,应早期给予足够量的甲状腺素片,远处转移可因此缩小,至少不再继续迅速发展。

(三)内分泌治疗

分化型甲状腺癌做次全、全切除者应该口服甲状腺素,以防甲状腺功能减退及抑制 TSH。乳头状和滤泡状癌均有 TSH 受体,TSH 通过其受体能影响分泌型甲状腺癌的功能及生长,一般剂量掌握在保持 TSH 低水平,但以不引起甲亢为宜。一般用甲状腺片每天 80～120 mg,也可选用左甲状腺素片每天100 μg,并定期检测血浆 T_3、T_4、TSH,以次调整用药剂量。甲状腺癌对激素的依赖现象早已被人们认识。某些分化性的甲状腺癌可受 TSH 的刺激而生长,故 TSH 可促使残留甲状腺增生、恶变,抑制 TSH 的产生,可减少甲状腺癌的复发率。任何甲状腺癌均应长期用抑制剂量的甲状腺素作维持治疗。对分化好的甲状腺癌尤为适用,其可达到预防复发的效果。即使是晚期分化型甲状腺癌,应用甲状腺素治疗,也可使病情有所缓解,甚至在治疗后病变消退。

(四)化疗

近年来,化疗的疗效有显著提高。但至今尚缺少治疗甲状腺癌的有效药物,故而化疗的效果尚不够理想。目前,临床上主要用化疗治疗复发者和病情迅速进展的病例。对分化差或未分化的甲状腺癌,尚可选做术后的辅助治疗。曾用于甲状腺癌的单药有多柔比星(阿霉素)、放线菌素 D、甲氨蝶呤等。单药治疗的效果较差,故现常采用联合化疗,以求提高疗效。

五、预后

甲状腺癌的生物学行为存在巨大差异,发展迅速的低分化癌,侵袭性强,可短期致人死亡,而发展缓慢的高分化癌患者往往可长期带瘤生存。高分化型甲状腺癌,特别是乳头状癌术后预后良好,弥漫性硬化型乳头状癌预后较差,有时呈侵袭性。因此,不能认为甲状腺乳头状癌的临床过程总是缓和的,各种亚型的组织学特点不同,其生物学特性有显著差异。对甲状腺癌预后的判断,常采用年龄、组织学分级、侵犯程度(即肿瘤分期)和大小分类方法及其他预测肿瘤生物学行为的指标。①癌瘤对放射性碘摄取能力:乳头状、滤泡状或乳头滤泡混合型癌能摄取碘者比不能摄取的预后要好。②腺苷酸环化酶对 TSH 有强反应的癌其预后似较低反应者好。③癌瘤DNA 呈双倍体比异倍体预后要好。④癌瘤细胞膜表皮生长因子(EGF)受体结合 EGF 的量越高,预后越差。

(张瑞召)

第二节　肾上腺瘤

一、临床概述

肾上腺是人体内非常重要的一对内分泌腺体,由皮质和髓质组成,可以分泌多种不同的激素。肾上腺瘤的分类方法也不尽相同,目前国内外有关肾上腺瘤发病率的报道多按内分泌功能的不同分类而统计。本节内容主要描写的对象仅是针对肾上腺瘤,不包括像肾上腺增生、肾上腺结核等非肿瘤性疾病以及肾上腺之外的肿瘤。

皮质醇增多症即皮质醇症,又称库欣综合征,是最常见的肾上腺皮质疾病,它是由于肾上腺皮质长期过量分泌皮质醇引起的一系列代谢异常、生长发育障碍等症候群。它每年的发病率为(2~5)/10万,70%好发于20~40岁,且男女比例为1∶(2~8)。肾上腺肿瘤导致的皮质醇症是促肾上腺皮质激素非依赖性,约占所有皮质醇症的20%。

原发性醛固酮增多症即原醛症,又称Conn综合征,是以肾上腺皮质分泌过量的醛固酮引起肾素分泌被抑制为临床表现的综合征。在高血压患者中占10%左右,是继发性高血压最常见的病因。好发年龄为30~50岁,女性发病高于男性。

嗜铬细胞瘤是由于肾上腺髓质嗜铬细胞肿瘤分泌过量的儿茶酚胺(肾上腺素、去甲肾上腺素和/或多巴胺),而引起的临床症状。占高血压患者的0.1%~0.6%。多发生于40~50岁,男女发病率大致相同。10%为儿童发病,10%为双侧多发,多见于家族性疾病。10%可以恶变,被称为"10%肿瘤"。

多发性内分泌肿瘤综合征(multiple endocrine neoplasia,MEN)是指累及多种内分泌器官的遗传性肿瘤综合征,分为1型、2A型、2B型及1/2混合型四型。平均发病率为1/30 000,男女发病率无明显差异。

肾上腺皮质癌(adrenal cortical carcinoma,ACC)是肾上腺皮质细胞的恶性肿瘤。极其罕见,发病率低。全球每年有50万~200万新发病例。占恶性肿瘤的0.02%。5岁以下和50岁以上为好发年龄段。女性发病率略高于男性。

肾上腺转移性癌占所有转移性肿瘤的8.3%,它比原发性肾上腺皮质癌常见。据统计,60%的黑色素细胞瘤,58%的乳腺癌,45%的肾细胞癌,36%的肺癌可以转移至肾上腺,其他如对侧肾上腺、膀胱等器官亦可转移至肾上腺。值得注意的是,如果在一个患者身上同时发现某个脏器和肾上腺均有占位,肾上腺肿瘤也并非全是转移来源的。

(一)病因与发病机制

肾上腺瘤发病原因至今不明,大部分肿瘤如原醛症及嗜铬细胞瘤都认为与遗传因素有关。研究发现,约30%的嗜铬细胞瘤有家族遗传背景,*VHL*、*MEN*、*SDHD*基因突变为明确的致病基因。多发性内分泌肿瘤综合征为常染色体显性遗传疾病,为*MEN1*、*RET*基因突变所致。作为绝大多数为散发病例的肾上腺皮质癌,只有极少数与家族性遗传相关,如Werner综合征与染色体11q13的*MEN1*基因突变有关。迄今为止,关于肾上腺皮质癌ACC的发病分子机制中,报道最多的是IGF-2过度表达和Wnt通路持续激活。研究表明,ACC还可能与某些抑癌基因(*TP53*、*MEN-1*等)失活及原癌基因(如*Ras*、*Gas*)过表达等有关。

(二)病理分类与分期

1.病理分类

世界卫生组织对肾上腺肿瘤的病理组织学分类。

(1)肾上腺皮质瘤:①肾上腺皮脂腺瘤;②肾上腺皮质癌。

(2)肾上腺髓质瘤:①良性嗜络细胞瘤;②恶性嗜络细胞瘤;③混合性嗜络细胞瘤/副神经节瘤。

(3)肾上腺外侧神经节瘤:①交感神经性;②副交感神经性。

(4)其他肾上腺肿瘤:①腺瘤样瘤;②;③性索-间质肿瘤;④软组织和生殖细胞肿瘤;⑤髓脂

肪瘤;⑥畸胎瘤;⑦神经鞘瘤;⑧节细胞神经瘤;⑨血管肉瘤。

（5）继发性肿瘤:转移癌。

2.分期

表 11-1 和表 11-2 是 2004 年国际抗癌联盟(UICC)TNM 的临床分期。

表 11-1　2004 年 UICC 肾上腺皮质癌的 TNM 分期

分期		标准
原发肿瘤(T)		
	T1	肿瘤局限,最大径≤5 cm
	T2	肿瘤局限,最大径>5 cm
	T3	任何大小肿瘤,局部侵犯,但不累及邻近器官
	T4	任何大小肿瘤,累及邻近器官
区域淋巴结(N)		
	N0	无区域淋巴结转移
	N1	区域淋巴结转移
远处转移(M)		
	M0	无远处转移
	M1	有远处转移

表 11-2　2004 年 UICC 肾上腺皮质癌的临床分期

分期	T	N	M
I	T1	N0	M0
II	T2	N0	M0
III	T1~2	N1	M0
	T3	N1	M0
IV	T4	N0	M0
	任何 T	任何 N	M1

(三)诊断与鉴别诊断

1.诊断

肾上腺瘤的临床诊断主要包括定性诊断和定位诊断两部分。

（1）定性诊断:多依赖于实验室检查,以明确其相关的内分泌功能状态。①一般检查:血、尿和大便常规、血沉、凝血谱、血生化(肝肾功能、血糖、血脂等),以了解患者术前全身一般情况。②血电解质:对高血压患者需排除原醛症或嗜铬细胞瘤或皮质醇症等。而原醛症多表现为低血钾、高尿钾。③血浆醛固酮/肾素活性比值:肾素活性降低或比值>40 多提示原醛症可能。④立位和卧位的醛固酮:原醛症患者常可见醛固酮升高。皮质癌醛固酮增高者罕见。⑤血浆游离皮质醇测定:通常在早上 8 点及下午 4 点分别采血测定。升高可见于皮质醇症及皮质癌等患者。⑥24 小时尿儿茶酚胺及其代谢产物:24 小时尿儿茶酚胺目前仍然是诊断嗜铬细胞瘤的主要实验室检测手段,但由于嗜铬细胞瘤患者在症状不发作时尿内的儿茶酚胺可以为阴性,所以阴性结果并不能否认嗜铬细胞瘤的诊断。对临床高度怀疑该疾病的患者,高血压发作时或多次反复检测24小时尿儿茶酚胺。⑦性激素:性激素(如17-羟孕酮、雄烯二酮、睾酮、雌二醇)的异常改变有助于诊断肾上腺皮质癌或肾上腺性征异常。

(2)影像学诊断:包括解剖和功能影像学检查。前者常依赖于B超、CT、MRI等最直接的影像学检查手段,后者如PET-CT及放射性核素标记的间位碘代苄胍MIBG显影等。①B超:可以用于初筛,但<1 cm的肿瘤,B超检出率较低。②CT:肾上腺平扫+增强CT是肾上腺瘤定位诊断的首选检查方法。其敏感性高,还可以帮助评估肾上腺瘤的分期和周围器官是否转移,淋巴结也是否有转移等。③MRI:对肾上腺分辨率低于CT,优势在于无辐射及造影剂过敏之虞。尤其适用于儿童、孕妇及对CT造影剂过敏的患者。④PET-CT:仅用于考虑转移性肿瘤时用,价格比较昂贵。⑤放射性核素标记的间位碘苄胍显影:MIBG结构与去甲肾上腺素类似,可以被嗜铬细胞摄取。它对嗜铬细胞瘤的灵敏度高达77%～90%,特异性达95%～100%,即安全又无创。对静止型嗜铬细胞瘤的诊断有决定性意义。既可以帮助肾上腺外嗜铬细胞瘤的定位诊断,又可以更早发现肿瘤复发、转移,帮助其良恶性的定性诊断,而且对恶性嗜铬细胞瘤还具有一定治疗作用。⑥肾上腺穿刺活检:因为肾上腺肿瘤的病理诊断价值有限,且穿刺活检为有创检查,对肾上腺瘤的诊断价值有限,只用于可疑肾上腺转移癌时。

(3)遗传学检查:如染色体检查或某些基因诊断以帮助一些肿瘤的病因分型。

2.鉴别诊断

(1)内分泌功能鉴别:主要根据以上各种实验室检查。如皮质醇症多有血皮质醇增高;原醛症多有血钾及肾素活性降低,血醛固酮升高;嗜铬细胞瘤多有血、24小时尿儿茶酚胺或其代谢产物升高;肾上腺皮质癌或性征异常者可见睾酮、脱氢表雄酮等过高现象等。

(2)良恶性鉴别:①肾上腺皮质瘤的良恶性分辨在病理组织结构和形态上较难鉴别,一般认为具备肿瘤的脉管浸润、包膜侵犯及转移等组织学恶性指标是诊断癌的重要因素。此外,肿瘤的大小也有助于鉴别诊断,通常认为肿瘤越大恶性可能越大,5 cm以下的肿瘤恶性比率明显降低。但也有人认为单纯以大小判断良恶性并不可靠,因为某些外观看似良性的肿瘤也可以发生转移。②来源于肾上腺髓质的嗜铬细胞瘤的良恶性鉴别尤其困难。世界卫生组织《内分泌器官肿瘤病理学和遗传学》规定,肾上腺肿瘤的病理组织学特征无法判断其良恶性,只有在明确转移或者复发的前提下才能诊断恶性嗜铬细胞瘤。而嗜铬细胞瘤通常可以转移至淋巴结、肝、肺、骨骼等器官。

(3)原发癌或转移癌鉴别:当影像学上表现为肾上腺及其他脏器多发肿瘤病灶,或肾上腺有肿瘤且既往有过恶性肿瘤病史时,需排除转移癌可能。据统计,乳腺、甲状腺、肾脏、肺、黑色素瘤、淋巴瘤及胃肠道肿瘤均可转移至肾上腺。但是原发灶不明确的恶性肿瘤转移至肾上腺者非常罕见。累及双侧肾上腺的转移癌可导致肾上腺功能的低下。PET-CT有助于转移癌的诊断,必要时行肾上腺肿瘤穿刺活检以明确诊断。

(四)临床表现

肾上腺瘤的临床表现复杂多样,主要取决于肿瘤的内分泌功能状态。

皮质醇症可发生于任何年龄,但以青壮年为最多见。最典型临床表现为向心性肥胖(满月脸、水牛背)。其次还表现为高血压和低血钾;蛋白质合成受抑制所致的皮肤菲薄、紫纹、多血质面容、伤口愈合不良、肌无力以及骨质疏松;糖尿病或糖耐量减低;儿童生长迟缓;性腺功能紊乱如女性闭经或月经紊乱、男性性功能异常、痤疮、女子多毛及男性化;精神异常如抑郁或躁狂等;

其他如抵抗力下降致反复感染。近一半的患者同时可伴有肾结石。

原醛症好发年龄为 30～50 岁,高血压是原醛症最早也是最主要的症状。一般降压治疗效果较差。低血钾是原醛症发展到一定阶段以后才表现出来的另一个常见症状,表现为周期性瘫痪和肌无力。累及肾脏的患者表现为多尿(尤其是夜尿增多)口渴。由于长期低钾还可以损害心肌,使心脑血管疾病意外风险加大。

嗜铬细胞瘤多见于青壮年,多发生于 40～50 岁。50％以上可发生典型的嗜铬细胞瘤三联征即头痛、心悸、多汗。80％～90％可出现高血压,其中 40％～50％为阵发性高血压。由于其血容量减少,直立性低血压也是嗜铬细胞瘤的常见症状。相比于普通高血压患者,嗜铬细胞瘤更容易出现心血管意外。此外,部分患者还可以表现为糖尿病、高血钙以及胃肠道症状和视力下降等。

肾上腺皮质癌的临床表现根据肿瘤的内分泌状态以及肿瘤大小而不同。多为男性化和皮质醇症的临床表现。分泌醛固酮的皮质癌非常罕见。儿童患者可出现假青春期或男性化表现。21％～50％的皮质癌常不具有内分泌功能,临床表现多与肿瘤进展如腹部肿块、腹胀、低热、消瘦等有关。有近 50％的患者临床表现以肿瘤转移症状为主。

肾上腺转移性癌:为患者肿瘤晚期,多数存在原发肿瘤的相关症状或者晚期肿瘤如恶病质等表现。

二、治疗原则与策略

(一)治疗原则

手术是绝大多数肾上腺肿瘤根治的唯一途径,腹腔镜手术已成为当今治疗良性肾上腺肿瘤的金标准,手术创伤小,术后恢复快。但对于考虑恶性可能,或是肿瘤已侵犯周围大血管以及需要探查者,则需采用开放手术。对于恶性肾上腺肿瘤,除了手术,采取放化疗甚至射频消融等多种治疗方式相结合的综合治疗方法,才能获得更好的治疗效果。

恶性嗜铬细胞瘤除了选择手术,放射性核素治疗如大剂量放射性核素标记的间位碘苄胍治疗 2 年内效果良好,症状缓解率高达 75％,但是远期疗效差。据统计联合环磷酰胺、长春新碱、氮烯唑胺的 CVD 化疗方案治疗恶性嗜铬细胞瘤约 50％有效。放疗也同样只用于缓解骨转移疼痛时。

单部位肾上腺转移癌需手术切除病灶,认为切除病灶有助于提高术后放化疗的治疗效果。合并其他部位转移灶时一般已丧失手术切除机会。对于这样的晚期患者,选择姑息性放疗还是化疗主要取决于原发瘤的病理类型。

对于那些无功能肾上腺小的偶发瘤也可以等待观察,国外有人提议直径<4 cm 者,国内则有人提议<2 cm。故采取观察等待需严格把握适应证,且密切随访相关的激素及其代谢产物水平变化,若肿瘤有进展或出现内分泌功能仍需积极手术治疗。

(二)治疗策略

手术治疗仍是目前治疗肾上腺瘤最有效的手段。良性肾上腺瘤手术切除肿瘤效果好,术后无须其他辅助性治疗。对巨大肾上腺瘤术前介入栓塞化疗有利于提高手术切除率。而手术无法切除干净或术后有高度复发危险的病例,为减少肿瘤负荷,仍应尽量手术切除原发病灶,同时应考虑术后加用辅助性放、化疗甚至放射性核素治疗。

1.手术治疗

腹腔镜手术是大多数良性肾上腺肿瘤的首选治疗方法。

2.围术期特殊处理

(1)皮质醇症:术前有效降压,纠正糖代谢异常,对于低血钾及碱中毒者,术前应补钾纠正电解质紊乱。因患者机体免疫力下降,围术期需预防使用抗生素防止继发感染。而最重要的围术期处理是皮质激素的补充。但是迄今为止尚无糖皮质激素替代治疗的统一方案。总的用药原则是术前术中术后均需相应补充激素,而且减药时需逐渐减量。目前比较多用的方法是术前1天开始静脉滴注补充100 mg的氢化可的松。术中再给予100 mg的氢化可的松静脉滴注。术后第1天再给予200~300 mg氢化可的松静脉滴注,若病情稳定每2天减半。需逐渐递减至12.5 mg泼尼松片口服,维持补充一段时间后直至停药。具体减量及维持治疗的时间需按照具体病情,根据监测的血浆皮质醇和促肾上腺皮质激素结果而定。尤其是遇到应激事件出现皮质功能减退时需立即增加激素补充,严重者需静脉给2~3倍的皮质激素。对皮质醇症患者术后尤其要需要注意观察肾上腺危象的发生。

(2)原醛症:术前需通过口服螺内酯40~60 mg,每天3~4次保钾利尿;同时口服或静脉补钾,积极纠正低钾血症,有效控制严重高血压。通常良好的术前准备必须使血钾恢复到正常水平,至少高于3.0 mg/mL,且心电图提升低钾表现消失。除生命体征需关注外,术后仍需关注血压和电解质的变化。大多数患者血钾在术后2~3周可恢复正常。若术后高血压低血钾仍难以纠正,可继续服用螺内酯。单纯血压未有改善者术后需适当应用降压药。

(3)嗜铬细胞瘤:由于嗜铬细胞瘤过高分泌的儿茶酚胺,使血管长期处于收缩状态,导致出现高血压却血容量不足的临床表现。因此手术成功的关键是术前要给予足够疗程的药物准备,达到扩张血管,控制血压,充分扩充血容量的目的。目前多采用:①使用α肾上腺能受体阻滞剂哌唑嗪、酚苄明,剂量10~20 mg,每天2~3次,用2~6周。近年来国内有研究报道,术前使用多沙唑嗪相比酚苄明而言,降压效果略差,但扩容效果相当,且缩短了术前准备时间;②扩充血容量:每天补液2 000~3 000 mL;③如扩容后心率仍快者使用β肾上腺素能受体阻滞剂普萘洛尔10 mg,每天2~3次,可防止手术中出现心动过速和心律失常。但在使用α肾上腺能受体阻滞剂之前不能使用β肾上腺素能受体阻滞剂。判断术前准备充分与否的主要参考因素是指血压控制在13.3~18.7/12.0~12.0 kPa(100~140/60~90 mmHg),心率<90次/分,体重增加。而麻醉的用药也相当讲究,因阿托品可以使心率加快,诱发心律失常,故术前麻醉用药需禁止使用阿托品。鉴于该疾病术中可能出现高血压或低血压休克、心律失常甚至急性肺水肿等严重并发症,故术中尽量避免挤压肿瘤,以防止血压急剧变化,引发心血管意外。而且术中应与麻醉科充分沟通,选择全身麻醉,动态监测动静脉压以及普通的生命体征变化,为能及时应对血容量的改变建立双静脉通路等。术后严密监测血压变化及心律失常等各种并发症。

(4)无功能的肾上腺瘤:对于这一类患者如何手术准备尚无统一的意见。学者认为,在这一类患者中尤其需要注意是否为静止型嗜铬细胞瘤可能。这类嗜铬细胞瘤患者往往只有在手术等应急状态下才会出现血压的急剧变化从而导致心脑血管并发症的意外发生,术前很难作出准确判断。因此,对于无功能的肾上腺瘤,术前常规按嗜铬细胞瘤适当扩容准备(1~3天即可),术中按嗜铬细胞瘤麻醉准备对提高手术安全性很有必要。

(5)肾上腺皮质危象的处理:肾上腺危象是指肾上腺术后皮质分泌激素不足导致的系列现象,表现为厌食、恶习、呕吐、腹胀、肌肉僵痛、体温上升、血压下降、疲乏嗜睡和精神不振等。出现时需立即在 5％糖盐水 500 mL 中加入 100～200 mg 氢化可的松 1～2 小时滴完,同时静脉推注 40 mg 甲强龙针,以后根据情况每 6 小时补充 1 次。严重者 5～6 小时可静脉输入 500～600 mg 氢化可的松。同时应予补充容量,纠正水电解质紊乱。

3.治疗药物的安全应用

(1)原发性醛固酮增多症:对于不能手术或不愿意手术治疗的醛固酮腺瘤患者,药物治疗也可以控制症状。常用的药物主要有盐皮质激素受体阻断剂(螺内酯、依普利酮)、钙通道阻滞剂(硝苯地平、氨氯地平等)。①其中螺内酯是首选药物,通常初始剂量为 20～40 mg/d,分 2～4 次/天服用。并根据血钾情况逐渐递增,用药量不能超过 400 mg/d。有近一半的患者血压可以得到控制,若血压控制不良,则可连用其他类降压药如噻嗪类。它的主要不良反应为阳痿、性欲减退、女性月经不调等,主要是由于螺内酯可与雄激素受体与孕激素受体相结合。Young 等研究发现,该不良反应发生率随着用药量增大而增加;对无法耐受螺内酯的病例,可以选择依普利酮,该药疗效要差于螺内酯,同时不良反应发生率亦低。②钙通道阻滞剂如硝苯地平等可以抑制醛固酮分泌并且抑制血管平滑肌收缩,从而起到治疗作用。

(2)肾上腺恶性肿瘤。手术是唯一可能完全治愈肾上腺恶性肿瘤的方法,但是由于肾上腺恶性肿瘤发现时多已属于晚期,手术常常无法做到完全根治性切除。而且手术切除后 ACC 复发率可高达 70％～80％。5 年生存率＜5％。恶性嗜铬细胞瘤平均 5 年生存率 40％。药物治疗是晚期 ACC 患者的主要治疗方法。

密妥坦:密妥坦是 DDD 的异构体,它主要是通过抑制肾上腺皮质束状带和网状带细胞线粒体的 11β-羟化酶以及侧链裂解酶,从而阻止其激素合成以及细胞变性坏死。尽管密妥坦对正常肾上腺皮质细胞药物毒性很大,而且有效率仅为 35％,但至今仍为治疗晚期肾上腺皮质癌的基石。停药后多数肿瘤会复发,仅适用于晚期 ACC 肿瘤或作为手术无法切除干净(Ⅱ～Ⅳ期)的 ACC 肿瘤患者的辅助治疗。常见不良反应为头痛、头晕、胃肠道反应以及肾上腺皮质功能不足的相应症状等。

放射性核素标记的间位碘苄胍:是恶性嗜铬细胞瘤最常用的放射性核素治疗药物。短期内效果良好,但 2 年内有复发或转移率高达 100％。它的治疗效果与肿瘤体积密切相关。

细胞毒化疗药物:到目前为止,在肾上腺皮质癌中首选推荐的化疗方案为单用密妥坦或密妥坦联合其他细胞毒类药物。最常用的为 EDP/M 方案(依托泊苷＋顺铂＋多柔比星/密妥坦)和 Sz/M 方案(链尿霉素＋密妥坦)。其他用来治疗肾上腺皮质癌的化疗方案还有:铂类/依托泊苷;铂类/依托泊苷/密妥坦;铂类/依托泊苷/其他细胞毒药物如阿柔比星;其他复合细胞毒药物如吉西他滨;紫杉醇;顺铂/阿柔比星/环磷酰胺;顺铂/阿柔比星/异环磷酰胺等。研究发现,用密妥坦者缓解率要好于未用密妥坦者。

其他靶向治疗:随着对肾上腺恶性肿瘤的分子生物学研究发展,分子靶向药物治疗一直备受关注。研究已经表明,血管内皮生长因子(vascular endothelial growth factor,VEGF)的过表达是导致肾上腺恶性肿瘤发展和浸润的原因之一,因此针对 VEGF 相关的抗血管形成药物可能成为治疗肾上腺恶性肿瘤的重要手段。其他许多与肾上腺皮质癌相关的细胞因子如胰岛素样生长因子、信号肽抑制剂(如 NVP-AEW541)、β-catenin 阻滞剂(PKF115-584)、mTOR 阻滞剂(RAD001)等都可以通过靶向作用阻断相应的信号通路,从而控制肾上腺皮质腺癌的进展。

4.其他辅助性治疗

(1)放疗:肾上腺恶性肿瘤属于对放射线不太敏感的肿瘤,单纯放疗不能取得根治效果。术前放疗一般较少采用,亦不推荐术后常规放疗,但对未能彻底切除干净的肾上腺恶性肿瘤以及对骨转移、局部瘤床复发、区域或远处淋巴结转移患者可行姑息放疗,可达到缓解疼痛、改善生存质量的目的。国外文献报道,关于局部瘤床复发患者,对比放疗加密妥坦治疗组与密妥坦单药治疗对照组的复发时间,发现放疗组复发时间相对要晚些。

(2)介入栓塞治疗(肾上腺肿瘤血管栓塞术):栓塞后可致肿瘤缩小,从而增加手术切除的机会。对晚期患者行姑息性栓塞治疗亦有助于改善症状,提高生活质量。

(3)射频消融:适用于姑息治疗皮质腺癌或肾上腺转移癌。

(4)放射性核素治疗:放射性核素治疗为非手术治疗恶性嗜铬细胞瘤患者的一线选择,但它仅用于无法手术或多发转移、MIBG 或奥曲肽显像阳性的恶性嗜铬细胞瘤。最常用的药物为放射性核素标记的间位碘苄胍。短期内效果良好,但 2 年内有复发或转移率高达 100%。它的治疗效果与肿瘤体积密切相关。一般瘤体<2 cm 药物摄取良好,有效率高。因此巨大肿瘤主张先行减瘤术再行核素治疗。近年来,放射性核素标记的间位碘苄胍联合化疗也被证明可以提高治疗效果。奥曲肽较为昂贵,国内较少使用。

5.对于肾上腺偶发瘤的处理

对于那些无功能肾上腺偶发瘤是否需要手术治疗尚存在一定争议。国外有文献曾报道直径<4 cm 的无功能肾上腺偶发瘤可以等待观察,但需密切随访相关的激素及其代谢产物水平变化,若肿瘤有进展或出现内分泌功能仍需积极手术治疗。可是随着临床医师对肾上腺肿瘤的观察研究,由于恶性肿瘤往往起病隐匿,出现症状多数已发生转移,手术治疗预后极差。尽管通常恶性肿瘤体积一般较大,但这一说法已不完全可靠。而且长期随访担心肿瘤恶变造成的巨大心理压力,比起相对安全又方便的腹腔镜肿瘤切除手术风险,也许前者危害更大。故有学者建议>2 cm 的肾上腺偶发瘤均可积极手术治疗。

6.转移性肾上腺恶性肿瘤应采用以内科为主的综合治疗。

在只有单器官转移的肾上腺转移癌患者,手术治疗作为辅助减瘤作用,有助于提高术后放化疗的治疗效果。多发转移者的治疗方法,主要取决于原发肿瘤的敏感性治疗方法如放疗或化疗等。

(三)预防

肾上腺良性肿瘤大多数预后较好。儿童肾上腺皮质癌由于大约 90%患者因为雄激素分泌过多可以表现出女性男性化等表现,可以相对早期发现,因此预后相对要好些。而成人型肾上腺皮质腺癌起病隐匿,大部分患者就诊时已有远处转移,预后很差,大部分生存期<1 年。研究已经表明,诊断时的年龄、临床分期Ⅲ～Ⅳ期(局部有淋巴结转移或局部脏器浸润或远处转移者)以及皮质醇高分泌者,往往预后比较差。两个大型的 ENSAT 研究表明增殖标志物 Ki67 是肾上腺皮质癌最重要预后的指标,可以指导治疗。最近还有人提出患者病理提示核分裂指数高、肿瘤直径>6.5 cm、某些细胞因子免疫组化阳性如 P53 阳性以及肿瘤重量超过 50 g 的,预后相对较差。

三、药物的安全应用

(一)良性肾上腺肿瘤的药物安全应用

尽管多数肾上腺外科疾病都可以有不同的药物治疗。但针对肾上腺肿瘤导致疾病的药物治疗,最多见于原醛症。当原发性醛固酮增多症患者无法耐受手术或不愿意手术治疗时,螺内酯、钙通道阻滞剂、钠通道阻滞剂被常用来控制病情,其他如血管紧张素转换酶抑制剂、血管紧张素受体阻断剂、糖皮质激素也可用于原醛症的治疗。但是,用药过程中尤其需注意监测肾功能电解质及血压变化,对于肾功能不全患者螺内酯一类保钾药物属于使用禁忌证。

(二)恶性肾上腺肿瘤的药物安全应用

1.密妥坦

从 1960 年起,密妥坦一直被作为晚期肾上腺皮质癌的一线治疗方案,有效率仅约为 35%。曾有多个研究表明密妥坦药物浓度需达到 14 mg/L 以上,才能发挥临床治疗作用。但是超过 20 mg/L 时,出现中枢神经不良反应的风险也相对加大。密妥坦是脂溶性药物,口服密妥坦仅有约 40% 由胃肠道吸收。患者体内密妥坦维持工作药物浓度时间越久效果越好。

(1)不良反应:密妥坦药物毒性强,它的不良反应主要为中枢神经系统受抑制,表现为头痛、眼花、眩晕、嗜睡、抑郁、神志不清等;胃肠道反应,如食欲缺乏、恶心、呕吐、腹泻等,骨髓抑制,极个别还出现危及生命的粒细胞缺乏;肝功能损害,有个别出现肝功能衰竭的严重不良反应;甲状腺功能异常;皮疹等其他不良反应;肾上腺皮质功能不全,由于密妥坦是肾上腺皮质的拮抗剂,出现肾上腺皮质功能不全也比较常见,可使用激素补充替代治疗。

(2)注意事项:密妥坦建议从 2 g/d 剂量开始,逐渐增加至血药浓度至工作浓度即 $14 \sim 20$ μg/dL($4 \sim 6$ g/d);由于用药期间患者大多出现皮质功能不全的症状,而遇到感冒、刺激等应急事件,需要随时调整激素替代治疗的激素剂量;用药期间常规使用 $5-HT_3$ 受体拮抗剂等强效抑吐药物及护肝、增加免疫力等支持治疗;密切观察患者临床表现,定期监测血常规、血肝肾功能及电解质、血脂、血促肾上腺皮质激素、甲状腺功能和血睾酮等指标。因密妥坦可引起嗜睡、眩晕等症状,服药期间尽量避免机械操作或驾驶等需要精神高度集中的活动。饱食后服用药物可以增加药物吸收能力。由于螺内酯可降低密妥坦疗效,而镇静安眠类药物、抗组胺药物、乙醇、抗癫痫症药等可增加密妥坦相关的中枢神经抑制作用,故不建议同时使用密妥坦和上述类药物。

2.放射性核素标记的间位碘苄胍

放射性核素标记的间位碘苄胍是治疗恶性嗜铬细胞瘤最常用的放射性核素。短期治疗效果较好,2 年内几乎均有复发或转移。有学者提出加大药物剂量或延长用药时间可能有助于延长生存时间,但尚缺乏临床证据。放射性核素标记的间位碘苄胍联合化疗被证明可以提高各自的治疗效果。放射性核素标记的间位碘苄胍主要的不良反应是骨髓抑制,且认为与其用药剂量不成正比。故治疗期间需注意监测血常规变化。

(三)联合化疗方案

1998 年 Berruti 等在意大利第一次提出(依托泊苷＋顺铂＋多柔比星＋密妥坦)EDP/M 联合治疗方案。迄今为止,EDP/M 方案仍然是肾上腺皮质癌的主要化疗方案。恶性嗜铬细胞瘤也同样具有较为常用的化疗方案。

1.化疗方案

恶性嗜铬细胞瘤:CVD 化疗方案(环磷酰胺 750 mg/m² ＋达卡巴嗪 1.4 mg/m² ＋长春新碱 600 mg/m²),21 天为 1 个治疗周期。肾上腺皮质癌:EDP/M 方案(依托泊苷 100 mg/m²,$2 \sim$ 4 次/天;40 mg/m²,1 次/天;顺铂 40 mg/m²,$3 \sim 4$ 次/天;同时连续口服密妥坦使血药浓度维持在 $14 \sim 20$ mg/L)和 Sz/M 方案(链尿霉素 1 g/d,5 天,然后改 2 g,每 3 周 1 次;密妥坦连续口服,使血药浓度维持在 $14 \sim 20$ mg/L)。

2.疗效评价

关于肾上腺恶性肿瘤的化疗方案的疗效评价都是基于回顾性研究资料,且缺乏临床的大样本调查结果。据研究表明,CVD方案的血生化反应率可达64.3%。目前普遍认为CVD方案能明显提高患者中位生存期,但不能延长总体生存率。但CVD化疗联合放射性核素标记的间位碘苄胍治疗,不但可以缩短疗程提高药物治疗的效果,而且可以减少化疗药物的使用剂量从而减少治疗的不良反应发生。

3.不良反应

CVD化疗过程中可出现高血压危象、血白细胞计数减少和胃肠神经系统毒性以及其他致畸、脱发、膀胱炎等,治疗过程中应检测血常规等变化以调整用量。联合化疗配合放射性核素治疗可减少化疗药物剂量,缩短治疗时间并减少并发症的产生。

EDP/M方案和Sz/M方案除了具有密妥坦具有的中枢神经抑制等不良反应,尚存在其他化疗药物常见的不良反应如消化道症状、骨髓抑制、血管炎、致畸致癌、肝肾功能影响等。处理上均以对症支持治疗为主。

(王梓华)

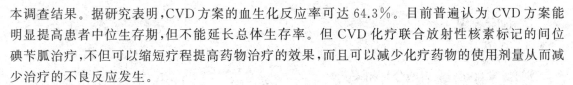

第三节 胃泌素瘤

一、临床概述

胃泌素瘤也称卓-艾综合征,是一种少见的神经内分泌肿瘤,多为散发,20%~30%伴随Ⅰ型多发性内分泌肿瘤综合征,60%~90%为恶性肿瘤。年发病率为(0.1~3.0)/100万。在美国,大约每100个消化性溃疡患者中有0.1~1.0个胃泌素瘤患者。发病年龄多在20~50岁,也有7岁和90岁诊断该病的报道。男女发病比率为(1.5∶1)~(2∶1)。十二指肠、胰腺是胃泌素瘤的好发部位,其他少见的部位包括淋巴结、胃、肠系膜、肾包膜、脾门、大网膜、卵巢及肝胆系统,也有腹腔外脏器发病的报道如心、肺。

(一)病因及发病机制

胃泌素瘤的病因至今尚不清楚。与消化道腺癌不同,抑癌基因如 $P53$、Rb 等的失活以及癌基因如 Ras、myc 等的功能异常都不常见。Ⅰ型多发性内分泌肿瘤综合征相关的胃泌素瘤涉及染色体11q13上 $MEN1$ 基因的缺失,导致其编码蛋白 Menin 的功能异常,后者是一种610个氨基酸残基组成的进化上高度保守的核蛋白,参与转录调节、基因组稳定、细胞分裂增殖、细胞周期调控等。在散发性胃泌素瘤中,44%的患者出现 $MEN1$ 基因的功能异常,50%~92%出现p16/MTs1的异常表达,也有一些涉及 mTOR 信号通路的改变。胃泌素瘤的细胞起源还存在争议。有学者认为胰腺胃泌素瘤可能起源于胰岛非 β 细胞。在Ⅰ型多发性内分泌肿瘤综合征患者中,十二指肠部位的胃泌素瘤可能源于十二指肠壁G细胞的过度增生,后者伴随G细胞内染色体11q13上的 $MEN1$ 基因的功能缺失。

(二)病理分类及分期

胃泌素瘤是胃肠胰神经内分泌肿瘤的一种,组织学上按分化程度及组织分级分类。前者包括分化良好和分化差,后者根据组织分化及细胞增殖程度,包括核分裂象数及Ki67指数,分为G1、G2、G3。

二、临床表现

虽然大多数胃泌素瘤是恶性的,但其发展缓慢,肿瘤相关的临床症状出现较晚,其临床表现多与高胃泌素血症和高胃酸分泌相关。

(一)消化性溃疡

60%～90%的胃泌素瘤患者有消化性溃疡,主要发生在十二指肠球部以下,甚至可累及空肠上段,表现为多发性、难治性溃疡。临床表现为长期慢性上腹部疼痛,可为烧灼样,且对常规抗溃疡治疗反应欠佳,容易导致相关并发症如出血、穿孔等。

(二)腹泻

腹泻也是胃泌素瘤常见的症状,30%～73%的患者伴随腹泻,其中20%表现严重腹泻。胃泌素瘤患者的腹泻是分泌性的,因为高胃泌素导致胃酸大量分泌并进入肠道,同时刺激胰液大量分泌,超出了肠道吸收能力。

(三)胃食管反流/Barrett 食管

约 2/3 的患者出现反流性食管炎的症状,表现为胃灼热感。在散发性胃泌素瘤中并未发现 Barrett 食管的发生率增加,而Ⅰ型多发性内分泌肿瘤综合征相关型胃泌素瘤中 Barrett 食管的发生率比正常高 5 倍以上。另有部分患者可能并发食管狭窄。

(四)其他

Ⅰ型多发性内分泌肿瘤综合征相关型胃泌素瘤可能合并其他功能性神经内分泌肿瘤,表现出相应激素水平升高所致的症状,如甲状旁腺功能亢进相关的临床症状等。

三、诊断及鉴别诊断

(一)诊断

胃泌素瘤的诊断平均在临床症状出现 5 年后才能确立。随着质子泵抑制剂的广泛应用,胃泌素瘤的诊断越来越困难。胃泌素瘤的诊断包括定性诊断和定位诊断,前者包括空腹血胃泌素测定、胃液分析、激发试验(胰泌素、钙)等;后者包括超声检查、CT 检查、MRI 检查、动脉造影/动脉内胰泌素激发试验、生长抑素受体显像等。虽然胃泌素瘤的定位诊断方法很多,仍有近 30%无法找到原发灶。

1.定性诊断

(1)空腹血胃泌素测定:对疑似患者的首选检测,超过 99%的胃泌素瘤患者空腹血胃泌素升高,>150 pg/mL 有诊断价值,40%～60%的患者比正常高出 10 倍以上。少部分患者由于肿瘤分泌胃泌素前体蛋白而造成假性低胃泌素血症。

(2)胃液分析:90%的胃泌素瘤患者的基础排酸量(BAO)≥15 mmoL/h,应同时测定最大排酸量(MAO)以增加实验的敏感性以鉴别某些普通消化性溃疡患者。BAO/MAO 比值>0.6 高度提示胃泌素瘤,但<0.6 不能排除胃泌素瘤的诊断。

(3)激发试验:胰泌素激发试验:静脉快速注射 2 μg/kg 体重的胰泌素,在注射前 10 分钟、1 分钟以及注射后 2.5 分钟、10 分钟、15 分钟、20 分钟及 30 分钟分别检测血胃泌素浓度。血胃泌素水平较基础值增高 100 pg/mL 为阳性,增高超过 200 pg/mL 作为诊断标准。胰泌素激发试验在胃泌素瘤诊断中起到决定性作用,敏感性和特异性分别达到 94%和 100%,同时作为外科切除术后疾病复发监测最敏感的方法。但是应用质子泵抑制剂会造成假阳性结果。钙激发试验:

静脉连续输注葡萄糖酸钙[5 mg/(kg·h)]3 小时,每隔 30 分钟测血胃泌素水平。在输注的第 3 小时内,超过 80% 的胃泌素瘤患者的胃泌素水平可增高 395 pg/mL 以上。钙激发试验可作为胰泌素激发试验阴性患者的有效补充。

(4)其他:血清嗜铬粒蛋白 A(chromogranin A,CgA)的检测、血清钙、催乳素、甲状旁腺素的测定,有助于Ⅰ型多发性内分泌肿瘤综合征的诊断。

2.定位诊断

(1)超声检查:临床最常用也是首选的方法,其中体外超声敏感性为 20%~30%,内镜超声敏感性约 70%,对胰腺病灶的敏感性要高于十二指肠病灶。无论是体外超声还是内镜超声,都可以进行超声引导下的病灶穿刺活检,有助于病理诊断的确立。

(2)CT 检查:由于胃泌素瘤血供丰富,动脉早期即可出现强化。诊断敏感性约 50%,对于直径<2 cm 的病灶敏感性下降。CT 检查能较好地显示病变周围组织的结构,并有助于转移性病变的检出。

(3)MRI 检查:胃泌素瘤在 MRI 检查上表现为 T_1 低信号、T_2 高信号,但诊断敏感性较低,为 25%~50%。对肝转移的诊断有较大帮助。

(4)动脉造影/动脉内胰泌素激发试验:将导管插至胃十二指肠动脉或胰十二指肠下动脉,注入造影剂/胰泌素,观察病灶强化情况/测定血胃泌素变化情况,敏感性为 40%~60% 是胃泌素瘤定位诊断很有价值的检查,同时有助于较小病灶的发现。因其为有创检查,临床应用受到一定限制,但可于术中应用以指导手术。

(5)生长抑素受体核素显像:90% 以上胃泌素瘤中有生长抑素受体表达,将核素标记(如铟-111、碘-123)的生长抑素类似物(如奥曲肽)注入体内,经 ECT 显像可以发现原发病灶和转移灶,敏感性达到 80%,可作为首选检查。可检出 92% 的肝转移瘤,对胰腺胃泌素瘤的检出率近 100%,同时可以检出腹腔外的转移瘤。生长抑素受体核素显像联合单光子发射体层摄影可提高其敏感性。

(二)鉴别诊断

胃泌素瘤的鉴别诊断主要涉及高胃泌素血症的鉴别。临床上常见高胃泌素血症的疾病包括:恶性贫血、慢性萎缩性胃炎、短肠综合征、肾衰竭、胃潴留、迷走神经切断术史等。原发病灶的鉴别主要以病理组织学检查,通过穿刺(内镜下活检、内镜超声或体外超声引导下活检)获得组织样本进行病理学检查,包括免疫组织化学等确定疾病性质。

四、治疗原则及策略

胃泌素瘤的治疗目的控制高泌酸状态并尽可能切除原发病灶,对复发转移患者可考虑化疗、二次手术等。

(一)药物治疗

1.H_2 受体拮抗剂

通过阻断组胺和胃泌素对壁细胞的刺激作用,减少胃酸分泌,常用药物包括西咪替丁、雷尼替丁、法莫替丁,三者的药效强度比为 1:3:32,西咪替丁和雷尼替丁药效持续时间相同,法莫替丁延长 30% 左右。一般采用每 4~6 小时口服 1 次,每天平均剂量分别为西咪替丁 4.9 g、雷尼替丁 2.2 g、法莫替丁 0.33 g。

2.质子泵抑制剂

通过抑制壁细胞膜上的 Na^+-K^+-ATP 酶,高选择性抑制胃酸分泌,常用药物包括奥美拉唑、兰索拉唑、埃索美拉唑、雷贝拉唑、泮托拉唑。一般每天需要相当于 60 mg 奥美拉唑才能达到控制症状的目的。

(二)化疗

化疗在胃泌素瘤中有一定疗效,适用于转移性胃泌素瘤。链佐星、氟尿嘧啶或联合多柔比星在分化良好的转移性胃泌素瘤中客观缓解率到达 20%～40%,平均缓解期 5～20 个月。亦有研究报道,卡培他滨联合替莫唑胺可能是个有效的方案,其在 30 例转移性胰腺神经内分泌肿瘤中达到 70% 的部分缓解,有待进一步的临床研究证实。分化差、增殖活跃的胃泌素瘤预后较差,推荐以顺铂为基础的方案,并联合依托泊苷、紫杉醇、长春新碱等药物,缓解率为 14%～80%,平均生存<12 个月。

(三)生物靶向治疗

生长抑素类似物如奥曲肽和干扰素能够抑制胃泌素瘤生长,并抑制其异位激素的分泌。此类药物无明显缩小肿瘤的作用,但可以保持肿瘤大小稳定。mTOR 信号通路及酪氨酸激酶受体信号通路在神经内分泌肿瘤中有重要作用。一项随机双盲安慰剂对照的临床研究表明,依维莫司(mTOR 抑制剂)10 mg/d 可明显延长转移性神经内分泌肿瘤患者的无进展生存(11 个月 vs.4.6 个月),尽管总生存无明显差异。另一项研究表明,小分子、多靶点酪氨酸激酶抑制剂舒尼替尼可延长转移性神经内分泌肿瘤患者的无进展生存(11.4 个月 vs.5.5 个月),并能延长总生存。欧美国家已批准舒尼替尼用于不可切除的、转移性胰腺神经内分泌肿瘤。

(四)其他

介入治疗(栓塞、栓塞化疗等)适用于弥散、不能手术或射频的胃泌素瘤肝转移。同位素标记的生长抑素类似物治疗是内放疗的一种,常用[90]铟-DOTA-奥曲肽/兰瑞肽等,完全缓解率在 0～6%,部分缓解率在 7%～37%,轻微缓解率为 43%。

(五)预后

胃泌素瘤预后较好,影响因素主要为有无肝转移及细胞增殖率。无肝转移的 10 年生存率约 96%,异时性肝转移率约 85%,同时性肝转移率约 26%。胃泌素瘤患者需定期随访、复查。

(张瑞召)

参 考 文 献

[1] 李雪芹.肿瘤与病理[M].长春:吉林科学技术出版社,2020.

[2] 梁廷波.实体肿瘤规范诊疗手册[M].杭州:浙江大学出版社,2022.

[3] 任保辉.肿瘤综合防治[M].北京:科学技术文献出版社,2020.

[4] 许林,张勤.疑难胸部肿瘤手术学[M].南京:江苏凤凰科学技术出版社,2021.

[5] 李雁,殷晓聆.中医肿瘤专科实训手册[M].上海:上海科学技术出版社,2021.

[6] 王珏.现代肿瘤临床诊疗[M].北京:科学技术文献出版社,2020.

[7] 温娟,王国田,姬爱国,等.现代肿瘤病理诊断与治疗[M].哈尔滨:黑龙江科学技术出版社,2022.

[8] 章汉旺,靳镭,廖书杰.肿瘤与生殖[M].北京:人民卫生出版社,2021.

[9] 王嘉伟.肿瘤诊断与治疗[M].长春:吉林科学技术出版社,2020.

[10] 张绪风.肿瘤疾病临床诊治[M].天津:天津科学技术出版社,2020.

[11] 刘凤强.临床肿瘤疾病诊治与放化疗[M].哈尔滨:黑龙江科学技术出版社,2021.

[12] 樊代明,徐惠绵.妇科肿瘤[M].天津:天津科学技术出版社,2022.

[13] 易彤波.肿瘤疾病应用与进展[M].天津:天津科学技术出版社,2020.

[14] 林宇,宝莹娜.临床肿瘤放疗[M].长春:吉林科学技术出版社,2022.

[15] 赵达.现代肿瘤学[M].北京:科学出版社,2020.

[16] 王博,张婷婷,苑珩珩,等.常见肿瘤诊断与治疗要点[M].北京:中国纺织出版社,2021.

[17] 何裕民.现代中医肿瘤学[M].北京:中国华侨出版社,2023.

[18] 杨忠光.肿瘤综合治疗学[M].西安:陕西科学技术出版社,2021.

[19] 朱德东,韦勇宁.肝脏肿瘤微创治疗[M].北京:科学技术文献出版社,2021.

[20] 陈海泉.胸部肿瘤个体化治疗[M].上海:上海科学技术出版社,2023.

[21] 周睿.泌尿系统肿瘤综合治疗[M].北京:中国纺织出版社,2021.

[22] 赫文,王晓蕾,王璟璐.肿瘤超声诊断与综合诊疗精要[M].北京:中国纺织出版社,2021.

[23] 陈兆红.临床内科肿瘤学[M].哈尔滨:黑龙江科学技术出版社,2020.

[24] 张丹丹.常见肿瘤疾病诊断与治疗[M].北京:中国纺织出版社,2022.

[25] 杨毅,李波.肿瘤放射治疗技术学[M].昆明:云南科技出版社,2021.

[26] 刘方.肿瘤综合诊断与治疗要点[M].北京:科学技术文献出版社,2021.

[27] 邢金良,谢晓冬.肿瘤标志物[M].北京:人民卫生出版社,2022.

[28] 刘媛媛.肿瘤诊断治疗学[M].北京:中国纺织出版社,2021.

[29] 贾筠.恶性肿瘤的综合治疗[M].北京:科学技术文献出版社,2020.

[30] 訾华浦.临床肿瘤诊疗方法与实践[M].长春:吉林科学技术出版社,2022.

[31] 高海峰.肿瘤疾病诊疗与预防[M].长春:吉林科学技术出版社,2020.

[32] 徐燃.新编肿瘤临床诊治[M].天津:天津科学技术出版社,2020.

[33] 周生建.实用临床内科肿瘤学[M].天津:天津科学技术出版社,2020.

[34] 张龙,于洪娜.临床常见肿瘤诊断思维与治疗技巧[M].北京:中国纺织出版社,2021.

[35] 付凯.肿瘤诊疗技术的研究与应用[M].北京:中国纺织出版社,2020.

[36] 宋颂,雷林,张瑞,等.食管癌筛查的研究进展[J].中华肿瘤防治杂志,2022,29(7):451-455.

[37] 姚京,李晨,田文.甲状腺癌的规范诊治[J].外科理论与实践,2021,26(6):467-471.

[38] 孔为民,陈姝宁.规范妇科恶性肿瘤诊疗,关注临床新进展[J].中国临床医生杂志,2023,51(3):253-257,250.

[39] 张艳敏.多西他赛联合吡柔比星化疗治疗乳腺癌对患者肿瘤标志物水平的改善探讨[J].临床普外科电子杂志,2022,10(2):87-90.

[40] 陈烨,沈颖洁,彭红.肺部肿瘤多学科诊疗患者需求分析与对策探讨[J].安徽医学,2023,44(4):474-478.